JN275312

痛みのマネジメント

―西洋医学と鍼灸医学からのアプローチ―

加納龍彦・田山文隆 編集

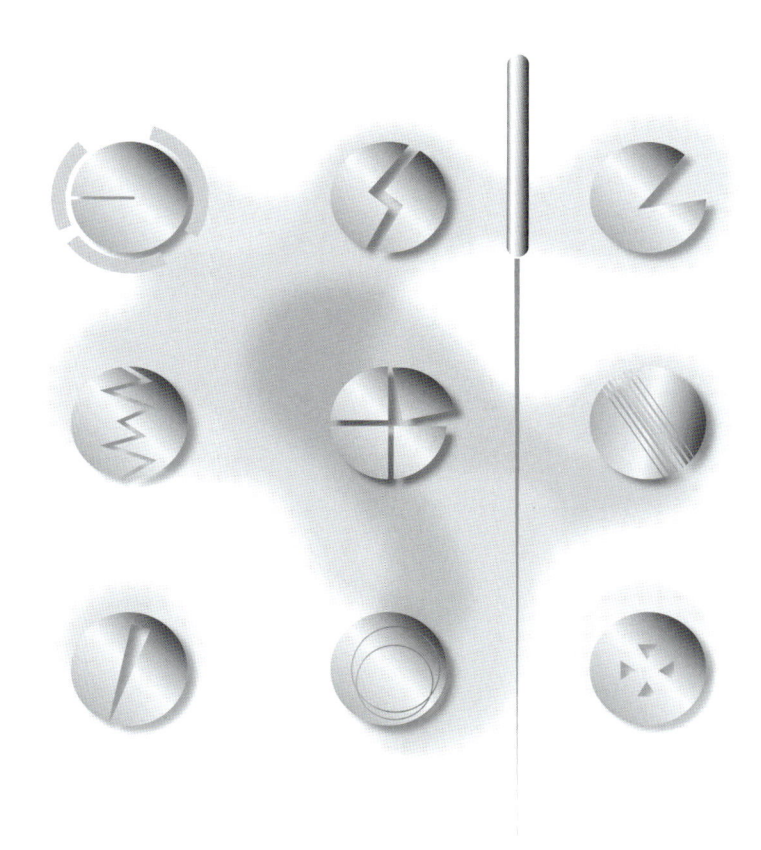

医歯薬出版株式会社

This book was originally published in Japanese
under the title of :

ITAMINO MANEJIMENTO — SEIYOIGAKU to SHINKYUIGAKU karano APURŌCHI—
〔Management of Pain—Approach to Pain by Allopathic Medicine and
 Acupuncture/Moxibustion〕

KANO, Tatsuhiko
  Kurume University School of Medicine. Department of Anesthesiology.
TAYAMA, Fumitaka
  Daiich University, College of Pharmaceutical Sciences.
  Daiichi Medical Rehabilitation College. Department of Acupuncture and Moxibustion

© 2005 1st ed.

ISHIYAKU PUBLISHERS, INC.
  7-10, Honkomagome 1 chome, Bunkyo-ku,
  Tokyo 113-8612, Japan

編者の序

　痛みのマネジメントについては，これまで西洋医学と東洋医学（鍼灸医学）のそれぞれの立場から記述した書籍はみられたが，双方の医学を統合して一書にまとめたものは少ない．

　今回，臨床鍼灸師はもとより臨床経験の浅い鍼灸師や鍼灸を学ぶ学生，あるいは診療のなかに鍼灸を取り入れて治療する医師や東洋医学に興味をもつ医学生のためにも理解しやすく，すぐに活用できる痛みのマネジメントのハンドブックを旨として，本書が企画・出版されることになった．

　西洋医学編では，痛みの診察，治療に必要と考えられる現在の基本的な知識，共通の認識を，図を多用して解説していただいた．痛覚はヒトが生物として生きていくために必要，不可欠な警報である．その反面，警報としての役目を終えた過剰な痛みが遷延すると，身体，精神に重大な機能的，器質的障害を起こし，社会生活，家庭生活をも破壊してしまう．痛みによる苦痛，苦悩は古代も現代も変わらない，西洋も東洋も変わらない，その時々，その場所で人々は知恵を絞って痛みの緩和に対処してきた．

　今日に至るわが国のペインクリニックでは，電気刺激療法としての鍼通電，薬物療法としての漢方薬も早くから治療手段として取り入れられてきたが，本編で紹介するように西洋医学を主体とした薬物療法，神経ブロック療法として発展してきた．

　しかしながら，頑固な慢性痛の治療ははなはだ困難であり，現在のペインクリニック治療技術をもってしてもいかんともしがたい．侵襲の大きい無理な治療を重ねれば合併症，副作用が患者さんを苦しめ，それがまた身体を蝕み，痛みを助長し，さらに新しい痛みを生む．

　全人的な立場から調和のとれた治療が求められている．慢性痛の治療は心の治療をかねるので，患者さんとのコミュニケーション，信頼関係がことのほか大事である．身体，精神を含めた幅広い関係分野の専門家が参画して行う総合チーム形態での痛みの治療が必要となる．

　現在，日本では多くの鍼灸治療法が用いられている．鍼灸医学編では，頭部から下肢および特殊な痛みに対して，それぞれの立場から各治療法について紹介していただいた．

　ここで編者の個人的見解を述べることを許していただければ，長い疼痛治療の経験からもっとも強調したいことは，原因や病症が異なっていても，どんな痛みにも共通した東洋医学的痛みの性質による分類と治療法が存在することで

ある．編者がもっとも大切と考えるのは，すべての疼痛を"虚痛"と"実痛"という2種類の痛みの性質に弁別して治療することである．その鑑別方法はいたって簡単である．虚痛の場合は，①疼痛部位を触ったり，圧したりすると疼痛が軽減する，②暖めると疼痛が軽減する．実痛の場合には，①疼痛部位を触ったり，圧したりすると疼痛が増悪する．②冷やすと疼痛が軽減する．虚痛は，軽減するからそうすることを，あるいはされることを好む性質の痛みであり，どちらかといえば慢性的な疾患に多い．実痛には，火傷・打撲などの急性的な痛みや三叉神経痛またはある種の帯状疱疹後神経痛などがある．実痛は虚痛と逆と逆の性質の痛みであり，したがって，治療も虚痛と実痛とに分けて対照的な治療法となる．虚痛の場合，多くは虚証であり，局所のツボ（標治法）がよく，そして強い刺激（鍼通電刺激も含む）が有効な場合も多い．一方、実痛はその反対で，多くは実証が多く，局所は刺激しないで，むしろ遠隔のツボを取穴すべきであると考える．このように痛みの原因や病証が異なっていても，この痛みの性質から治療法を決定することができる，患者さんの体質・病因・病態・病期を考慮して行うのが鍼灸治療の基本的姿勢であるが，痛み治療でもまったく同様である．

　以上，私見を述べたが，東洋医学の鍼治療は施術者それぞれの理念に基づいて行われる．鍼灸施術が有効か否かは術者の表現力，つまり施術に当たっての診断と技術にかかっている．それには不断の努力と向上心が必要である．言語で表現できない奥深いものがある．日々臨床経験のなかから修得すべきものであろう．

　高齢社会とも関連して補完・代替医療が注目される時代である．疼痛治療においても西洋医学と，東洋医学(鍼灸医学)，両医学の特性を生かした新しい疼痛管理システムが構築されることが望まれる．そのためにはお互いの医学について理解し，協力し合うことが大切である．

　分担された各執筆者は一流の研究者であり，臨床家でもある．頁数は限られているが，それぞれの立場から経験に基づいた疼痛対策における有益な情報がふんだんに盛り込まれている．

　本書が痛みのマネジメントを行う治療家の手引書となり，また学びつつある鍼灸学生や鍼灸に興味をもつ医学生の東洋医学への入門の契機となるように，そして治療を実践するうえで，各論全般にわたる簡便で，しかも適切なガイドブックとなるよう切望してやまない．

2005年5月

加納　龍彦
田山　文隆

執筆者一覧 (執筆順)

〈編集〉

加納　龍彦	久留米大学医学部麻酔学講座，主任教授	
田山　文隆	鍼灸医療研究所，所長	

〈執筆〉

● **西洋医学編**

加納　龍彦	久留米大学医学部麻酔学講座，主任教授
佐野　智美	久留米大学病院緩和ケアセンター，助教
福重　哲志	久留米大学病院緩和ケアセンター，センター長，准教授
入江　将之	久留米大学附属医療センター麻酔科ペインクリニック，助教
杉山　和英	社会保険久留米第一病院，麻酔科部長
山田　信一	久留米大学病院麻酔科ペインクリニック，講師
三島　康典	久留米大学病院麻酔科，講師

● **鍼灸医学編**

田山　文隆	鍼灸医療研究所所長
尾崎　昭弘	明治国際医療大学名誉教授
會澤　重勝	東京衛生学園専門学校　基礎医科学研究部
木戸　正雄	財団法人東洋医学研究所主任研究員／日本鍼灸理療専門学校副教務主任
北出　利勝	明治国際医療大学教授　鍼灸学部　基礎鍼灸学教室
石丸　圭荘	了德寺大学教授　健康科学部
篠原　昭二	明治国際医療大学教授　鍼灸学部　伝統鍼灸学教室
黒岩　共一	関西医療大学教授　保健医療学部
中村　辰三	森ノ宮医療大学教授　保健医療学部　鍼灸学科
山本　博司	関西医療大学准教授　保健医療学部　鍼灸学科
佐々木和郎	鈴鹿医療大学教授　鍼灸学部　鍼灸学科
今井　賢治	明治国際医療大学准教授　鍼灸学部　臨床鍼灸学教室
北村　　智	元関西鍼灸大学助教授　鍼灸学部／京都医健専門学校非常勤講師
古屋　英治	呉竹学園東洋医学臨床研究所所長
越智　秀樹	明治国際医療大学講師　鍼灸学部　臨床鍼灸学教室
本田　泰弘	第一医療リハビリテーション専門学校　はり・きゅう学科長
福田　文彦	明治国際医療大学講師　鍼灸学部　臨床鍼灸学教室
王　　財源	関西医療大学講師　保健医療学部　鍼灸学科
矢野　　忠	明治国際医療大学教授　鍼灸学部　健康・予防鍼灸学教室
北小路博司	明治国際医療大学教授　鍼灸学部　臨床鍼灸学教室
本城　久司	明治国際医療大学　鍼灸学部　臨床鍼灸学教室
向野　義人	福岡大学教授　スポーツ科学部　スポーツ健康科学研究科／福岡大学病院東洋医学診療部

目 次

編者の序　　　　　　　　　　　　　　　　　　　　　加納龍彦・田山文隆 iii

I. 西洋医学編　　　加納龍彦 編集

A. 総 論

加納龍彦

1) 痛みついての基本事項 ………… 1
　(1) 痛みの意義，二面性 ………… 1
　(2) 痛みの表現 ………………… 1
　(3) 痛みの客観的評価 ………… 1
　(4) 痛みの経路 ………………… 2
　(5) 痛みの増強，経路の修復 … 4
　(6) 痛みを抑える身体の機能 … 4
　　(a) 脊髄での調節 …………… 4
　　(b) 脳を介した抑制 ………… 5
　　(c) 痛みを抑える物質の産生 … 5
　(7) 痛みの分類 ………………… 6

2) 痛みの治療 …………………… 6
　(1) 古代の痛みの治療 ………… 6
　(2) 現代の痛みの治療 ………… 7
　　①薬物療法 …………………… 7
　　②神経ブロック療法 ………… 9
　　③物理療法 …………………… 10
　　④理学療法（リハビリテーション）
　　　　……………………………… 11
　　⑤心理療法 …………………… 11
　　⑥外科療法 …………………… 13

B. 各 論

1. 頭 痛

佐野智美

1) はじめに …………………… 15
2) 分類 ………………………… 16
3) 診察のポイント …………… 17
　(1) 病歴をとる場合 ………… 17
　(2) 身体所見をとる場合 …… 17
　(3) 臨床検査を行う場合
　　①CT, MRI ………………… 18
　　②X線撮影（歯根嚢胞）…… 18
　　③血液検査 ………………… 18
　　④髄液検査 ………………… 18
　　⑤脳波 ……………………… 18
4) それぞれの病態（痛み）の特徴
　　………………………………… 18
　a) 一次性（機能性）頭痛 …… 18
　　(1) 片頭痛 ………………… 18
　　(2) 緊張型頭痛 …………… 19

(3) 群発頭痛‥‥‥‥‥‥‥‥‥ 20
　b) 二次性（症候性）頭痛‥‥‥‥‥ 20
　　　(1) くも膜下出血‥‥‥‥‥‥‥ 20
　　　(2) 髄膜炎‥‥‥‥‥‥‥‥‥‥ 21
　　　(3) 側頭動脈炎‥‥‥‥‥‥‥‥ 21
　　　(4) 脳腫瘍‥‥‥‥‥‥‥‥‥‥ 21
　　　(5) 薬剤乱用頭痛‥‥‥‥‥‥‥ 21
　　　(6) 低髄液圧症候群‥‥‥‥‥‥ 21
　　　(7) 心因性頭痛‥‥‥‥‥‥‥‥ 21
　　　(8) 頸性頭痛＝頸部痛，頸肩腕痛，
　　　　　頸肩腕症候群‥‥‥‥‥‥‥ 21
　　　(9) 頭部神経痛‥‥‥‥‥‥‥‥ 22
　　　(10) アイスクリーム頭痛‥‥‥‥ 22
　　　(11) 二日酔‥‥‥‥‥‥‥‥‥‥ 22
　　　(12) 香水頭痛‥‥‥‥‥‥‥‥‥ 22
5) **治療方針・治療法**‥‥‥‥‥‥‥ 22
　（一次性頭痛の3疾患を中心に）
　　(1) 一般療法‥‥‥‥‥‥‥‥‥‥ 23
　　(2) 運動療法‥‥‥‥‥‥‥‥‥‥ 23
　　(3) 薬物療法‥‥‥‥‥‥‥‥‥‥ 24
　　(4) その他の治療‥‥‥‥‥‥‥‥ 24
6) **楽しく頭痛とつきあうために** 24

2．顔面痛
　　　　　　　　　　　　　　　　　　　　福重哲志

1) **はじめに**‥‥‥‥‥‥‥‥‥‥‥ 26
2) **基本的事項**‥‥‥‥‥‥‥‥‥‥ 26
　(1) 顔面の痛覚線維‥‥‥‥‥‥‥‥ 26
　(2) 痛みの原因‥‥‥‥‥‥‥‥‥‥ 26
3) **顔面痛の分類**‥‥‥‥‥‥‥‥‥ 26
　(1) 部位による分類‥‥‥‥‥‥‥‥ 26
　(2) 痛みの成因による分類‥‥‥‥‥ 27
4) **診察のポイント**‥‥‥‥‥‥‥‥ 27
　(1) 問診のポイント‥‥‥‥‥‥‥‥ 27
　　①痛み発症様式‥‥‥‥‥‥‥‥‥ 27
　　②痛みの部位と広がり‥‥‥‥‥‥ 27
　　③痛みの性質‥‥‥‥‥‥‥‥‥‥ 27
　　④痛みの強さ‥‥‥‥‥‥‥‥‥‥ 27
　　⑤痛みの経過‥‥‥‥‥‥‥‥‥‥ 27
　　⑥今までの治療の経過および効果 27
　　⑦痛みの増悪因子，軽快因子‥‥‥ 27
　　⑧随伴症状‥‥‥‥‥‥‥‥‥‥‥ 27
　　⑨合併症‥‥‥‥‥‥‥‥‥‥‥‥ 28
　　⑩既往歴‥‥‥‥‥‥‥‥‥‥‥‥ 28
　(2) 身体所見診察のポイント‥‥‥‥ 28
　　①局所所見‥‥‥‥‥‥‥‥‥‥‥ 28
　　②神経学的所見‥‥‥‥‥‥‥‥‥ 28
　　③各器官の検査‥‥‥‥‥‥‥‥‥ 28
　(3) 臨床検査のポイント‥‥‥‥‥‥ 28
　　①画像検査‥‥‥‥‥‥‥‥‥‥‥ 28
　　②血液検査‥‥‥‥‥‥‥‥‥‥‥ 28
5) **診断のフローチャート**‥‥‥‥‥ 28
6) **部位別に考えられる疾患**‥‥‥‥ 28
7) **それぞれの病態の特徴**‥‥‥‥‥ 28
　(1) 三叉神経痛‥‥‥‥‥‥‥‥‥‥ 29
　(2) 舌咽神経痛‥‥‥‥‥‥‥‥‥‥ 29
　(3) 帯状疱疹および帯状疱疹後神経痛 30
　(4) 原発性閉塞隅角緑内障急発作‥‥ 30
　(5) 耳痛‥‥‥‥‥‥‥‥‥‥‥‥‥ 30
　(6) 急性副鼻腔炎‥‥‥‥‥‥‥‥‥ 30
　(7) 術後性上顎嚢胞‥‥‥‥‥‥‥‥ 30
　(8) 顎関節症‥‥‥‥‥‥‥‥‥‥‥ 30
　(9) 舌痛症‥‥‥‥‥‥‥‥‥‥‥‥ 31
　(10) 非定型顔面痛‥‥‥‥‥‥‥‥‥ 31
8) **治療方針・治療法**‥‥‥‥‥‥‥ 31
　(1) 三叉神経痛‥‥‥‥‥‥‥‥‥‥ 31
　(2) 舌咽神経痛‥‥‥‥‥‥‥‥‥‥ 31
　(3) 帯状疱疹および帯状疱疹後神経痛 31
　(4) 原発性閉塞隅角緑内障発作‥‥‥ 32
　(5) 耳痛‥‥‥‥‥‥‥‥‥‥‥‥‥ 32
　(6) 急性副鼻腔炎‥‥‥‥‥‥‥‥‥ 32
　(7) 術後性上顎嚢胞‥‥‥‥‥‥‥‥ 32
　(8) 顎関節症‥‥‥‥‥‥‥‥‥‥‥ 32
　(9) 舌痛症‥‥‥‥‥‥‥‥‥‥‥‥ 32
　(10) 非定型顔面痛‥‥‥‥‥‥‥‥‥ 32

3. 頸部痛
入江将之

- 1）はじめに ………………… 33
- 2）分類 ……………………… 33
- 3）診察のポイント ………… 33
  - (1) 病歴をとる場合 ……… 33
    - ＜頸椎疾患による疼痛は＞ 33
      - ①頸椎の痛み ………… 33
      - ②神経根痛 …………… 34
      - ③脊髄性疼痛 ………… 34
  - (2) 身体所見をみる場合 … 34
    - ①頸椎部 ……………… 34
    - ②腕神経叢部 ………… 35
    - ＜神経学的診察＞ …… 35
  - (3) 臨床検査を行う場合 … 35
    - ①単純X線 …………… 35
    - ② MRI ………………… 35
    - ③ CT …………………… 35
- 4）診断のフローチャート … 35
- 5）部位別に考えられる疾患 … 35
- 6）それぞれの病態の特徴 … 37
  - (1) 頸髄症 ………………… 37
  - (2) 頸椎症性神経根症 …… 37
  - (3) 頸椎椎間板ヘルニア … 37
  - (4) 頸椎症 ………………… 37
  - (5) 頸椎後縦靱帯骨化症 … 37
  - (6) 頸椎椎間関節症 ……… 38
    - 急性疼痛性頸部拘縮 … 38
  - (7) 環軸椎亜脱臼 ………… 38
  - (8) 外傷性頸部症候群 …… 38
  - (9) 胸郭出口症候群 ……… 38
- 7）治療方針・治療法 ……… 38
  - ①安静 …………………… 38
  - ②薬物療法 ……………… 38
  - ③神経ブロック療法 …… 38
  - ④外科療法 ……………… 39
  - ⑤理学療法 ……………… 39
  - ⑥装具療法 ……………… 39

4. 胸部痛・背部痛
杉山和英

- 1）はじめに ………………… 40
- 2）分類 ……………………… 40
- 3）診察のポイント ………… 40
  - (1) 病歴の取り方 ………… 40
  - (2) 身体所見 ……………… 41
    - ①胸部理学所見 ……… 41
    - ②腹部理学所見 ……… 41
    - ③神経学的所見 ……… 41
  - (3) 臨床検査 ……………… 41
    - ①スクリーニング検査 … 41
    - ②必要により追加する検査 … 41
- 4）診断のフローチャート … 41
- 5）それぞれの病態の特徴 … 41
  - (1) 循環器疾患 …………… 41
  - (2) 呼吸器疾患 …………… 41
  - (3) 消化器疾患 …………… 42
  - (4) 胸壁疾患 ……………… 42
    - ①肋骨骨折 …………… 43
    - ②肋間神経痛 ………… 43
    - ③頸椎疾患 …………… 44
    - ④胸椎疾患 …………… 44
      - (i) 胸椎圧迫骨折 …… 44
      - (ii) 胸椎後縦靱帯骨化症, 黄色靱帯骨化症 …… 44
      - (iii) 胸椎椎間板ヘルニア … 45
      - (iv) 化膿性脊椎炎 …… 45
      - (v) 脊髄腫瘍, 脊椎腫瘍 … 45
    - ⑤Tietze症候群（肋軟骨炎） … 45
    - ⑥胸肋鎖骨異常骨化症 … 45
- 6）治療方針・治療法 ……… 45

5. 腹痛

杉山和英

- 1）はじめに ……………………… 46
- 2）分類 …………………………… 46
  - (1) 内臓痛 …………………………… 46
  - (2) 体性痛 …………………………… 46
  - (3) 関連痛 …………………………… 46
- 3）診察のポイント ……………… 46
  - (1) 患者の全身状態 ………………… 47
  - (2) 病歴の取り方 …………………… 47
  - (3) 腹部身体所見 …………………… 47
  - (4) 検査 ……………………………… 47
- 4）診断のフローチャート ……… 47
  - (1) 急性腹症 ………………………… 47
    - ①腹腔内臓器の穿孔 …………… 47
    - ②腹腔内大量出血 ……………… 47
    - ③臓器の血行障害 ……………… 47
- 5）部位別に考えられる疾患 …… 48
- 6）それぞれの病態の特徴 ……… 49
  - (1) 腹痛を呈する循環器疾患 ……… 49
  - (2) 急性腹痛をきたす消化器疾患 … 49
    - ①感染性胃腸炎 ………………… 49
    - ②急性虫垂炎 …………………… 49
    - ③胆石症 ………………………… 49
    - ④急性膵炎 ……………………… 50
    - ⑤イレウス（腸閉塞） ………… 50
    - ⑥虚血性腸炎 …………………… 50
  - (3) 慢性腹痛をきたす消化器疾患 … 50
    - ①胃・十二指腸潰瘍 …………… 50
    - ②過敏性腸症候群 ……………… 50
      - (i) 神経性下痢（下痢型） …… 50
      - (ii) 痙攣性便秘（便秘型） …… 50
      - (iii) 交替性便通異常（交替型） 50
  - (4) 泌尿器科疾患による腹痛 ……… 51
    - ①腎尿路結石 …………………… 51
    - ②急性腎盂腎炎 ………………… 51
  - (5) 産婦人科疾患による腹痛 ……… 52
    - ①子宮・付属器の炎症性疾患 … 52
    - ②子宮内膜症 …………………… 52
    - ③卵巣腫瘍茎捻転 ……………… 52
    - ④子宮外妊娠 …………………… 52
    - ⑤進行流産 ……………………… 52
- 7）治療方針・治療法 …………… 52

6. 上肢痛

入江将之

- 1）はじめに ……………………… 53
- 2）分類 …………………………… 53
- 3）診察のポイント ……………… 53
  - (1) 病歴をとる場合 ………………… 53
  - (2) 身体所見をみる場合 …………… 53
    - ①肩関節部 ……………………… 53
    - ②上肢部 ………………………… 53
  - (3) 臨床検査を行う場合 …………… 54
    - ①単純 X 線 ……………………… 54
    - ②肩関節造影 …………………… 54
    - ③MRI …………………………… 54
    - ④神経伝導速度 ………………… 54
- 4）診断のフローチャート ……… 54
- 5）部位別に考えられる疾患 …… 54
- 6）それぞれの病態の特徴 ……… 55
  - (1) 肩関節周囲炎 …………………… 55
  - (2) 上腕二頭筋長頭腱炎 …………… 55
  - (3) 石灰沈着性腱板炎 ……………… 55
  - (4) 腱板断裂 ………………………… 55
  - (5) 肩峰下インピジメント症候群 … 55
  - (6) いわゆる肩こり ………………… 55
  - (7) 上腕骨外上顆炎 ………………… 56
  - (8) 手根管症候群 …………………… 56
  - (9) 閉塞性血管血栓炎（Buerger 病）

　　　　…………………………………… 56
　7）治療方針・治療法………………… 56
　　　①安静 ……………………………… 56
　　　②神経ブロック療法 ……………… 56
　　　③外科療法 ………………………… 56
　　　④理学療法 ………………………… 56

7．腰下肢痛　　　　　　　　　　　　山田信一

1）はじめに …………………………… 57
2）分類 ………………………………… 57
　(1) 部位別にみた腰下肢痛の分類…… 57
　(2) 原因別にみた腰下肢痛の分類…… 57
3）診察のポイント …………………… 57
　(1) 病歴をとる場合………………… 58
　(2) 身体所見をとる場合…………… 59
　　　①各関節における可動運動領域 … 59
　　　②関節に限らない下肢痛 ………… 59
　　　③下肢痛のない腰痛 ……………… 59
　(3) 臨床検査を行う場合…………… 61
4）診断のフローチャート ……… 62
5）部位別に考えられる疾患 …… 62
6）それぞれの病態の特徴 ……… 62
　(1) 椎間関節由来の痛み…………… 62
　(2) 筋・筋膜由来の痛み…………… 63
　(3) 仙腸関節由来の痛み…………… 63
　(4) 椎間板ヘルニアによる痛み…… 63
　(5) 脊柱管狭窄症による痛み……… 66
　(6) 変形性脊椎症による痛み……… 66
　(7) 脊椎分離・すべり症による痛み… 66
　(8) 脊椎圧迫骨折による痛み……… 66
　(9) その他の骨折…………………… 66
　(10) 腫瘍による痛み………………… 66
　(11) 炎症性疾患による痛み………… 66
　(12) 股関節の痛み…………………… 66
　(13) 膝関節の痛み…………………… 66
　(14) 足関節の痛み…………………… 66
　(15) 血管性障害の痛み……………… 66
7）治療方針・治療法………………… 67
　(1) 安静・自然経過………………… 67
　(2) 運動・理学療法………………… 67
　(3) 薬物療法………………………… 67
　(4) 神経ブロック…………………… 67
　(5) 装具療法………………………… 67
　(6) 精神療法………………………… 67

8．がんの痛み　　　　　　　　　　　　福重哲志

1）はじめに …………………………… 68
2）末期がん患者と接するとき … 68
3）がん患者の痛みの原因 ……… 68
4）がんの痛みの分類………………… 68
5）がん性疼痛の特徴………………… 69
6）診察のポイント …………………… 69
7）全人的疼痛 ………………………… 69
8）がんの痛みの評価………………… 69
9）がんの痛みのコントロール … 70
10）WHOがん疼痛治療指針……… 70
11）WHO方式の薬剤 ……………… 71
　　　①非オピオイド鎮痛薬 …… 71
　　　②モルヒネ製剤 …………………… 72
　　　③フェンタニルパッチ …………… 72
　　　④オキシコドン …………………… 73
　　　⑤オピオイドローテーション …… 73
　　　⑥鎮痛補助薬 ……………………… 74
12）薬以外の痛みのコントロール 74
　　　①放射線治療 ……………………… 74
　　　②神経ブロック …………………… 74
13）痛みのコントロールが
　　うまくいかないとき ………… 75
　　　①痛みの原因の再評価を行う …… 75
　　　②痛みの治療の再評価を行う …… 75

③薬物以外でのコントロール法を
　検討する ………………………… 75
14）おわりに ………………………… 75

9. 心因性疼痛
佐野智美

1）はじめに ………………………… 76
2）分類 ……………………………… 77
　(1) 疼痛性障害 …………………… 77
　(2) 身体化障害 …………………… 78
　(3) 転換性障害 …………………… 78
　(4) 心気症 ………………………… 78
　(5) その他の関連疾患 …………… 79
　　①うつ病 ………………………… 79
　　②薬物乱用・薬物依存
　　　（薬物使用障害）……………… 79
　　③虚偽性障害 …………………… 79
3）診察のポイント ………………… 80
4）評価 ……………………………… 80
5）治療方針・治療法 ……………… 81

10. その他
三島康典

1　神経因性疼痛（ニューロパシックペイン）………………………… 82

1）反射性交感神経性ジストロフィー（RSD/CRPS）……………… 83
　(1) CRPS の診断基準 …………… 83
　(2) 症状 …………………………… 83
　(3) 治療 …………………………… 84
2）幻肢痛 …………………………… 84
　(1) 幻肢痛の病態 ………………… 84
　(2) 臨床症状 ……………………… 85
　(3) 幻肢痛の範囲と telescoping … 85
　(4) 治療 …………………………… 85
　(5) 予防 …………………………… 85
3）腕神経叢引き抜き損傷 ………… 85
　(1) 病態 …………………………… 85
　(2) 診断と臨床症状 ……………… 86
　　①損傷の部位による症状 ……… 86
　　②損傷の種類による症状 ……… 86
　(3) 治療 …………………………… 86
4）帯状疱疹に関連した痛み ……… 86
　a）急性帯状疱疹痛 ……………… 86
　　(1) 好発部位 …………………… 86
　　(2) 診断 ………………………… 86
　　(3) 帯状疱疹の経過 …………… 87
　　　①皮疹 ………………………… 87
　　　②痛み ………………………… 87
　　(4) 治療 ………………………… 87
　b）帯状疱疹後神経痛（PHN）… 88
　　(1) 診断 ………………………… 88
　　(2) 治療 ………………………… 88

2　全身性疾患による疼痛 ……… 88

1）糖尿病性末梢神経障害 ……… 88
　(1) 症状 …………………………… 88
　(2) 診断 …………………………… 89
　(3) 治療と予後 …………………… 89
2）痛風 ……………………………… 90
　(1) 症状 …………………………… 90
　(2) 診断 …………………………… 90
　(3) 治療 …………………………… 90
3）関節リウマチ …………………… 90
　(1) 診断 …………………………… 90
　(2) 症状 …………………………… 91
　(3) 治療 …………………………… 91
4）感染性疾患による疼痛 ………… 91
　(1) 発生機構 ……………………… 91
　(2) 治療 …………………………… 91

③ スポーツ傷害 91	治療 92
1) スポーツ外傷 91	2) スポーツ障害 92
捻挫 92	野球肘 92
肉ばなれ 92	テニス肘 92
	治療 92

II. 鍼灸医学編
田山文隆 編集

A. 総論

1. 疼痛治療における鍼灸の役割
田山文隆

- はじめに 93
- 鍼灸医学の基本的考え 93
- 鍼灸治療の特性と役割 95
- 鍼麻酔について 97
- 世界の鍼灸の現況
  —CAM が注目されるなかで 98

2. 鍼治療の種類
尾崎昭弘

- はじめに 100
- 鍼（毫鍼）と鍼管 100
  - (1) 毫鍼 100
    - ①毫鍼の区分 100
    - ②毫鍼の材質 101
    - ③毫鍼の長さ（鍼体長）と太さ（鍼体径）............ 101
  - (2) 鍼管 102
- 毫鍼の刺鍼の仕方 102
- 刺鍼時の感覚（鍼のひびき）...... 103
- 疼痛治療に応用される鍼術の種類 104
  - (1) 毫鍼の鍼術（刺法）...... 104
    - ①単刺術 104
    - ②置鍼 104
    - ③雀啄術 105
    - ④旋撚術と回旋術 106
    - ⑤間歇術 106
    - ⑥屋漏術 106
    - ⑦振せん術 107
    - ⑧乱鍼術 107
  - (2) 皮内鍼，円皮鍼 107
  - (3) 鍼通電 108
    - ①鍼通電に用いる毫鍼と電極（鍼-鍼電極，鍼-不関電極）...... 109
    - ②鍼通電の周波数 109
    - ③鍼通電の強さ（電圧・電流）... 109
    - ④鍼通電の時間 110
    - ⑤鍼通電の機器 110
    - ⑥鍼通電の禁忌 110

⑦鍼通電の一般的注意………………… 110
⑧鍼通電機器の点検・修理…………… 111
(4) レーザー鍼 …………………………… 111
①レーザー鍼の照射部位と
照射方法………………………… 111
②レーザー鍼の照射時間…………… 112
③レーザー鍼の機器………………… 112
④レーザー鍼の作用………………… 113
⑤レーザー鍼の一般的注意………… 113
⑥レーザー鍼の禁忌………………… 113

3．灸治療の種類
尾崎昭弘・會澤重勝

はじめに ………………………………… 114
灸に用いる艾（もぐさ）の原料 …… 114
(1) Ｔ字毛（Ｔ字形毛茸） ………… 114
(2) 腺毛 ……………………………… 114
艾（もぐさ）の製法と品質 ………… 115
灸の種類 ………………………………… 115
(1) 有痕灸 …………………………… 115
①透熱灸 ………………………… 115
②焦灼灸 ………………………… 116
③打膿灸 ………………………… 116
(2) 無痕灸 …………………………… 117
①隔物灸 ………………………… 117
②艾条灸（別名：棒艾灸または棒灸，
艾巻灸）………………………… 117
③薬物灸 ………………………… 117
④その他 ………………………… 117
　(i) 電気を用いる器械灸 ……… 117
　(ii) 光線を用いる器械灸 …… 117
疼痛治療に応用される灸術の種類
………………………………………… 117
(1) 透熱灸 …………………………… 117
(2) 隔物灸 …………………………… 117
(3) 艾条灸 …………………………… 118
(4) 知熱灸 …………………………… 118
(5) 温筒灸 …………………………… 118
(6) 灸頭鍼 …………………………… 119
(7) 光線灸 …………………………… 120

4．鍼灸治療の安全性
尾崎昭弘

はじめに ………………………………… 121
感染の防止 ……………………………… 121
(1) 清潔な院内環境の保持 ………… 121
(2) 手洗いと手指消毒 ……………… 121
(3) 施術部位の消毒 ………………… 123
(4) 鍼，器具の滅菌 ………………… 123
(5) 鍼の無菌的な刺鍼手法
（鍼のクリーンテクニック）…… 123
重要臓器の傷害の防止 ……………… 124
刺鍼による事故，有害事象の
発生防止 ………………………………… 124
(1) 刺鍼による事故の防止 ………… 124
①折鍼……………………………… 124
②気胸……………………………… 124
(2) 有害事象の発生防止 …………… 125
①失神（脳貧血）………………… 125
②渋鍼（抜鍼困難）……………… 125
③施灸時の熱傷と灸痕の化膿…… 125

B. 各論

1. 頭痛　　　　　　　　　　　　　　　　　　　　　　　　　　　　　　木戸正雄

- はじめに …………………………… 126
- 臨床上の注意事項 ………………… 126
- 適応となる病態 …………………… 126
  - (1) 緊張性頭痛 ………………… 126
  - (2) 片頭痛 ……………………… 126
- 治療方針 …………………………… 127
  - 頭痛とその関係経絡 ……………… 127
  - 変動経絡検索法（VAMFIT）…… 127
    - ●頭痛における変動経絡の検索法 128
    - ●治療方式 ……………………… 128
    - ●留意点 ………………………… 128
- 局所に対する考え方 ……………… 128
- 具体的な治療方法 ………………… 129
  - (1) 緊張性頭痛 ………………… 129
    - ＜本治法＞ …………………… 130
    - ＜変動経絡への施術＞ ……… 131
    - ＜局所への施術＞ …………… 132
  - (2) 片頭痛 ……………………… 132
    - ＜本治法＞ …………………… 132
    - ＜変動経絡への施術＞ ……… 132
    - ＜局所への施術＞ …………… 133

2. 顔面痛　　　　　　　　　　　　　　　　　　　　　　　　　　　北出利勝・石丸圭荘

- はじめに …………………………… 134
- 臨床上の注意事項 ………………… 134
  - ●顔面痛 ………………………… 134
  - ●顎関節症 ……………………… 134
  - ●歯痛 …………………………… 134
- 適応となる病態 …………………… 135
  - (1) 三叉神経痛と帯状疱疹後
       三叉神経痛 ………………… 135
  - (2) 非定型顔面痛 ……………… 136
  - (3) 顎関節症 …………………… 136
  - (4) 歯痛 ………………………… 136
- 治療方針 …………………………… 136
  - (1) 三叉神経痛と帯状疱疹後
       三叉神経痛 ………………… 136
  - (2) 非定型顔面痛 ……………… 136
  - (3) 顎関節症 …………………… 136
  - (4) 歯痛 ………………………… 137
- 具体的な治療法 …………………… 137
  - (1) 三叉神経痛と帯状疱疹後
       三叉神経痛 ………………… 137
    - ①三叉神経痛 ………………… 137
    - ②帯状疱疹後三叉神経痛 …… 137
  - (2) 非定型顔面痛 ……………… 138
  - (3) 顎関節症 …………………… 138
  - (4) 歯痛と抜歯後疼痛 ………… 140
    - ①歯痛の選穴 ………………… 140
    - ②抜歯後疼痛の選穴 ………… 140

3. 頸部痛　　　　　　　　　　　　　　　　　　　　　　　　　　　　　篠原昭二

- はじめに …………………………… 141
- 臨床上の注意事項 ………………… 141
- 適応となる病態 …………………… 141
- 治療方針 …………………………… 141
- 具体的な治療法 …………………… 141
  - (1) 臓腑病証の診断と治療 …… 141

(2) 経脈病証の診断と治療 ………… 142
　①手・足太陽経脈病 ………… 142
　②手・足少陽経脈病 ………… 144
　③手・足陽明経脈病 ………… 144
(3) 経筋病の診断と治療 …………… 145
(4) 外感病による頸部痛の診断と治療
　　　………………………………… 145
※寝違いに対する治療のコツ ………… 146
　寝違いに対する経筋治療 ………… 147
　①手太陽経筋痛の寝違い ………… 147
　②手少陽経筋病の寝違い ………… 147
　③足少陽経筋病の寝違い ………… 147
　④経筋病に湿痰・瘀血を
　　合併する場合 ………………… 147
※むち打ち症に対する治療のコツ …… 148
● 雨天で悪化する場合 …………… 148
● クーラーや寒冷（天気）で
　悪化する場合 ………………… 148
● イライラで悪化する場合 ……… 148

4-1. 上肢痛―肩関節

黒岩共一

はじめに ……………………………… 149
臨床上の注意事項 …………………… 149
適応となる病態 ……………………… 149
治療方針 ……………………………… 149
具体的な治療法 ……………………… 149
　TP 治療のプロセス ……………… 149
　罹患筋の同定 …………………… 151
代表的罹患筋の硬結，TP の
触知法と刺鍼法 ………………… 151
(1) 三角筋 ………………………… 151
(2) 斜角筋 ………………………… 152
(3) 大胸筋 ………………………… 153
(4) 棘下筋 ………………………… 153
(5) 小円筋 ………………………… 153

4-2. 上肢痛―上肢～肘部

中村辰三

はじめに ……………………………… 156
臨床上の注意事項 …………………… 156
適応となる病態 ……………………… 156
治療方針 ……………………………… 156
具体的な治療法 ……………………… 157
　(1) 上腕二頭筋長頭腱炎 ………… 157
　(2) テニス肘 ……………………… 158
　①上腕骨外側上顆炎（外側型）… 158
　②上腕骨内側上顆炎（内側型）… 158
(3) 野球肘 ………………………… 159
(4) 肘部管症候群 ………………… 159
(5) 変形性肘関節症 ……………… 159
(6) 関節リウマチ ………………… 160

4-3. 上肢痛―前腕～手

山本博司

はじめに ……………………………… 161
臨床上の注意事項 …………………… 161
適応となる病態 ……………………… 162
治療方針 ……………………………… 162
具体的な治療法 ……………………… 162
　(1) 腱鞘炎 ………………………… 162
(2) 橈骨神経痛 …………………… 163
(3) 尺骨神経痛 …………………… 163
(4) 正中神経痛 …………………… 163
(5) 手根管症候群 ………………… 164
(6) 関節リウマチ ………………… 164

5. 胸部痛・背部痛
佐々木和郎

はじめに ……………………… 165	①頸部のこり ………………… 165
臨床上の注意事項 …………… 165	②肩甲骨上部のこり ………… 166
適応となる病態 ……………… 165	③肩甲間部のこり …………… 167
治療方針 ……………………… 165	(2) 肋間神経痛 ………………… 167
具体的な治療法 ……………… 165	(3) 帯状疱疹・帯状疱疹後神経痛 … 168
(1) 肩こり ………………… 165	(4) 胸腹部・内臓からの関連痛 …… 169

6. 腹痛
今井賢治

はじめに ……………………… 171	(2) 胃炎，胃潰瘍 ……………… 172
臨床上の注意事項 …………… 171	(3) 機能性胃腸症（functional
適応となる病態 ……………… 171	dyspepsia：FD） ………… 173
治療方針 ……………………… 171	(4) 便通異常（下痢，便秘），
具体的な治療法 ……………… 172	過敏性腸症候群 …………… 175
(1) 腹痛全般（一般的な鎮痛）……… 172	

7. 腰痛
北村 智

はじめに ……………………… 176	(2) 慢性腰痛症 ………………… 176
臨床上の注意事項 …………… 176	(3) 末梢性坐骨神経痛 ………… 176
適応となる病態 ……………… 176	治療方針 ……………………… 176
(1) 急性腰痛症（俗にいうぎっくり腰）	具体的な治療法 ……………… 177
176	

8-1. 下肢痛―股関節～大腿
古屋英治

はじめに ……………………… 182	(3) 梨状筋症候群 ……………… 183
臨床上の注意事項 …………… 182	(4) 坐骨神経痛 ………………… 184
適応となる病態 ……………… 182	(5) 大腿前面の痛み …………… 184
治療方針 ……………………… 182	①大腿神経痛 ………………… 184
具体的な治療法 ……………… 182	②閉鎖神経痛 ………………… 185
(1) 変形性股関節症 …………… 182	③外側大腿皮神経痛 ………… 185
(2) 恥骨結合炎 ………………… 183	(6) 大腿後側の肉離れ ………… 185

8-2. 下肢痛―膝関節　　越智秀樹

はじめに …………………… 187	(1) 変形性膝関節症 …………… 188
臨床上の注意事項 …………… 187	(2) 腸脛靱帯炎 ………………… 188
適応となる病態 ……………… 187	(3) 鵞足炎 ……………………… 189
治療方針 ……………………… 187	(4) 膝蓋腱炎（ジャンパー膝） … 190
具体的な治療法 ……………… 188	(5) 内側（外側）側副靱帯損傷 … 190

8-3. 下肢痛―下腿～足部　　本田泰弘

はじめに …………………… 192	(2) シンスプリント …………… 193
臨床上の注意事項 …………… 192	(3) 下腿・足の神経痛 ………… 195
適応となる病態 ……………… 192	(4) 腓腹筋部の肉離れ・アキレス腱炎
治療方針 ……………………… 192	……………………………… 196
具体的な治療法 ……………… 192	①腓腹筋部の肉離れ ………… 196
(1) 足関節捻挫 ………………… 192	②アキレス腱炎 ……………… 196

9. 術後疼痛　　石丸圭荘

はじめに …………………… 197	(3) 抜歯後疼痛 ………………… 198
臨床上の注意事項 …………… 197	具体的な治療法 ……………… 198
適応となる病態 ……………… 197	(1) 術後疼痛 …………………… 198
治療方針 ……………………… 197	(2) 術後瘢痕性疼痛 …………… 199
(1) 術後疼痛 …………………… 197	(3) 抜歯後疼痛 ………………… 200
(2) 術後瘢痕性疼痛 …………… 198	

10. がんの痛み　　福田文彦・石丸圭荘

はじめに …………………… 201	＜不適応な症状＞ …………… 203
● がん性疼痛の原因 ………… 201	適応となる病態 ……………… 203
● がん性疼痛は全人的な痛み（total pain） ………………………… 201	適応時期 ……………………… 203
● 西洋医学の疼痛管理や治療 … 201	適応となる病態 ……………… 203
臨床上の注意事項 …………… 202	● 疼痛 ………………………… 203
＜患者の状態を理解する＞ …… 202	● その他の愁訴 ……………… 203
● 心身の状態 ………………… 202	治療方針 ……………………… 203
● チーム医療 ………………… 202	具体的な治療法 ……………… 204
● 精神的援助 ………………… 202	(1) 低周波鍼通電療法（いわゆる鍼麻酔） ………… 204
＜鍼灸治療の刺激量＞ ………… 203	(2) 痛みの部位（皮膚の神経分布：

デルマトーム）を指標にした治療
.... 204
　①肺がん..................................... 205
　②肝臓がん................................. 206
　③胃がん..................................... 206
　④大腸がん................................. 206
　⑤膀胱がん・子宮がん・直腸がん 206
　⑥脊椎のがん............................. 206
(3) 全身状態の改善を目的とした東洋
　医学的治療（経絡治療を含む） 206

11. 心因性疼痛　　　　　　　　　　　　　　　　　　　王　財源

はじめに 207
臨床上の注意事項 207
適応となる病態（病因・発病の機序）
.... 207
　● 経絡の閉塞による疼痛 207
　● 経絡流注上に出現する疼痛 ... 208
　● 心因性疼痛の初期は気滞が原因する
.... 208
　● 精神的素因による疼痛 209
治療方針 209
　● 東洋医学的な治療原則 209
　● 処方穴（一例） 210
具体的な治療法 210
(1) 頭痛（肝陽上亢タイプ） 211
(2) 脇痛（肝気鬱滞タイプ） 211
※刺入深度（経穴名） 211
※古典にみる痛みの処方穴 212
※精神をリラックスさせる棒灸法 ... 212

12. 婦人科領域の痛み　　　　　　　　　　　　　　　　　　矢野　忠

はじめに 213
　月経痛（月経困難症）とは......... 213
　月経痛の程度と頻度.................. 213
　月経困難症の分類...................... 213
　● 機能性月経困難症と器質性
　　月経困難症 213
　● 医療機関での診断結果 213
臨床上の注意事項 214
適応となる病態 214
(1) 機能性月経困難症の病態生理 ... 214
(2) 適応となる病態 215
治療方針 215
(1) 現代医学的な治療方針 215
(2) 東洋医学的な治療方針 216
　①寒湿による痛経..................... 216
　②肝鬱による経痛..................... 216
　③肝腎虚損による痛経.............. 216
具体的な治療法 217
(1) ゲートコントロール説による
　　鍼灸治療 217
(2) 弁証に基づいた鍼灸治療 217
　①肝鬱による痛経..................... 217
　②寒湿による痛経..................... 218
　③肝腎虚損による痛経.............. 218
(3) 皮内鍼による予防的治療 218

13. 泌尿・生殖器系の痛み　　　　　　　　　　　　　北小路博司・本城久司

はじめに 219
　腎部痛... 219
　膀胱部痛..................................... 219
　排尿時痛..................................... 219
　陰嚢部痛..................................... 219
　会陰部痛..................................... 219

射精痛 …………………………… 219
　泌尿・生殖器系領域の腫瘍に起因する疼
　痛（がん性疼痛） ………………… 219
臨床上の注意事項 ………………… 220
　(1) 尿路結石 ………………………… 220
　(2) 間質性膀胱炎 …………………… 220
　(3) 前立腺炎 ………………………… 220
適応となる病態 …………………… 220
　(1) 尿路結石 ………………………… 220
　(2) 間質性膀胱炎 …………………… 221

　(3) 前立腺炎 ………………………… 221
治療方針 …………………………… 221
具体的な治療法 …………………… 221
　(1) 尿路結石による痛みに対する
　　　鍼灸治療 ………………………… 221
　(2) 間質性膀胱炎による痛みに対する
　　　鍼灸治療 ………………………… 222
　(3) 慢性骨盤痛症候群による痛みに
　　　対する鍼灸治療 ………………… 223

14. スポーツ領域の痛み　　　　　　　　　　　　　　　　　　　　　向野義人

はじめに …………………………… 225
臨床上の注意事項 ………………… 225
適　応 ……………………………… 225
　(1) 外傷に対する手術の後療法 …… 225
　(2) 障害に対する西洋医学的治療との
　　　併用 ……………………………… 225
　(3) コンディショニング …………… 225
治療方針 …………………………… 225
　(1) 経絡テストの理論的背景 ……… 225
　(2) 経絡テストにおける動きの負荷 … 227
　(3) 異常所見 ………………………… 230
　(4) 有効な経穴を探す方法 ………… 230
　(5) 経絡テスト7原則 ……………… 230
　　①すべての動き―まずチェック… 230

　　②制限の強い経絡―まず治療…… 230
　　③上下肢に及ぶ異常があるならば
　　　―下肢から治療の原則守る…… 234
　　④中心軸への刺激―忘れるべからず
　　　……………………………………… 234
　　⑤経穴選択―叩打痛や圧痛で，
　　　動きの負荷で効果を確認……… 234
　　⑥最後に選ぶ―局所の刺激……… 234
　　⑦効果がなければ―即精査……… 234
　5）**具体的な治療法** ………………… 234
　　(1) とっておきの24穴……………… 234
　　(2) その他の経穴 ………………… 234
　　(3) 体幹にあって経絡を代表する経穴―
　　　兪穴・募穴 ……………………… 241

索　引　243

Ⅰ. 西洋医学編

A 総 論

1）痛みについての基本事項

（1）痛みの意義，二面性

　痛みはヒトが生物として生き抜くために不可欠の防御機構，警報システムである．その反面，継続する強い痛みは身体のみならず精神にも障害を及ぼすという二面性をもっている．体の表面を覆う皮膚を刺したり，つねったり，たたいたり，あるいは火，熱湯，冷水などが触れたりすると痛みを覚え，それから逃れようとする行動を起こす．また頭痛や腹痛がある時は，安静，休養をとり，薬を飲み，病院で治療を受けるなど大事に至らないようにする．この全身に張り巡らされた神経系の痛み警報システムが病気や外傷で故障すると，発見が遅れ発見された時はすでに進行しており手遅れという事態に陥る．

　一方，強い痛みは苦痛や苦悩を伴い，不安，いら立ちを生む．さらに眠り，食欲を奪い憔悴をもたらし，身体の各種機能を障害する．痛みが長く続くと精神心理面に悪影響を及ぼし，情緒不安定，うつ的傾向が強く現れる．社会生活の破たん，家庭の崩壊に至ることも珍しくない．警報としての意味をもたなくなった痛みは，治療によって早急に解除する必要がある．

（2）痛みの表現

　痛みの性質と痛みの原因（疾患）には密接な関連がある．①いつ（時間），②どこが（部位），③どんな風に（性状），痛むのか，患者さん自身による痛みの表現は，痛みを起こしている原因（外傷，疾患など）の特定（診断）を示唆し，その後の治療にきわめて有用である．

　①の時間に関しては，持続性か発作性か，安静時か運動時か，早朝か夕方か，食事の前か後か，飲酒後か，忙しい時か，疲れた時か，ストレス時か，通勤（学）前かなど，②の部位に関しては，片側か両側か，全身か半身か，上肢か下肢か，顔面か後頭部か，四肢末端か関節部か，麻痺している部位か，神経走行領域に一致した部位かなど，③の性状に関しては，触れたり，風に当たってもビリッと電気が走るような痛み，ヒリヒリ，ビリビリ，ジリジリと焼けるような痛み，キリキリと絞るような差し込む痛み，ジンジン，ジカジカと痺れる痛み，ズキ（ン）ズキ（ン）と拍動性の痛み，などを特定する．

（3）痛みの客観的評価

　痛みは患者さん本人のみが感じうるもので，痛みの程度を第三者が客観的に測定，評価するのはきわめてむずかしい．10 cm（100 mm）の目盛付き物指しを用いて，痛みなしを0，耐えがたい痛みを10（100）と仮定して，患者さんに自分の現在の痛みを指してもらう視覚的評価尺度（VAS；visual analogue scale）が普及している（図ⅠA-1）．痛みの変化，治療の効果を客観的に評価するのに応用されている．VASスコアは安静時と体動時で区別して用いられる．顔の表情（フェイススケール）から痛みの程度を読み取る方法もよく利用される（図ⅠA-2）．そのほか，行動に際して痛みを生じる場合は立位・

2　I．西洋医学編＜A．総論＞

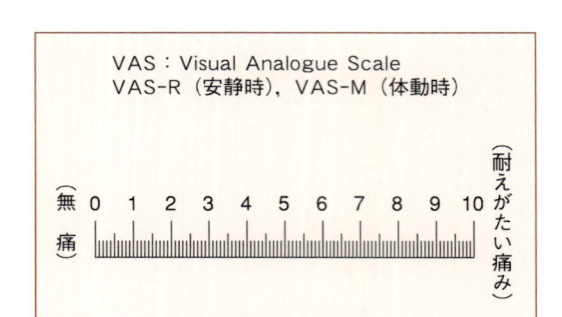

図IA-1　視覚的な痛みの評価尺度（VAS）

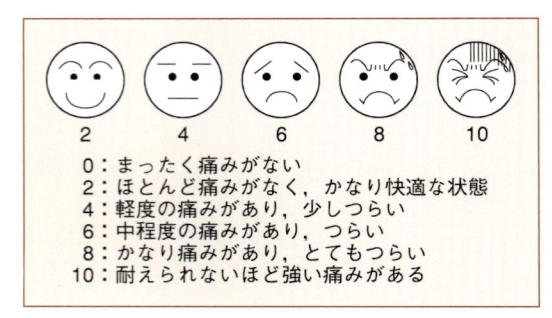

図IA-2　顔の表情で痛みを評価する
　　　　フェイススケール

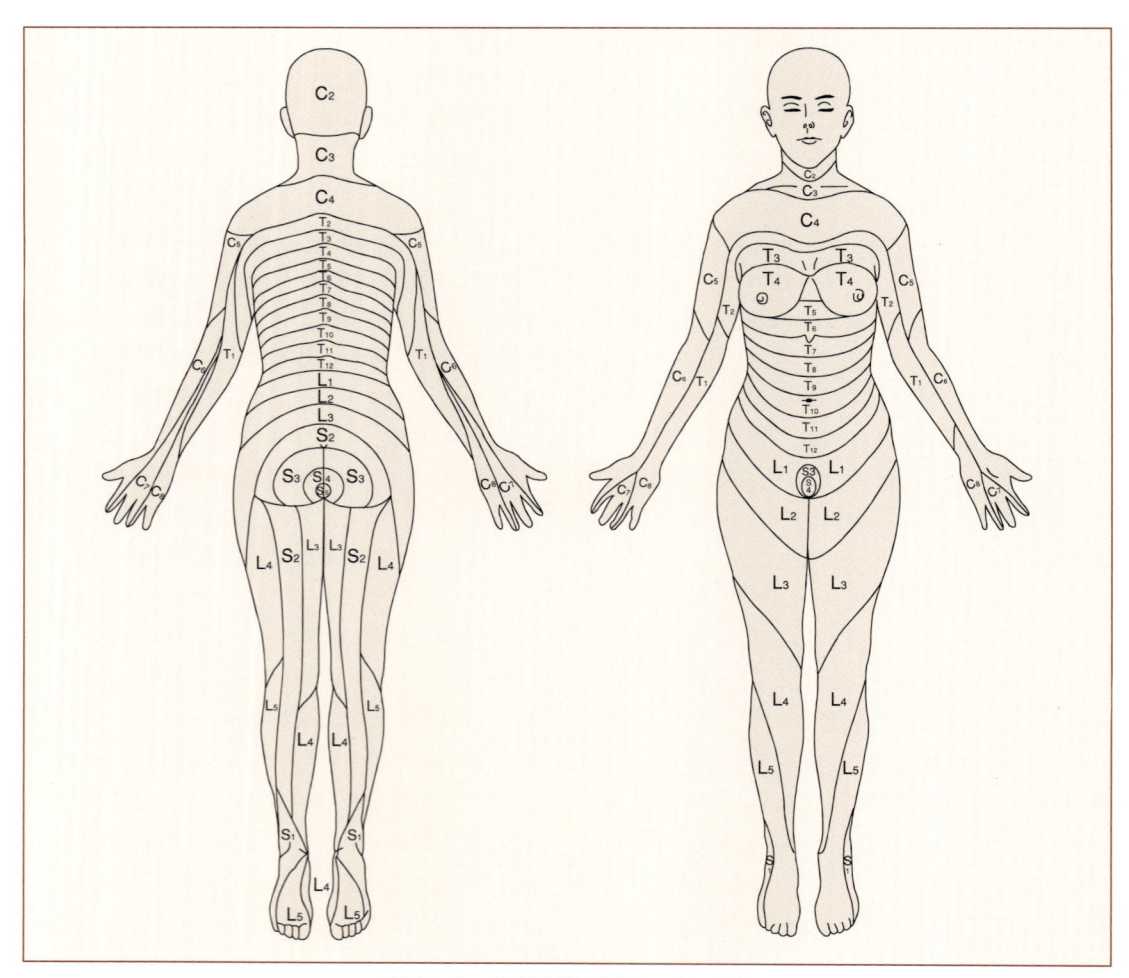

図IA-3　皮膚分節（デルマトーム）
C：頸神経，T：胸神経，L：腰神経，S：仙骨神経
第1頸神経 C_1 のデルマトームは欠如．前胸部，背部では第4頸神経 C_4 と第2胸神経 T_2 のデルマトームが接する．

坐位の時間，歩行距離など，意識がない状況では血圧の上昇，脈拍の増加などで評価する．

(4) 痛みの経路

体表を覆う皮膚（図ⅠA-3），体内外を隔てる粘膜，鼓膜，角膜，あるいは体内の各種臓器，血管，膜などには，傷害が及ぶと痛みを発する神経が張り巡らされ，痛み警報装置がonの状態にある．体表近くの痛みは体性知覚神経で，内臓の痛みは遠心性の自律神経（交感，副交感神経）と並走する求心性の内臓神経で伝えられる（図ⅠA-4）．内臓の痛みは，切る，刺す，たたくなど物理的刺激，あるいは焼くなど熱刺激では起こりにくい．頭蓋骨で囲まれた脳も同様に，通常では加えられることのきわめて少ない刺激に対しては鈍感である．消化管であれば，虚血，拡張，攣縮，穿孔など通常起こりやすい障害に対して敏感に痛みを発する（適刺激）．

痛みを伝える末梢神経は，神経を包む鞘（髄鞘）を有する線維群のなかでは比較的細いAデルタ（δ）線維と髄鞘をもたない細いC線維との2種類あることがわかっている（表ⅠA-1）．針を刺した時，チクッとする速い痛みはAデルタ線維，その後ジーンとくる遅い痛みはC線維（約1m/秒）で伝わる．痛み刺激を最初に感知する末梢神経の先端部分（侵害受容器）は，情報をもれなくキャッチできるように表面に樹の枝状に広がった形をしている（自由神経終末）（図ⅠA-5）．痛みを起こす刺激（侵害刺激）は自由神経終末でモールス信号のように電気信号に変換され，Aデルタ，C末梢知覚神経（第1次ニューロン）を伝わって脊髄に運ばれる．

痛みを起こす電気信号は脊髄に到達すると別の神経に乗り換え，情報は反対側の脊髄内前方外側を上行，脳の中心部に位置する視床に向かう（第2次ニューロン）．体内臓器からの痛みを伝える内臓神経と体表からの痛みを伝える体性知覚神経と2つの異なる第1次ニューロンが同じ第2次ニューロンへ1：2の関係で接続する

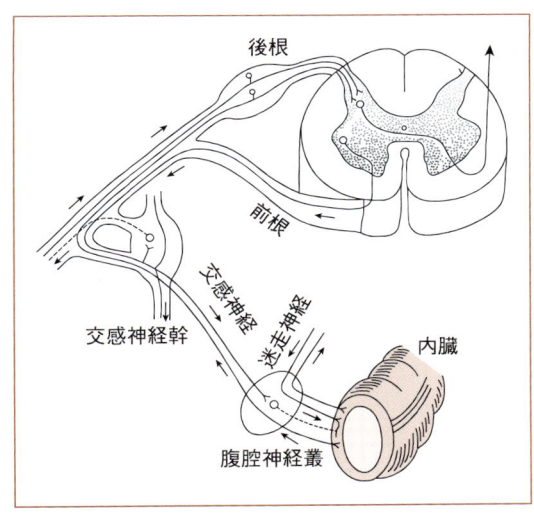

図ⅠA-4 痛みを伝える内臓求心性神経線維の模式図

表ⅠA-1 神経線維の分類と特徴

神経線維の種類		機能	直径 (μm)	伝導速度 (m/秒)	髄鞘の有無
A	α	運動固有受容	12〜20	70〜120	＋＋＋
	β	触圧覚	5〜12	30〜70	＋＋
	γ	筋紡錘	3〜6	15〜30	＋＋
	δ	温痛覚	2〜5	12〜30	＋＋
B		交感神経節前線維	< 3	3〜15	＋
C	dr[*1]	温痛覚	0.4〜1.2	0.5〜2	－
	S[*2]	交感神経節後線維	0.3〜1.3	0.7〜2.3	－

[*1] 後根C線維
[*2] 交感神経C線維

(Erlanger, 1937, 改変)

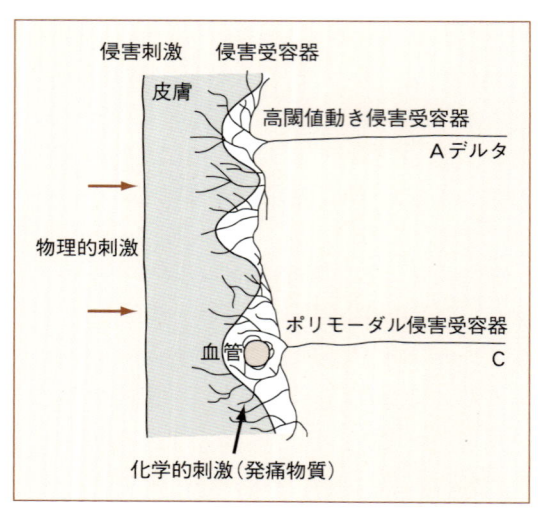

図 I A-5 痛みの受容器（侵害受容器）の模式図

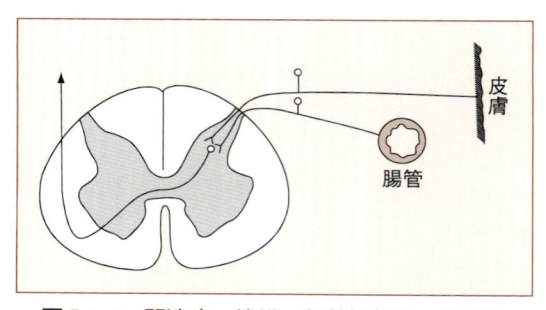

図 I A-6 関連痛の機構．収斂投射説の模式図

ことがある（図 I A-6）．その場合，たとえば狭心痛の際に左肩に痛みを覚えることになる（関連痛）．

第2次ニューロンは視床でまた神経を乗り換え，電気信号による情報は最終的に大脳皮質へ到達する（第3次ニューロン）．大脳皮質の体性感覚野に到達した情報は痛みの部位，程度などを伝える．また視床から大脳辺縁系に向かう第3次ニューロンは痛みに伴う苦しみ，嫌な気持ちを伝える．この間，末梢の自由神経終末で生じた電気信号がそのまま大脳に伝えられるわけではなく，乗り換えのたびに注意力，過去の記憶，経験，その時の感情，意識レベルなどによってさまざまに調節される．

(5) 痛みの増強，経路の修復

痛みが長時間持続すると，痛みを伝える神経系は痛みを伝えやすいように，あるいは痛みを増強するように機能的，構造的に変化する．したがって，長時間にわたって痛みにさらすことは避けなければならない．痛みは早めに除くことが肝要である．たとえば，歯の治療に行く前に消炎鎮痛薬を服用する，腹部手術開始前に手術部位に神経ブロックを施しておくなどは，先取り鎮痛あるいは先行（制）鎮痛とよばれ，近年利用されている．

痛みを伝える知覚神経系が損傷を受けると，その部の知覚が鈍麻し痛みを感じにくくなる．しばらくすると損傷された神経の修復が始まる，あるいは残存する神経が痛みを伝える機能を代行するなどして，痛み警報システムの再構築が始まる．しかしながら，この再構築は不完全でしばしば新たな痛みの原因となる．

(6) 痛みを抑える身体の機能

ヒトの身体は痛みを起こす化学物質（発痛物質）を産生する一方，痛みを和らげる機能も備えている．

(a) 脊髄での調節（図 I A-7）

さすったり圧迫したりしたときの触覚や圧覚を伝える比較的太い神経線維の刺激は，細い神経線維で脊髄に運ばれてきた痛みの電気信号が脊髄レベルで第2次ニューロンへ移るのを妨げる（1965年，Melzack & Wall）．痛む部分をさすったり，押さえたり，筋肉注射をする部位をつまんだりする行為が痛みを緩和することは経験的によく知られている．これはゲートコントロール説として知られており，日本の多くの鍼灸師が外筒（鍼管）を通して，すなわち外筒で周囲を圧迫しながら鍼を刺入するという経験に裏打ちされた技術の理論的基盤になっている．弱い電気刺激は，触覚や圧覚を伝える比較的太い神経線維を優先的に刺激する性質がある．このゲートコントロール説に従えば，弱い電気刺

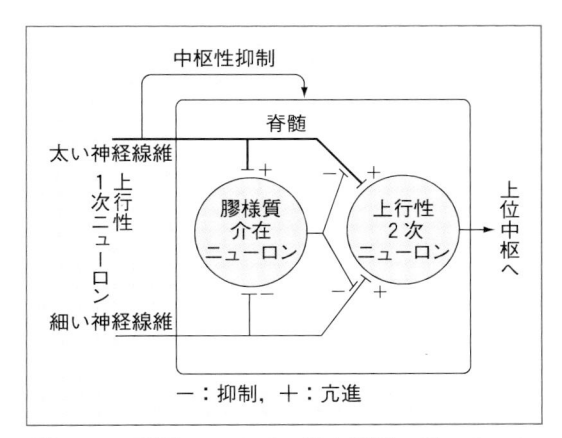

図 IA-7 脊髄レベルでの痛み調節；ゲートコントロール説の模式図

激は痛みを和らげることになる．この学説は，現在の電気刺激療法（脊髄，末梢神経あるいは脳への通電），あるいは鍼鎮痛（鍼麻酔）の理論的基盤を支えている[1]．

(b) 脳を介した抑制

痛みを抑える経路として，脳から脊髄へ向かう2つの神経路が知られている（図 IA-8）．いずれも，末梢から脳へ向かう感覚情報で活性化される．1つは脳幹の延髄に起始するもので，セロトニンを神経から神経への情報伝達（シナプス伝達）物質とする．麻薬性鎮痛薬モルヒネを投与すると，この抑制系が活性化されて鎮痛効果を現す．ほかの1つは同じく脳幹の橋に起始し，ノルアドレナリンを情報伝達物質とする．脊髄電気刺激による鎮痛法の理論的裏づけの1つになっている．

(c) 痛みを抑える物質の産生

1970年代に植物から生成される麻薬性鎮痛薬モルヒネに対する受容器がヒトの体内に存在することが判明した．そこで，ヒト体内でモルヒネ様の鎮痛物質が産生されているはずとの予測のもとに探索が行われた．その結果，モルヒネと同じ受容器に作用する鎮痛物質が，ヒトの体内で産生されていることが明らかになった（内因性モルヒネ様鎮痛物質；エンドルフィン）．興奮して戦っている時，運動をしている時，

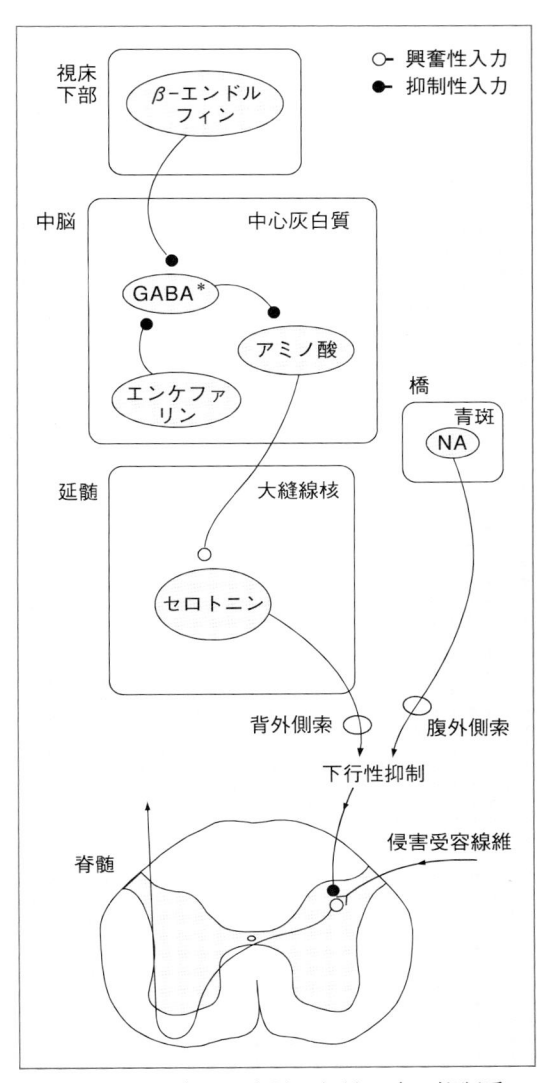

図 IA-8 脳を介した脊髄下行性の痛み抑制系の模式図．
*GABA：γ-アミノ絡酸，NA：ノルアドレナリン

あるいは楽しいことに夢中になっている時などに，この鎮痛物質の産生が増加することが知られている．一方，がん性疼痛などで苦しんでいる慢性疼痛の患者さんでは産生が減少，枯渇しているといわれる．このヒトの体内で産生されるモルヒネ様鎮痛物質には抗ストレス作用があり，産生を促す術を身に付けておくと有用である．

表ⅠA-2　痛みの分類

急性痛	慢性痛
1．侵害受容性疼痛	1．侵害受容性疼痛
2．神経因性疼痛	2．神経因性疼痛
3．心因性疼痛	3．機能性疼痛
	4．学習性疼痛
	5．精神医学的疼痛

表ⅠA-3　心因性疼痛の特徴

1．心理的要因が疼痛の発症，経過に重要な役割を果たしている
2．疼痛によって自分に好ましくない有害な活動を回避できる
3．疼痛によって擁護的な支持を得ることができる
4．疾患，外傷が見出せず6か月以上疼痛にとらわれている
5．身体的な所見に対して疼痛の訴えが過度である
6．心理的要因について話し合うことに抵抗する

(7) 痛みの分類

急性痛は発生源から分類すると，3つに大別される（表ⅠA-2）．痛みをこの分類で診断することは，その後の治療方針を立てるのに重要である．

1．侵害受容性疼痛は，内臓を含む身体中に張り巡らされた自由神経終末（痛みの受容器）が刺激された結果生じる痛みである．

2．神経因性疼痛は，自由神経終末から中枢に至る痛みを伝える末梢神経，脊髄あるいは脳の経路が障害されて起こる痛みで，身体に備わっている痛み警報装置の故障を痛みで知らせるともいえる．神経因性疼痛は知覚鈍麻部位の灼けるような，時に刺すような痛みで，触れるだけでも痛みを誘発する（アロデニア）．ストレスで痛みが増強し，しばしば慢性化する．

3．心因性疼痛は前述の痛みを伝える経路を介して起こるものではない（表ⅠA-3）．痛みに見合うだけの身体病変がない．苦しみ，悩み，悔しさ，悲しみ，怒り，絶望，愛情飢餓などが，痛みという形で表現されることもある．患者さん自身は嘘，偽りを意識して話しているわけでなく，ほとんどの場合は無意識である．

慢性痛の場合はより複雑で，5つに分けられることが多い（表ⅠA-2）．3．機能性疼痛には片頭痛，緊張性頭痛，過敏性腸症候群などが含まれる．

4．学習性疼痛はオペラント学習性と回避学習性に大別される．オペラント学習性では，痛みを訴える，顔をしかめる，足を引きずる，処置を求めるなど，疼痛行動を示すことによって患者さんに何らかの快適な結果（報酬）が生じる．重要な人物からの注目，関心を浴びたいなど自己擁護，家庭または社会生活からの逃避，怒り，不満，罪悪感など心理的苦痛からの逃避などが要因となる．回避学習性では痛みを起こす動作は病変を悪化させるとの思い込みが要因となる．

5．精神医学的疼痛はうつ病性障害，転換性障害など精神科的疾患に基づく．

2) 痛みの治療

(1) 古代の痛みの治療

痛みの治療はヒトの歴史の古い時代にさかのぼる．医療の原点は痛みの治療といっても過言ではない．紀元前から呪いや祈禱で身体に宿る悪魔を追い払う[*1]，疼痛部をさする・押さえる[*2]，薬草（ケシ[*3]，ヒヨス[*4]，マンダラゲ[*4]，コカ[*5]など）を用いる，電気を発する魚（電気ナマズ，ウナギ，エイなど）を疼痛部に当てる[*6]，などの行為が経験的に行われた．

[*1]：痛みの原因となる種々の疾患は身体に悪魔が宿るからと考えられた．悪魔払い儀式を取り仕切るシャーマンを必要とした．中世では催眠術も取り入れられた（メスメリズム）．長い間，痛みは感覚としてではなく感情，情動としてとらえられてきた経緯もある．頭が痛い，心が痛むという表現は，必ずしも頭痛，狭心痛を示すものではない．心因性要素が大きい慢性痛に対する現在の精神心理療法に通じる．
[*2]：前述のゲートコントロール説（1965年）が理論的背景を支える．
[*3]：ケシ（芥子）の実に傷をつけて取り出した白い果

汁を固めたアヘン（阿片）が使われた．1804年アヘンから不純物を除き，鎮痛薬の王様ともいうべきモルヒネが精製された．モルヒネの命名はギリシャの夢の神 Morpheus にちなむ．習慣性，耽溺性があることから，ケシの一般の栽培は法律で固く禁じられている．

*4：中世に入ると薬草のエキスを海綿に浸み込ませて乾燥させ，必要時にお湯で戻して使用する催眠海綿が流行した．1804年，華岡青洲が乳がんの手術時に用いた通仙散の主成分はマンダラゲ（別名　朝鮮アサガオ）であり，日本麻酔科学会のシンボルマークとなっている．

*5：南米ペルーの高地では，痛み，疲れ，空腹などを癒すためコカの葉をかむ習慣が古くからあった．1860年，コカの葉から局所麻酔薬コカインが精製された．しかし，習慣性，耽溺性があることからコカインは現在使用されなくなった．

*6：古代ギリシャで痛風の治療に電気エイを用いたという記載が残っている．現在の電気刺激療法の黎明といえる．

(2) 現代の痛みの治療

痛み治療が目指すものは神経，精神機能を損なうことなしに，すなわち痛覚による警報システム，触覚，温度覚などを温存した状態で病的痛みのみを緩和，除去し，一日も早く患者さんを社会生活に戻すことである．急性期の痛み治療としては，薬物療法，神経ブロック療法が主体になる．慢性痛の場合は単に痛みを除くだけでなく，究極の目的は社会復帰であり，理学療法士，作業療法士によるリハビリテーション，心療内科医，精神科医，臨床心理士による精神心理的支援，ソーシャルワーカーによる社会生活の支援などチーム医療を必要とする．同じ慢性疼痛で苦しむ患者さんの友の会の結成，インターネットを通じた交流も心の支えになる．以下に現在行われている西洋医学的な痛み治療の概要を述べる．

① 薬物療法

薬物療法を実施するにあたり，当面する痛みの原因の診断，それに対する特効薬，鎮痛薬の副作用，精神心理的要素の関与など多くの知識，経験を必要とする．一般的には以下のことに留意する．症状，疾患に見合った鎮痛薬を選択する．副作用については対策も含めて周知徹底を図る．投与量は最小有効量にとどめる．適切な投与法を選択する．抗うつ薬など鎮痛補助薬を有効に使う．

鎮痛薬は，次の5つに大別される（表 IA-4）．

表 IA-4　鎮痛薬の分類

(i) ステロイド性抗炎症薬（NSAIDs）
(ii) 麻薬性鎮痛薬，麻薬拮抗型鎮痛薬
(iii) 特効鎮痛薬
(iv) 鎮痛補助薬
(v) 漢方薬

(i) 非ステロイド性抗炎症薬（NSAIDs）は，歯痛，頭痛，腰痛，関節痛，打撲・捻挫痛など炎症性の痛みに用いられる．副作用として胃腸障害はよく知られ，食後の服用がすすめられる．内服した後，胃を通り腸に至って溶ける薬（腸溶剤），腸から吸収され肝臓で活性化されて効果を発揮する薬（プロドラッグ），胃粘膜保護作用を温存した薬（COX-2選択的阻害薬）などが開発されている．非ステロイド性抗炎症薬の坐薬（ボルタレンサポ®など），貼付薬（セルタッチ®など）はよく知られているが，静脈注射薬（ロピオン®など）も開発されている．アスピリン（非ピリン，サリチル酸系）は血小板凝集抑制薬として成人によく用いられているが，喘息，ライ症候群を引き起こす可能性があるので小児には用いない．小児には抗炎症作用はないが解熱・鎮痛作用をもつアセトアミノフェン（カロナール錠®，アンヒバ坐薬®など）がよく使用される．

(ii) 麻薬性鎮痛薬，麻薬拮抗型鎮痛薬は，術後痛，がん性疼痛などによく使用される（表 IA-5）．いずれも脳や脊髄の麻薬受容器に作用して鎮痛効果を発現する．麻薬拮抗型鎮痛薬は耽溺性，依存性を示す頻度が麻薬性鎮痛薬に比べてより少ないので，世界保健機関（WHO）の麻薬の指定から外れているが，長期連用，乱用は慎

表 IA-5　臨床でよく使用されている麻薬性鎮痛薬（A），麻薬拮抗型鎮痛薬（B）

	一般名	商品名	剤型・用量
A	リン酸コデイン	リン酸コデイン	（錠：20 mg）
	塩酸モルヒネ	塩酸モルヒネ 塩酸モルヒネ注 アンペック オプソ パシーフ*	（末，錠：10 mg，50 mg） （注：10 mg/ml） （坐：10 mg，20 mg） （液：5 mg，10 mg） （カ：30 mg，60 mg，120 mg）
	硫酸モルヒネ	MSコンチン* ピーガード カディアン* モルペス	（錠：10 mg，30 mg，60 mg） （錠：20 mg，30 mg，60 mg，120 mg） （カ：20 mg，30 mg，60 mg） （細：10 mg，30 mg）
	クエン酸フェンタニル	フェンタネスト	（注：100 μg/2 ml）
	フェンタニル	デュロテップ	（貼：2.5 mg，5 mg，7.5 mg）
	塩酸オキシコドン	オキシコンチン* オキノーム	（錠：5 mg，20 mg） （散：2.5 mg，5 mg）
	塩酸メペリジン（塩酸ペチジン）	オピスタン	（注：35 mg/ml，50 mg/ml）
B	塩酸ブプレノルフィン	レペタン	（注：0.2 mg/ml，0.3 mg/1.5 ml） （坐：0.2 mg，0.4 mg）
	酒石酸ブトルファノール	スタドール	（注：1 mg/ml，2 mg/ml）
	ペンタゾシン	ペンタジン，ソセゴン	（注：15 mg/ml，30 mg/ml）

末：粉末剤，錠：錠剤，注：注射液，坐：坐薬，貼：貼付剤，液：水溶液（経口），カ：カプセル，細：細粒，散：散剤，*：徐放薬

む．

　(iii) 特効鎮痛薬は，痛みを起こすある特定の原因を解除するように働く．効果の有無が疾患の診断にもなり，知っておくと役に立つ．三叉神経痛に対する抗痙攣薬（テグレトール®），片頭痛に対するトリプタン製剤，狭心痛に対するニトログリセリン製剤，消化管・尿管攣縮（疝痛）に対する抗コリン薬（ブスコパン®），痛風発作時のコルヒチンなどがその例である．

　(iv) 鎮痛補助薬として抗うつ薬，抗不安薬のほか，血行改善薬（血管拡張薬，血小板凝集抑制薬，血栓溶解薬），ナトリウムチャネル遮断薬，抗てんかん薬，ステロイドなどが使用される．不安や苦悩は痛みを増強する．②の神経ブロック療法の項の痛みの悪循環に示すように，痛みは局所の酸素不足，血流障害と密接な関連がある．また，神経が障害されると，被刺激性が亢進し，興奮しやすくなる．炎症では発痛物質を産生，浮腫を形成して痛みを生むが，ステロイドは炎症，浮腫を軽減する．

　(v) 漢方薬は，西洋医学的痛み治療を補完する形で使用されている[2]．漢方医学は6世紀頃の中国からの渡来に基づくが，その後に日本独自に発達した経緯がある．痛みの部位や性質に，個体差，体質を加味した陰陽，虚実，寒熱，表裏など「証」の決定，気・血・水の診断などが，漢方薬を運用するうえで重要となる．「証」の決定には熟練を要する（表 IA-6）．西洋医学がおもに各疾患，症状を治療対象とするのに対し，漢方医学は症状を総合的にとらえて身体全体の調和（中庸）を目指すといえる．痛みの治療には甘草(カンゾウ；主成分グリチルリチン），芍薬（シャクヤク；主成分ペオニフロリン），附子（ブシ；主成分アコニチン），麻黄（マオウ；主

表 IA-6 実証, 虚証の鑑別[2)]

	実証	虚証
体型	筋肉質, 固太り	やせ型, 水太り
活動性	積極的, 疲れにくい	消極的, 疲れやすい
心身の状態	余裕あり	余裕なし（神経質多い）
栄養状態	良好, 皮下脂肪厚い	不良, 皮下脂肪薄い
皮膚	光沢・艶がある	さめ肌, 乾燥傾向
筋肉	弾力的	弾力なし
腹部	腹筋が弾力的で厚い	腹筋は軟弱または硬直性で薄い
消化吸収能	食事速い, 大食傾向 冷飲食できる 便秘すると不快	食事遅い, 食が細い 冷たい食物で腹痛下痢 便秘平気, 軟便下痢・兎糞便多い
体温調節能	夏ばてしない, 冬に強い	夏ばてする, 冬に弱い
声	力強い	弱々しい
汗	寝汗傾向なし	寝汗傾向あり
血圧	高血圧傾向	低血圧傾向
漢方薬	瀉剤タイプ	補剤タイプ

表 IA-7 痛みに用いられる漢方製剤[2)]

胃痛	: 六君子湯
腹痛	: 桂枝加芍薬湯, 大建中湯, 当帰湯, 胃苓湯
下腹部痛	: 当帰四逆加呉茱萸生姜湯, 当帰建中湯
痔核による疼痛	: 紫雲膏
脱肛の痛み	: 当帰建中湯
頭痛	: 五苓散, 呉茱萸湯, 半夏白朮天麻湯, 当帰四逆加呉茱萸生姜湯, 苓桂朮甘湯, 釣藤散, 五積散, 桂枝人参湯, 川芎茶調散
片頭痛	: 呉茱萸湯
神経痛	: 葛根湯, 桂枝加朮附湯, 疎経活血湯, 五積散, 麻杏薏甘湯
坐骨神経痛	: 八味地黄丸
腰痛	: 八味地黄丸, 当帰四逆加呉茱萸生姜湯, 疎経活血湯, 桃核承気湯, 五積散, 通導散, 牛車腎気丸, 苓姜朮甘湯
下肢痛	: 牛車腎気丸
関節痛	: 桂枝加朮附湯, 薏苡仁湯, 疎経活血湯, 五積散, 麻杏薏甘湯
リウマチ	: 麻黄湯, 越婢加朮湯, 真武湯, 大防風湯
筋肉痛	: 薏苡仁湯, 疎経活血湯, 麻杏薏甘湯
痙攣性疼痛	: 芍薬甘草湯
打撲による痛み	: 治打撲一方
妊娠中の腹痛	: 当帰芍薬散
月経痛	: 五積散, 通導散, 当帰建中湯
疼痛を伴う化膿症	: 排膿散及湯
排尿痛	: 猪苓湯, 五淋散, 竜胆瀉肝湯, 清心蓮子飲, 猪苓湯合四物湯
歯痛	: 立効散

成分エフェドリン）などの生薬がブレンドされた製剤がよく使われる（**表 IA-7**）．煎じて服用するのが一般的であったが，現在は生薬のエキスを抽出し，顆粒，細粒，粉末，錠剤などにした漢方製剤が多くなった．

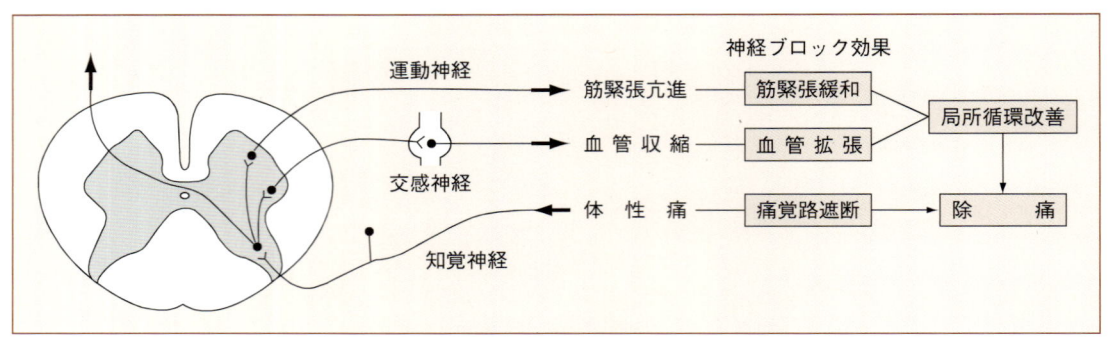

図ⅠA-9 痛みの悪循環と神経ブロック効果[1]

② 神経ブロック療法

疼痛部位を支配する末梢神経や脊髄の近くに注射針を刺入し，局所麻酔薬注入によって神経を一定時間麻痺させ，痛みをとる治療である．ブロック用注射針は神経の近くに刺入されるので神経を傷つけないように，その先端切口は筋肉注射針，静脈注射針に比べて鈍である．局所麻酔薬はいったん神経を麻痺させるが，通常30〜40分間経過すると元に戻る．局所麻酔薬は痛みを伝える比較的細い神経線維から順次遮断するので，濃度の低い局所麻酔薬を少量使用することで，手の動き，歩行など運動には支障なく痛みだけを和らげることが可能である．

局所麻酔薬自体の作用時間は短く，ブロック治療を受け，帰宅時にはブロック効果も消失するのではとの危惧があろう．しかし，現実には神経ブロックによる鎮痛効果時間は長く，週に1〜2度のブロック治療で緩解を得ている方や，1回の神経ブロックで痛みが消失する方もいる．痛み刺激は脊髄あるいは脳を介して交感神経，運動神経の活動を活発化し，疼痛部位の血管収縮，筋緊張をもたらす．いずれも疼痛部位の血流障害（酸素不足）を招き，痛みを助長する（痛みの悪循環）．狭心症に代表されるように，痛みと組織の血流障害（酸素不足）は密接な関連がある．神経ブロックは痛みを伝える神経を遮断するのみならず，交感神経，運動神経を遮断し疼痛部位の血流を改善する効果を兼ね備えている（図ⅠA-9）[1]．神経ブロックでの「痛みの悪循環の遮断」が痛みの治療に大きな役割を果たしていると考えられている．ちなみに血流改善をもたらす交感神経（節）ブロックは，ペインクリニックでの痛みの治療によく用いられる．

毎回針を刺入するのではなく，脊髄や末梢神経の近くに細いカテーテルを留置しておき，持続的に局所麻酔薬を注入する方法がある．脊髄硬膜外腔に細いカテーテルを留置する持続硬膜外ブロックは術中麻酔，術後鎮痛によく用いられる．余命少ないがん患者さんの激烈な痛みに対しては，局所麻酔薬ではなくアルコール，フェノールグリセリンなどで痛みを伝える神経を永久もしくは半永久的に破壊する方法がとられる．

③ 物理療法

（i）電気刺激療法：弱い電気刺激は触覚や圧覚を伝える比較的太い神経線維を優先的に刺激する性質がある．脊髄での痛みの調節の項で述べたゲートコントロール説によれば，痛みの部位を支配する神経に弱い電気を通すと，あるいは脳を介した痛みの抑制の項で述べた下行性の痛み抑制神経経路を電気刺激すれば，痛みが和らぐことになる．矩形波電流を用いた末梢神経通電，脊髄通電（図ⅠA-10），脳表通電が行われている[1]．末梢神経通電の場合，当該神経走行上の皮膚に表面電極を貼付して電気を通じる．脊髄通電の場合，持続硬膜外ブロックの要領で穿刺針を通じて脊髄近くの硬膜外腔にカテーテル

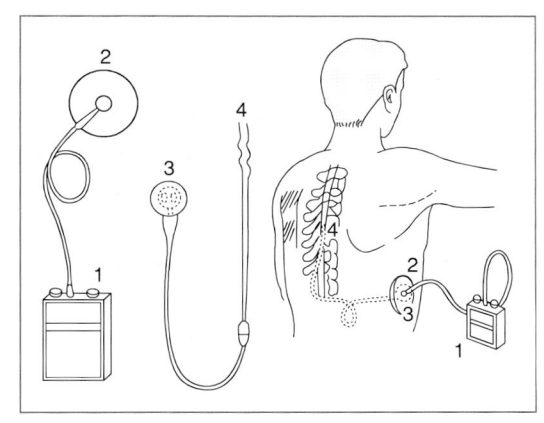

図ⅠA-10 埋め込み式硬膜外通電電極と装着の模式図
1：刺激電極，2：アンテナ，3：レシーバー，4：白金電極

電極を留置する．椎弓切除術を施し直視下にカテーテル電極を留置することもある．脳表通電の場合，開頭下に大脳皮質感覚野の近くに電極を装着する．

(ii) 温熱療法：先に述べたように，痛みと組織の血流障害（酸素不足）は密接な関連がある．クーラーや扇風機の風は，しばしば痛みを誘発，増強する．ホットパック，温水浴，パラフィン浴，赤外線照射などで局所を暖めて血行をよくする．マッサージ，運動療法，血管拡張薬の使用，交感神経ブロック，骨髄幹細胞を用いた血管新生療法などと基本的に共通する．

(iii) レーザー療法：レーザーは太陽光と異なり，人工の単色光（単一波長）である．最初に痛みの治療に使用されたのは低出力レーザー（出力100 mW以下）の可視光線領域の気体（ヘリウム-ネオン）レーザーであった．その後，小型で信頼性が高く，安価で操作性が容易な近赤外線領域の半導体（Ga-Al-As）レーザーが開発された．近年では広範囲の体深部照射が可能な高出力半導体レーザー治療器の使用も可能になった．レーザー光照射の鎮痛効果は熱，光化学，圧など生体刺激作用と考えられている．圧痛点，発痛点，筋の運動点，経穴（ツボ）などに照射する．眼，性腺，甲状腺，色素沈着部，ほくろなどへの照射は控える．

④ 理学療法（リハビリテーション）

(i) マッサージ：局所のマッサージは痛みの緩和，血流改善，筋萎縮防止などに有効に働くと考えられる．急性期は避ける．下腿，前腕，手足などの部位で痛みがある場合は，ターニケット（空気止血帯）を使った局所静脈内麻酔を施して行うこともできる．

(ii) 牽引療法：頸椎や腰椎を牽引し椎間板後部の減圧，椎間孔の開大を図り，後縦靱帯，脊髄神経硬膜への機械的刺激を減らす．椎間関節への異常負荷の減少，あるいは間欠牽引による筋膜軟部組織へのマッサージ効果が期待でき，痛みの軽減に有用である．

(iii) 装具療法：コルセットの装着は腰椎や椎間板への負担を軽減させ，体幹の前屈を容易にする．装具やスプリントを用いて脊柱や患肢にかかる荷重を軽減，固定する．上下肢の装具療法は局所の安静と保護を目的とし，痛みを軽減する．

(iv) 運動療法：日常生活動作（ADL；activities of daily living）拡大に向けた運動の改善を進める．一般に痛みからの逃避反応が優位になっており，手に痛みがあれば体幹に上肢を近づけて固定しがちである．屈筋・内転筋の緊張は亢進している．運動療法中あるいは後に痛みが増悪する場合は，薬物療法や神経ブロック療法とセットで行う[3]．

(v) 作業療法：日常生活動作のなかでの正しい身のこなし方を習得する．坐位および立位での耐久性を高める．創造的な活動や仲間付き合いの楽しみを体験することも疼痛緩和の役に立つ[3]．

⑤ 心理療法

身体に傷害や危害が及んだことを伝える感覚としての痛みは不快な気持ち，気分など情動変化（情動反応）を伴い，防御を促す痛み警告をいっそう効果的にする．痛みが長期化すると，この情動反応の部分は不安，情緒不安定，不眠，

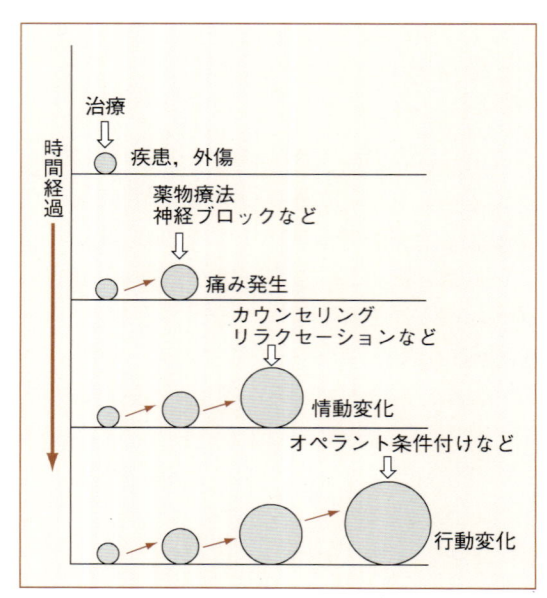

図IA-11　痛み発生に続く情動変化，行動変化への対応

表IA-8　自律訓練法の標準練習

訓練公式1	「両腕両足が重い」
訓練公式2	「両腕両足が温かい」
訓練公式3	「心臓が静かに規則正しくうっている」
訓練公式4	「とても楽に息をしている」
訓練公式5	「胃のあたりが温かい」
訓練公式6	「額が涼しい」

静かな部屋を選び，閉眼，仰臥位状態で，訓練公式1～6を心の中でつぶやきながら毎日短時間練習する．
(成瀬，1971)

食欲不振とさらに膨らむ．そのうえに異常な行動変化（疼痛行動）が加わる（図IA-11）．ある治療法への過度の執着，価値観の急激な逆転，表面的な専門的知識入手への執着，病気を否定されても自分を病気と決めつける心気性傾向，著明な医療機関，医師への異常な執着，医療機関を転々とする傾向などが目立つようになる．情動反応に対しては，カウンセリング，リラクセーション，絶食療法などの認知療法と，異常疼痛行動に対してはオペラント条件付けなど行動療法を，いずれも精神心理的アプローチが不可欠である[3]．

(i) カウンセリング：あたたかい態度で接し，患者さんが訴える痛みや苦痛に十分耳を傾け，理解を示す（受容と共感）．患者さん，医師・セラピストともどもに努力しようと励まし，患者さん自ら痛みに立ち向かっていく姿勢を促す．また，日常生活のなかに興味あることを取り入れることをすすめる．日常生活のなかで体を動かすこと，楽しみをみつけることが，痛みの克服，軽減につながることを折にふれ理解してもらう．

(ii) 偽薬，抗うつ薬による薬物療法：患者さんと医師の間に信頼関係が生まれると，偽薬によるプラセボ効果が顕著に認められることがある．鎮痛薬の副作用軽減のために，休薬に向けた準備として偽薬の使用には意味がある．抗うつ薬については薬物療法の項で述べた．

(iii) リラクセーション：患者さん自ら進んで痛みに立ち向かい，自己コントロールによる痛みの軽減法を学びとってもらう．グループを作って互いに励まし合うと訓練効果が上がる．肉体的，精神的緊張を和らげる自律訓練法は，公式化された語句（表IA-8）を反復暗唱し，注意を集中させる．緊張した状態からリラックスした状況への変換を段階的に訓練するセルフコントロール法といえる．バイオフィードバック法は筋電図，皮膚温モニターなどをみながら，あるいは音楽をききながら筋肉の弛緩，四肢末梢の体温上昇を図る．自己コントロールの学習手段である．

(iv) 行動療法（オペラント条件付け法）：痛みを訴えれば医師や看護師がかけつけ，優しい言葉をかけ，鎮痛薬を与え，家族の同情も得られる．これが続くと，痛みを意識しない時や我慢できる痛みの際にも痛みを訴え，援助を求めるようになる．鎮痛薬の投与量も多くなる．そこで，医師，看護師あるいは家族は痛みの訴えに対し過剰に反応せず，鎮痛薬も決められた量，時間以外は与えないようにする．逆に，歩行訓練や運動など自発的に痛みに対応していく姿勢がみられる時はこれを積極的に援助，支持する．

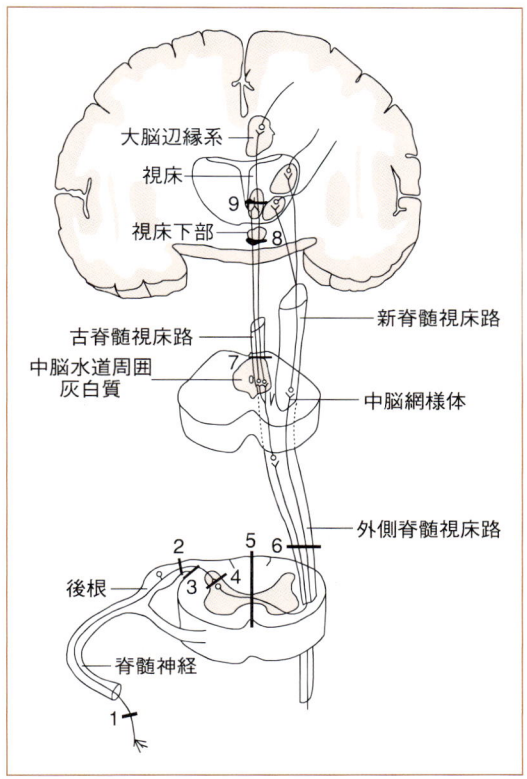

図 IA-12 痛みの伝導経路の切断破壊術
（塚田，1983）
1. 末梢神経切断・切除術
2. 後根切断術
3. 選択的後根糸切断術
4. 後根進入部破壊術
5. 脊髄交連切開術
6. 外側脊髄視床路切断術
7. 定位的中脳破壊術
8. 定位的視床下部破壊術
9. 定位的視床破壊術

身体・心理的な訓練や講義により身体活動性を増加させるとともに、それを通じて「痛いから何もできない」という患者さんの否定的な思い込みを、「痛いけれども、やるべきことはやり、生活を楽しむ」といった建設的な態度に変える点に目標がある．医師，看護師，家族のみならず臨床心理士，医療ソーシャルワーカー，作業療法士，理学療法士を含む多職種チームによる身体，心理，社会的な総合アプローチが有効である．患者さんとともに生活の質（quality of life：QOL）の改善と痛みの管理法を探り，医療

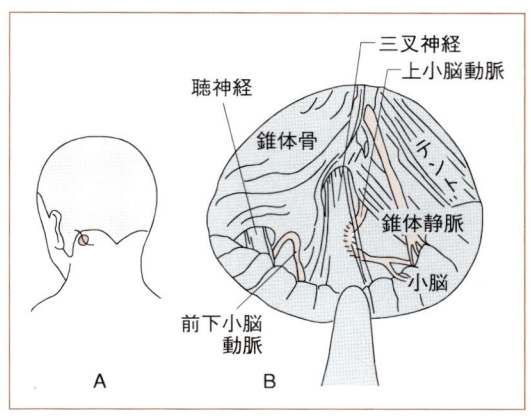

図 IA-13 後頭蓋三叉神経減圧術（福島，1982）
A：皮切，骨窓の位置，B：術野の模式図

機関からの可及的な自立を目指す．

(v) その他

絶食療法：7～10日間の絶食ストレスを与えることで，心身両面からの治療効果を期待する．腸管の安静など身体療法と同時に，病気や自分と向かい合う期間でもある．自分の疼痛反応，行動を見つめ直すいい機会となる．絶食の期間は被暗示性が亢進し，慢性疼痛患者が固執して止まない痛みの偏った認識，痛みに対する行動の是正を容易にする[4]．

(vi) 催眠，暗示療法：催眠は意識野が極端に狭くなった状態で被暗示性が高まる．その暗示性の亢進を痛みの治療に応用する．

⑥ 外科療法

痛みを伝える神経系を外科的に切断・破壊すれば，痛みから開放されるとだれしも考えることである（図 IA-12）．しかし，その代償としてしばしば知覚鈍麻や運動麻痺など神経脱落症状を生じる．しかも，除痛効果は必ずしも永続的なものではなく，痛みを伝える神経系の切断・破壊自体が新たな痛みの原因となることは決して珍しくない（神経因性疼痛，求心路遮断性疼痛）．痛覚伝導系に対する外科手術の実施は事前にきわめて慎重な検討を要する．一方，三叉神経痛に対する後頭蓋窩減圧術（図 IA-13），椎間板ヘルニアに対する減圧術などは神経への圧迫

を除く手術であり，痛覚伝導系の切断・破壊を伴わないので，神経脱落症状や新たな痛みをみることなく除痛が達成できる[5]．

参考文献
1) 加納龍彦：第2章 疼痛管理．アトラス麻酔科学2（下地恒毅編），金原出版，1989．
2) 岡野善郎，永田郁夫：漢方薬の服薬説明ガイド．薬局（臨時増刊），155巻，南山堂，2004．
3) 鈴木重行，黒川幸雄：疼痛の理学療法．理学療法MOOK 3，三輪書店，1999．
4) 安藤勝己：絶食療法．ペインクリニック 24：1599〜1606，2003．
5) 加納龍彦：4 外科療法．ペインクリニックの理論と実際（下地恒毅編），新興医学出版，1988．

B 各　論

I. 西洋医学編

1 頭　痛

1）はじめに

　頭痛は，頭部に感じる深部痛と定義されている．

　頭が重い，頭の圧迫感，頭がすっきりしないなどの訴えは，頭重感とも言い換えられ，頭痛の一表現形である．

　頭痛は大多数の医療機関で遭遇する疾患だが，診断を困難にしている原因が次のようにいくつかある．

- 頭痛の原因が，頭蓋内だけに限定されていない．

　　脳実質（脳みそ）は痛みを感じない．頭蓋内の疼痛情報は，脳表面の比較的太い血管・硬膜に分布する三叉神経や後頭蓋窩の第2頚髄神経知覚枝が伝達する（図ⅠB-1-1）．

- 一人の頭痛の原因は1つとは限らない．たとえば，心因性ストレス→後頭部筋収縮→反応性動脈拡張→片頭痛・緊張型頭痛の発症→悪循環→市販頭痛薬の過剰服用→薬物乱用頭痛の併発に至る．

- 同一の病態を表す頭痛が，複数の専門用語で語られている．

　　緊張型頭痛は，旧頭痛分類では筋収縮性頭痛とよばれていた．心因性頭痛，ストレス性頭痛，精神緊張性頭痛，神経性頭痛も緊張型頭痛に含まれる．

　"頭痛"患者を前にして，まず行わなければならないのは，"生命の危険に関与する頭痛"かどうかを見極めることであり，致命的な疾患が考えられる場合は，早急に専門機関へ紹介する（図ⅠB-1-2）．

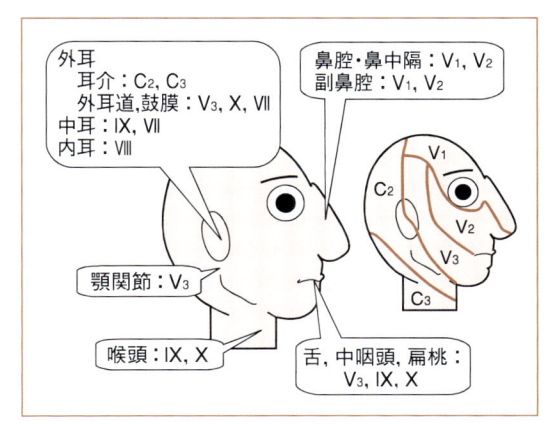

図ⅠB-1-1　頭部・顔面・頚部の知覚神経支配領域
（釘宮豊城ら，1996を一部改変）

C_2：第2頚神経　　　　C_3：第3頚神経
V_1：三叉神経第1枝　　V_2：三叉神経第2枝
V_3：三叉神経第3枝　　Ⅶ：顔面神経
Ⅷ：内耳神経　　　　　Ⅸ：舌咽神経
Ⅹ：迷走神経

外耳
耳介：C_2, C_3
外耳道，鼓膜：V_3, Ⅹ, Ⅶ
中耳：Ⅸ, Ⅶ
内耳：Ⅷ

鼻腔・鼻中隔：V_1, V_2
副鼻腔：V_1, V_2

顎関節：V_3

喉頭：Ⅸ, Ⅹ

舌，中咽頭，扁桃：V_3, Ⅸ, Ⅹ

2）分 類

歴史的にはさまざまな分類が使用されていた．現在は，1988年に国際頭痛学会から発表された頭痛分類が普及している．各国の頭痛環境の変化に伴い，第2版 ICHD-II (The International Classification of Headache Disorders 2nd edition：日本語訳は2004年，日本頭痛学会）が出ている（表IB-1-1）．

臨床の場では，慢性頭痛という言葉を使うことが多いが，その特徴は，

- 長年にわたって繰り返し頭痛を訴える．
- 心身へのストレスによる過労状態と関係している．
- 1か月に15日以上，頭痛薬を服用している．
- 痛みは半年以上続き，治療に著しく抵抗性．

頭痛患者の大多数は，頭痛をがまんするか市販薬に頼り，実際に医療機関を受診するのは約10％にすぎない（図IB-1-3）．

医療機関を受診する頭痛主訴の患者の大半が一次性頭痛であり，緊張型頭痛が70〜80％を占めている（図IB-1-4）．

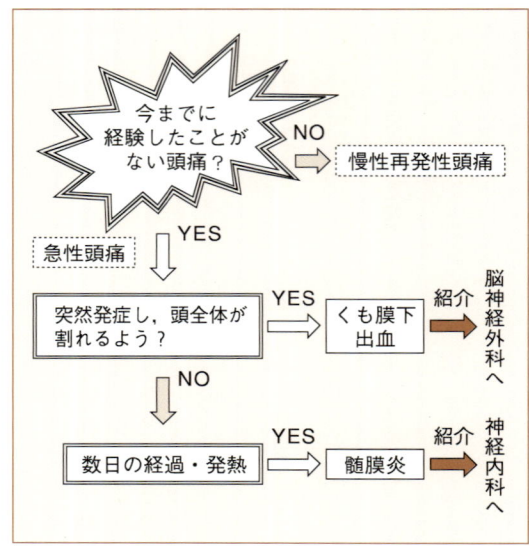

図IB-1-2 見逃してはならない頭痛の鑑別
（作田 学，2004を一部改変）

表IB-1-1 頭痛，脳神経痛と顔面痛の分類（従来の分類との対比）

	＜従来の分類＞
[1] 一次性頭痛	
1. 片頭痛	機能性頭痛
2. 緊張型頭痛	
3. 群発頭痛と他の三叉神経自律神経性頭痛	
4. その他の原発性頭痛	
[2] 二次性頭痛	
5. 頭頸部外傷による頭痛	器質性頭痛
6. 頭頸部血管障害による頭痛	
7. 非血管性頭蓋内疾患による頭痛	
8. 物質またはその離脱による頭痛	
9. 感染による頭痛	
10. ホメオスターシスの障害による頭痛	
11. 頭蓋骨，頸，眼，耳，鼻，副鼻腔，歯，口あるいは他の顔面・頭蓋の構成組織の障害に起因する頭痛・顔面痛	
12. 精神疾患による頭痛	精神科的頭痛
[3] 神経痛，顔面痛など	
13. 頭部神経痛と中枢性顔面痛	神経痛
14. 他の頭痛，頭部神経痛，中枢性あるいは原発性顔面痛	

〔国際頭痛分類第2版（The International Classification of Headache Disorders 2nd edition．坂井文彦，日本語訳，2004）を一部改変〕

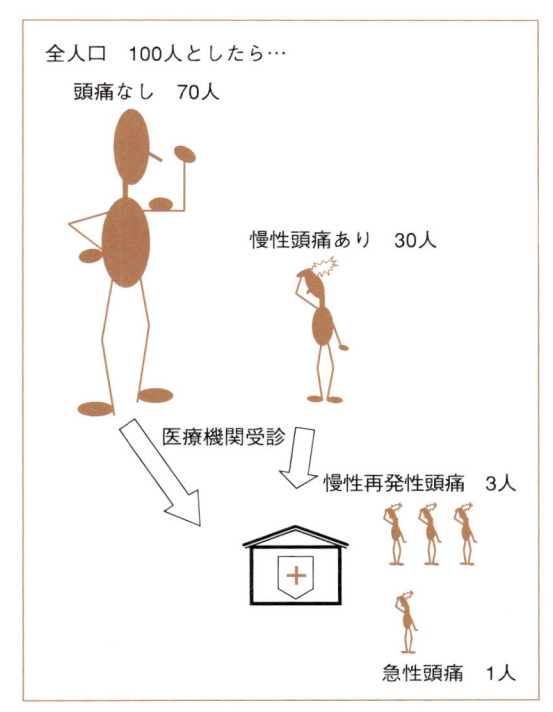

図ⅠB-1-3　頭痛保持者の割合

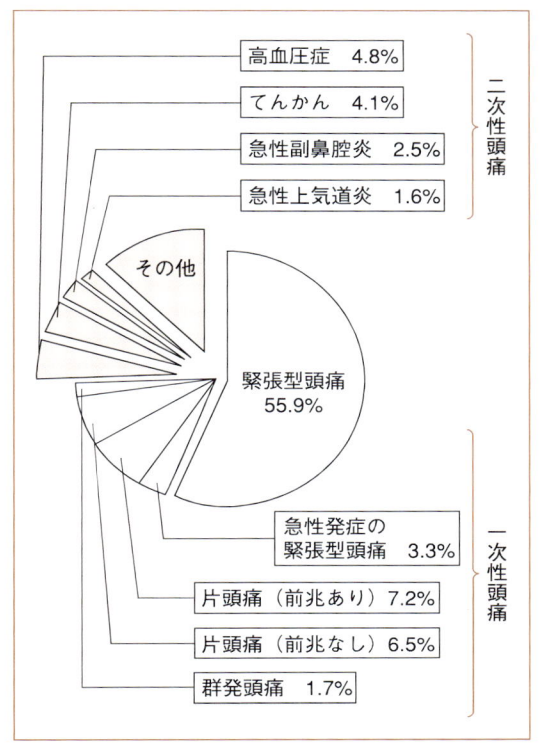

図ⅠB-1-4　頭痛が主訴で内科へ来院した患者の最終診断（作田 学，2004を一部改変）

3）診察のポイント

問診の際は時間的経過（図ⅠB-1-5, 6），頭痛の場所（図ⅠB-1-7），頭痛の性質の確認を正確に行う．

「いつもと同じ頭痛ですか？」の問いが重要．慢性頭痛では，頭痛日記で頭痛パターンを知る（図ⅠB-1-8）ことが診断につながる．

(1) 病歴をとる場合（表ⅠB-1-2）

(2) 身体所見をとる場合

①血圧・体温測定，圧痛点・叩打痛の確認をまず行う．

後頭・側頭・後頸筋（図ⅠB-1-9）に強い圧痛→緊張型頭痛．

頭蓋・頸部の動脈（側頭，前頭，後頭，総頸動脈）の圧迫で，症状が軽減→片頭痛（図ⅠB-1-10）．

②"危険な頭痛"を見分けるため，神経学的検査を行う．とくに重要なのが，髄膜刺激症候の有無である（図ⅠB-1-6）．髄膜刺激症候には頭痛，嘔気嘔吐のほか，項部硬直（検者は仰臥位の患者の項部に手を当て静かに挙上前屈する．抵抗を感じられれば陽性），Kernig徴候（患者に仰臥位で，90°膝屈曲，90°股関節屈曲した下肢挙上姿勢をとらせ，検者は膝を押さえながら下肢を伸展する．伸展不可能か痛みを伴う場合は陽性），Brudzinski徴候（患者は仰臥位で，検者は患者の頭部を持ち上げるように，頸を前屈させる．頸部前屈中に患者の股や膝が屈曲する場合，陽性）などがある．

③視診で診断できる頭痛→側頭動脈炎

頭痛を感じている側頭部に蛇行・怒張した側頭動脈がみられる．圧痛と索状の動脈触知があれば側頭動脈炎を疑う．未治療者は失明に至ることがある．確定診断には側頭動脈の生検が必要．

18　Ｉ．西洋医学編＜B．各論＞

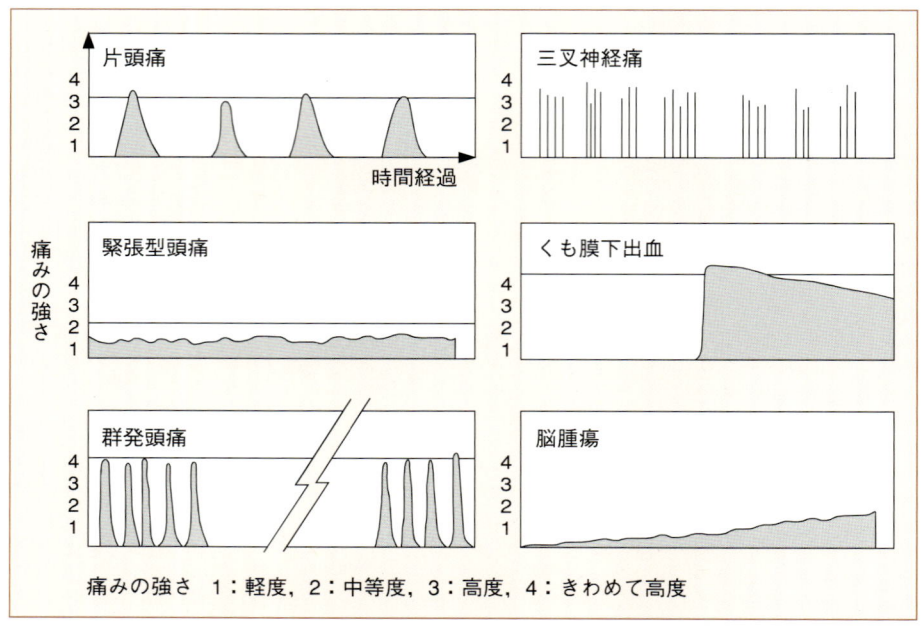

図IB-1-5　頭痛を呈する代表的疾患の発症様式・経過（内野 誠，2004を一部改変）

疾患	時間経過	各疾患を雨にたとえると…
片頭痛	持続　4〜72時間．	ザーッと強い雨，時々稲光（閃光暗点）あり
緊張型頭痛	持続　30分〜7日間，だらだらと．	しつこく続くシトシト雨
群発頭痛	持続　15〜180分，ほぼ毎日，定刻に．非発作期（間欠期）にはまったく起こらない．	スコールのような雨
三叉神経痛	持続　1分以内．	雹（ひょう）が降ってくるような
くも膜下出血	ある日突然，急速展開．	晴天の霹靂
脳腫瘍	数日〜数年の単位で，徐々に進行．	台風接近時の雨

上記疾患の時間経過のスケールは異なっている．　　　　　（間中信也，ホームページ「頭痛大学」一部改変）

(3) **臨床検査を行う場合**（図IB-1-11）
①CT，MRI：頭蓋内出血，脳動脈瘤の確認．
②X線撮影：頸椎（頸性頭痛），副鼻腔（副鼻腔炎），パントモ（歯根嚢胞）．
③血液検査：赤血球沈降速度，C反応性蛋白（CRP），白血球数によって感染の有無を確認．
④髄液検査：出血，感染の有無を確認．
⑤脳波：異常脳波の有無（てんかん）

4）それぞれの病態（痛み）の特徴

(a) 一次性（機能性）頭痛（表IB-1-3）

(1) **片頭痛**（診断基準：表IB-1-4）
概念：拍動性（心臓が頭部にあるかのような感覚）の頭痛．

● 随伴症状（悪心嘔吐，光・音過敏）・前兆．特異な症状が「芸術作品」として残されている．

● 芥川竜之介（遺稿『歯車』より）

「…視野のうちに妙なものを見つけた．…絶えずはつてゐる半透明の歯車だつた．…歯車は次第に数を殖やし，半ば僕の視野を塞いでしまふ，…暫くの後には消え失せる代わりに今度は頭痛を感じはじめる，…」

● ルイス・キャロル（『不思議の国のアリス』の作者）

不思議の国のアリス症候群（変視症）．
奇妙な身体イメージの変形・歪み（"小人国幻覚"，"巨人国幻覚"，浮揚感）

● パブロ・ピカソ（左右非対称の人物像）
● ヴィンセント・ゴッホ（激しい筆触，まばゆい色彩）

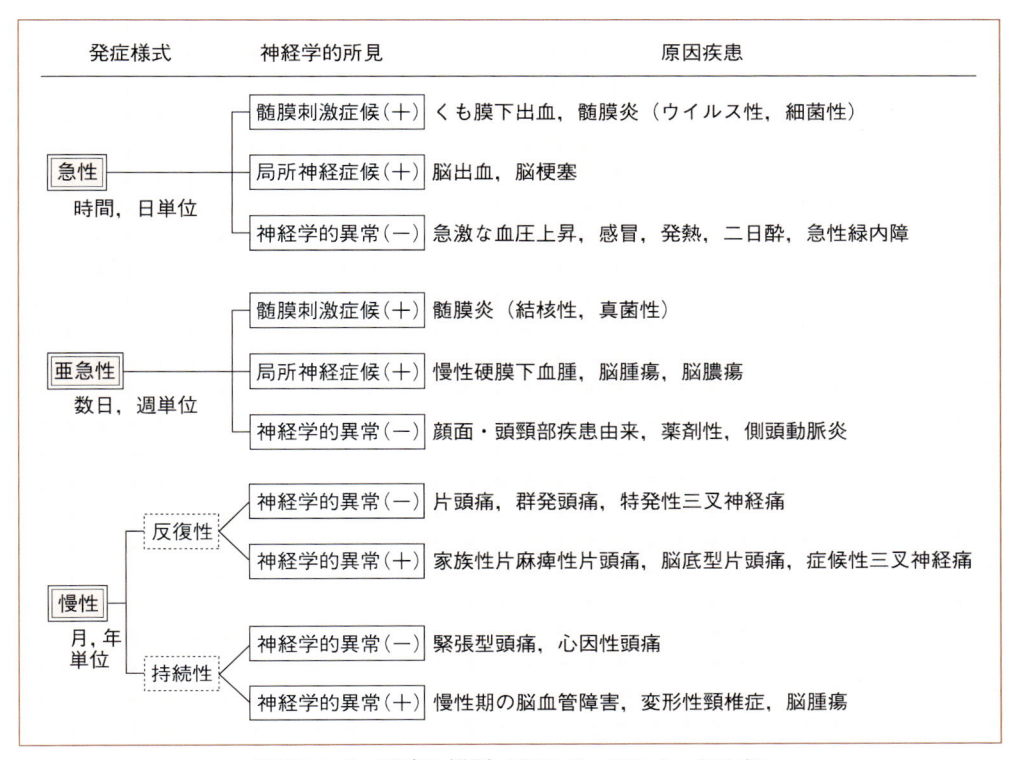

図ⅠB-1-6 頭痛の鑑別（内野 誠，2004を一部改変）

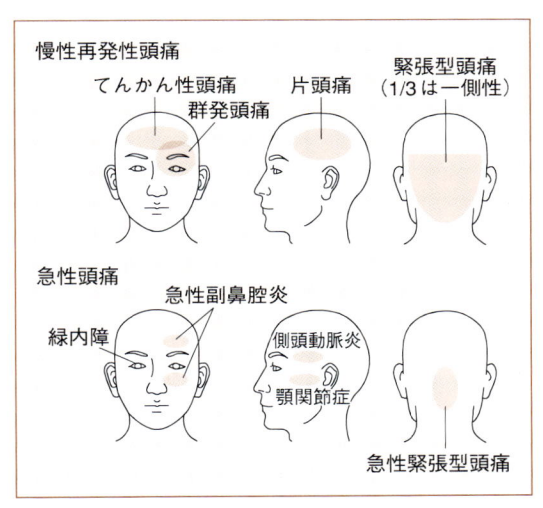

図ⅠB-1-7 頭痛の場所と対応する疾患
（作田 学，2004）

機序：三叉神経血管説が，もっとも注目されている．

硬膜血管周囲の三叉神経終末への刺激→神経伝達物質放出→血管壁からセロトニン放出→血管拡張・血管透過性の亢進→神経原性炎症（無菌性血管炎）→悪心・嘔気，痛み．

疫学：有病率 8.4％．男性：女性＝1：4．思春期～60代（30代ピーク）．家族性発症がみられる．

症状：増悪因子として，光，音，ストレス，日常動作（階段昇降）．

誘発因子として，チョコレート，チーズ，柑橘類（オレンジ），アルコール（とくに赤ワイン），グルタミン酸含有物（中華料理店症候群），喫煙，月経，睡眠不足・過多．

特殊な頭痛概念として，大後頭神経―三叉神経症候群（great occipital nerve trigeminal nerve syndrome：GOTNS）がある（図ⅠB-1-12）．

(2) 緊張型頭痛（診断基準：表ⅠB-1-5）

概念：頭頸部筋群の過剰な収縮による筋緊張→筋虚血→発痛物質（乳酸，ピルビン酸）の

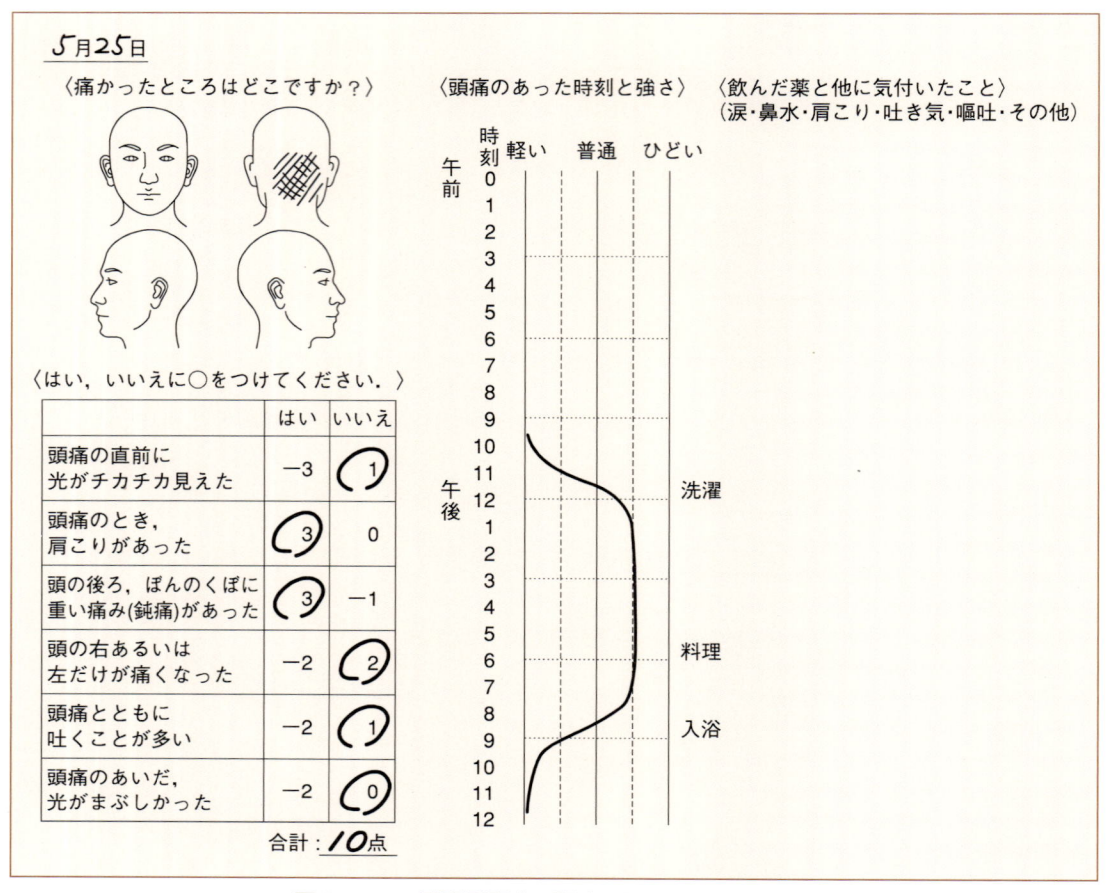

図IB-1-8　緊張型頭痛の頭痛日記（作田 学，2004）

分泌→頭痛出現.

疫学：有病率　22.4%.

症状：午後〜夕方に増強，こりや圧痛を伴う.

　洗髪で急性緊張型頭痛が発症する例では，うつむいた体位で後頭から後頸部をゴシゴシと洗うと肉離れが生じていると考えられる.

(3) 群発頭痛（診断基準：表IB-1-6）

概念：海綿静脈洞付近の内頸動脈周囲の炎症反応（三叉神経脊髄路核が興奮→内頸動脈拡張）.

　正しい診断まで平均6.6年かかっている. いちばんひどく痛む頭痛.

疫学：有病率　0.07〜0.09%（片頭痛の1/25）. 男性：女性＝3〜9：1. 20〜30代に好発.

5%は，常染色体優性遺伝.

分類：反復性（＝発作性）　80〜85%，慢性　15〜20%.

症状：発作中，じっとしていることができない.

誘発因子：飲酒，血管拡張薬（ニトログリセリン），発熱，気圧低下（飛行機搭乗）.

(b) 二次性（症候性）頭痛

各疾患の特徴のみ列挙する.

(1) くも膜下出血

突然の発症. "ハンマーで殴られた"，"後頭部が張り裂ける"ような激しい頭痛.

悪心・嘔吐，顔面蒼白，冷汗，意識障害を伴

表 IB-1-2 頭痛問診・診察時のチェック項目

頭痛の性質

拍動性（脈拍と同期）	片頭痛
圧迫感，重圧感，しめつけられるような	緊張型頭痛，頭蓋内圧亢進時
錐でえぐられるような	群発頭痛
電撃様，ビリッと電気が走るような	三叉神経痛
ハンマーで殴られるような，割れるような	くも膜下出血

頭痛の持続，頻度，日内変動

瞬間的	大後頭神経痛
数日間持続	緊張型頭痛，髄膜炎
ほぼ毎日決まった時間に短時間反復	群発頭痛
1か月に2～3回程度	片頭痛
午後から夕方に増強	緊張型頭痛
早朝強くなり，頭痛のため目が覚める	脳腫瘍

随伴症状

悪心，嘔吐	片頭痛，頭蓋内圧亢進時
発熱	髄膜炎
意識の変化，麻痺の出現	脳腫瘍，脳出血
結膜充血，流涙，鼻汁	群発頭痛

誘発因子，増悪因子

月経，精神的緊張，空腹	片頭痛
飲酒，降圧剤服用，飛行機へ乗る	群発頭痛
咳，りきみ	頭蓋内圧亢進時（脳腫瘍）
横になっているとよいが，起き上がると痛む	髄液漏出時

家族歴，既往歴

片頭痛の家族歴
既往・併発疾患（頭部外傷，眼・耳鼻・歯科疾患，高血圧）

う．

（2）髄膜炎

頭痛と発熱で発症し，髄膜刺激症候があれば，髄膜炎と確定診断．

（3）側頭動脈炎

側頭・後頭部の拍動性・持続性の激しい頭痛．浅側頭動脈の肥厚・索状化，拍動低下，圧痛を認める．

（4）脳腫瘍

脳腫瘍患者の50％に頭痛が随伴している．目覚めとともに頭痛を自覚することが多いため，目覚め型の頭痛の時は脳腫瘍を疑って精査する必要がある．

（5）薬物乱用頭痛

早朝もしくは明け方の頭痛．連日，締めつけられるような頭重感．鎮痛薬やエルゴタミン製剤，トリプタン薬を3カ月以上毎日使用すると痛覚閾値が低下し生じる（月10日以上使用しないことが重要）．

（6）低髄液圧症候群

髄液漏出による髄液圧低下が原因．硬膜穿刺後頭痛，髄液瘻性頭痛，特発性低髄液圧性頭痛に分類される．（坐位・立位から）臥位になると頭痛が軽減～消失する．

（7）心因性頭痛

鈍い圧迫痛，両側性，持続性．後頭部に兜をかぶっているような不快感（神経衰弱性 兜）．

鎮痛薬無効，ドクターショッピングを繰り返す．うつ病，神経症，統合失調症，虚偽性障害，詐病の合併がみられる．

（8）頸性頭痛＝頸部痛，頸肩腕痛，頸肩腕症候群

同一姿勢による，頸～後頭部の筋緊張が原因．頸部損傷や環軸椎不安定症が原因のこともあ

22　I．西洋医学編＜B．各論＞

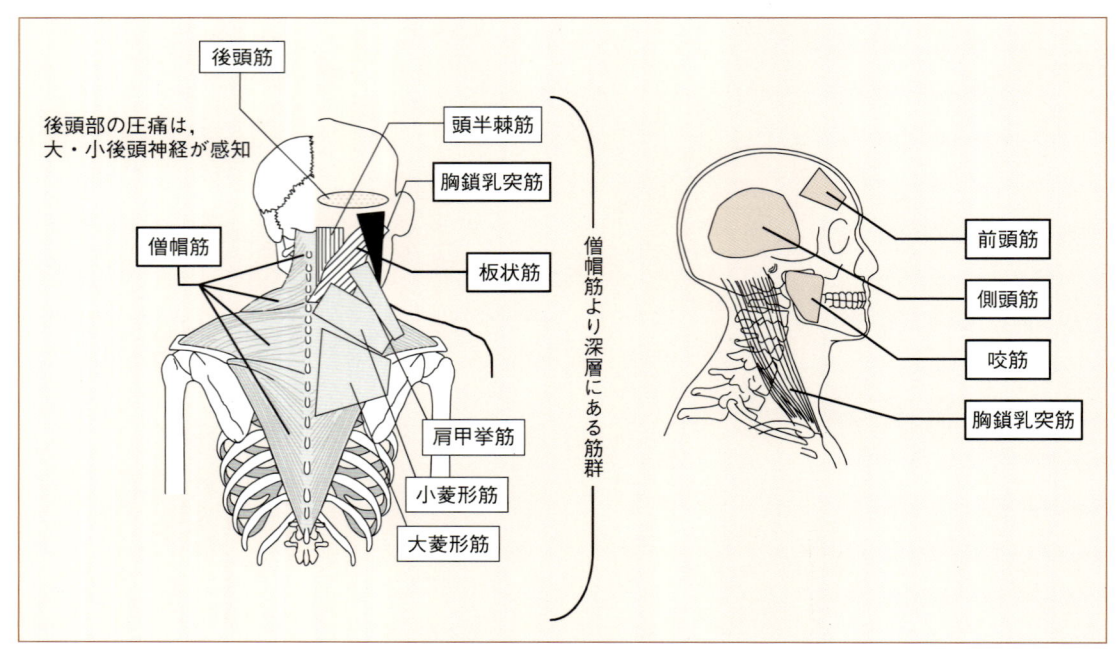

図IB-1-9　圧痛と関連する筋群
（作田 学，2004；ならびに小川鼎三ほか，分担解剖学1，金原出版，1998を改変）

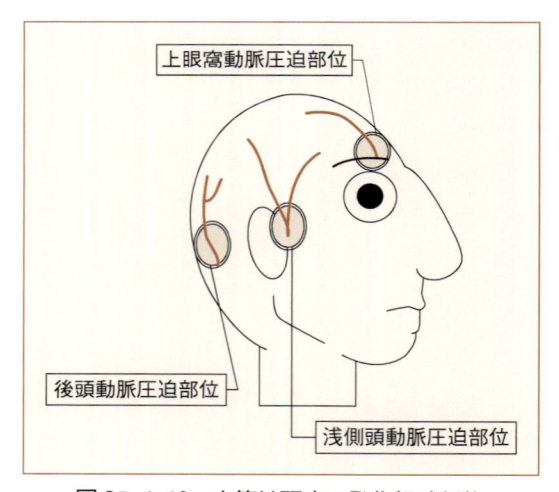

図IB-1-10　血管性頭痛の発作軽減部位
（植村研一，1994を一部改変）
頭皮下頭蓋動脈（上眼窩動脈，浅側頭動脈，後頭動脈）の圧迫で，片頭痛発作が止まる．

る．

(9) 頭部神経痛
大後頭神経痛，特発性三叉神経痛．

(10) アイスクリーム頭痛
冷たいものを勢いよく食べた直後に痛む

うつむいて少しずつ食べると発症が軽減される．

(11) 二日酔
アルコール摂取による脱水・低血糖

(12) 香水頭痛
強い香り（甘いバラ系）を嗅いだ側の拍動痛

5）治療方針・治療法
（一次性頭痛の3疾患を中心に）

「慢性頭痛治療ガイドライン 2002」（日本神経学会が作成．ホームページ*から閲覧可能）で，エビデンスに基づいた治療法を確認できる．

*http://www.neurology-jp.org/guideline/head-

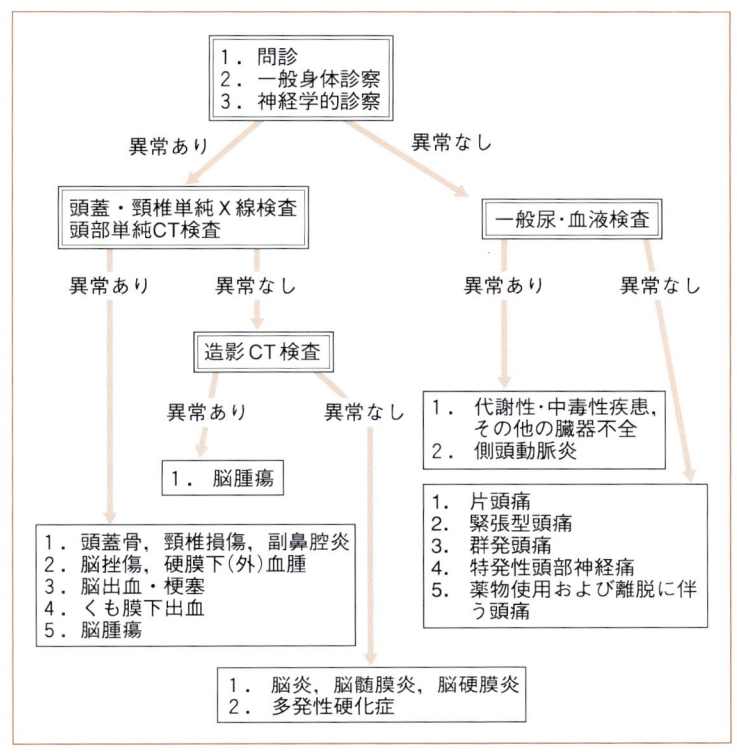

図ⅠB-1-11　頭痛患者の鑑別診断
（森松光紀，1996を一部改変）

表ⅠB-1-3　おもな一次性頭痛の鑑別

疾患	性質	部位	持続時間	頻度	随伴症状
片頭痛	拍動性，強い	一側性 ときに両側性	4～72時間 睡眠で軽快	間欠的 月数回以下	嘔気・嘔吐 羞明
緊張型頭痛	圧迫感 頭重感	両側性 後頭部中心	不定 しばしば持続性	多くは月15回以上	肩こり 抑うつ
群発頭痛	えぐられるような激痛	一側性 眼窩中心	15～180分	群発期にはほぼ毎日	結膜充血 流涙，鼻閉，鼻汁

（福井次矢ら，1996を一部改変）

ache/

(1) **一般療法**：誘因・増悪因子除去＋ストレス回避
- 規則正しく，余裕のある生活スケジュール．
- 十分な睡眠，食事，緊張と弛緩のリズムを保つ．
- 「低く，柔らかい」枕を使用すると，後頸筋の緊張が軽減する．

(2) **運動療法**：緊張型頭痛に有効．筋緊張をほぐすことが目的
- よい姿勢
  うつむき姿勢を改善するには，頭の上に

表 IB-1-4 片頭痛の診断基準(ICHD-II を一部収載)

1. 前兆のない片頭痛
(1) (2)〜(4)を満たす頭痛発作が5回以上ある．
(2) 頭痛の持続は，4〜72時間．
(3) 頭痛は，次の2項目以上を満たす．
- 片側性
- 拍動性
- 中等度〜重度の頭痛
- 日常的な動作（歩行，階段の昇降）により頭痛が増悪する，あるいは頭痛のために日常的な動作を避ける．
(4) 頭痛発作中に以下の1項目以上を満たす．
- 悪心・嘔吐
- 光過敏，音過敏

2. 前兆のある片頭痛
(1) (2)〜(4)を満たす頭痛発作が5回以上ある．
(2) 以下の1項目以上を満たし，いずれも可逆性．脱力は伴わない．
- 視覚症状…きらきらした光・点・線，視覚消失
- 感覚症状…チクチク感，感覚鈍麻
- 失語性言語障害
(3) 以下の2項目以上を満たす．
- 同名性の視覚症状・片側性の感覚症状
- 1つの前兆は，5分以上かけて進展
- それぞれの前兆の持続時間は5分以上60分以内
(4) 頭痛が，前兆の出現中もしくは前兆後60分以内に生じる．

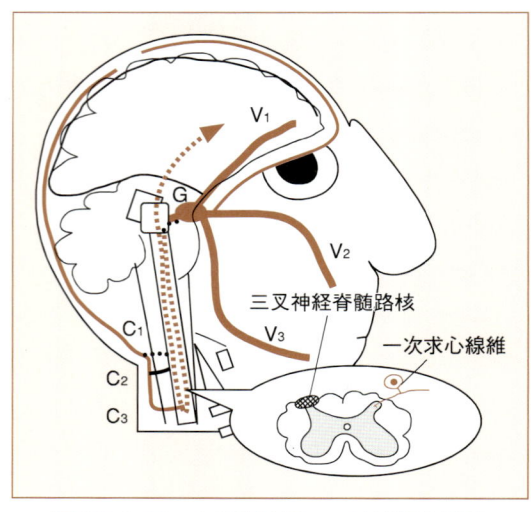

図IB-1-12 大後頭神経—三叉神経症候群（GOTNS）の機序
（Lance J W, 1993 を改変）

三叉神経知覚枝は，三叉神経節（G）を形成し，3枝（V_1, V_2, V_3）に分かれる．第1枝（V_1）の枝は大脳鎌，第2枝（V_2）の枝は中硬膜動脈に沿って分布する．テント下には，第1，第2，第3頚神経（C_1, C_2, C_3）が走行する．三叉神経で感じた痛みは，三叉神経脊髄路（上部頚髄レベルまで広がっている）を下降するため，頚部の痛みを目やひたいに感じてしまい，片頭痛では，逆に頚部の痛みやこりを生じる．

文庫本を載せた姿勢を保つ．
　猫背の改善（後頚筋のトレーニング）には，腹筋・背筋を強化する．
　頚を傾けない，頚を太くする．
- マッサージや局所を加温する．

(3) **薬物療法**（表IB-1-7）

(4) **その他の治療**
① 神経ブロック療法
- 星状神経節ブロック：あらゆる頭痛に．
- トリガーポイント注射：緊張型頭痛，頚性頭痛．
- 大・小後頭神経ブロック：大後頭神経痛，緊張型頭痛．
- 第2，3頚神経ブロック：緊張型頭痛，頚性頭痛．
② **ボツリヌス（A型）毒素**：片頭痛，群発頭痛，頚性頭痛への適応
③ **低髄液圧症候群の治療**：補液＋ブラッドパッチ療法

6) 楽しく頭痛とつきあうために

間中信也先生がインターネットで公開されている「頭痛大学」*を参照されたい．

*頭痛大学：http://homepage2.nifty.com/uoh/

表IB-1-5 緊張型頭痛の診断基準
（ICHD-IIを一部収載）

1．稀発反復性緊張型頭痛
(1) 平均1か月に1日未満（年間12日未満）の頻度で発現する頭痛が，10回以上あり，以下の(2)～(4)を満たす．
(2) 頭痛は，30分～7日間持続
(3) 頭痛は，以下の2項目以上を満たす．
- 両側性
- 性状は，圧迫感，締め付け感（非拍動性）
- 強さは，軽度～中等度
- 歩行，階段の昇降のような日常的動作により増悪しない

(4) 以下の両方を満たす．
- 悪心・嘔吐はない（食欲不振を伴うことがある）
- 光過敏・音過敏はあってもどちらか一方のみ

2．頻発反復性緊張型頭痛
(1) 3か月以上にわたり，平均1か月に1日以上，15日未満（年間12日以上180日未満）の頻度で発現する頭痛が，10回以上ある．
(2) 頭痛は，30分～7日間持続
(3) 以下は，1（上記）の(3), (4)と同様

3．慢性緊張型頭痛
(1) 3か月を超えて，平均1か月に15日以上（年間180日以上）の頻度で発現する頭痛
(2) 頭痛は，数時間持続するか，あるいは絶え間なく続くこともある．
(3) 以下は，1（上記）の(3), (4)と同様

緊張型頭痛の各分類は，「頭蓋周囲の圧痛」を伴うかどうかで，さらに細分化されている．

表IB-1-6 群発頭痛の診断基準
（ICHD-IIを一部収載）

1．群発頭痛
(1) (2)～(4)を満たす発作が，5回以上ある．
(2) 未治療で一側性の重度～きわめて重度の頭痛が，眼窩部，眼窩上部または側頭部のいずれか1つ以上の部位に，15～180分持続する．
(3) 頭痛と同側に，少なくとも以下の1項目を伴う．
- 結膜充血・流涙
- 鼻閉・鼻漏
- 眼瞼浮腫
- 前頭部，顔面の発汗
- 縮瞳・眼瞼下垂
- 落ち着きがない，興奮した様子

(4) 発作頻度は，1回/2日～8回/1日である．

小分類

2．反復性群発頭痛
(1) 群発頭痛の(1)～(4)を満たす発作がある．
(2) 7～365日間続く群発期が，1か月以上の寛解期を挟んで2回以上ある．

3．慢性群発頭痛
(1) 群発頭痛の(1)～(4)を満たす発作がある．
(2) 1年以上にわたり発作が繰り返され，寛解期がないか，または寛解期があっても1か月未満である．

表IB-1-7 一次性頭痛 タイプ別薬物療法

	発作時治療薬	発作予防薬	その他
緊張型頭痛	消炎鎮痛薬	抗不安薬，筋弛緩薬	
片頭痛	トリプタン製剤，消炎鎮痛薬	カルシウム拮抗薬，β遮断薬	制吐剤
群発頭痛	トリプタン製剤（皮下注＞経口），100％酸素投与	カルシウム拮抗薬 副腎皮質ステロイド	

2　顔面痛

1）はじめに

　顔面部には目，鼻，耳，口などの多くの器官が存在し，解剖学的に複雑な構造をとっており，それぞれの器管に関連した多くの疾患が顔面痛を生じる．顔面痛を生じる疾患には上顎がんのように生命を左右する疾患もあり，注意が必要である．顔面痛は痛みの発生部位，性質により診断可能な場合が多く，おのおのの疾患における痛みの性状をよく把握しておくことが重要である．一方，器質的な原因が明らかでなく，精神心理面の問題の関与が大きいと考えられる顔面痛も多い．本稿では，日常経験することが多い代表的な疾患について診断のポイントを解説する．

2）基本的事項

(1) 顔面の痛覚線維
　①三叉神経：眼，上顎，下顎神経に分かれ，顔面，口腔，上咽頭の大部分の痛みを伝える．
　②舌咽神経：舌の後面1/3と中咽頭部，鼓膜の一部，中耳腔粘膜
　③迷走神経：外耳道後面
　④頸神経：耳介の後面（C_2, C_3）

(2) 痛みの原因
　①侵害受容性：炎症，腫瘍，外傷などで粘膜，骨膜，皮膚などに分布する侵害受容器が，組織に障害を与える侵害刺激で刺激され，痛みを感じる．持続性でうずく痛みが多い．例：副鼻腔炎，外耳道炎など
　②神経因性：神経の病的状態で疼痛を生じる．電撃痛，焼けるような，締め付けられるような，しびれて痛むなどの性質．例：三叉神経痛，腫瘍の神経圧迫
　③心因性：心の問題で痛みを感じる状態．あらゆる性質の痛みを示し，神経学的に説明がつかない痛み．例：口腔神経症

3）顔面痛の分類

(1) 部位による分類（図ⅠB-2-1）
　①前額部：副鼻腔炎
　②頬部：副鼻腔炎，三叉神経痛，術後上顎嚢腫，上顎がん
　③口唇部：三叉神経痛
　④顎関節部：顎関節症

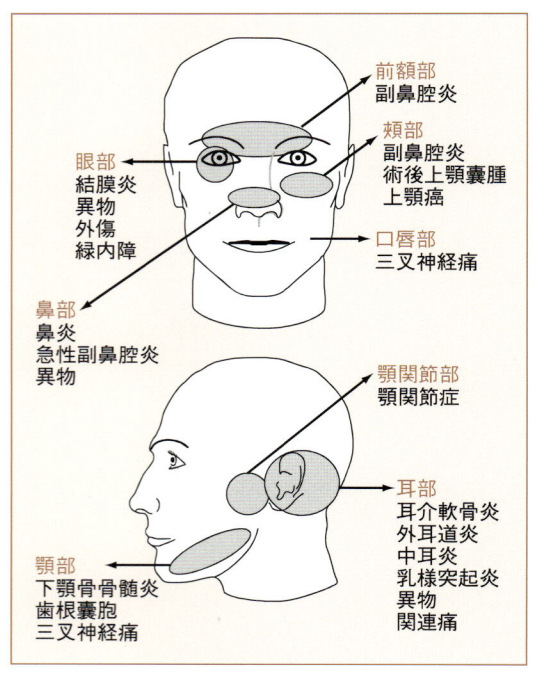

図ⅠB-2-1　顔面痛の部位による分類

表 IB-2-1　痛みの成因による分類

侵害受容性疼痛	神経因性疼痛
1. 表面痛	1. 神経痛
1）皮膚痛	1）特発性神経痛
2）粘膜歯槽痛	（1）三叉神経痛
2. 深部痛	（2）舌咽神経痛
1）筋骨格痛	3）続発性神経痛
（1）筋痛	2. 求心路遮断性疼痛
（2）顎関節痛	1）外傷後疼痛
（3）骨および骨膜痛	2）CRPS（complex regional
（4）軟部組織痛	pain syndrome）
（5）歯痛	3）幻肢痛
2）内臓痛	心因性疼痛
（1）歯髄痛	
（2）血管痛	
（3）内臓粘膜痛	
（4）眼，耳痛	

⑤顎部：下顎骨骨髄炎，歯根囊胞，三叉神経痛
⑥眼部：緑内障，結膜炎，外傷，異物，大後頭三叉神経症候群
⑦鼻部：鼻炎，急性副鼻腔炎，異物
⑧耳部：耳介軟骨炎，外耳道炎，中耳炎，外耳道異物，乳様突起炎，関連痛
⑨口内部：歯痛，歯槽痛，口内炎，舌痛症
⑩咽頭部：慢性咽頭炎，急性扁頭炎，舌咽神経痛
⑪どの部位でも：帯状疱疹

(2) 痛みの成因による分類（表 IB-2-1）

4）診察のポイント

(1) 問診のポイント

① 痛み発症様式

痛みの発生時間を正確に答えられるような急性発症から，発生時期が不明瞭な緩徐な発生様式をとる場合がある．急性発症は眼内異物，外耳道異物などや外傷に伴う疼痛で認められる．多くの炎症に伴う痛みでは発症初期には軽度の違和感であったものが，痛みに変わってくるという経過をとることが多い．

② 痛みの部位と広がり

痛みの部位を正確に示すことができる場合と，そうでない場合がある．口腔内や咽頭部の痛みは漠然として部位を示せないことも多い．また痛みが限局している場合と，他部位に放散する場合がある．大後頭三叉神経症候群では後頭部から眼の奥にかけての痛みを訴える．

③ 痛みの性質

持続性のうずく痛み，心拍に同期してうずく痛みは炎症性侵害受容性疼痛であることが多く，発作性，電撃痛，しびれ感を伴う疼痛は神経因性疼痛であることが多い．痛みの性質は患者の表現する言葉でも記録しておくことが必要である．

④ 痛みの強さ

主観的感覚である痛みの強さに少しでも客観性をもたせるために各種スケールを用いる．加えて痛みが患者の生活に及ぼす影響（痛みのために不眠，経口摂取ができないなど）を記録する．

⑤ 痛みの経過

急性副鼻腔炎による痛みは夜間軽減することが多く，日内変動が認められる．がんの痛みでは，痛みが自然に軽減することはなく，増強傾向を示す．

⑥ 今までの治療の経過および効果

多くの患者は，受診までの間に市販の鎮痛薬を服用している場合が多い．服用薬剤とその効果を知ることは，痛みの程度を知るうえでも有用である．

⑦ 痛みの増悪因子，軽快因子

アルコールは血管拡張を生じるので炎症性顔面痛では痛みを増強させることが多い．一方，入浴で痛みが軽減する場合には，血行障害が痛みの原因となっている可能性がある．

⑧ 随伴症状

痛みに伴う痛み以外の症状（発熱，視力異常，視野異常，聴力異常，鼻出血，嘔気，めまいな

⑨ 合併症

糖尿病は感染性疾患を増悪する因子であり，また進行すると末梢神経障害をきたす．

⑩ 既往歴

がんの既往のある患者ではまず，がん性疼痛を疑う．

(2) 身体所見診察のポイント

① 局所所見

疼痛部の発赤，腫脹，熱感，圧痛は炎症性疾患の存在を疑わせる所見である．顔面の電撃痛患者ではトリガーポイントの有無を調べる．顔面痛の患者では頸部リンパ節異常の有無を確認する．多くの口腔咽頭部の炎症性疾患では，圧痛を伴う頸部リンパ節腫脹をきたす．圧痛を伴わない頸部リンパ節腫脹では，がんのリンパ節転移も疑う必要がある．扁桃に潰瘍を伴う場合には血液疾患か悪性腫瘍を疑う．

② 神経学的所見

疼痛部の知覚異常をはじめとした脳神経の異常を調べる．三叉神経痛では皮膚知覚に異常を認めないことが診断基準の1つである．

③ 各器官の検査

眼科，耳鼻咽喉科，歯科的診察を耳鏡，鼻鏡，間接喉頭鏡やファイバースコープを用いて行う．

(3) 臨床検査のポイント

① 画像検査

(i) 単純X線写真

頭部側面像や副鼻腔撮影で透過性の低下により副鼻腔疾患の診断が可能である（図IB-2-2）．

(ii) コンピュータ断層撮影（computed tomography：CT）

(iii) 磁気共鳴画像（magnetic resonance imaging：MRI）

CT，MRIともに炎症性疾患，腫瘍性疾患の診

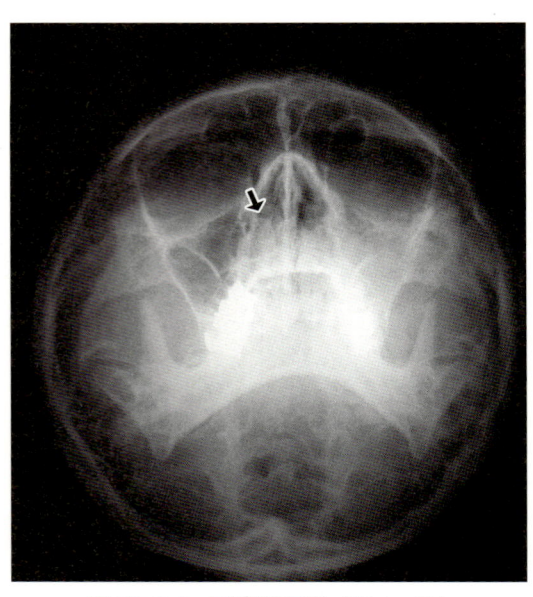

図IB-2-2 副鼻腔撮影（Water法）
右上顎洞のX線透過性の低下を認める

断や広がりの診断に有用である．

(iv) 骨シンチグラフィー

がんの骨転移の診断に用いる．

(v) ポジトロンエミッショントモグラフィ（positron emission tomography：PET）

ブドウ糖に放射性同位元素を結合させた薬剤を用い，がんの診断に用いる．

② 血液検査

白血球数，赤血球沈降速度値，CRP測定は，感染性炎症の診断に有用である．

5) 診断のフローチャート
（図IB-2-3）

6) 部位別に考えられる疾患
（図IB-2-1）

7) それぞれの病態の特徴

顔面部の痛みを生じる代表的な疾患について

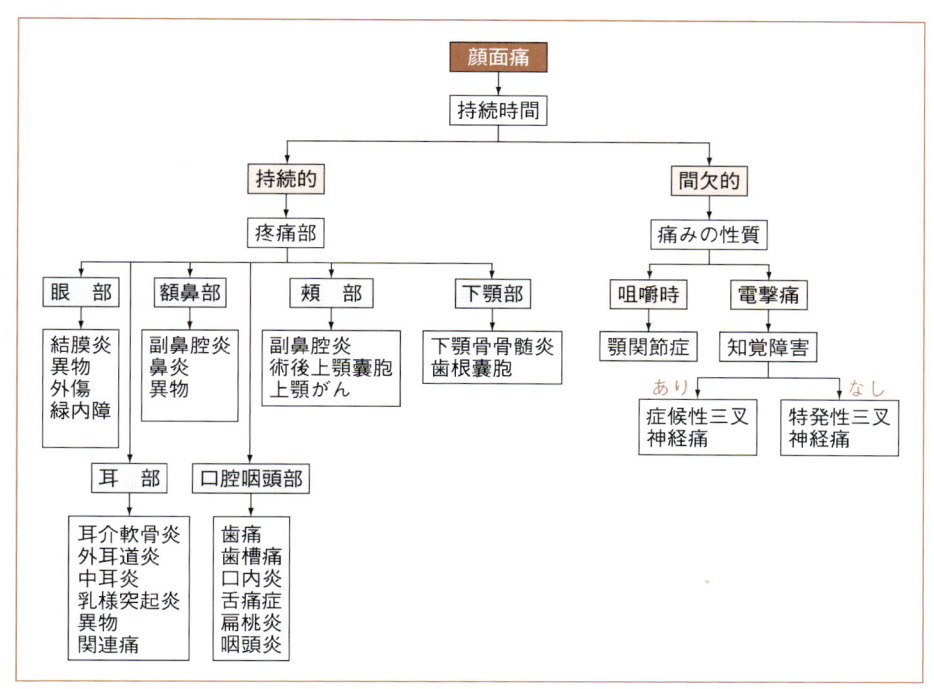

図ⅠB-2-3　顔面痛診断のための簡単なフローチャート

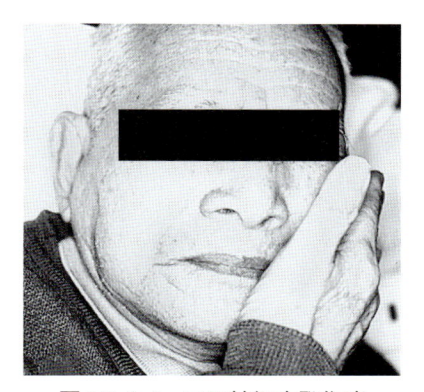

図ⅠB-2-4　三叉神経痛発作時

述べる．

(1) 三叉神経痛

　三叉神経領域に生じる発作性の電撃痛であり，痛みが強く，"痛みの王様"ともよばれる（図ⅠB-2-4）．好発年齢は50歳以上で，男女比は2：3で女性に多い．疼痛部位は第2枝領域が最も多く，次いで第3枝領域，第1枝領域の順である．痛みが誘発されるトリガーポイントを有することが多い．会話や食事で発作が誘発されることが多く，経口摂取ができずに脱水になる場合も認められる．神経学的には異常を認めないことが特徴である．

　痛みの持続時間は長くても30秒以内であり，持続痛の場合はほかの疾患を疑う．三叉神経痛の場合には患者が持続痛と訴える場合でも，よく観察すると発作が連続して生じている状態で，痛みと痛みの間の間欠期が存在することがわかる．病因は頭蓋内小脳橋角部で，三叉神経根が小脳動脈などの血管に圧迫されることによるという説が有力である．小脳橋角部の上衣腫，髄膜腫などの脳腫瘍でも三叉神経痛を生じることがある（続発性三叉神経痛）．

(2) 舌咽神経痛

　舌咽神経は知覚，運動，味覚を司る神経線維からなる．三叉神経痛と同様に小脳橋角部で血管により舌咽神経が圧迫されて電撃痛を生じる疾患で，特発性三叉神経痛の約1％の発生頻度

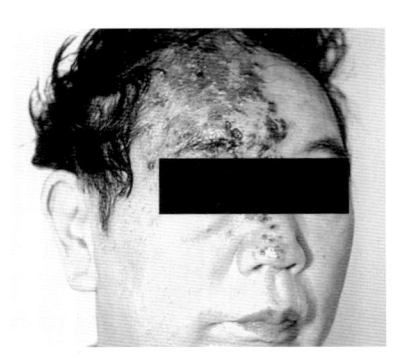

図ⅠB-2-5　三叉神経第1枝領域に発症した帯状疱疹
鼻毛様体神経領域にも疱疹を認める．

である．扁桃，咽頭部から耳の奥にかけての発作性の電撃痛を訴えることが多く，嚥下時痛が必発であり，食事がとれなくなることが多い．夜間痛が認められることがあり，三叉神経痛との鑑別に役立つ．

(3) 帯状疱疹および帯状疱疹後神経痛

顔面の帯状疱疹は三叉神経第1枝領域に好発し，帯状疱疹後神経痛に移行しやすい．潜伏感染していた水痘帯状疱疹ウイルスが増殖し，三叉神経が分布する皮膚，器官に炎症性障害をきたす．皮疹出現前に神経痛様の痛みを自覚することが多い．第1枝領域の帯状疱疹は角膜炎，虹彩炎，毛様体炎などの眼疾患を合併することがあるため，眼科医の診察が必要である（図ⅠB-2-5）．三叉神経障害が強いと皮膚感覚の低下をきたす．皮疹の程度が重症であるにもかかわらず痛みの訴えが少ない患者では，三叉神経障害のため皮膚感覚が低下していることが多い．このような症例では後に激烈な帯状疱疹後神経痛を生じる可能性がある．診察時に皮膚感覚は必ず調べておく必要がある．

(4) 原発性閉塞隅角緑内障急発作

毛様体で産生された房水は後房から瞳孔を通り前房に達し，隅角から排出されるという経路をたどる．隅角が先天的要因に加えて加齢で狭くなると房水の排出障害をきたし，眼圧が上昇し，急性発作を生じる．眼痛のほか，角膜混濁，虹視，頭痛，嘔気・嘔吐，徐脈，発汗などをきたし，脳卒中，急性腹症と誤診される場合も認められる．発作は中等度に散瞳する夜間に生じやすい．眼科医による緊急的治療が必要である．

(5) 耳痛

耳介，外耳，中耳それぞれに耳痛を生じる疾患が認められる．外耳道炎，中耳炎などの細菌感染による炎症が最も多い．診断は耳鏡を用いた局所所見から比較的容易である．咽頭部のがんからの関連痛でしばしば耳痛を生じることがあり，注意を要する．とくに上中咽頭部は中耳と同様に舌咽神経に支配されているため，この部位の疾患は関連痛として耳痛を生じることが多い．耳痛を訴える患者の診察で，耳部に異常を認めない場合には咽頭部疾患も考慮する必要がある．

(6) 急性副鼻腔炎

急性副鼻腔炎はウイルスや細菌による上気道感染に続発することが多い．若年者に多く，上顎洞炎が最もよくみられ，前頭部，眼窩下部の圧迫感を伴ううずく痛みを生じる．急性副鼻腔炎の痛みは日中に増強し，夜間は軽減あるいは消失するという特徴を有する．これは副鼻腔うっ滞の周期性によるもので，夜間は副鼻腔のうっ滞が軽減するために痛みが軽減する．頭部単純X線写真が診断に有用であり，副鼻腔炎ではX線透過性の低下が認められる．

(7) 術後性上顎囊胞

術後性上顎囊胞は副鼻腔根治術後10年以上経過した30～40代の男性に好発する．夜間に増強する眼窩下部の持続性鈍痛を生じ，局所に圧痛を伴うことがある．

(8) 顎関節症

顎関節症は若い女性に多く発症し，時に下顎

部に放散する顎関節近傍，耳介前部，咬筋の痛みを生じる．開口時や咀嚼時に顎関節部に異常音を自覚することが多い．顎関節の変性が痛みの原因と考えられることが多いが，顎関節部の所見を認めない場合には三叉神経痛などと誤診される場合がある．

(9) 舌痛症

焼けるような"ヒリヒリ"するような痛みを訴えるが，舌に器質的異常が認められず，原因が明らかでない舌の痛みである．精神的因子の関与が大きい．

(10) 非定型顔面痛

顔面に生じる痛みで明らかな原因が認められない痛みにつけられた病名であり，安易に使用すべきではない．若年から中年の女性に多い傾向があり，持続性の比較的強い痛みが長時間続く．三叉神経痛のような強い電激痛ではない．両側顔面に認められる場合がある．知覚低下，過敏などの異常が認められることがあるが軽度である．抑うつなどの精神症状を伴うことが多い．

8) 治療方針・治療法

治療方針の決定にはまず正しい診断を行うことが必要である．各疾患での治療方針は個別的なものであるため，以下に代表的な疾患の治療法を述べる．

(1) 三叉神経痛

治療方針は，薬物治療，神経ブロック，ガンマナイフ治療，脳外科手術に大別できる．薬物治療はまず最初に試みるべき治療であり，抗痙攣薬のカルバマゼピンが三叉神経痛の 2/3 の患者に用いられている．1 回投与量 100 mg，2～3 回/日投与から開始する．600 mg/日まで増量しても効果を認めないときにはその他の治療方法を考慮する．ふらつき，眠気，中毒疹，白血球減少などの副作用の頻度が高いため注意を要する．その他，バクロフェン，柴胡桂枝湯なども用いられる．

神経ブロックは速効性であるため，薬物療法が無効で痛みのために経口摂取が不可能な患者に準緊急的に行われることが多い．アルコール，高濃度局所麻酔薬などによる化学的ブロック，高周波熱凝固法を用いた物理的ブロックが用いられる．まず，末梢のブロックを行うのが基本である．神経ブロックの有効期間は 1 年以内のものが多く，ブロックを繰り返す必要がある．また，多少なりとも該当神経支配領域の知覚低下を伴う．高齢者でこの知覚低下を苦にすれば，注意が必要である．

ガンマナイフ治療は近年開発された治療法で，三叉神経エントリーゾーン（進入域）を標的に放射線照射を行うものである．有効率は高いが，治療後の違和感が問題になることがある．

脳外科手術としては微小血管減圧術が行われる．小脳橋角部での上小脳動脈に代表される血管による神経圧迫部位を同定し，血管吊り上げやテフロン膜を用いて圧迫を解除する方法である．

(2) 舌咽神経痛

三叉神経痛の治療に準ずる．局所麻酔薬の咽頭部への塗布やスプレーは，長時間の作用は認めないものの，発作のために食事がとれない場合や診断目的に有用である．

(3) 帯状疱疹および帯状疱疹後神経痛

帯状疱疹は患者の一生を左右する可能性がある疾患であるという認識に基づき，痛みのコントロールを中心に，考えうるあらゆる治療法を行い，経過をみるという態度が必要である．抗ウイルス薬，消炎鎮痛薬投与，星状神経節ブロック，場合によっては三叉神経槽ステロイド注入などの神経ブロックを積極的に行う．帯状疱

疹後神経痛の場合には薬物治療が中心となり，三環系抗うつ薬，リン酸コデインなどが用いられる．

(4) 原発性閉塞隅角緑内障発作

眼科的救急疾患であり，ピロカルピンの点眼，炭酸脱水素酵素阻害薬（ダイアモックス®）の点滴，高浸透圧利尿薬（グリセオール®）の点滴などを行いつつ，できるだけ早くレーザー虹彩切開術などの手術を行う．

(5) 耳痛

診断の後，消炎鎮痛薬や，肺炎球菌，インフルエンザ菌を標的にした抗生物質の投与が行われることが多い．

(6) 急性副鼻腔炎

消炎鎮痛薬，消炎酵素薬，抗生物質の投与で軽快することが多い．耳鼻科で内視鏡的手術，上顎洞解放手術などの手術療法が選択される場合もある．

(7) 術後性上顎嚢胞

嚢胞内容の穿刺排液が行われる場合があるが，多くの場合には摘出術が行われる．

(8) 顎関節症

顎関節に異常を認める場合には歯科口腔外科で咬合調整を行う．同時に咬筋の異常な筋緊張を解除するため筋弛緩薬，疼痛に対して消炎鎮痛薬が用いられる．精神心理面の影響が大きいと考えられる用例には抗うつ薬，抗不安薬などを適宜用いる．

(9) 舌痛症

心療内科的治療が中心となる．

(10) 非定型顔面痛

病因が明らかにされておらず，すべての非定型顔面痛に有効な治療法は存在しない．薬物治療では通常の鎮痛薬は無効であり，抗うつ薬，抗不安薬，向精神薬などの薬剤，カルバマゼピンなどの抗痙攣薬，メキシレチンなどの抗不整脈薬が有用な場合がある．星状神経節ブロック，三叉神経末梢枝ブロックなどの神経ブロックも行われることがある．

● I．西洋医学編 B．各論

3 頸部痛

1）はじめに

頸部痛を生じるのは①頸椎疾患，②肋骨，鎖骨，筋群により形成される胸郭出口での疾患，③脊髄，末梢神経など神経疾患，④頸部内臓疾患，⑤そのほか筋肉，リンパ腺などの疾患である．

2）分 類

＜部位別分類＞

前頸部痛：主として前頸部の軟部組織疾患による．

後頸部痛：脊柱疾患の初発症状であることが多く，頸椎の運動・姿勢により影響を受けやすいことが特徴である．

後頸部痛～後頭部痛：頸椎の関節や神経根に起因することが多い．後頭部へ放散する場合は後頭神経痛であり，外傷，関節リウマチなどの上位頸椎疾患に多い．

後頸部～肩上肢痛：頸椎疾患に一般的である．肩周囲痛があれば肩関節疾患を考え，肩関節の可動性や洗髪，洗顔，更衣動作などについて問診する．冷感，皮膚色調変化など血行障害の存在を疑わせる場合は胸郭出口症候群を考える．

3）診察のポイント

(1) 病歴をとる場合

- 骨，関節，筋などの運動器疾患疼痛は，一定の運動，姿勢によって出現する特徴を有する．
- 神経に起因する場合は，放散痛，易疲労感，脱力感を伴う．神経根痛ではときに耐えがたい鋭い疼痛のことがある．
- 急性炎症性疾患では疼痛も強く，拍動性，熱感などを伴う．
- 急性，激烈な疼痛であれば，椎間板ヘルニア，化膿性椎体椎間板炎，病的脊椎骨折などが疑われる．
- 長期にわたり漸次増悪性疼痛では，腫瘍性疾患，破壊性疾患（血液透析時の破壊性脊椎関節症，関節リウマチによる頸椎亜脱臼など）を考える．
- 頸部痛を伴う疾患のうち既往症として重要なものは，悪性腫瘍（転移），関節リウマチ（亜脱臼など），血液透析（破壊性脊椎関節症），糖尿病，免疫不全疾患（脊椎炎）などである．
- 疼痛の部位が局所的に限局していれば，局所性の疾患（肩関節疾患，手関節疾患など）である．
- 一側上肢の血行障害と末梢神経障害の合併では胸郭出口症候群を考える．
- 呼吸・嚥下・構音障害などでは，脳幹-上位頸髄障害，あるいは咽頭・喉頭疾患を考える．
- 頸椎周囲の交感神経は頸椎疾患により影響を受けやすく，悪心，眼振，耳鳴，自律神経症状など多彩な症状を呈する．
- 慢性かつ多彩な不定の疼痛を強く訴える場合は，心因的要素の関与も考える．

＜頸椎疾患による疼痛は＞

① 頸椎の痛み

脊髄，椎間板，椎間関節の病変による局所痛

表ⅠB-3-1　頸部神経根障害の特徴

障害神経根	頸部痛	上肢痛	しびれ 知覚障害	筋力低下	腱反射低下
C_2（C_1～C_2間）	後頭神経痛，眼の奥の痛み		後頭部		
C_3（C_2～C_3間）	乳様突起耳翼部		後頭部		
C_4（C_3～C_4間）	肩甲部への放散痛		頸部		
C_5（C_4～C_5間）	肩甲上部	上肢外側	上腕外側	三角筋 上腕二頭筋	上腕二頭筋
C_6（C_5～C_6間）	肩甲上部	上肢外側	前腕外側 母指	上腕二頭筋 手関節背屈	上腕二頭筋 腕橈骨筋
C_7（C_6～C_7間）	肩甲間部 肩甲骨部	上肢後側	示・中・環指	上腕三頭筋 手関節掌屈	上腕三頭筋
C_8（C_7～C_8間）	肩甲骨部 肩甲間部	上肢外側	前腕尺側 小指	骨間筋 手指屈筋群	

表ⅠB-3-2　頸部脊髄症の責任椎間板高位の診断指標

	C_3～C_4	C_4～C_5	C_5～C_6
腱反射	上腕二頭筋 腱反射 ↑ 100％	上腕二頭筋 腱反射 ↓ 63％	上腕三頭筋 腱反射 ↓ 85％
筋力低下	三角筋 ↓ 83％	上腕二頭筋 ↓ 71％	上腕三頭筋 ↓ 79％
知覚障害	上肢全体 58％	手関節より末梢 68％	示指～小指 前腕尺側 96％

であり，荷重，脊柱運動などにより後頸部を中心とする広範な疼痛を生じる．

② 神経根痛

神経根の支配領域に限局性の疼痛を生じ，上肢の放散痛，しびれ感，脱力などを伴いやすい．

③ 脊髄性疼痛

脊髄障害に伴う疼痛であり，一般的には少ない．巧緻運動不全（手指のぎこちなさなど），下肢痙性麻痺（速歩困難）などの主症状に伴い，境界不明瞭な訴えである．

(2) 身体所見をみる場合

① 頸椎部

頸椎の可動域をみる．このとき，疼痛の有無，部位，放散性をみる．また圧痛や叩打痛も調べる．疼痛誘発テスト（頭部圧迫テスト；Jacksonテスト，椎間孔圧迫テスト；Spurlingテスト，神経伸展テスト；Eatonテスト）を行う．

- Jacksonテスト：頸椎を後屈位にして頭頂部を押さえつけて，肩や背部への放散痛（頸椎障害，椎間関節症），上肢への放散痛（神経根障害）をみる．
- Spurlingテスト：頸椎を患側に傾けつつ圧迫する．上肢への放散痛（神経根障害）

をみる．脊髄症では腰部や下肢に放散痛をを生じることがある．頸肩部への放散痛は椎間関節の障害によるものもある．
- Eaton テスト：頸椎を健側に傾け，患側上肢を引き下げて放散痛（神経根障害）をみる．

② 腕神経叢部

腕神経叢圧迫テスト；Moley テスト，神経血管圧迫誘発テスト（Adson テスト，肩過外転テスト；Wright テスト，肋鎖圧迫テスト；Eden テスト）を行う．Roos 3 分間挙上負荷テストも可能なら行う．

- Moley テスト：前斜角筋部を母指で圧迫して局所への疼痛，上肢への放散痛をみる．神経根障害，胸郭出口症候群，腕神経叢部障害で陽性になる．
- Adson テスト：橈骨動脈を触れながら，頸部を患側に回旋し頸椎伸展位にして，脈拍の減弱をみる．
- Wright テスト：橈骨動脈を触れながら，上肢を外転外旋位にして，脈拍の減弱をみる．
- Eden テスト：橈骨動脈を触れながら，腕・肩を後下方に引き，脈拍の減弱をみる．
- Roos 3 分間挙上負荷テスト：上肢を過外転した状態で手を握ったり開いたりさせる．Roos は 3 分間行うとしているが，胸郭出口症候群では早期に上肢にしびれを生じる．

＜神経学的診察＞
- 障害部位の皮膚分節で罹患神経根の高位診断を行う．
- 徒手筋力テストは個人差があるので，左右差が明確なときに陽性とする．
- 神経根が障害されると深部腱反射が減弱ないし消失する．個人差があり，左右差をみる．
- 脊髄症状では腱反射亢進や巧緻運動障害を呈する．
- 棘上筋，三角筋の反射亢進は頭頸移行部より中枢の脊髄延髄圧迫の徴候となるので注意する．

(3) 臨床検査を行う場合

① 単純X線

頸椎由来と思われる場合には頸椎 6 方向，上位頸椎部疾患を疑わせる場合には閉口位正面撮影を行う．椎間腔，椎間関節，ルシュカ関節，椎体縁や椎間孔などで骨棘の有無や狭小化，拡大に注目する．脊柱管前後径は 12～13 mm 以下は狭窄とみなす．肋骨・鎖骨などにも注意する．

- 激痛の場合は脊椎の溶骨性あるいは破壊性骨病変の有無に注目する．
- 前頸部の軟部組織にも注目し，腫大があれば炎症，腫瘍などの病変を考える．
- 胸郭出口症候群には，なで肩の体型が多く，側面で第 7 頸椎下端や第 1 胸椎がみられることがある．

② MRI

脊髄を含めて軟部組織の描出に優れており，椎間板ヘルニア，脊髄症，腫瘍，炎症などで有用である．

③ CT

水平断面での描写が可能であり，とくに骨病変に鋭敏である．頸椎後縦靱帯骨化症，脊柱管狭窄症，骨腫瘍などで有用である．

4）診断のフローチャート
（図 I B-3-1）

5）部位別に考えられる疾患
（図 I B-3-2）

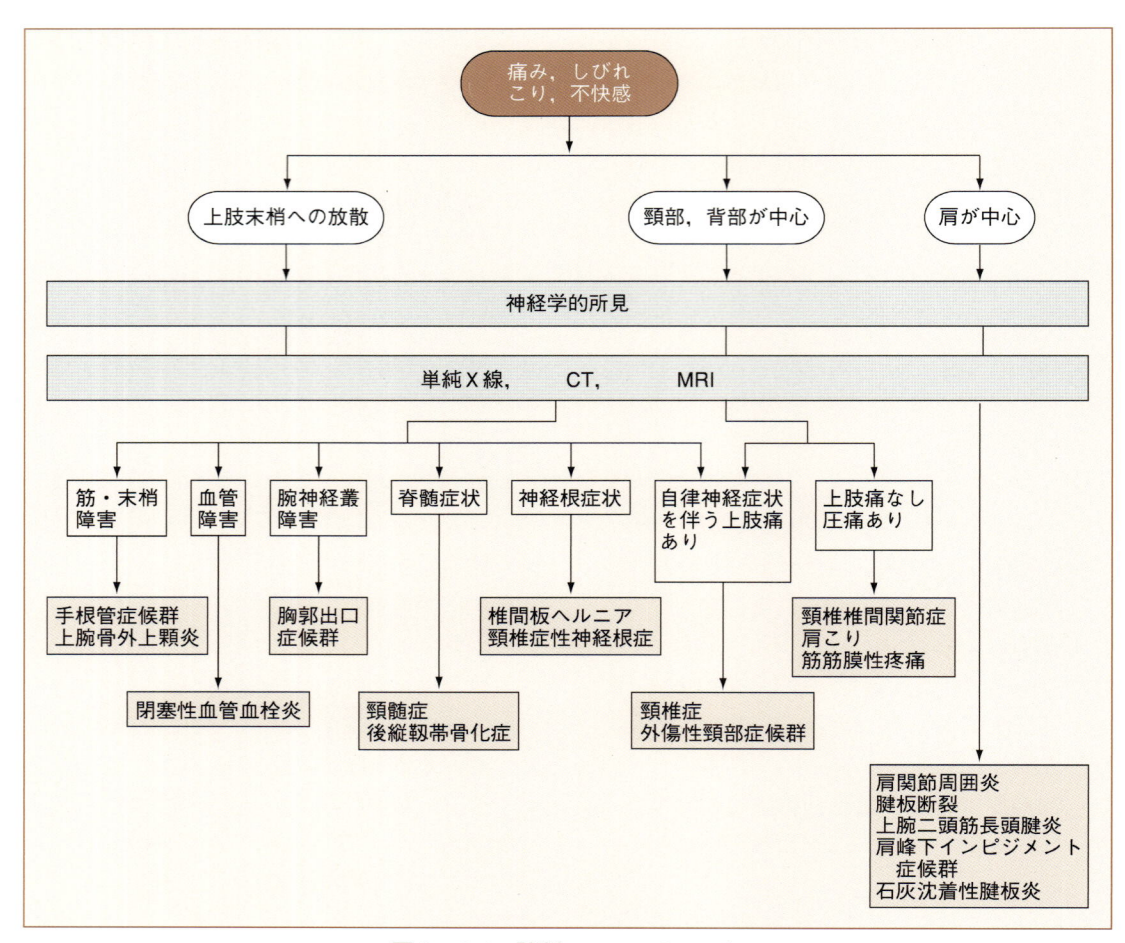

図ⅠB-3-1　診断のフローチャート

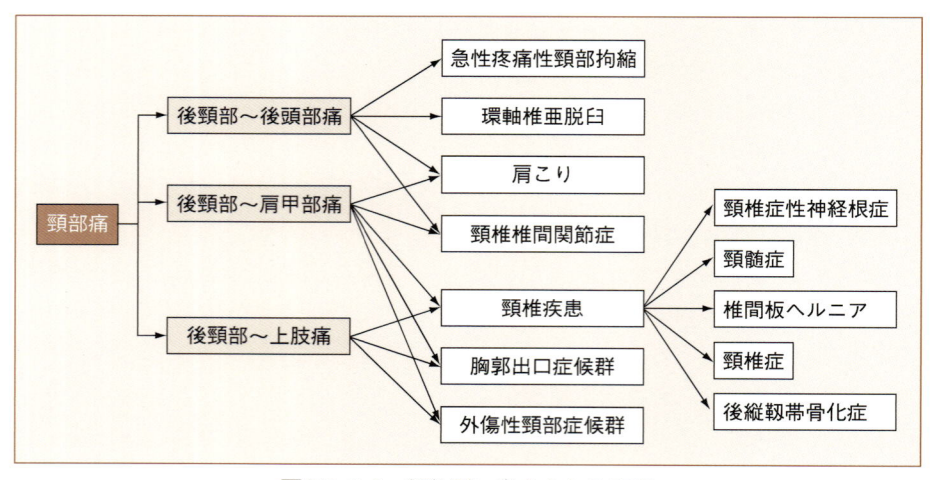

図ⅠB-3-2　部位別に考えられる疾患

6）それぞれの病態の特徴

(1) 頚髄症
【病態】 頚部脊柱管内において脊髄が慢性進行性に圧迫されて生じる．椎体後縁の骨棘や椎間板の後方突出，後縦靱帯骨化症などにより，脊髄実質が物理的に圧迫されて障害を受ける．
【症状】 脊髄灰白質の障害による上肢髄節徴候（線維束攣縮，筋萎縮を伴う脱力，腱反射低下，知覚鈍麻）と白質の障害による長索路徴候（下肢痙性麻痺，腱反射亢進，膀胱障害）および体幹以下の知覚障害を呈する．脊柱管の前後径が11 mmより狭くなると髄節徴候に加えて長索路徴候が出現する．肩こりや上肢のしびれ感などが初発症状としてみられることが多い．下肢のしびれは末梢にいくほど強い．巧緻障害が現れる場合，しびれの部位に一致する鈍痛，あるいは頚部や肩に痛みやこりを伴うことが多い．

(2) 頚椎症性神経根症
【病態】 頚椎の変性過程で神経根が圧迫されて生じる．
【症状】 頚椎症性変化により脊柱管外側部や椎間孔部骨棘で神経根が圧迫され，頚部痛で発症する．上肢に放散する痛み，しびれ，脱力が現れ，冷感は遅れて生じる．しびれは片側で，背部に訴えることが多く，朝方には改善するが，午後から夕方に強いことが多い．患側の上肢を挙上して手を後頭部にあてがい，頚椎を固定し痛みを回避している例がある．神経根の緊張がゆるみ，同時に頚椎の前屈で神経根の圧迫が減少するためである．しびれが頚椎の後屈で誘発・増強されるものであれば，頚椎由来と診断してよく，神経根症である頻度が高い．

(3) 頚椎椎間板ヘルニア
【病態】 椎間板の退行変性を基盤とする．線維輪亀裂部を通して髄核あるいは線維輪の一部が脊柱管に脱出する．

定型的なsoft discは少なく，頚椎症hard discの合併が多い（椎間板の含水率は20代後半から低下し，徐々に弾性力を失うため）．
【症状】 亜急性に頚部のこわばりや疼痛を訴え，頚部から上肢，指先に放散する痛み（とくに後屈時），しびれが出現する．肩甲骨の内側縁，肩甲間部に重苦しい痛みを伴うことが多い．咳やくしゃみ，頚椎の後屈・側屈によって症状は増悪する．後外側ヘルニアは神経根症状，後正中ヘルニアは脊髄症状を示す．

(4) 頚椎症
【病態】 椎間板に起因する椎間板性疼痛，反射性筋収縮，交感神経刺激症状を呈し，神経学的に異常所見に乏しい〔狭義〕．椎間板の退行変性を基盤とする椎間腔の狭小，椎体縁の骨棘形成，椎間関節などの骨関節症変化などで，神経根，脊髄，局所の神経が刺激，圧迫を受けることによる症状をすべて含む〔広義〕．
【症状】 痛みは，頚部を中心に後頭部，肩，肩甲間部，上肢に放散する．頚椎の運動によって増強する．こりは後頚部，肩，肩甲間部に自覚することが多い．しびれはときに上肢や後頭部に認められる．交感神経症状の眩暈，ふらつき，耳鳴，眼前暗黒感など．頚椎伸展位で増悪しやすい．

(5) 頚椎後縦靱帯骨化症
【病態】 後縦靱帯が肥厚し，異所性に骨化して脊髄や神経根を圧迫することで脊髄症や神経根症を生じる．骨化はしばしば胸椎上，中部まで及んでいるものも多いので，必ず胸椎部まで検査する必要がある．糖尿病患者での発症率が高い．
【症状】 頚肩部の不快感，こりがあり，脊髄症状が主体である．

側索と後索変性に加えて，通常は保たれる前索，遅発性の灰白質脱落などを特徴とする．連続型は上位頚椎に多く，重度の麻痺をきたすこ

とがある．分節型は下位頸椎に限局し，椎間板性を伴うものが多い．

(6) 頸椎椎間関節症
【病態】 脊柱管の後方支持機構である椎間関節の不安定性に由来する後頭，頸肩，肩甲上部の痛みである．関節構造物の一部が関節内で絞扼されて発症する一時的な急性痛と，椎間板の退行性変化と密接に関係し合いながら，関節症変化が生じて発症する二次性の慢性痛がある．
【症状】 罹患関節部に一致した圧痛や軽度の触覚低下がある．椎間関節高位による後頭部・後頸部・肩甲部・背部への放散痛，棘突起のゆさぶり運動による罹患関節部の疼痛再現性がある．急性痛では頭頸部の前後屈・回旋運動不能を呈する．

急性疼痛性頸部拘縮
【病態】 いわゆる寝ちがいのことであり，寝ているときの姿勢がわるくて起こる後頸部痛であるが，頸椎椎間関節や軟部組織に原因があることが多い．
【症状】 高度の頸椎運動制限が認められ，後頸部痛がみられる．

(7) 環軸椎亜脱臼
【病態】 関節リウマチ，カリエス，腫瘍などでみられる病的脱臼，軸椎歯状突起骨折での外傷性脱臼，隣接性炎症黄靱帯の弛緩をきたした場合の特発性脱臼などがあり，多くは前方脱臼である．
【症状】 後頭部痛，後頸部，頸部の回旋制限を認め，斜頸位をとりやすい．後頭神経領域の知覚障害，ふらつき感，眩暈，耳鳴などの脳幹症状，四肢しびれ，脱力などをきたす．

(8) 外傷性頸部症候群
【病態】 頸椎に急激な加速度が加わることが原因でさまざまな症状を引き起こす．交通外傷によることが多い．病理学的には筋や靱帯の断裂と出血が起こり，引き続き炎症，浮腫が生じる．
【症状】 頸部捻挫型，神経根症状型，自律神経症状型がある．頸部を中心に後頭部，背部，肩，上肢にわたる広範囲な痛みが多い．頸部から背部にかけてのこりが多くみられる．しびれの範囲は漠然としている．交感神経刺激症状（眩暈，耳鳴，目のかすみ，嘔気，全身倦怠感などのBarre-Lieou症状）がみられる．

(9) 胸郭出口症候群
【病態】 鎖骨下動脈，腋窩動脈の圧迫ないし腕神経叢の圧迫や牽引により，神経が過敏状態となり頸肩腕痛を生じる．
【症状】 特異の臨床症状や所見はない．最も特徴的な症状は過外転肢位（吊革の把持）や胸を張った気をつけの体位でのしびれ発現や増悪を認める．後頸部・肩甲部・上肢痛や肩こり，脱力感を認める．

7）治療方針・治療法

疼痛状態に即し，基本的には侵襲の少ない順に治療する．

① 安静
発症時期，症状の程度，患者の環境などを考慮して，安静の程度，安静方法を指示する．

② 薬物療法
漢方薬，非ステロイド鎮痛薬，筋弛緩薬，抗うつ薬，抗不安薬，末梢循環改善薬（血管拡張薬，抗血小板薬など）．

③ 神経ブロック療法
トリガーポイント注射，末梢神経ブロック，星状神経ブロック，硬膜外ブロック，腕神経叢ブロック，神経根ブロック，神経根高周波熱凝固，椎間関節ブロック，脊髄神経後枝内側枝高周波熱凝固，椎間板内注入（加圧注射），胸部交感神経節ブロック，胸部交感神経節高周波熱凝固．

④ **外科療法**

経皮的椎間板摘出術，硬膜外脊髄電気刺激，手術療法（胸郭出口症候群）．

⑤ **理学療法**

疾患，疼痛状態に即し，ほかの治療法と併用する．

運動療法（筋力増強訓練，関節可動域訓練，ストレッチなど），物理療法〔温熱療法，寒冷療法，電気療法，光線療法（レーザー治療，直線偏光近赤外線治療），牽引療法など〕．

⑥ **装具療法**

必要時に頸椎カラーを使用する．

4　胸部痛・背部痛

1) はじめに

　胸部や背部の痛みには，胸郭を形成する筋，骨格，関節系に由来する痛み（胸壁痛）のほか，心臓や肺，腹部内臓などに由来する痛み，心因性の痛みなど多岐にわたる．頻度的には胸壁痛の方が断然多いが，胸背部痛をきたす疾患のなかには，急性心筋梗塞や急性大動脈解離，急性肺血栓塞栓症など，ただちに生命の危機に関わる重篤な疾患や，肺がんやほかの悪性腫瘍の浸潤，転移など，近い将来生命の危機となりうる重大疾患も含まれている．日常の診療にあたっては，胸痛の原因となる内臓疾患を除外したうえで，胸壁痛を生じる疾患を考えて対応することが肝要である．

2) 分類

　胸部痛・背部痛をきたす，循環器系，呼吸器系，消化器系などの内臓疾患と，胸郭の皮膚，筋，骨，神経系に由来する痛み，精神的原因による痛みがある（表IB-4-1）．

3) 診察のポイント

　生命の危機に関わる重篤な疾患を見落とさないようにする．病歴聴取もできないくらいの激痛，顔面蒼白，冷汗，呼吸困難などの症状がみられる場合は，血圧，心拍数，呼吸数といったバイタルサインをチェックし，心電図検査をただちに行う．全身状態が落ち着いていれば，病歴や身体所見から胸痛の原因となる内臓疾患，筋・骨格系疾患を考える．胸壁痛では胸郭，胸椎の運動によって痛みが誘発，増強されるか，触診による圧痛点や下肢の神経学的所見などを正確に調べることが基本となる．

表IB-4-1　胸背部痛をきたすおもな疾患

循環器系疾患
　急性心筋梗塞，狭心症，急性心膜炎，急性心筋炎
　急性大動脈解離，僧帽弁逸脱症，大動脈弁狭窄症

呼吸器系疾患
　肺塞栓症，気胸，胸膜炎，肺炎，肺がん

消化器系疾患
　食道炎，食道潰瘍，アカラシア，食道穿孔，特発性食道破裂，胃炎，胃・十二指腸潰瘍，胆石症，急性胆嚢炎，急性膵炎

筋・骨格系疾患
　肋骨骨折，胸椎圧迫骨折，胸椎椎間板ヘルニア，化膿性脊椎炎，肋間神経痛，Tietze症候群，悪性腫瘍の骨転移，筋筋膜性疼痛

精神疾患
　心臓神経症，パニック障害，うつ病

その他
　帯状疱疹，帯状疱疹後神経痛，開胸術後痛，線維筋痛症

(1) 病歴の取り方

①胸痛は突然に起こったのか，それとも徐々にか．痛みは瞬間的か，あるいは数分，数時間，数日持続するか．反復性はあるか．

②胸痛の部位はどのあたりか．移動性はあるか．放散痛はあるか．

③痛みの性状（焼けるような，締めつけられるような，切り裂かれるような，チクチク刺すような）．患者自身の表現を記載する．

④労作（階段昇降，布団の上げ下げなど）によって痛みが起きるか．

⑤深呼吸，咳，体位，体動により痛みが変化するか．

⑥食事によって痛みが変化するか．嚥下と関係するか．腹痛を伴うか．
⑦随伴症状（悪心・嘔吐，胸やけ，冷汗，咳，呼吸困難，動悸，発熱など）．
⑧既往歴：高血圧，高脂血症，糖尿病は虚血性心疾患の危険因子．また肋骨，胸椎は転移性腫瘍の好発部位なので悪性腫瘍の既往は要チェック．

(2) 身体所見
バイタルサイン（脈拍，血圧，呼吸，意識，体温，経皮的酸素飽和度）のチェック．脈拍や血圧は左右上肢や上下肢で触知，測定するのがよい．血圧に左右差や上下肢差があれば急性大動脈解離を疑う．

① 胸部理学所見
- 視診：呼吸に伴う胸郭運動，胸郭の変形や皮疹の有無．
- 打診：鼓音は気胸，濁音は胸水貯留を疑う．
- 聴診：一側肺の呼吸音減弱（気胸），湿性ラ音（肺炎，胸膜炎），心膜摩擦音（急性心膜炎，急性心筋梗塞）

② 腹部理学所見（5.腹痛の項参照）
③ 神経学的所見（胸壁痛が疑われる場合）
圧痛，叩打痛，体幹および四肢の知覚，筋力，腱反射．

(3) 臨床検査
① スクリーニング検査
標準12誘導心電図，胸部X線写真，腹部X線写真，血算，生化学検査，動脈血ガス分析．

② 必要により追加する検査
- 循環器系疾患：心エコー，負荷心電図，胸部CT，冠動脈造影，心筋シンチグラフィー．
- 呼吸器疾患：胸部CT，肺血流シンチグラフィー．
- 消化器疾患：腹部エコー，腹部CT，MRI，上部消化管内視鏡．
- 胸壁疾患：胸部CT，頸椎MRI，胸椎MRI，骨シンチグラフィー．

4）診断のフローチャート
（図IB-4-1）

5）それぞれの病態の特徴

(1) 循環器疾患
急性心筋梗塞の胸痛は突然起こり，しかも切れ目なく30分以上持続する．胸痛が数分程度しか続かない場合や，痛みが起こったり消えたりする状態を繰り返す場合は，心筋梗塞以外の疾患が考えられる．胸痛の程度から心筋梗塞か否か，あるいは心筋梗塞の重症度を判定することはできない．高齢者や糖尿病患者では胸痛を伴わない，いわゆる「無痛性梗塞」もある．急性心筋梗塞が少しでも疑われる場合は，ただちに心電図検査を行う．Q波は心筋梗塞を発症して少なくとも2～3時間たたないと現れないので，それ以前の段階ではST上昇をもって心筋梗塞と診断する．

急性大動脈解離の痛みも突然起こり持続する．最初から「突き刺すような」あるいは「切り裂くような」と表現される激痛である．心筋梗塞の典型的な痛みは前胸部痛だが，急性大動脈解離の場合，患者の多くは背部痛を訴えるという特徴がある．また疼痛部位が解離の進展方向に沿って，頸部，背部，腹部へ移動することがある．しかし痛みやその他の随伴症状から，急性心筋梗塞と急性大動脈解離を確実に鑑別することはむずかしいので，心電図で心筋梗塞の所見が認められるかどうかが決め手となる．

(2) 呼吸器疾患
気管支，肺には痛覚はないが，病変が壁側胸膜に及ぶと胸痛が出現する．胸痛は罹患側に限られ，痛みは咳や深呼吸，身体の運動によって

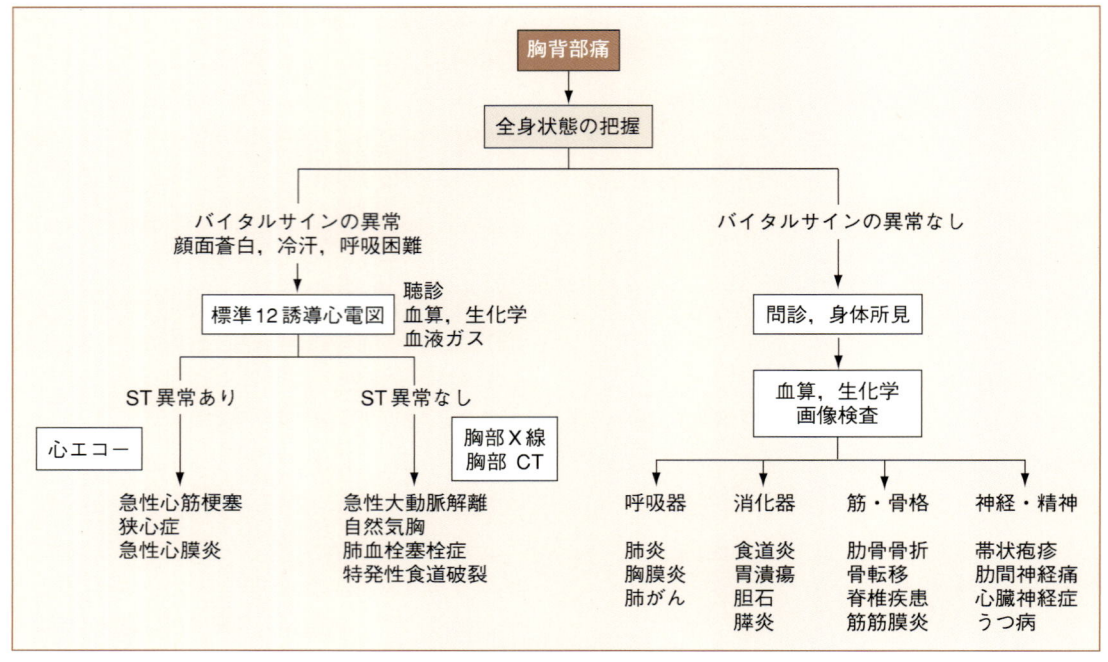

図ⅠB-4-1 胸背部痛診断の進め方

増強されるので，患者は罹患側の運動を制限するような体位をとることが多い．胸膜由来の胸痛は胸壁痛と異なり，局所の圧痛はみられない．随伴症状として，咳，痰（血痰），呼吸困難，発熱などがみられることがある．胸痛の発症経過から，急激に胸痛をきたす場合は自然気胸と肺塞栓症が考えられ，またやや急性の経過をとり発熱を伴う場合は肺炎，胸膜炎が考えられる．慢性の経過をとり体重減少や体力低下を伴う場合は，肺がんや肺結核が疑われる．

（3）消化器疾患

胸痛をきたす消化器疾患には，胃・十二指腸潰瘍や胆嚢・胆管の結石，感染症，急性膵炎などに由来する関連痛の場合もあるが，原因として多いのは食道疾患である．食道疾患による胸部あるいは背部の痛みは，胸やけや胸のつかえを伴い，嚥下痛や嚥下困難を随伴するのが特徴である．患者は痛みを「焼けるような感覚」と表現したり，非常に熱いまたは冷たい食物や飲物を摂取したときによく起こる，「胸骨下が締めつけられる感覚」と表現する．胸痛をきたす原因として多い食道疾患には，胃食道逆流症や食道の炎症，潰瘍，穿孔，破裂などがある．このうち原因不明の特発性食道破裂（別名：ブールハーブ症候群）は，暴飲暴食後の激しい嘔吐によって突然引き起こされ，激しい胸痛と呼吸困難，ショック状態を呈し，急性心筋梗塞と誤診されやすい．

急性の胸背部痛をきたすおもな心，肺，食道疾患の特徴を表ⅠB-4-2に示す．

（4）胸壁疾患

胸壁の痛みは局所的に明確な圧痛点を有し，特定の動作や姿勢によって誘発または増強される特徴をもっている．強い圧痛，叩打痛は炎症，骨折，悪性腫瘍の転移を疑う．理学的所見で最も重要な点は，脊髄が影響を受けているか否かをチェックすることで，体幹部の痛みであっても四肢ならびに体幹の知覚や筋力，腱反射を調べる．以下に胸壁痛をきたすおもな疾患を記載する．

表 IB-4-2 胸痛をきたすおもな心,肺,食道疾患の特徴

疾患名	特　徴
労作狭心症	胸骨下の圧迫感,絞扼感.持続は数分から10分以内.左肩,腕への放散痛あり.労作,入浴,排便,ストレスなどで誘発.心電図はST-T低下,生化学検査でクレアチンキナーゼアイソザイム(CK-MB),トロポニンTは正常
冠攣縮性狭心症	症状は労作狭心症に類似.飲酒後や早朝安静時に起きやすい.心電図はST上昇
急性心筋梗塞	激烈な胸痛,胸内苦悶感が20分以上持続.左上肢や背部,下顎部への放散痛.顔面蒼白,冷汗,呼吸困難などの随伴症状あり.心電図はST-T上昇,異常Q波.CK-MB,トロポニンTの上昇
急性心膜炎	上気道炎や発熱後に生じる胸痛で,臥位,咳,深呼吸で増悪,座位前屈位で軽減する.聴診で心膜摩擦音,心エコーで心嚢液貯留
急性大動脈解離	突発性の引き裂かれるような激しい胸痛で発症し,解離の進展に伴い疼痛部位が頸部,背部,腹部へ移動する.血圧の左右差,上下肢差を認める.胸部X線写真で縦隔陰影拡大
肺塞栓症	突発する呼吸困難,頻呼吸に胸痛を伴う.骨盤内や下肢の深部静脈血栓が塞栓子となる.凝固系検査でフィブリノゲン分解産物(FDP),D-ダイマーの上昇
自然気胸	突発する片側性の胸痛と呼吸困難,咳嗽.気胸側呼吸音の減弱,胸部X線写真で肺虚脱像
特発性食道破裂	多くは飲酒後の嘔吐時に下部食道が破裂して生じる.激烈な胸痛,心窩部痛に呼吸困難を伴う.胸部X線写真で縦隔気腫

① 肋骨骨折

転倒や打撲といった明らかな受傷機転がなくても,少し重たい荷物を抱えた,机の角でちょっと打った,咳やくしゃみをした,ゴルフのスイングをしたといった程度の弱い外力でも損傷する可能性がある.骨折部位の自発痛,咳や深呼吸,体幹運動による痛みの増強,骨折局所の圧痛,叩打痛が認められる.骨折部位としては第6〜第9肋骨に多く,鎖骨,肩甲骨に保護される上部肋骨や浮動性の大きい下部肋骨には少ない.胸部X線写真で骨折線が認められれば肋骨骨折と診断されるが,実際は肺陰影や他肋骨との重なりなどで明らかな骨折線を認めにくい場合も多い.

② 肋間神経痛

肋間神経は胸髄から出る12対の胸神経の前肢で,上部7対は肋骨に沿い胸骨に向かい,下部5対は前下方に向かって走行し,腹部に分布している.肋間神経に沿って,胸や脇腹,背中が突然痛くなるのが肋間神経痛で,多くは片側にだけ激痛が走る.痛みの持続時間は数秒から長くても数分と短いのが普通で,繰り返し起こる.体をひねる,深呼吸,大声,咳,くしゃみ,あくびなどの動作によって痛みが増す.就寝時に胸や脇腹が圧迫されて痛みが増すこともある.肋骨に沿った部位や腹直筋上に圧痛点が存在する.原因として次のことが考えられる.

(i) 肋間神経の絞扼.不自然な姿勢や疲労から,肋間神経が骨や筋肉の間に挟まれて生じる.

(ii) 肋骨の骨折や亀裂.中年女性の場合は骨粗鬆症のため,咳や弱い外力で骨折が生じる可能性がある(①肋骨骨折の項参照).

(iii) 脊椎疾患:胸椎椎間板ヘルニア,胸椎圧迫骨折,変形性脊椎症など.

表 IB-4-3 胸痛をきたすおもな心，肺，食道疾患の治療

疾患名	治療方針，治療法
狭心症	1. 発作時はニトログリセリン（TNG）の舌下やスプレー 2. 発作予防に TNG，Ca 拮抗薬，β遮断薬とアスピリン内服 3. 冠動脈造影（CAG）にて有意な狭窄があれば冠動脈形成術（PTCA），冠動脈バイパス術（CABG）
急性心筋梗塞	1. 胸痛に対しモルヒネ静注．ペンタゾシンは症状増悪の危険性あり 2. 酸素吸入．血圧が安定しておればヘパリン，TNG の持続静注 3. 心不全に対し利尿薬，ドパミンやドブタミンの持続静注 4. 不整脈に対してリドカイン静注，体外ペーシング，除細動 5. 発症早期であれば CAG 後に再灌流療法（血栓溶解，PTCA）
急性大動脈解離	1. 胸背部痛に対してモルヒネ，非麻薬性鎮痛薬の静注 2. 降圧には Ca 拮抗薬，β遮断薬，TNG の持続静注 3. Stanford type A（上行大動脈に内膜亀裂）は緊急手術
肺血栓塞栓症	1. 酸素吸入．血圧低下があれば昇圧薬，β刺激薬 2. 抗凝固療法としてヘパリン静注，その後ワルファリン内服 3. 下肢深部静脈血栓があれば再発予防に下大静脈フィルター 4. ショックの場合は経皮的補助循環下に血栓溶解，血栓除去
自然気胸	1. 軽症では経過観察．肺虚脱が大きければ胸腔ドレナージ 2. 原因となる気腫性肺嚢胞（ブラ）があれば胸腔鏡下ブラ切除 3. 難治性の場合は胸膜癒着術（胸腔ドレーンから薬物注入）
逆流性食道炎	1. 脂肪食，アルコール，カフェインなどを避ける．食後すぐに横にならない 2. 腹圧をかけない．ベルトの締めつけ，重い物を持つのは禁物 3. 胃酸分泌抑制薬，制酸薬，消化管運動機能改善薬の内服

(iv) 胸部内臓疾患：胸膜炎，肺炎，肺がんなど．
(v) 悪性腫瘍の転移．肋骨転移では疼痛を伴った腫脹や病的骨折を認める．
(vi) 帯状疱疹．まれに疱疹が出ない無疹性帯状疱疹のことがある．水痘・帯状疱疹ウイルス抗体価を測定しないと診断はつかない．

原因が同定できないものを特発性肋間神経痛とよぶが，あらゆる症候性肋間神経痛が除外された場合に用いるべきで，原因不明の胸痛を安易に肋間神経痛と診断すべきでない．

③ 頸椎疾患

頸椎椎間板ヘルニア，頸椎症性脊髄症の根症状，放散痛として胸痛をきたすことがある．この場合は頸部痛や上肢のしびれ，筋力低下，巧緻性低下や頸椎前後屈による症状の悪化，放散痛などで診断が容易なことが多い．

④ 胸椎疾患

頸椎，腰椎より可動性が少ないため変性疾患の頻度が低く，炎症や腫瘍性疾患が多くなる．

(i) 胸椎圧迫骨折

老人性ないし閉経後の骨粗鬆症に伴うことが多く，しりもちをついた程度の外力でも生じる．第8，第9胸椎を中心とした中位胸椎と胸腰椎移行部に発生しやすい．急性期には激しい腰背部痛を訴え，骨折部の圧痛，叩打痛が著明である．骨折によって肋間神経が障害され，肋間神経痛をきたすこともある．

慢性期には腰背部の持続的鈍痛となり，後屈で症状が増悪するため円背，亀背となる．単純X線検査で骨折椎体の扁平化，魚椎変形を認める．

(ii) 胸椎後縦靱帯骨化症，黄色靱帯骨化症

初期に放散痛としての胸背部痛をきたすこと

があるが，下肢の冷感やしびれ感で気づかれることが多い．脊髄症状として下肢の痙性麻痺，知覚障害，腱反射の亢進などを認める．

(ⅲ) 胸椎椎間板ヘルニア

頸椎や腰椎に比べると椎間板ヘルニアの発生頻度は低いが，40歳代男性の下位胸椎に比較的多い．漠然とした背部の体動時痛に加え，神経根痛としての肋間神経痛，鼠径部や睾丸への放散痛，脊髄症状が現れることがある．

(ⅳ) 化膿性脊椎炎

発熱を伴って激しい腰背部痛が出現し，患部に著明な圧痛，叩打痛を認める．

扁桃炎など化膿巣からの血行性感染や，膀胱炎など泌尿生殖器系の炎症からの直接波及により生じる．X線写真で骨の破壊像が認められる．

(ⅴ) 脊髄腫瘍，脊椎腫瘍

原発性，転移性の脊髄腫瘍，脊椎腫瘍に伴って背部痛，肋間神経痛をきたす．

痛みは進行性，治療抵抗性のことが多く，安静時痛や夜間痛を伴う．

⑤ Tietze 症候群（肋軟骨炎）

肋骨-肋軟骨移行部の非感染性炎症疾患で，疼痛部位に腫脹，圧痛を認める．40歳未満の男女の第2～第5肋骨に多い．

⑥ 胸肋鎖骨異常骨化症

胸鎖関節，第1肋骨胸骨関節部に有痛性腫脹があり，胸部X線で同部位に異常骨化を認める．慢性扁桃炎や掌蹠膿疱症を合併することが多い．本症の特徴は怒り肩を呈することで，肩をすくめたり下ろしたりするのが困難になる．

6）治療方針・治療法

胸痛をきたすおもな呼吸，心，肺，食道疾患の治療方針・治療法を表ⅠB-4-3に示す．胸壁痛に対しては一般に，非ステロイド性抗炎症薬（NSAIDs）の内服や湿布，理学療法（牽引，ホットパック，低反応レベル・レーザー，近赤外線照射など），神経ブロック（トリガーポイント注射，硬膜外ブロック，肋間神経ブロック，椎間関節ブロックなど）を行う．悪性腫瘍の骨転移痛に対しては放射線治療が有効なことが多い．

5 腹痛

1）はじめに

　腹痛には突然起こる激しい痛みや，徐々に増してくる痛み，あるいは周期的に起きる痛みなどいろいろある．腹痛に伴い下痢や便秘，悪心・嘔吐，発熱などの症状がみられることも多い．腹痛患者の診察に当たっては，まず緊急手術が必要となりそうな急性腹症か否かを見極め，次に腹痛の性状や随伴症状などから鑑別診断を進める．心筋梗塞や急性大動脈解離，糖尿病性ケトアシドーシスなど，腹痛の原因が腹腔内臓器以外の場合もあることを忘れてはならない．

2）分類

　腹痛は発生機序から内臓痛，体性痛，関連痛に分けられる．内臓痛と体性痛の比較を表に示す（表ⅠB-5-1）．

(1) 内臓痛

　消化管および胆道，尿路の管腔の拡張，異物進展に伴う痛み．鈍痛から疝痛（管腔臓器の攣縮により生じる）まである．

(2) 体性痛

　腹膜から発する痛みで限局性の鋭い痛み．通常持続性で圧痛を伴い，痛みが強いと筋性防御や反跳痛を伴う．

(3) 関連痛

　内臓痛が同じ脊髄後根に入る知覚神経を介して，支配領域の皮膚分節に生じる痛み．関連痛のうち腹部以外で感じられるのを放散痛という．

3）診察のポイント

　まずは全身状態の把握．意識状態や血圧，脈

表ⅠB-5-1　内臓痛と体性痛の比較

	内臓痛	体性痛
発生機序	管腔臓器の攣縮や拡張 実質臓器の牽引や炎症	壁側腹膜，腸間膜，横隔膜の物理的・化学的刺激
求心路	交感神経の無髄求心性線維	脊髄神経の有髄求心性線維
性状	鈍痛，疝痛 周期的，間欠的	突き刺すような鋭い痛み 持続的
部位	腹部の中心線上，対称性 局在性に乏しい	非対称性 限局性
放散痛	伴うことあり	なし
体動の影響	軽減することが多い	増悪することが多い
自律神経症状	しばしば伴う	なし
薬剤	鎮痙薬が有効	鎮痛薬が有効

拍，呼吸といったバイタルサインに異常があれば，輸液や酸素投与などの処置を優先させる．しかる後に病歴聴取や身体所見の診察を行う．

(1) 患者の全身状態

①診察室への歩行状態（独歩，介助，担送）．独歩の場合正常か，かがんでいるか，足を引きずっているか．

②姿勢および体位．一番楽な体位をとらせる．激しい痛みで体位変換ができない状態か．

③顔貌（苦悶表情，蒼白，汗，黄疸，貧血，チアノーゼなど）．

④バイタルサイン（血圧，心拍数，呼吸数，体温，経皮的酸素飽和度）．

(2) 病歴の取り方

①いつ始まったか．突然か，徐々に強くなってきたか．

②部位はどのあたりか．移動性はあるか．放散痛はあるか．

③持続的か間欠的か．反復性はあるか．

④痛みの性質（患者自身の述べた言葉を記載しておく）．

⑤食事や排便との関係．女性では妊娠の有無，生理との関係．

⑥随伴症状（悪心・嘔吐，下痢，便秘，吐・下血，発熱，血尿，不正出血など）．

⑦以前に同様の痛みを経験しているか．経過はどうだったか．

⑧既往歴，とくに開腹手術歴．

(3) 腹部身体所見

視診→聴診→打診→触診の順に行う．聴診前に触診や打診をすると腸雑音（グル音）が影響を受けることがある．

- 視診：腹部の膨隆，腹壁静脈怒張，皮下出血，皮疹，手術痕
- 聴診：腸雑音（亢進，減弱，金属音），血管雑音
- 打診：鼓音，腹水波動，肝・脾濁音界
- 触診：腫瘤，圧痛点，筋性防御，ブルンベルグ徴候
- 直腸診：ダグラス窩の圧痛や硬結，腫瘤，血液付着

(4) 検　査

- 血液：血算，生化学，動脈血ガス分析
- 尿：一般検尿，女性では必要に応じ妊娠反応
- 心電図
- 胸部X線写真（立位，臥位）
- 腹部X線写真（立位，臥位）
- 腹部エコー
- その他（CT，MRIなど）

4）診断のフローチャート
（図ⅠB-5-1）

(1) 急性腹症

突然に起こる激しい腹痛を主症状とし，ただちに開腹手術を要する疾患を急性腹症とよぶ．実際上はこれに加え，鑑別困難で手術適応のない疾患も急性腹症として扱われる．腹痛に血圧低下や冷汗，意識低下などのショック状態を伴う場合や，腹膜刺激症状がある場合は急性腹症の可能性が高い．急性腹症をきたす疾患を原因別に次のように分ける．

① 腹腔内臓器の穿孔

消化管穿孔（胃，十二指腸，小腸，大腸，虫垂，憩室），胆道穿孔．

② 腹腔内大量出血

子宮外妊娠破裂，腹部大動脈瘤破裂，肝・脾破裂．

③ 臓器の血行障害

絞扼性イレウス，卵巣嚢腫茎捻転，S状結腸軸捻転，ヘルニア嵌頓，腸間膜動脈塞栓症．

④ 汎発性腹膜炎に至る重篤な炎症

急性虫垂炎，急性胆管・胆嚢炎，急性膵炎．

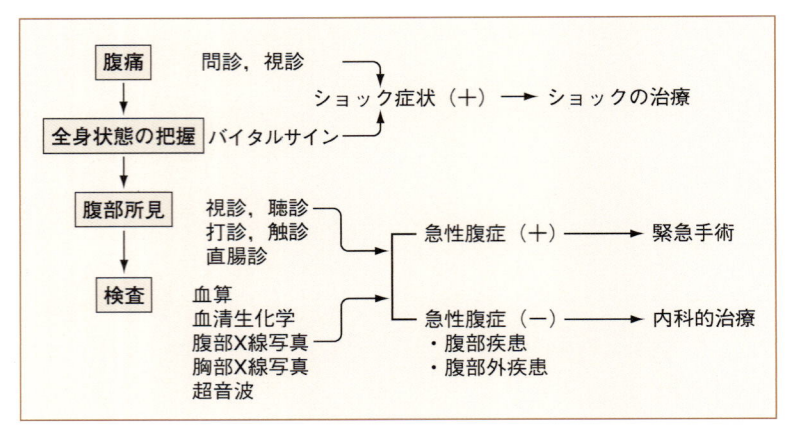

図ⅠB-5-1 診断のフローチャート

表ⅠB-5-2 急性腹症をきたすおもな疾患の特徴

疾患名	特　徴
上部消化管穿孔	突発性の心窩部痛で腹膜刺激症状（＋）．胃・十二指腸潰瘍や胃がんの穿孔による．腹部立位X線写真で腹腔内遊離ガス像（free air）．
急性胃粘膜病変（急性胃炎）	急激な心窩部痛だが腹膜刺激症状（－）．飲酒，ストレス，非ステロイド性抗炎症薬（NSAIDs）などが誘因．内視鏡で胃粘膜の出血，びらん，多発潰瘍．
胆石，急性胆嚢炎	高脂肪食後に嘔気を伴う右季肋部痛．右肩放散痛や疝痛発作あり．胆道系酵素上昇，USで胆嚢内結石像，胆嚢腫大，壁肥厚．
急性膵炎	飲酒，高脂肪食後に嘔気，嘔吐を伴う激しい上腹部痛．背部や左肩へ放散痛．脱水，ショック症状．血清アミラーゼ上昇．
急性虫垂炎	はじめ心窩部痛，その後次第に右下腹部に限局する持続痛．白血球増多．US，CTで虫垂腫瘤，周囲膿瘍．
腸閉塞（イレウス）	便秘，嘔吐，腹部膨満を伴う間欠的下腹部痛．腹部立位X線写真で鏡面像（niveau）．絞扼性イレウスでは持続的で激烈な腹痛へ変化．
下部消化管穿孔	下腹部の激痛，腹膜刺激症状（＋）．大腸がんや虫垂炎，大腸憩室炎などの穿孔による．腹部X線写真で腹腔内遊離ガス像は出にくい．
腹部大動脈瘤破裂	突然の腹痛，腰背部痛で始まりすぐに出血性ショック症状出現．
腸間膜動脈塞栓症	心房細動や動脈硬化のある中高年患者に急激な腹痛，嘔吐，下血．
S状結腸軸捻転	習慣的な左下腹部痛と腹部膨満．腹部X線写真でS状結腸の拡張．
ヘルニア嵌頓	鼠径部や手術痕付近に腫瘤．用手還納できずイレウス症状出現．

US：超音波検査，CT：コンピュータ断層撮影

急性腹症をきたすおもな疾患の特徴を表ⅠB-5-2に示す．

5）部位別に考えられる疾患
（図ⅠB-5-2）

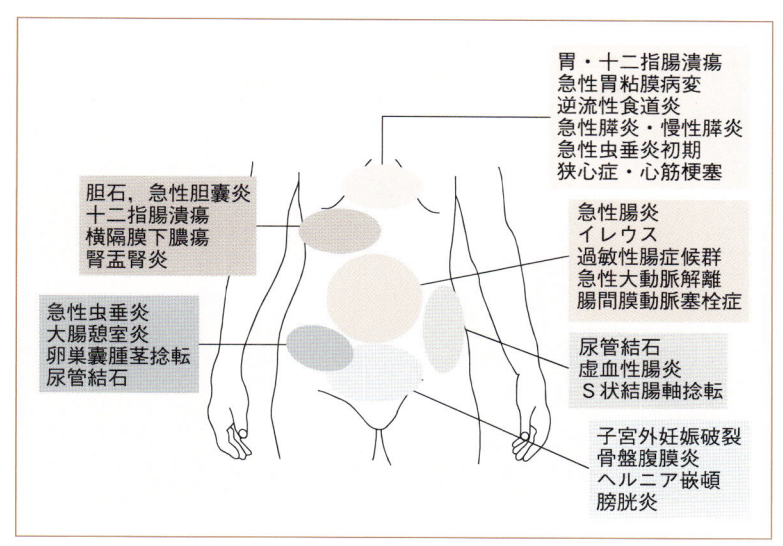

図IB-5-2 部位別に考えられる疾患

胆石, 急性胆嚢炎
十二指腸潰瘍
横隔膜下膿瘍
腎盂腎炎

胃・十二指腸潰瘍
急性胃粘膜病変
逆流性食道炎
急性膵炎・慢性膵炎
急性虫垂炎初期
狭心症・心筋梗塞

急性腸炎
イレウス
過敏性腸症候群
急性大動脈解離
腸間膜動脈塞栓症

急性虫垂炎
大腸憩室炎
卵巣嚢腫茎捻転
尿管結石

尿管結石
虚血性腸炎
S状結腸軸捻転

子宮外妊娠破裂
骨盤腹膜炎
ヘルニア嵌頓
膀胱炎

6) それぞれの病態の特徴

(1) 腹痛を呈する循環器疾患

急性心筋梗塞患者の4人に1人は胸痛以外の腹痛, 左肩痛, 下顎部痛などで来院する. とくに下壁梗塞(II, III, aVFでST上昇)では心窩部痛や左上腹部痛を訴えることが多い. 40歳以上で冠動脈疾患の危険因子(高血圧, 喫煙, 高脂血症, 糖尿病, 狭心症など)をもつ患者が, 心窩部の激しい痛みを訴える場合は, 急性心筋梗塞も念頭において心電図検査を早急に行う.

(2) 急性腹痛をきたす消化器疾患

① 感染性胃腸炎

細菌性とウイルス性に分けられる. 細菌性胃腸炎(食中毒)は下痢(ときに膿性)や血便に, 激しい腹痛, 反復する嘔吐, 発熱を伴い, 夏に多い. 細菌性胃腸炎のおもな原因菌を表IB-5-3に示す. ウイルス性胃腸炎はかぜによる胃腸炎とよばれるもので冬に多い.

② 急性虫垂炎

初期における臍周囲や上腹部の鈍痛が次第に右下腹部に限局し, 軽度の発熱と白血球増多を伴い, 右下腹部に特有の圧痛と筋性防御や反跳

表IB-5-3 細菌性胃腸炎のおもな原因菌

原因菌	潜伏期間	感染経路
黄色ブドウ球菌	数時間	つくりおきの食品
腸炎ビブリオ	半日	生の魚介類
サルモネラ	1日	肉類, 生卵, 乳製品
キャンピロバクター	数日	鶏肉, 川や井戸の水
病原性大腸菌(O-157)	数日	不明(経口感染)

痛などの腹膜刺激症状を呈すれば診断は容易である. しかし虫垂の位置が盲腸の後や骨盤内にあるときは, 圧痛点がわかりにくかったり, 移動していたりして, 診断がむずかしい場合もある. また月経前後の女性では症状が類似していても, 急性虫垂炎でないこともある. 逆に小児や高齢者では症状が軽いにもかかわらず, 急性虫垂炎が穿孔性腹膜炎に進行していることもあるので注意が必要である.

③ 胆石症

痛みは上腹部の鈍痛から疝痛まで種々の程度がある. 胆石疝痛では過食, 心労, 肉体的疲労などの過労が誘因となり, 嘔気, 嘔吐を伴って右季肋部痛が次第に増強し, 激烈な疝痛発作を生じる. 右肩甲部や背部へ放散痛を認めることがある. 胆石疝痛は胆嚢胆石よりも総胆管結石

で高頻度に生じる．胆管炎や胆嚢炎を合併すると発熱を生じ，上腹部の圧痛が強くなる．放置すると急性閉塞性化膿性胆管炎となり，エンドトキシンショックを合併して死亡することもある．

④ 急性膵炎

アルコールの過飲，脂肪食品の過食などの後に急激な上腹部痛があり，背部や左肩への放散痛を伴う．疼痛を和らげるため，前屈姿勢や胸膝位をとる．多くは嘔気や嘔吐を伴い，発熱や軽度の黄疸がみられることもある．触診にて上腹部の圧痛，筋性防御，そのほか抵抗腫瘤を触れることもある．血算ではヘマトクリット値の上昇と白血球増加，血液生化学でアミラーゼやリパーゼ上昇を認める．重症の急性膵炎ではショック，多臓器不全，敗血症を併発し，現在でも死亡率が10～20％に及ぶ．

⑤ イレウス（腸閉塞）

下腹部痛に便秘，嘔吐があって，腹部膨満，打診で鼓腸を認める．絞扼性イレウスでは腹痛は持続的，激烈で，早期より筋性防御や反跳痛などの腹膜刺激症状，発熱，ショック症状などが出現する．腹部立位X線での鏡面像形成（niveau）はイレウス診断の決め手となる．小腸のイレウスでは拡張腸管にKerckring皺襞を，大腸のイレウスでは結腸膨起（haustra）を有する腸管像を認める．

⑥ 虚血性腸炎

下行結腸からS状結腸が好発部位．腸管の血流が一過性に悪くなり，腸粘膜に虚血性の炎症が起こる．50歳以上で心臓病や動脈硬化の高度な人に多いとされ，下痢に黒い凝血塊の混じった血便を伴い，左側腹部に圧痛を認める．

(3) 慢性腹痛をきたす消化器疾患

慢性腹痛には機能的異常によって起こる腹痛と器質的疾患に伴う腹痛に分けられる．機能的異常による慢性腹痛には，慢性胃炎，過敏性腸症候群，胆道ジスキネジー，器質的疾患に伴う慢性腹痛には，胃・十二指腸潰瘍，慢性膵炎，腸管癒着症があげられる．

① 胃・十二指腸潰瘍

胃潰瘍では食後に，十二指腸潰瘍では空腹時や夜間に，上腹部の鈍痛や疝痛を訴えることが多い．食欲不振，吐気，胸やけなどの症状を伴う．急性の潰瘍ではストレス，薬剤（非ステロイド性抗炎症薬，副腎皮質ホルモン），アルコール，喫煙などが誘因となっていることが多く，これらの誘因を除去することが治癒を早める．近年，胃内に生息するヘリコバクター・ピロリ菌が，潰瘍発生にかかわっているとされ，除菌すると潰瘍が再発しにくくなる．

② 過敏性腸症候群

過敏性腸症候群は主として大腸の運動および分泌機能の異常で起こる病気の総称である．以前は大腸の機能異常によって起こる病気ということで「過敏性大腸症候群」とよばれていたが，最近では大腸だけではなく小腸も関与するので過敏性腸症候群といわれている．臍周囲から下腹部にかけての腹痛で，持続性鈍痛のこともあれば，発作性疝痛をきたすこともある．腹痛に加えて慢性の便秘，下痢，あるいは便秘・下痢の交代を繰り返す．ストレスによって増強する特徴を有する．便通異常の現れ方によって以下の3型に分けられる．

(i) 神経性下痢（下痢型）：激しい腹痛の後，粘液性の下痢便が出る．便意をもよおす回数が多いのが特徴で，重症ではいつどこで便意をもよおすかもわからず，登校や出勤の途中でも数回トイレに行かなければならない人もいる．

(ii) 痙攣性便秘（便秘型）：腹痛，腹満感を伴い，トイレに行くがなかなか出ないという厄介な便秘である．出るときは，ウサギの糞のようなコロコロした小さな便の出るのが特徴．

(iii) 交替性便通異常（交替型）：下痢と便秘を繰り返す．

その他の症状として，食欲不振，腹部膨満感，吐気，腹鳴，放屁などを伴うことがある．また

表 IB-5-4 腹痛をきたすおもな疾患の治療

疾患名	治療方針，治療法
胃・十二指腸潰瘍	1. 規則正しい食事，禁酒，禁煙，ストレス解消 2. 誘因薬剤（非ステロイド性抗炎症薬，副腎皮質ホルモン）の減量，中止 3. 薬物療法：H_2ブロッカー，プロトンポンプ阻害薬，抗コリン薬，制酸薬，胃粘膜保護薬など．腹痛には鎮痙薬 4. ピロリ菌はプロトンポンプ阻害薬と抗生物質にて除菌 5. 吐・下血あれば緊急内視鏡による止血
急性膵炎	1. 膵外分泌腺安静のため絶飲食，H_2ブロッカー静注 2. 脱水に対し大量輸液（3〜4 l/日） 3. 蛋白分解酵素阻害薬（メシル酸ナファモスタット，ウリナスタチン，メシル酸ガベキサート） 4. 腹痛には鎮痙薬，麻薬拮抗型鎮痛薬，硬膜外ブロック 5. 重症ではショック，多臓器不全，播種性血管内凝固（DIC）の対策を立てる
腸閉塞（イレウス）	1. 腸管減圧のため絶飲食，胃管，イレウス管の挿入 2. 脱水，電解質異常に対して輸液（2〜3 l/日）による補正 3. 腸内細菌増殖予防の目的で抗生物質投与 4. 腹痛には鎮痙薬，麻薬拮抗型鎮痛薬 5. 浣腸，腸管蠕動刺激薬（閉塞の部位や程度で危険なことも）．保存的治療で改善しなければ手術．絞扼性イレウスは緊急手術
過敏性腸症候群	1. 規則正しい食事と睡眠．身体的，精神的ストレスの除去 2. 消化管運動機能亢進に対して抗コリン薬，腸管運動調整薬 3. 腹痛には鎮痙薬，便秘には酸化マグネシウム 4. 精神・神経症状に対しては自律神経調整薬，抗うつ薬
腎尿管結石	疼痛には非ステロイド性抗炎症薬，鎮痙薬，麻薬拮抗型鎮痛薬，硬膜外ブロック．疝痛発作時の多量輸液は水腎症を増悪させるので禁忌

精神神経症状として，頭痛，易疲労感，動悸，月経異常，睡眠障害，不安感，焦燥感，抑うつ感などを伴うことがある．

(4) 泌尿器科疾患による腹痛

片側の側腹部から背部にかけての痛みで，痛みは鼠径部から陰嚢に放散することがある．身体所見では肋骨脊柱角に叩打痛を認める．血尿や膿尿などの尿所見異常や，頻尿，排尿痛，残尿感などの排尿異常を伴うことが多い．

① 腎尿路結石

結石が腎杯頸部，腎盂尿管移行部，尿管に嵌頓すると，腎盂腎杯内圧が上昇して腎被膜が急激に伸展され，腎部の持続痛と尿管攣縮による疝痛を生じる．疝痛発作時には悪心・嘔吐や冷汗などの自律神経症状を伴うことが多い．下部尿管の結石では膀胱の刺激により頻尿，残尿，排尿痛などを伴いやすい．

② 急性腎盂腎炎

細菌感染による腎実質の炎症．炎症により腎被膜が伸展され，肋骨脊柱角に叩打痛をきたす．悪寒戦慄を伴う高熱が特徴で，悪心・嘔吐を伴うことも多い．尿沈渣で膿尿，白血球円柱，血液検査で白血球増多やC反応性蛋白（CRP）上昇を認める．

(5) 産婦人科疾患による腹痛

① 子宮・付属器の炎症性疾患

下腹痛に加え帯下の異常を認め，直腸診で子宮や付属器部分に圧痛を認める．子宮頸管炎や付属器炎ではクラミジア感染が多い．子宮内膜炎や付属器炎が進行，重篤化すると骨盤腹膜炎を生じ，腹膜刺激症状が現れる．

② 子宮内膜症

初期は月経痛のみ，進行すると月経時以外にも慢性的な腹痛をきたすようになる．直腸診でダグラス窩の圧痛や付属器の腫大が認められる．

③ 卵巣腫瘍茎捻転

卵巣腫瘍が鶏卵大よりも大きくなると茎捻転を起こすことがある．突発性，片側性の激烈な下腹痛で，腹部エコーで疼痛部に一致して卵巣腫瘍を確認できる．

④ 子宮外妊娠

突然，強度の下腹痛で妊娠反応陽性，性器出血もよくみられる．腹腔内出血に伴い腹膜刺激症状が認められ，ダグラス窩に圧痛や波動が認められる．腹部エコーでは子宮内に胎嚢が証明されない．

⑤ 進行流産

徐々に増強する下腹痛で妊娠反応陽性，性器出血を認める．腹膜刺激症状やダグラス窩の圧痛は認めない．腹部エコーでは子宮内に胎嚢や胎児を認めることが多い．

7) 治療方針・治療法

体性痛に対しては非ステロイド性抗炎症薬（NSAIDs）や麻薬拮抗型鎮痛薬（ペンタゾシン，ブプレノルフィン，ブトルファノールなど）を用いる．内臓痛に対しては鎮痙薬（抗コリン薬）を用いる．腹痛をきたすおもな疾患の治療方針・治療法を表ⅠB-5-4に示す．

● I. 西洋医学編 B. 各論

6　上肢痛

1) はじめに

　肩関節から末梢への疼痛について述べるが，一般的には頸椎疾患による頸部痛～上肢痛であることも多い．このため頸椎疾患との鑑別は重要である．頸椎疾患については「I．西洋医学編の各論 3 頸部痛」で述べているため，頸部痛以外の内容を述べる．

2) 分類

＜疾患別分類＞
　頸椎疾患
　胸郭出口部の疾患
　肩関節疾患
　末梢の神経，筋疾患
　血管障害

3) 診察のポイント

(1) 病歴をとる場合
- 僧帽筋を中心とする肩甲帯部か，肩関節自体か聴取する．
- 漠然とした範囲の限局しない疼痛の場合は，胸郭出口症候群や頸肩腕症候群などのことが多い．
- 疼痛の範囲が肩周囲だけでなく前腕にも及ぶ場合は，頸椎疾患や胸郭出口症候群を考える．

(2) 身体所見をみる場合
　① 肩関節部
　頸椎の伸展や回旋による疼痛の増悪の有無，疼痛部位，圧痛（結節間溝，大結節，烏口突起，肩鎖関節，胸鎖関節），可動性（自動・他動運動），筋力を調べる．疼痛誘発テスト（上腕二頭筋腱のテスト；Speed テスト，Yergason テスト，有痛弧徴候；painful arc sign，high arc sign，インピジメント徴候）を行う．

- Speed テスト；肘伸展位，前腕回外位で上肢を前方挙上させると結節間溝に疼痛：上腕二頭筋長頭腱炎．
- Yergason テスト；肘屈曲位で抵抗下に前腕を回外させると結節間溝に疼痛：上腕二頭筋長頭腱炎．
- painful arc sign；自動的に側方挙上して 70～140 度で疼痛が誘発され，140 度を超えると疼痛が消失：腱板および肩峰下滑液包の障害，肩インピジメント症候群．
- high arc sign；自動的に側方挙上して 150 度以上で疼痛：肩鎖関節の障害．
- インピジメント徴候；肩甲骨を押さえながら内旋位にした上肢を挙上したときの疼痛の再現，増悪：肩インピジメント症候群．
- 肩関節の自動・他動運動制限があるにもかかわらず，肩甲骨の動きは良好：肩関節周囲炎．
- 自動運動のみ障害，他動的に挙上された角度が保てない：腱板断裂新鮮例．肩すくめ状態：腱板断裂．
- 上肢を外転位で支えきれない現象（腕落下徴候）：腱板断裂．

　② 上肢部
　疼痛部位，圧痛，Tinel 徴候（指先で叩打刺激を加えると末梢の支配領域に放散する痛み）を調べる．

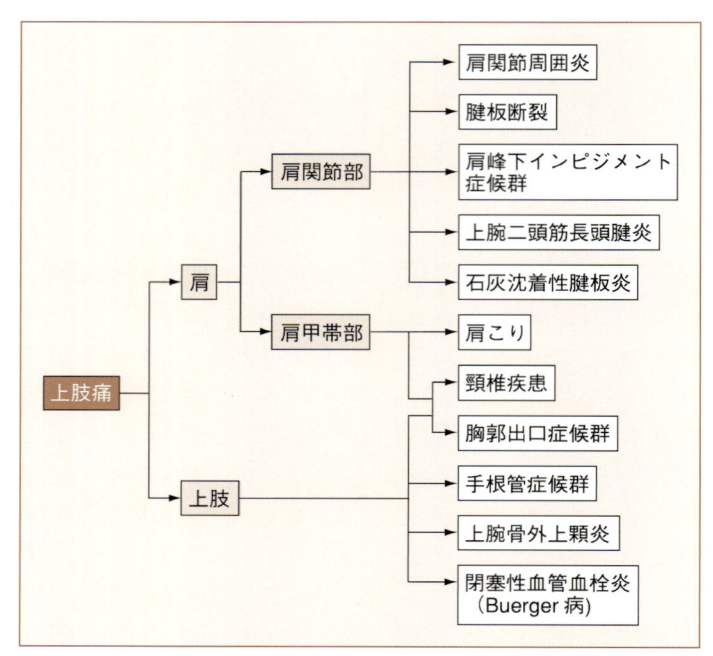

図ⅠB-6-1 部位別に考えられる疾患

- Phalen テスト（手関節掌屈），逆 Phalen テスト（手関節背屈）は手根管症候群で陽性となる．
- 上肢の腱反射，病的反射を検査し，徒手筋力検査，握力を測定し，手指の巧緻運動を観察する．
- 皮膚の熱感や冷感，発汗状態をみる．

(3) 臨床検査を行う場合
① 単純Ｘ線：肩関節，肘関節，手関節など
- 腱板断裂：肩峰骨頭間距離の狭小化．
- 石灰沈着性腱板炎：肩峰下の石灰沈着．
② 肩関節造影
- 肩関節周囲炎：関節包（とくに下部）の狭小化．
- 腱板完全断裂：肩峰下滑液包への造影剤の流出．

③ MRI：肩関節（腱板断裂，肩峰下インピジメント症候群など）
④ 神経伝導速度
- 手根管症候群の確定診断となる．

4）診断のフローチャート
（ⅠB 各論 3．頸部痛，図ⅠB-3-1 参照）

5）部位別に考えられる疾患
（図ⅠB-6-1）

- 肩付近：肩関節疾患，頸椎疾患，肩こり
- 肩付近〜上肢痛：頸椎疾患，胸郭出口症候群
- 上肢痛：頸椎疾患，上腕骨外上顆炎，手根管症候群，閉塞性血管血栓炎など

6）それぞれの病態の特徴

(1) 肩関節周囲炎
【病態】 肩関節周囲組織の退行性変化を基盤として発症した疼痛性肩関節制動症である．類似の症状を呈するほかの肩関節疾患の除外診断が必要である．
【症状】 初期は肩関節部の疼痛が主症状で，その後は肩関節の拘縮がみられ，可動域は通常，外転，外旋，内旋が制限され，結髪，結帯，衣服の着脱など日常生活動作に支障をきたす．自発痛，安静時痛，運動時痛がみられ，夜間痛が著明．しかし大部分の症例は2年以内に症状が軽快する．再発はまれである．

(2) 上腕二頭筋長頭腱炎
【病態】 上腕二頭筋長頭腱は肩関節の運動に際し結節間溝内を滑動しており，摩擦により炎症などを発症しやすい．
【症状】 肩関節外転時，肘関節屈曲時や腕下垂・外転時の疼痛である．結節間溝に圧痛を認める．Speedテスト，Yergasonテストが陽性になる．

(3) 石灰沈着性腱板炎
【病態】 腱板に沈着したリン酸カルシウム結晶による結晶誘発性関節炎である．腱内の細胞の線維軟骨化症による．そして二次的な血管進入によって石灰が吸収されるとき，結晶によって肩峰下滑液包炎を生じる．
【症状】 急激に発症し，激痛，とくに夜間痛と肩の自動運動障害を認める．

(4) 腱板断裂
【病態】 加齢，外傷などで腱板の腱線維が断裂して生じる．
【症状】 夜間痛，運動痛が強い．圧痛を大結節，棘下筋，肩甲骨内上角，広背筋，上腕三頭筋などに認める．拘縮を伴わない挙上筋力の低下を認め，挙上保持力低下が認められる．典型例では腱付着部の腱欠損を触知でき，棘上筋と棘下筋に限局した筋萎縮がみられる．特異的ではないが，上肢挙上時に軋轢音が生じ，有痛弧徴候，腕落下徴候があり，棘上筋テスト（内旋位の腕落下徴候で90度挙上した上肢を内旋位とし，前腕遠位部を押し下げて筋力に左右差の有無をみる）が陽性になる．

(5) 肩峰下インピジメント症候群
【病態】 腱板ならびに肩峰下滑液包が，烏口肩峰アーチあるいは肩鎖関節にぶつかる現象で，肩関節挙上時に肩峰下滑液包炎や腱板炎を惹起し疼痛が生じる．
【症状】 上肢を肩の高さより上で使用したときの運動痛が主症状である．安静時痛はまれであるが，夜間痛を認めることもある．圧痛を肩峰前外側，烏口肩峰靱帯，大結節部に認める．上肢挙上時，軋轢音を生じる．有痛弧徴候は代表的所見であり，疼痛が強い時期には腕脱落徴候もみられる．インピジメント徴候を認め，インピジメント注射テストで有痛弧徴候やインピジメント徴候が消失または軽減する．

(6) いわゆる肩こり
【病態】 後頸部から肩甲部にかけての骨格筋の緊張が亢進し，重圧感や疼痛を発生した状態であり，以下の原因が考えられる．

　①頸部〜肩甲部の筋肉の発達不良の人，とくに首が細くなで肩の人に多い．さらに自律神経失調による低血圧や貧血症など局所の低酸素を招きやすい素因が合併すると，筋肉内に疲労物質が貯留するため，肩こりを生じやすい．

　②頸部椎間板の外層で受けた刺激は脊椎洞神経を介して後角に伝わり，シナプスから前角を通って支配筋である肩甲骨の周囲筋に筋収縮を起こし，これが攣縮性の痛み，つまり肩こりとして知覚される．

　③緊張性の精神的素因による肩こり

【症状】 頸から肩にかけて，また背中が張ったような重苦しく"いやな感じ"があり，もむと気持ちがよくなることが多い．こりは肩，肩甲間部，項部，後頭下部（背面）に生じる．肩こりは通常両側性である．長期の肩こりは自律神経症状を伴うことが多い．

(7) 上腕骨外上顆炎
【病態】 過度の使用による上腕骨外上顆での筋腱付着部炎で，筋付着部の微小断裂，変性による運動である．手関節固定の役目の短橈側手根伸筋が最も力が弱いため障害されやすい．
【症状】 上腕骨外上顆に限局する圧痛を認める．Thomsen テスト（上腕骨外上顆に限局する圧痛手関節背屈位強制動作で上腕骨外上顆に疼痛が出現）が陽性になる．

(8) 手根管症候群
【病態】 手根管部で内圧が上昇し，正中神経が絞扼，圧迫されて浮腫，血流障害を引き起こすことで生じる．
【症状】 初発症状は正中神経領域母指から環指掌側のしびれを認める．しびれは次第に痛みを伴って持続し，とくに夜間の灼熱痛を訴え，睡眠障害になることがある．しびれは早朝，夜間に，手作業後に増強し，振り動かすと軽減する．ボタンをかけにくい，物をつかみにくい，落としやすいなど（母指球筋の筋力低下）の巧緻運動障害，筋萎縮による猿手，母指対立運動障害が出現する．

(9) 閉塞性血管血栓炎（Buerger 病）
【病態】 四肢の小動脈に反復性の血管炎，血栓症をきたし，喫煙者に多い．糖尿病，高血圧などの併存疾患がない．静脈炎をしばしば合併する．
【症状】
- 虚血性疼痛：血流不足による深部の疼痛であり，手がしびれる，こわばる，水仕事がつらい，チアノーゼや蒼白を伴う．
- 潰瘍痛：四肢先端，指間にみられる．潰瘍後，血流不足から感染巣となりやすく難治性となる．この痛みがさらに交感神経を刺激し，四肢の末梢血流に影響を及ぼす．

7）治療方針・治療法

「Ⅰ．西洋医学編 B 各論 3 頸部痛」の治療法以外の治療内容を述べる．

① 安静
肩，上肢の運動が過度になるのは避ける．疼痛が強いときは装具療法を併用する．

② 神経ブロック療法
ステロイド局所注射，肩関節内注入・パンピング，肩峰下滑液包内注入，手根管内注入，経皮的肩関節部知覚神経高周波熱凝固

③ 外科療法
閉塞性血管血栓炎に対して胸腔鏡下胸部交感神経節焼灼術を，腱板断裂，肩峰下インピジメント症候群，上腕骨外上顆炎や手根管症候群で手術を必要とする場合がある．

④ 理学療法
マニピュレーションなど運動療法．

I. 西洋医学編　B. 各論

7　腰下肢痛

1) はじめに

脊柱の機能は大別して，体幹の支持，神経組織の保護，体幹の運動というのを兼ね備えており，さらに股関節，膝関節，足関節が機能的につながっている．おのおのの支持組織や関節は加齢的変化や外傷による機能の破綻をきたし，腰痛や下肢痛の原因となりうる．

腰下肢痛は，さまざまな病院を受診しても痛みの原因がはっきりとわからず，悩んでいる方もたくさんいると思われる．その理由は腰下肢痛の原因が多彩で，個人によってさまざまな状態が存在し，なおかつ画像診断を用いても痛みの原因となる病変と痛みの存在部位が一致しないことも多いからである．とくに脊椎・脊髄に関連した痛みの場合，早急に手術を要することもあり，その診断には注意が必要である．

2) 分　類

(1) 部位別にみた腰下肢痛の分類
　　（表 IB-7-1）

(2) 原因別にみた腰下肢痛の分類
　　（表 IB-7-2）

3) 診察のポイント

腰下肢痛のある患者は，外来で一目みて重症かどうか見分けることができる．歩行ができていない場合はもちろん重症であり，体を動かすのでさえ苦痛で診察もままならないこともしばしば経験される．重症な患者をみた場合，いたずらに診察を長引かせずに要点のみ行い，専門医へ送るかどうか判断できることが重要である．

表 IB-7-1　部位別にみた腰下肢痛の分類

部位別	腰椎由来の痛み	股関節由来の痛み	大腿と膝関節の痛み	下腿と足の痛み	その他
	急性腰痛	変形性股関節症	変形性膝関節症	関節症	骨粗鬆症
	慢性腰痛	特発性大腿骨頭壊死	半月損傷, 靱帯損傷	足根管症候群	血管性障害（閉塞性動脈硬化症，レイノー症候群など）
	椎間板ヘルニア	関節リウマチ	軟骨石灰症	痛風	外傷
	脊柱管狭窄症	脱臼	偽痛風と痛風	関節リウマチ	炎症
	脊椎症	骨折	関節リウマチ	アキレス腱周囲滑液包炎	腫瘍
	分離・すべり症				骨化症
	変性すべり症				手術後疼痛
	その他				免疫性

表 IB-7-2　原因別にみた腰下肢痛の分類

● 椎間板障害	● 脊椎の異常	● 加齢・変性	● 外傷性
・椎間板ヘルニア	・脊柱管狭窄症	・変形性脊椎症	・腰椎圧迫骨折
・シュモール結節	・脊椎分離症	・骨粗鬆症	・その他の骨折
・椎間板性腰痛	・脊椎すべり症	・椎間関節症	・捻挫，靱帯損傷
		・変形性関節症	・打撲，腱断裂
			・脱臼，亜脱臼
● 筋・筋膜性	● 機能・炎症性	● 腫瘍	● 血管性
・筋膜症	・化膿性脊椎炎・関節炎	・転移性脊椎腫瘍	・閉塞性動脈硬化症
・筋疲労・筋拘縮	・石灰沈着性関節周囲炎	・脊髄腫瘍	・レイノー症候群
・腰痛症	・脊椎カリエス	・骨腫瘍	・コンパートメント症候群
（ぎっくり腰）	・強直性脊椎炎	・肉腫	
・廃用性筋萎縮	・関節滑液包炎		
● 神経障害	● 軟部組織	● 退行性疾患	● 内臓痛
・絞扼性神経障害	・強直性脊椎症	・腰椎-股関節症候群	・尿路結石
（足根管症候群，梨状筋症候群など）	・後縦靱帯骨化症	・腰椎-膝関節症候群	・胆嚢炎
・Morton 病，Charcot 関節	・黄色靱帯骨化症		・子宮内膜症，月経困難症
・帯状疱疹後神経痛	・軟骨軟化症		・胃腸疾患
			・大動脈瘤，大動脈解離
● 特発性・先天性	● 全身性疾患	● 心因性	● その他
・特発性大腿骨頭壊死	・糖尿病	・ヒステリー	・ステロイド関節症
・側彎症	・リウマチ	・不安神経症	・アライメント不良
・脊髄稽留症候群	・痛風，偽痛風	・心身症	・過角化
・特発性関節出血	・血友病		
	・自己免疫性疾患		

(1) 病歴をとる場合

【主訴】　具体的にどの部分が痛むのか，正確に言い表すことのできる部位か，漠然とした痛みかどうか．

【発症経過】　いつ，どのようにして（誘因），どのくらいの期間が過ぎたかどうか．どの部位から始まった痛みか．その後の広がり．

＜痛みについての問診＞

【部位】　腰痛のみ，下肢の症状を伴う，下肢のみ．片側・両側性，会陰部を含む．

　痛みの部位が限局している場合，関節性の痛みの可能性が強い．広範囲に及ぶものであれば，筋・筋膜性の痛みの可能性が強い．

【安静時痛の有無】　安静で痛みがない場合はどのような動きで痛みが発生するのか評価を行う．また安静にしていても強い痛みがある場合は悪性疾患を含め十分な注意が必要．

【腰椎の前屈や後屈による痛みの誘発】　骨粗鬆症や変形性脊椎症，脊椎圧迫骨折などでよくみられる．

【痛みの性状】　鋭い痛み，ズキズキとした拍動性，しびれ，重苦しい鈍い痛み，圧迫感．

【夜間疼痛・睡眠障害】　睡眠が障害されるほど強い痛み，中途覚醒．治療を行ってもいっこうに回復に向かわない場合，悪性疾患や炎症性疾患，骨折などが疑われる．

【下肢痛による歩行障害の有無】　単一の神経領域に一致している場合は腰椎椎間板ヘルニアを疑う．歩行による悪化を認める場合は脊柱管狭窄症，閉塞性動脈硬化症などを疑う．

【膀胱・直腸障害の有無】　尿失禁や排尿障害などが認められる場合は，緊急手術の対象となることがある．疼痛のためにトイレに行っていないと思いがちであるが，どのくらいの時間尿意

がないか,水分摂取が十分かどうか詳細な問診が必要となる.

【圧痛と叩打痛】 痛みの部位に一致して強い圧痛や叩打痛を認める場合は変性疾患を疑う.

【歩行のパターン】 歩行により痛みの増悪,休憩により軽快,殿部を挙上するような歩行,足をうまくつけない(踵が上がるようにつま先だけで歩行)などのパターンを認識する.

【経過】 徐々に痛みが強くなっていく場合は悪性疾患や炎症性の疾患を疑う.慢性的な痛みが続いている場合は変性疾患や脊柱管狭窄症を疑い,急性に出現した場合は椎間板ヘルニアや骨折などを疑う.

(2) 身体所見をとる場合
　① 各関節における可動運動領域
　　　(図 I B-7-1 A, B)

疼痛のために立位困難(腰下肢痛),座位困難(殿部痛)の場合は無理に可動域を調べなくてもよい.まず患者を立位にし,脊柱の彎曲,変形,可動性,それに伴う腰痛,下肢痛の誘発や増強を調べる.叩打痛や棘突起の圧痛は悪性疾患や骨折を疑う.前屈制限か後屈制限か調べる.圧痛のみならず,診察のために触っただけで痛みを伴う場合(または触られたことがわからない)は,神経障害が強い可能性があるため,早急に専門医へ患者を送ることを検討する.座位困難な場合は,坐骨神経痛の可能性が高い.同部位の圧痛点が一致すればさらに可能性が高くなる.また,腰椎にかかる負荷は座位が最も高いため,腰痛でも立位の方が楽で,座位困難となることがある.

立位困難な場合は,股関節以下の下肢痛の可能性が高い.

【股関節痛】 仰臥位で鼠径部の圧痛,股関節の運動制限の有無.

【膝関節痛】 膝蓋骨の可動性,関節両脇(側副靱帯)の圧痛,膝蓋骨下部の圧痛,膝蓋骨上部の圧痛の有無.大腿四頭筋萎縮による膝関節全体の痛み.

【足関節】 背屈や底屈などの可動性,圧痛の有無.

- おのおのの関節に一致した圧痛や可動に伴う痛みは,変性疾患を考える.
- 歩行により痛みが増強する場合は,脊柱管狭窄症や閉塞性動脈硬化症などを疑う.

② 関節に限らない下肢痛

腰椎由来の痛みの可能性が高い.
簡単にできる診察方法は以下のとおり.

(i) 伸脚挙上テスト (straight leg raising test : SLR test) (図 I B-7-2-①)

患者をベッド上で仰臥位とし,下肢を進展させたままゆっくりと挙上していく.陽性では挙上に伴い痛みが誘発される.左右差がある場合にとくに重要.

(ii) Bragard 徴候 (図 I B-7-2-②)

SLR で痛みが出た位置よりも少し下の部位で,足関節を背屈させる.同様に痛みが誘発されれば陽性とする.

(iii) 大腿神経伸長テスト(femoral nerve stretching test : FNST) (図 I B-7-2-③)

患者を腹臥位にし,膝を 90 度に屈曲させたまま下肢を挙上する(股関節を伸展させる).大腿前面に痛みが誘発された場合に陽性とする.

(iv) 神経根に沿った痛み,感覚障害
　　(図 I B-7-3)

この図に沿った痛み,触覚や冷覚の障害を調べていく.神経領域に一致している場合は神経根障害の疑いが高い.

脈拍の触知は血管閉塞性の病態との鑑別に欠かせない.

皮膚温の変化は下肢冷感の部位,両側性か片側性かをみる.

③ 下肢痛のない腰痛

- 急性で痛みのある部位をゆっくり圧迫すると痛みはあるが,むしろ軽減する場合は筋・筋膜性のいわゆるぎっくり腰を疑う.
広い範囲に痛みがあり,圧痛はむしろ少な

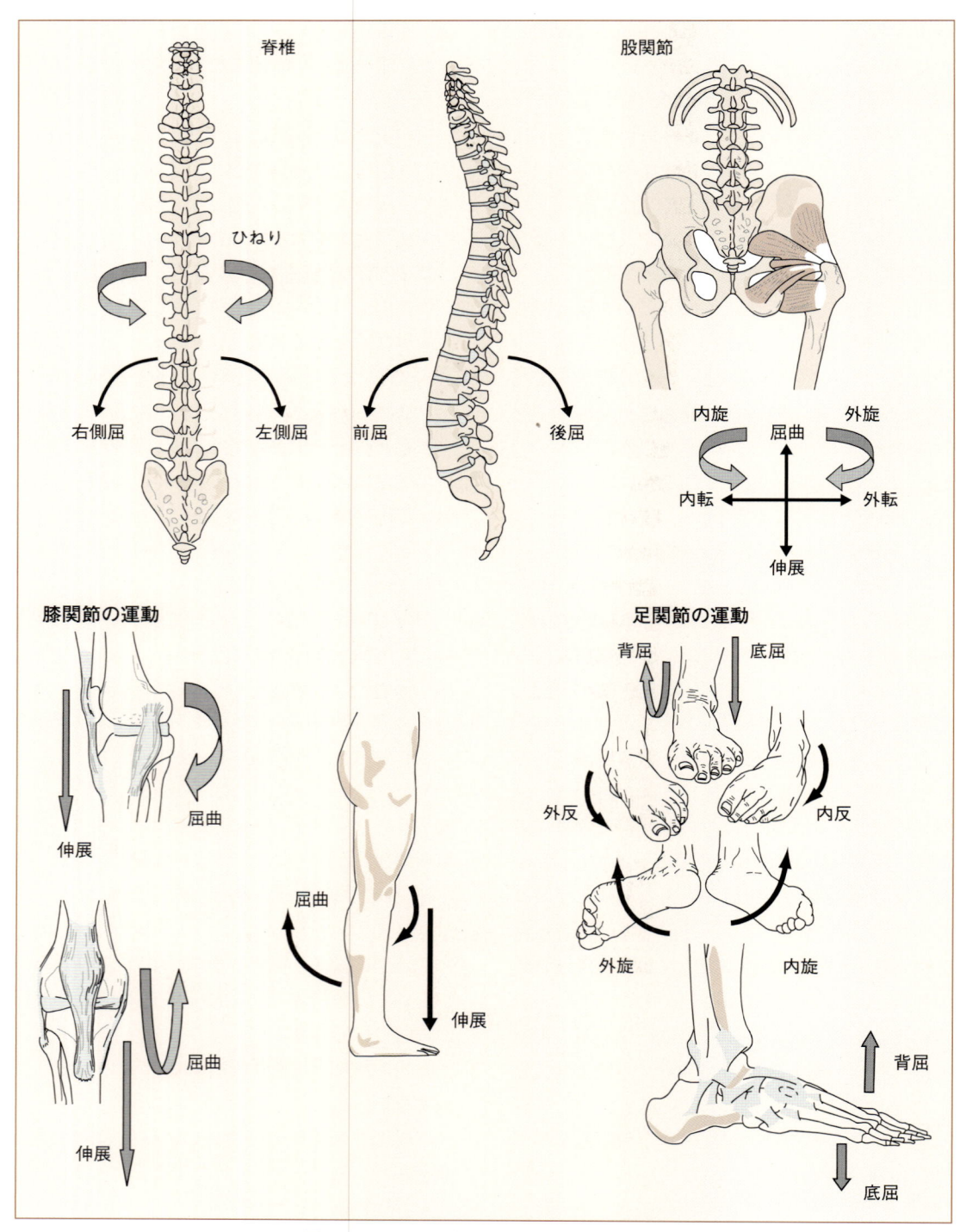

図ⅠB-7-1　各関節における可動運動領域

① 伸脚挙上テスト
（straight leg raising test：SLR test）

この角度が70度未満で坐骨神経に沿った痛みが誘発される．

痛みの誘発

② Bragard 徴候

足関節の背屈

痛みの誘発

③ 大腿神経伸長テスト
（femoral nerve stretching test：FNST）

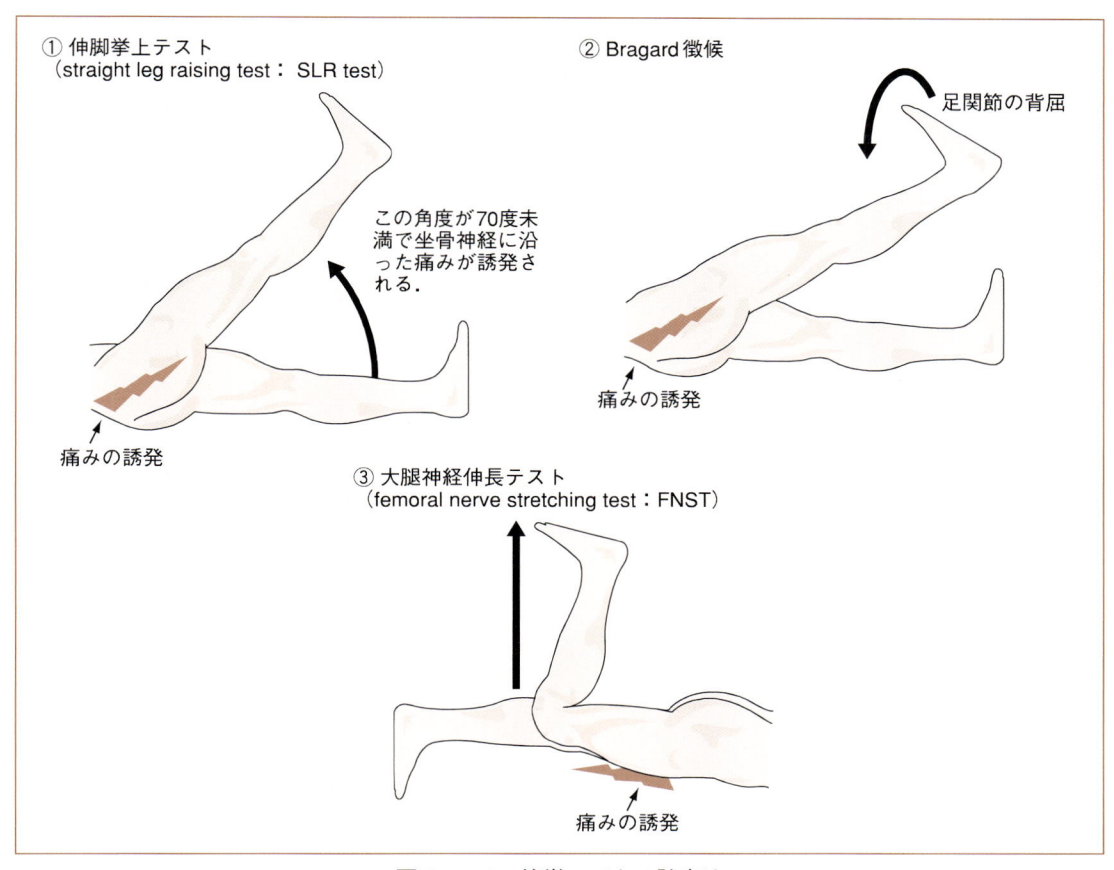

痛みの誘発

図 IB-7-2　簡単にできる診察法

いが叩打痛が認められる場合は内臓諸器官の疾患（尿路結石，胆嚢炎，膵炎など）を疑い，専門医へ送る．生理の周期に一致した腰痛は，子宮内膜症の可能性もある．
- 慢性的な痛みでは，変性疾患や関節面での痛みが関与していることが多い．疲労性の痛み，筋力低下による萎縮性の痛みも考えられ，悪循環になっていることが多い．慢性的で強い痛みを訴えている場合，心因性のこともあるので注意が必要である（IB 各論—9．心因性疼痛を参照のこと）．

(3) 臨床検査を行う場合

急性の痛みのなかには化膿性・炎症性の疾患が隠されているために血液検査が必要となってくる．発熱や身体の倦怠感などを伴うことが多い．

脊椎の変形や関節の変形，可動制限，叩打痛などが認められる場合は単純X線写真の画像診断をまず行うべきである．高齢者では骨折が認められることが多いが，腰椎圧迫骨折の場合に陳旧性のものと新たに発生したものかの鑑別がむずかしい．臨床診察との結果をもとに鑑別を行う．その他，分離症やすべり症，変形性脊椎症，骨粗鬆症，関節の変形性疾患を考える．悪性疾患ではしばしば骨破壊像や融解像が認められる．

MRI 検査法は単純 X 線写真で，各疾患が疑われた場合や痛みに対する原因を検索する場合に行われる低侵襲検査法である．CT 検査法はMRI の普及に伴い，とくに脊椎疾患でその場を失いつつあったが，3-D CT では脊椎を立体的

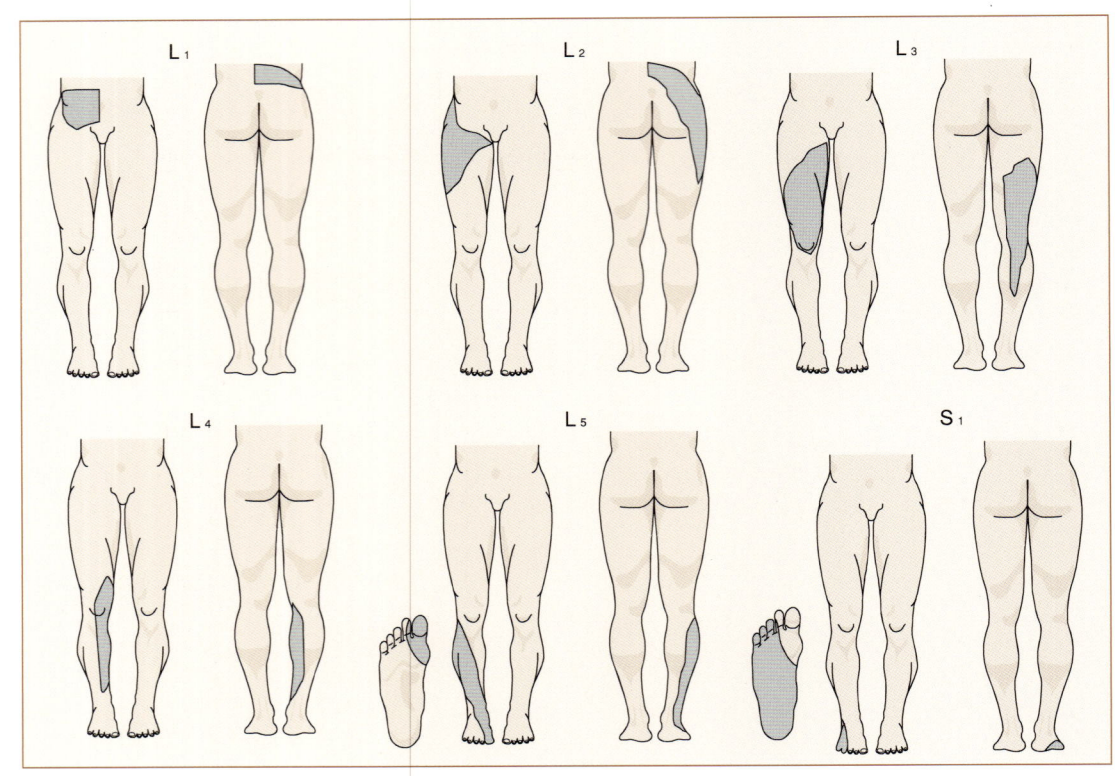

図ⅠB-7-3　神経学的支配神経根

に描出することができるため，分離症や変形性疾患の部位診断に有用である．その他，外傷，腫瘍，感染などに対して単独でも有用性が高い．

痛みの経過が改善しないか進行性の場合には早急な画像診断が必要な場合が多いため，注意が必要である．

＜X線撮影が必要な場合＞
- 外傷後に発生した痛み
- 安静時の高度な腰下肢痛
- 悪性疾患の既往
- 突然の誘因のない激痛
- 脊柱や関節の可動域制限のある場合
- 変形
- 運動麻痺
- 発熱を有する場合

4）診断のフローチャート
（図ⅠB-7-4）

5）部位別に考えられる疾患
（図ⅠB-7-5）

6）それぞれの病態の特徴

(1) 椎間関節由来の痛み

腰椎の上下関節面で炎症を起こすために痛みが生じる．椎間関節に一致した部位での強い圧痛が認められる．朝，目を覚ましたときに腰が痛くてなかなか起き上がれず，動いていくうちに痛みがやわらいでいく．

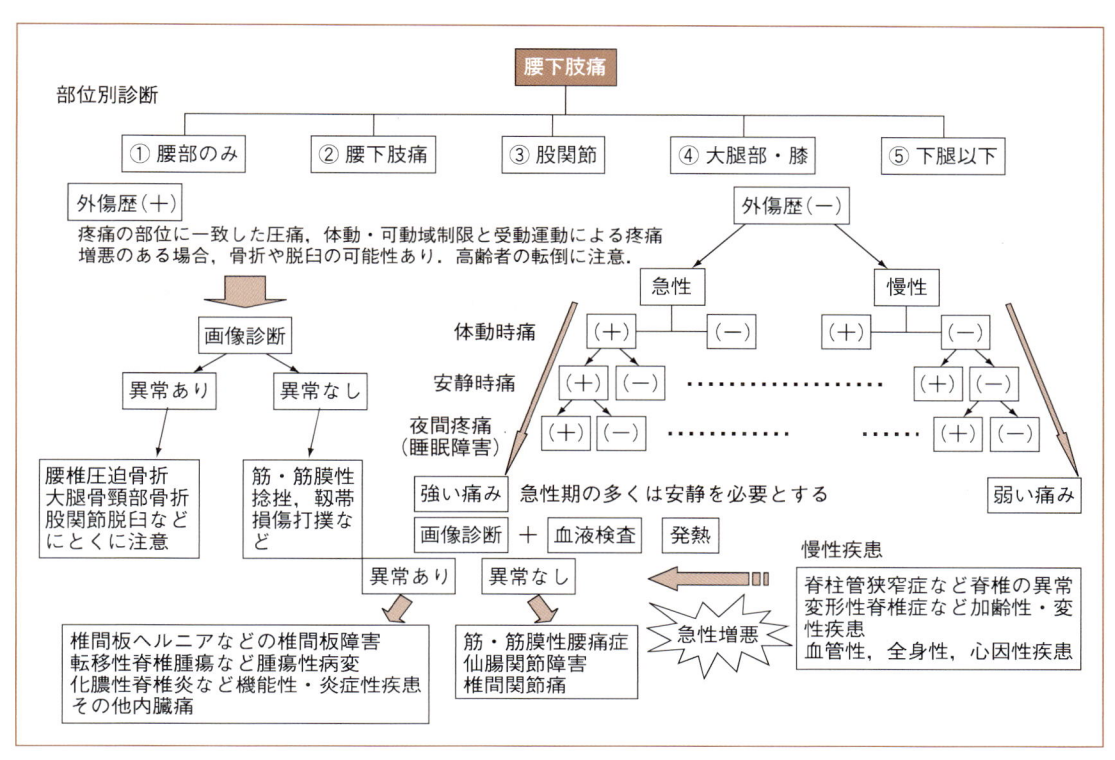

図 IB-7-4　診断のフローチャート

(2) 筋・筋膜由来の痛み

筋肉・神経・関節への急激な負荷や過度の緊張，疲労による痛みのこと．急に重い物を持ち上げようとしたり，体をひねったりした場合と同時に激痛が走り，動けなくなる．痛めた筋肉を伸展させるようにすると痛みが増強する．その他，運動不足や肥満，全身の疲労に伴い，筋肉の血行障害のために筋肉疲労をきたすことも考えられる．広範囲に痛みがあるが，強い圧痛点はある程度限局した原因の筋肉に認められやすい．逆に廃用性の萎縮により強い痛みが出現することがある．関節を支持する筋萎縮が原因で関節の痛みを最初に訴えることがある．

(3) 仙腸関節由来の痛み

腰椎の前屈，後屈あるいは側屈で誘発され，仙腸関節面に一致した鈍い圧痛が特徴的で，腰全体が圧迫されたような（押しつぶされたような）痛みを訴える．深く腰掛けたり，同じ姿勢を長くとると痛みが徐々に強くなっていく．仙腸関節裂隙の外縁部に痛みの領域が広がる．

(4) 椎間板ヘルニアによる痛み

椎間板ヘルニアによる痛みは多くは下肢痛を伴っている．脊髄神経根に一致した部位の痛み，しびれ，筋力低下が認められ，感覚障害の部位も一致する．ときに膀胱・直腸障害が認められる場合は神経麻痺になる可能性が高いため，早急な手術療法が必要となる．原因としては加齢によるものもあるが，過重な負担により急激に発症する場合もある．椎間板内の髄核が弾力性を失い，線維輪を破って飛び出し，神経を圧迫した結果起こるもの．脊柱のクッションの役割を果たしている椎間板は，年齢とともに次第に衰えてくるため，比較的若い年齢層にも認められやすい．

64   I．西洋医学編＜B．各論＞

圧迫骨折　　　加齢・変形性疾患

分離・すべり症

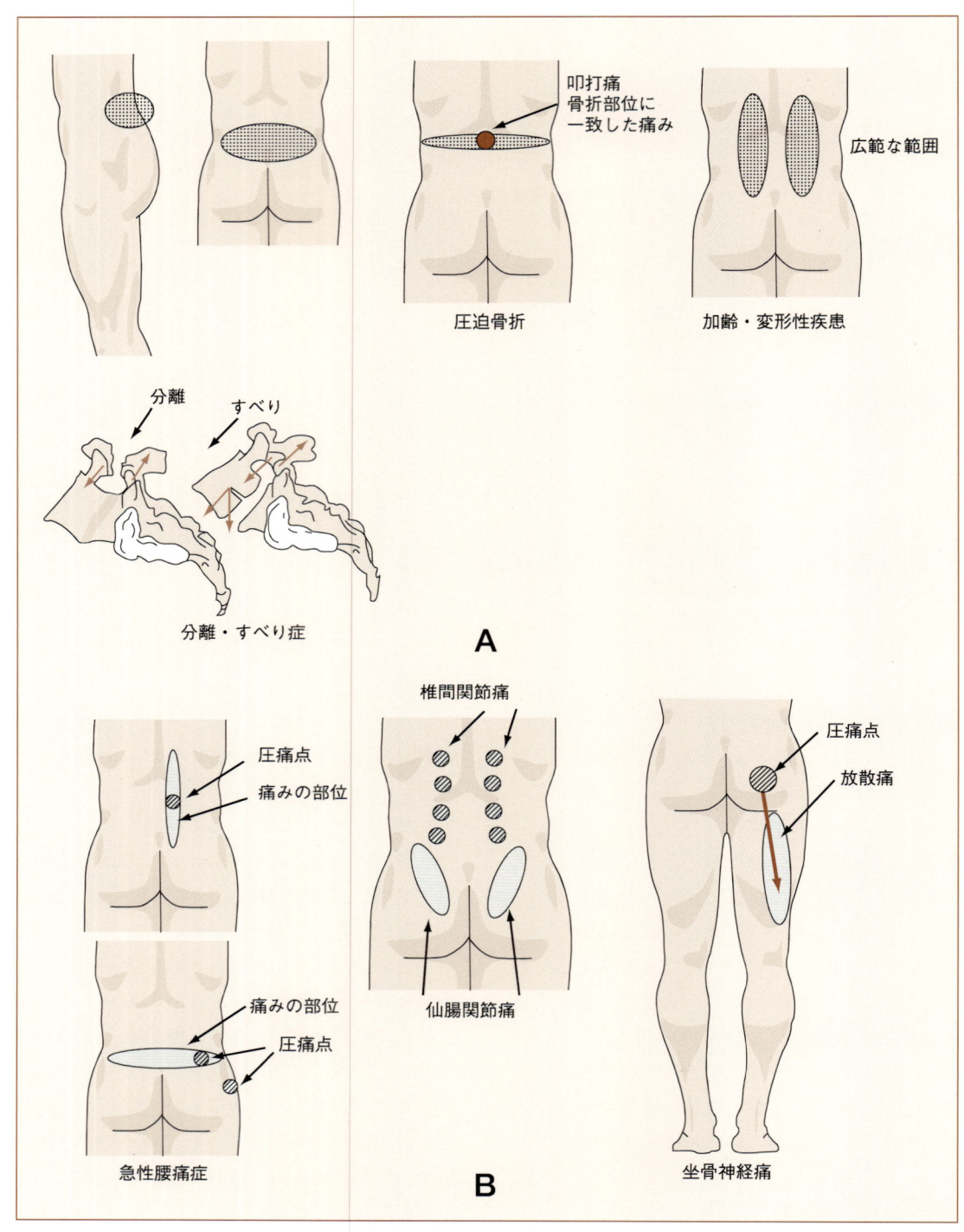

A

圧痛点
痛みの部位

椎間関節痛

圧痛点
放散痛

痛みの部位
圧痛点

仙腸関節痛

急性腰痛症

坐骨神経痛

B

図ⅠB-7-5　部位別に

7．腰下肢痛　65

- 多くは一側性の下肢痛を伴う
- 臨床的に多いのは腰椎下位レベルの下肢痛

椎間板ヘルニア

多くみられる放散痛

C

両側性
末梢性
冷感を伴う

血管性，レイノー症候群

股関節痛
歩行により増悪

- 膝関節痛
- 屈曲，伸展制限を伴うことが多い

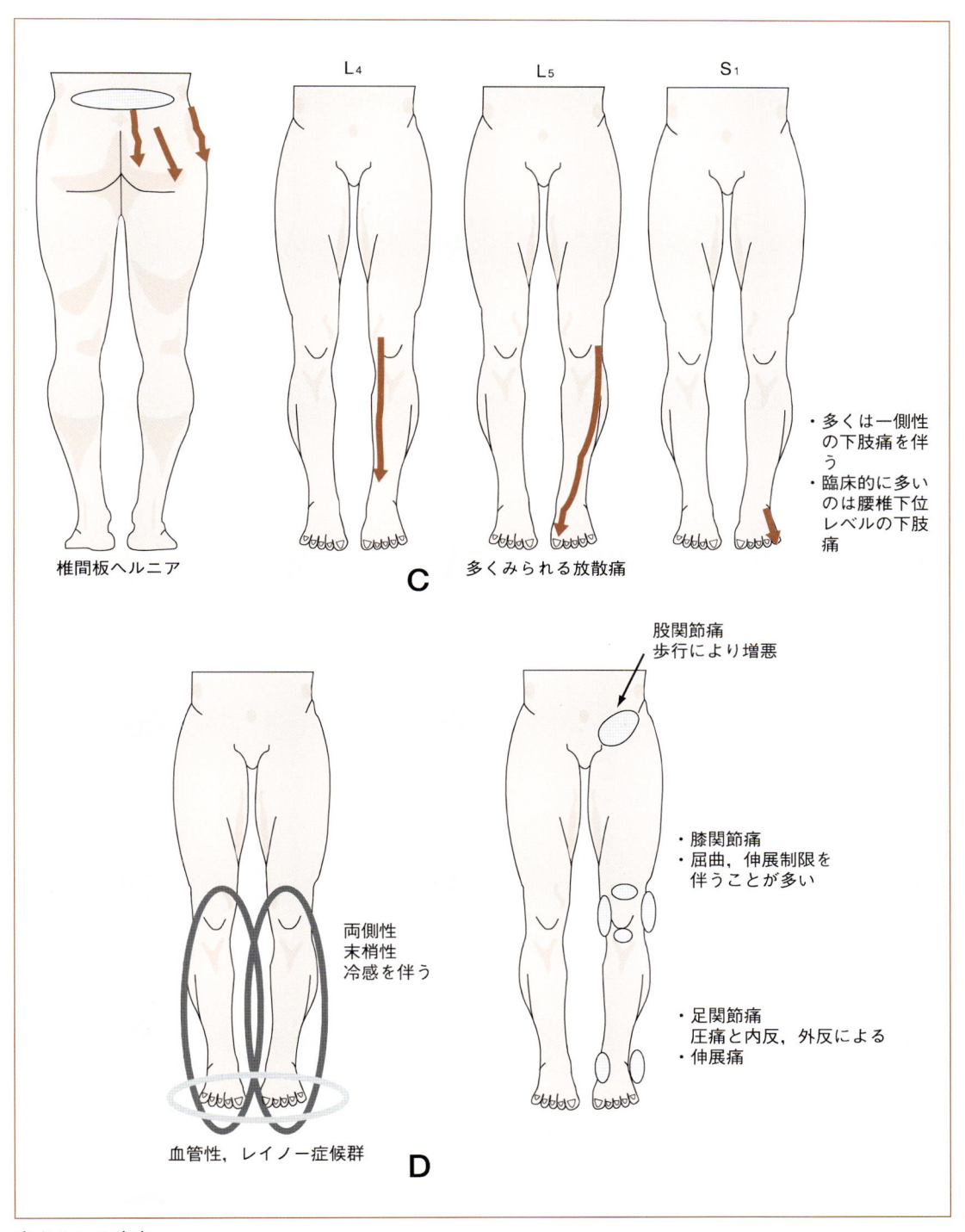

- 足関節痛
  圧痛と内反，外反による
- 伸展痛

D

考えられる疾患

(5) 脊柱管狭窄症による痛み

脊柱管の内径がほかの支持組織によって圧迫を受け狭くなり，その結果として脊髄や神経，血管を圧迫するようになり症状が発現する．長い時間歩行すると腰から足の裏にかけて痛みが出現したり，しびれたりする．休むとまた歩行ができるようになる．

(6) 変形性脊椎症による痛み

腰部に重苦しい鈍痛と筋肉のこわばり感が認められる慢性的な腰痛症をきたす．椎間板，関節，靱帯の加齢的な変化による．骨棘の形成により新たな痛みの発生や，脊髄神経根への圧迫によって下肢痛を伴うこともある．動作開始時に痛みが出現するが，動作を続けることによって徐々に痛みが改善してくることも特徴である．

(7) 脊椎分離・すべり症による痛み

腰全体の痛み．脊椎後方の骨が折れた結果，分離を起こし，脊椎の構造自体がずれてすべることによって発生する．同じ姿勢を長くとっていると，腰が痛くなる．後屈，座位，立位，歩行など同じ動作を続けると，徐々に痛みが増してきて我慢できなくなる．ときには下肢症状を伴うこともある．

(8) 脊椎圧迫骨折による痛み

多くは骨粗鬆症により脊椎が脆弱となっており，何らかの原因で骨折を起こす．骨折部位椎体に一致した横に広がる痛みと，同椎体棘突起の叩打痛が特徴的である．多くは高齢者に認められ，安静を保つと痛みは軽快し，動作時に疼痛が著明となる．

(9) その他の骨折

多くは外的要因により受傷の状況がはっきりしている激烈な痛みがある．骨折部を中心とした腫脹，圧痛，叩打痛，内出血などが特徴である．捻挫の場合と受傷機転が同様で，症状も似かよっているため鑑別が重要である．明らかなずれがある場合には整復が必要となってくる．高齢者では大腿骨頸部骨折が発生しやすいが，痛みを訴えることなく，その後も歩行することもある．

(10) 腫瘍による痛み

腫瘍に起因する痛みは腰下肢痛に限らず安静時にも軽快せず，夜間睡眠障害をきたすほどの痛みへと進行していく．発生部位により症状はさまざまであるが，治療に抵抗性で徐々に痛みが強くなっていき，神経障害が出現してくる．脊椎転移を起こすがんは男性では肺がん，前立腺がん，腎がん，肝細胞がん，胃がん，大腸がんが多く，女性では乳がん，肺がん，子宮がん，甲状腺がん，胃がんの順である．

(11) 炎症性疾患による痛み

疼痛部位に一致した熱感，腫脹，発赤．

(12) 股関節の痛み

鼠径部に一致した圧痛，歩行による増悪．

(13) 膝関節の痛み

膝外骨周囲の靱帯に沿った痛み，屈曲・伸展制限と可動時痛．

(14) 足関節の痛み

多くは外傷性・捻転，急性発症．

(15) 血管性障害の痛み

動脈が閉塞することにより，十分な血流が得られず発症する．腰痛を伴わない下肢痛があり，安静時痛はほとんどなく，歩行により症状が増悪する．冷感を伴い，皮膚の色調変化，皮膚温の低下，足背動脈の触知がわるい．下肢のしびれ感を訴えることもある．

7）治療方針・治療法

一般的な腰痛は自然経過がよく，安静にしていれば約2週間程度で回復が見込まれるといわれている．数か月経過しても軽快しない腰下肢痛には注意が必要である．患者の症状と生活活動性，職業の種類をよく考慮し，適切な治療法を選択すべきである．患者の要望にある程度応えるべく，計画を立て，説明を行う．

(1) 安静・自然経過

急性期の腰下肢痛は安静が第一である．この時期に無理な理学療法はかえってマイナスの結果を生むこととなり，症状増悪へとつながる．

(2) 運動・理学療法

生活指導と体操療法．腰痛および腰下肢痛患者は慢性的に経過したり，繰り返し症状が再燃したりする場合が多い．このため，症状が軽快した後にも予防的手段として重要である．

- 生理的前彎の保持，正しい姿勢
- 腹筋，殿筋の維持・増強，関節支持組織の強化
- 関節可動域の維持・改善
- ストレッチングは筋の過緊張を改善する

高齢者や骨粗鬆症の患者では無理な運動は疲労と骨折を招くことがあるため，生活活動度を考慮して運動を行ってもらうことが重要である．

(3) 薬物療法

炎症性の疾患や化膿性の疾患に対しては薬物療法が第一選択となりうる．非ステロイド性抗炎症薬は抗炎症作用ばかりでなく，鎮痛作用も兼ね備えており，最も広く使用される薬物である．急性期から積極的に使用すべきと考えるが，効果が明確でないからといって中止しないで継続すべきである．効果が明確でない場合は，より強い疼痛であると考え，他の鎮痛補助薬の併用を考える．鎮痛補助薬としては，抗うつ薬，抗痙攣薬，中枢性の筋弛緩薬，抗不安薬，抗不整脈薬が効果をもたらすことがある．このほか，ビタミン剤，血流改善薬による症状改善も期待できる．

非常に強い痛みに対しては，麻薬性の鎮痛薬を使用する場合もある．

(4) 神経ブロック

出血・凝固能異常，感染症（とくに穿刺部位）のある患者を除きほとんどの症例で施行可能．協力の得られない患者や，精神的な問題が強いと考えられる場合は行うべきではない．

- 腰部硬膜外ブロック，仙骨部硬膜外ブロック
- 神経根ブロック，椎間板ブロック，椎間関節ブロック
- 腰部交感神経ブロック，腰神経後枝内側ブロック
- 関節内注入，トリガーポイント注射，末梢神経ブロック

症状の発生部位や神経症状を正確に把握し，おのおのの部位診断もかねて行うことができる．

(5) 装具療法

各種装具による補助療法．

(6) 精神療法

患者の抱えている問題点（痛みのためにできなくなったこと，やらねばならぬこと）に耳を傾け，痛みを克服する姿勢を支援する．

8　がんの痛み

1）はじめに

　わが国では年間30万人以上の人が，がんで死亡するという現実がある．末期がん患者の70％以上が痛みを経験するといわれており，毎年21万人以上の人が，がんの痛みを経験していることになる．がんの痛みはどういう時期であれ，適切にコントロールされなければならない．とくに残された時間が6か月以内となった末期がん患者では，痛みがコントロールされないと，その人の人生を全うすることも不可能になる．がんの痛みは，患者のみならず周りの家族にも大きな苦痛を与える．あらゆる意味から，がんの痛みは積極的にコントロールする必要がある．

　幸いにがんの痛みのコントロールは容易であることが多く，WHO方式がん疼痛治療指針に沿ったコントロールを行えば，がんの痛みの90％はコントロールされる．がんの痛みのコントロールは薬物療法が基本となるが，放射線治療，神経ブロックが有用な場合もある．患者の生活の質を最も維持・向上させる鎮痛方法を選択することが大切である．

2）末期がん患者と接するとき

　患者は家族のなかの一員であり，社会生活を営んでいる人であり，個々の歴史，価値観をもった人である．疾患のみに目を向けるのではなく，一人の人間として接することが大切である．

3）がん患者の痛みの原因（表ⅠB-8-1）

　がん患者の訴える痛みがすべて，がんの痛みではないことも知っておく．

表ⅠB-8-1　がん患者の痛みの原因

1）がんそのものによる痛み 　浸潤，転移，圧迫など
2）がんの治療による痛み 　術後痛，化学療法による神経障害，口内炎，放射線皮膚炎など
3）全身衰弱による痛み 　褥瘡，便秘など
4）直接がんには関係のない痛み 　帯状疱疹，腰椎椎間板ヘルニア，肩関節周囲炎など

4）がんの痛みの分類（表ⅠB-8-2）

① 侵害受容性疼痛
② 神経障害性疼痛
③ 混合性疼痛

表ⅠB-8-2　がんの痛みの原因による分類

1）侵害受容性疼痛 　侵害刺激により末梢神経の侵害受容器が興奮して痛みを生じる． 　(1)体性痛：骨転移，皮膚の痛み，痛みの局在は明確 　(2)内臓痛：内臓への浸潤，圧迫，牽引などで生じる痛み 　痛みの局在が不明瞭，嘔気を伴うことあり
2）神経障害性疼痛 　末梢あるいは中枢神経の障害で生じる．がん自体の末梢神経，脊髄への浸潤によることが多い．電撃痛，焼けるような締め付けられるような痛み
3）混合性疼痛 　1）と2）の混合型

5）がん性疼痛の特徴（表IB-8-3）

表IB-8-3　がん性疼痛の特徴

1) がんの進行とともに発生頻度が上昇
2) 持続性で50％は強い痛み，30％は耐えがたい痛み
3) 患者の心理に影響
4) 痛みの大部分はオピオイドに反応
5) 夜間痛が多い
6) 自然軽快がない

6）診察のポイント

がんの痛みのコントロールは，がんの痛みを適切に診断することから始まる．実地臨床ではがんの痛みを見逃さないことが大切である．

① がんと診断されている場合

患者が訴える痛みと画像診断で得られる病態が一致するかどうか検討する．

② がんの既往がある場合

がんの既往がある患者の痛みは，まずがん性疼痛を考える．

③ がんの診断も既往もない場合

夜間痛，叩打痛（とくに脊椎）が存在する場合には，がんの痛みを疑う．治療にもかかわらず痛みが軽減しないときには，漫然と同じ治療を続けるのではなく，がんの痛みの可能性も考え，積極的な画像診断（表IB-8-4）が必要となる．なかでも脊椎の痛みは脊髄麻痺を生じる可能性がある脊椎転移の場合があるためMRI検査は必須である．また，手足の温度の左右差にも注意する．温度が高い側の交感神経遮断が生じている可能性があり，手の場合には下部頸椎や上部胸椎への転移浸潤，足の場合は腰椎（特に第2腰椎を中心とする）への転移浸潤の可能性がある．

7）全人的疼痛（表IB-8-5）

がん患者は全人的存在であるがゆえに，身体的苦痛のみならずさまざまな苦痛を経験する状態にある．これらの苦痛は痛みとして表現される場合や，身体的痛みを増強する働きがある．

表IB-8-4　がん性疼痛に用いる画像診断

1) 単純X線写真
  痛みの診断に用いる基本的な画像診断である．骨転移，腸閉塞，呼吸器病変などの診断に有用
2) CT（computed tomography）
3) MRI（magnetic resonance imaging）
  CT，MRIともにがんの診断，がんの広がりの診断に有用
4) 骨シンチグラフィー
  単純X線写真よりも鋭敏に全身の骨転移の診断が可能
5) PET（positron emission tomography）
  がん細胞が正常細胞よりもブドウ糖消費率が高いことを利用し，ブドウ糖に放射性同位元素を結合させた薬物を用いてがんの診断，再発，転移の診断に用いる

表IB-8-5　全人的疼痛（トータルペイン）の内容

1) 身体的疼痛：いたい
2) 精神的疼痛：さびしい
3) 社会的疼痛：こわれる
4) 霊的疼痛：こわい

8）がんの痛みの評価

がんの痛みのコントロールのためには，痛みの正確な評価（assessment）がまず必要である．患者は痛みについて十分には訴えないことが多く，また医療者側は痛みを過小評価する傾向にある．痛みの評価，治療計画，治療実施，再評価，治療計画修正という順で継続して治療を行うことが大切である．

① 患者の痛みの訴えを信じること
② 患者と痛みについてよく話し合うこと
- いつごろから
- どこが
- どんなふうに（患者の言葉で記録することも必要）

- どのくらい（痛みの強さ）
- 痛みが軽くなる方法は？
- 今までの痛みに対する治療の効果は？
- 患者は痛みをどのように受け止めているか？

③ 痛みの強さの評価
- 主観的な感覚である痛みに少しでも客観性をもたせる．
  スケールの使用（「総論」参照）
- 痛みが患者の生活に及ぼす影響を知る．
  痛みで眠れない，痛みで歩けない，など

④ 心理状態の評価
多くのがん患者に抑うつが生じ，抑うつは痛みを増強するという悪循環を形成する．心理状態の評価も必要．

⑤ 家族からの情報を得る

9）がんの痛みのコントロール

① 目　標
(i) 夜間良眠
(ii) 昼間の安静時痛の消失
(iii) 体動時痛の消失

② 具体的方法
(i) 薬剤（鎮痛薬，鎮痛補助薬）
(ii) 手術
(iii) 放射線療法（palliative radiation therapy）
(iv) 化学療法（palliative chemotherapy）
(v) 神経ブロック

10）WHO がん疼痛治療指針

WHO方式は以下に述べる鎮痛薬使用の5原則（表IB-8-6）がその骨子となっている．
＜WHO方式での鎮痛薬使用の5原則について＞

① 経口投与を原則とする（by mouth）
鎮痛薬の投与はできるだけ他人の手を煩わせずに，また特別な機器を用いずに患者自身で行

表 IB-8-6　鎮痛薬使用の5原則

1) 経口投与を原則とする（by mouth）
2) 時間を決めて規則正しく（by the clock）
3) 除痛ラダーに従い効力の順に（by the ladder）
4) 患者ごとの個別的な量で（for the individual）
5) より細かい配慮を（attention to detail）

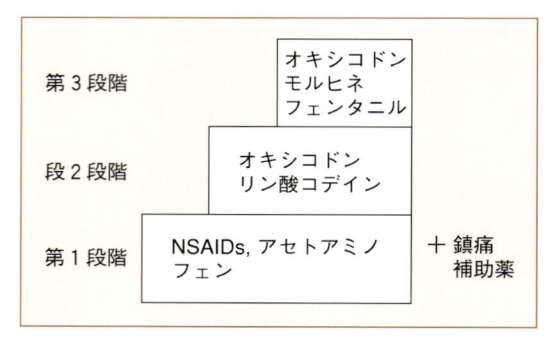

第3段階	オキシコドン／モルヒネ／フェンタニル
第2段階	オキシコドン／リン酸コデイン
第1段階	NSAIDs, アセトアミノフェン

＋鎮痛補助薬

図 IB-8-1　3段階除痛ラダー

うべきである．このため食物の経口摂取が問題なく可能な患者では，鎮痛薬は経口投与するのを原則とする．しかしながらかたくなに経口投与にこだわることは，嘔気を我慢している患者，食欲がない患者に苦痛を強いている可能性があることを知っておく．患者の状態によって投与経路の変更を行うことに躊躇しない．食欲のない患者などでは後述する経皮吸収薬が有用な場合がある．

② 時間を決めて規則正しく（by the clock）
薬物動態を考え，鎮痛薬の血中濃度が常に鎮痛有効域に保たれるように規則正しく投与する．痛いときに投与する頓用指示は避ける．3回投与を行う鎮痛薬を毎食後の指示で投与すると，夕食から朝食の間の時間が長すぎるため，朝痛みのために覚醒するという状況をきたすことが多い．このため1日3回投与の鎮痛薬では眠前投与を必ず加えて8時間ごとに投与する．

③ 除痛ラダーに従い効力の順に（by the ladder）（図 IB-8-1）
3段階除痛ラダーとして広く知られている原則である．痛みが軽度の場合には第1段階の非オピオイド鎮痛薬〔非ステロイド性抗炎症薬

(NSAIDs），アセトアミノフェン〕を投与し，これでコントロールが不十分な場合には第2段階の鎮痛薬として弱オピオイドのリン酸コデインあるいはオキシコドン10 mg/日を加え，これでもコントロールが不十分な場合には第3段階の鎮痛薬として強オピオイドのモルヒネやフェンタニル，オキシコドンを用いる．またおのおのの段階で必要であれば鎮痛補助薬も使用する．この除痛ラダーは痛みの強さに応じて鎮痛薬を使い分けることも意味しており，弱い痛みにはNSAIDs，強い痛みには開始時からモルヒネをNSAIDsとともに開始してよいことも示している．

除痛ラダーを用いる場合に誤りやすい点として，第1段階から第2，第3段階の薬剤に移る場合に第1段階の薬を中止してしまうということがある．ステップを上がることはより強い段階の薬剤を使うことであるという思い込みで第1段階のNSAIDsを中止してしまうのである．NSAIDsは第1段階から第3段階までを通して使用される．

④ 患者ごとの個別的な量で（for the individual）

鎮痛薬の効き方には個人差がある．また，同じ患者でも病期により状態は異なり，鎮痛薬の使用量も異なってくる．患者の状態をよく観察して鎮痛薬投与を行う．

⑤ より細かい配慮を（attention to detail）

鎮痛薬投与後も患者の状態について十分に配慮し，とくに副作用に十分対処する．

11）WHO方式の薬剤

この稿ではWHO方式で実際に使用される薬剤について述べる．WHO方式では基本薬が述べられている．現状では新しい鎮痛薬が次々に開発，発売されており，新しく発売された薬剤を使用するにあたっては，WHO方式のどの段階の薬剤であるかを知り使用することが大切である．

① 非オピオイド鎮痛薬

非ステロイド性抗炎症薬（NSAIDs）とアセトアミノフェン

NSAIDsの作用機序は，炎症時に放出されるプロスタグランジン（PG：prostagrandin）の合成酵素であるシクロオキシゲナーゼ（COX：cyclooxygenase）活性阻害によりPGの合成を阻害することである．PG自体は発痛作用をもたないが，発痛物質であるブラジキニンによる知覚神経の疼痛閾値を低下させるので痛みを生じるようになる．PGは胃粘膜保護，腎血流維持などの作用をもち，生体の恒常性維持のためにも重要な働きを有している．

COXにはCOX-1とCOX-2という2種類のアイソザイムが存在し，COX-1（構成型酵素）は生体恒常性維持のためのPG合成，COX-2（誘導型酵素）は炎症時に誘導され炎症，疼痛にかかわるPGの合成を行う．鎮痛にはCOX-2の選択的活性阻害が副作用防止の意味からも重要である．しかしながらCOX-2も一部は生体の恒常性維持に働いており，完全に阻害すると種々の臓器障害を起こす可能性がある．

このため鎮痛薬としてのNSAIDsにはCOX-1とCOX-2をバランスよく阻害する薬剤が有用である．メロキシカム（モービック®）やエトドラク（ハイペン®）はこのバランスがよいNSAIDsであり，副作用の胃腸障害も少なく使いやすい．フルルビプロフェン（ロピオン®）は静注用のNSAIDsであり，血管確保がなされている患者では使用しやすい．われわれは経口投与が不可能になった患者では1アンプル（50 mg）を生理食塩液50 mlに溶解し1日2,3回定時で点滴静注を行っている．

オピオイドとは異なる作用機序で鎮痛作用を現すNSAIDsは，経過を通してオピオイドとともに投与する．

アセトアミノフェンはアスピリンと同程度の鎮痛，解熱作用を有するが，消炎作用は認めな

表ⅠB-8-7　各種オピオイド製剤の比較

モルヒネ製剤	吸収開始	最高血中濃度	定期投与間隔
モルヒネ末	約20分	1時間	4時間
モルヒネ錠	約20分	1時間	4時間
モルヒネ液	約20分	1時間	4時間
MSコンチン	1時間	2〜4時間	12時間
カディアン	1時間	6〜8時間	24時間
モルペス細粒	1時間	2〜4時間	12時間
アンペック坐薬	約20分	1時間	8時間
オキシコンチン	1時間	2〜4時間	12時間
オキノーム	約12分	2時間	6時間

表ⅠB-8-8　モルヒネに対する悪いイメージ

- 麻薬中毒
- 耐性
- 呼吸抑制

い．末梢でのCOX阻害作用は認めないため，NSAIDsの副作用である胃腸障害，腎障害も認めない．

② モルヒネ製剤

モルヒネはWHO方式除痛ラダーの第3段階の強オピオイドである．近年さまざまな剤形が開発され，患者の状態によってモルヒネの選択の幅が広がってきた（表ⅠB-8-7）．モルヒネはどのような状態の患者にも投与可能な剤形を有している．剤形によってモルヒネの薬物動態が大きく異なるため，使用にあたっては各モルヒネ製剤の特徴を十分認識する．モルヒネ使用にあたってはモルヒネに対する悪いイメージ（表ⅠB-8-8）を医療者，患者ともに捨て去ることが肝要である．

がん性疼痛は常に同じ程度ではなく，急に増強することがある（突出痛）．この際に用いる鎮痛薬をレスキューといい，効果発現の早い製剤を用いる．長時間作用性の製剤は効果発現までに時間がかかるため用いてはいけない．24時間持続性をうたっている製剤であっても，患者によっては12時間ごとの投与が必要な場合があり，患者の状態をよく観察することが大切である．モルヒネはどのような剤形であっても同じような副作用を認めるため，嘔気・嘔吐，便秘に対する副作用対策を必ず行って，投与を開始する．

③ フェンタニルパッチ（デュロテップパッチ®）

フェンタニルパッチは強オピオイドの経皮吸収薬である．

(ⅰ) フェンタニル

フェンタニルは合成オピオイドでモルヒネと同じく中枢神経のμ受容体に作用して効果を現す．鎮痛作用はモルヒネの75〜100倍といわれ，ヒスタミン遊離作用がなく，嘔気，腸管運動抑制作用がモルヒネよりも少ない，つまり便秘になりにくいという利点がある．肝臓で代謝され，主代謝産物であるノルフェンタニルは薬理活性がなく，腎排出が少ない．

(ⅱ) 経皮吸収型製剤

フェンタニルは生体を保護している皮膚バリアを通過，皮下組織の脂肪に蓄積し，皮膚毛細血管から吸収される．経皮吸収は物理的には温度に依存する．肝のfirst pass effect（初回通過効果）を受けない．

(ⅲ) 経皮吸収型製剤の利点と欠点

利点としては経口摂取できない患者，食欲のない患者にも使用できること，使用法が簡単であることがあげられる．一方，欠点としてははがれる可能性，皮膚障害の可能性，温度によって吸収率が異なるなどの問題がある．

(ⅳ) フェンタニルパッチの使用開始にあたって

現在のところ，モルヒネやオキシコドン使用患者からの切り替えが前提であり，経口モルヒネに換算して45 mg以上のモルヒネ使用患者が対象である．モルヒネ使用量から換算表を用いて2.5，5.0，7.5，10 mgの製剤から選択する．フェンタニルの血中濃度が上昇してくるまでに12時間以上を要する．つまりフェンタニルパッチを貼ってもすぐに鎮痛効果が得られるわけで

はない．フェンタニルパッチ変更までに使用していたオピオイド製剤の違いにより，この12時間の時間差を乗り切る工夫が必要である．頻度は少ないが，モルヒネを中止することで退薬症状が出現する場合がある．フェンタニルパッチは72時間ごとに貼り替える．

(v) フェンタニルパッチ使用時のレスキュー

換算表のモルヒネ量の幅が広いため，フェンタニルパッチに変更した場合に十分な鎮痛効果が得られないことがある．また，急に痛みが増強した場合には，速効性のオピオイド製剤をレスキューとして用いて対処する．レスキュー量は経口モルヒネ量の1/6，モルヒネ注射薬の1/12を目安とする．1日あたりのレスキュー量が経口モルヒネに換算して45 mg 以上となれば，フェンタニルパッチ2.5 mg分を次回貼り替え時に増量する．

(vi) フェンタニルパッチの副作用

頻度は低くなるが，モルヒネにみられる副作用はすべて存在する．フェンタニルパッチをはがした後も，血中濃度の半減期が17時間以上のため，副作用も長時間持続する可能性がある．

実際に使用した場合，やはり貼り替え時の痛みの問題とレスキュー使用が問題となる．換算表でのモルヒネが少ない量での貼り替えの場合には鎮痛効果も良好のようであるが，多い量でのモルヒネと換算した場合にはあまり効きがよくないという印象が強い．換算表は安全性を重視した内容となっており，実際には換算表の少ないモルヒネ量での貼り替えを心がけていけばよいと思われる．

モルヒネによる便秘がどうしてもコントロールしにくかった患者に使用し，便秘の問題が軽快したという症例も経験している．モルヒネによる強度の便秘の場合は，フェンタニルパッチのよい適応であると思われる．

④ オキシコドン（オキシコンチン®）

アヘンからコデインとモルヒネを製造する過程で生じるテバインから合成されるオピオイド

表 IB-8-9　代表的鎮痛補助薬

抗痙攣薬：カルバマゼピン（テグレトール®），ガバペンチン（ガバペン®）
抗うつ薬：アミトリプチリン（トリプタノール®）
抗不整脈薬：リドカイン，メキシレチン（メキシチール®）
副腎皮質ステロイド：ベタメタゾン（リンデロン®）など

である．経口投与されたオキシコドンは初回通過効果を受けにくく，代謝されずに体循環に入るため，経口投与ではモルヒネの約1.5倍の鎮痛効果を有する．経口投与による生体内利用率はモルヒネの24%に対し，オキシコドンは60～80%である．モルヒネと同様に有効限界はなく，投与量を増した分だけの鎮痛効果が得られる．オキシコドンにはモルヒネと同じ副作用が認められるため副作用対策が必要である．オキシコドンは肝で代謝され，腎から排泄されるが，薬理活性を有する代謝産物がほとんどないため，腎機能障害患者でモルヒネのように活性代謝産物が蓄積することによる眠気，せん妄などを生じることが少ない．

現在使用できる経口製剤1日2回投与の徐放性製剤オキシコンチン錠（1錠　5 mg, 10 mg, 20 mg, 40 mg）と速放散剤オキノーム散（1包 2.5 mg, 5 mg）がある．5 mg錠はWHO方式がん疼痛治療指針の第2段階から使用でき，増量することで第3段階のオピオイドとして継続して使用できる．レスキューはオキシコドン速放散剤を用い，オキシコドン錠の1日量の1/6を基準量として投与する．オキシコドン速放散剤は容易に水に溶けるため経管投与も可能であり，この際は6時間ごとに投与する．

⑤ オピオイドローテーション

オピオイドを副作用や患者の生活の質を保つために他のオピオイドに変更することをオピオイドローテーションという．主にモルヒネの副作用対策を行っても嘔気，せん妄などのためにモルヒネ投与ができないモルヒネ不耐性の患者

で，モルヒネをフェンタニル，オキシコイドに変更することを意味することが多い．食欲がない患者で経口オピオイドからフェンタニルパッチに変更することもオピオイドローテーションである．

⑥ 鎮痛補助薬（表ⅠB-8-9）

WHO方式では非オピオイド，オピオイドの鎮痛効果を高める目的で鎮痛補助薬が使用されている．鎮痛補助薬の本来の薬理作用は鎮痛作用以外のものであるが，特定の状況下で鎮痛作用を現す．鎮痛補助薬はオピオイドが効きにくい神経因性疼痛に使用されることが多く，がん疼痛治療指針ではモルヒネの経口投与量が120 mgを超えたときが使用開始の目安である．一般に鎮痛補助薬は抗うつ薬，抗痙攣薬，抗不整脈薬，NMDA（N-メチル-D-アスパラギン酸）受容体拮抗薬，副腎皮質ホルモンなどで，骨転移痛に対するビスホスフォネート，消化管閉塞に伴う痛みに対するオクトレオチドなども含まれる．

鎮痛補助薬の使い分けであるが「電撃痛，走る痛み」には抗痙攣薬，抗不整脈薬，「しびれ，焼けるような」と表現される異常感覚を伴う痛みには抗うつ薬，NMDA拮抗薬などが使用される．鎮痛補助薬には副作用を伴ったり，効果発現までに時間を要する薬剤が多いため，患者に対する十分な説明と，慎重な経過観察が必要である．

12）薬以外の痛みのコントロール

① 放射線治療

鎮痛目的の放射線治療はとくに骨転移による痛みの場合に有効である．照射1か月の時点で25％で完全除痛，41％で5割以下の疼痛軽減が得られる．鎮痛目的の照射はいままでは1回3グレイ，10回照射が行われてきたが，8～10グレイの単回照射も骨転移の部位によっては用いられるようになった．がんの痛みのコントロー

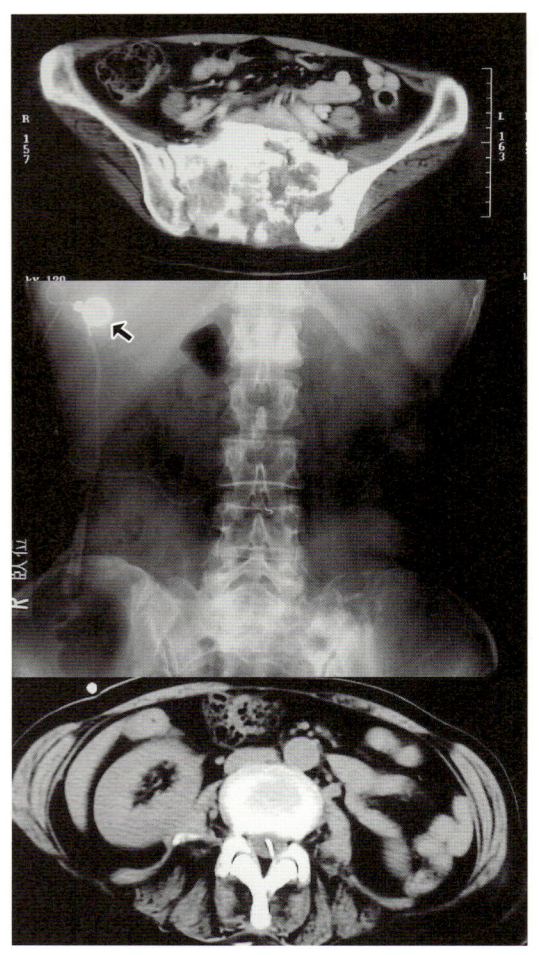

図ⅠB-8-2 持続くも膜下ブロック
63歳女性，乳がん仙骨転移．上段：骨転移のため破壊された仙骨．中段：体内に留置した薬液注入用ポートとくも膜下カテーテル．下段：くも膜下腔に留置したカテーテルの位置がCTで確認できる

ルで放射線治療医に相談することは重要である．

② 神経ブロック

（ⅰ）腹腔神経叢ブロック

膵臓がんをはじめとしたがんによる上腹部の痛みに有効である．一般的方法は透視下で左右横隔膜脚と第1腰椎で囲まれたコンパートメント内にブロック針を進め，アルコールで内臓神経をブロックするものである．

（ⅱ）持続くも膜下ブロック

くも膜下腔に持続的にモルヒネや局所麻酔薬

を注入し，痛みの軽減をはかる．骨盤内臓器がん再発や骨盤骨転移に伴う痛みに有効である（図IB-8-2）．

13）痛みのコントロールがうまくいかないとき

WHO方式を用いると80～90％の患者で疼痛コントロールが可能となるといわれている．このことは，約2割程度の患者では疼痛コントロールが不十分である可能性を示すものである．痛みのコントロールがうまくいかないときには患者，家族の苦痛はいうまでもなく，治療者側の精神的苦痛も大きくなる．以下，痛みのコントロールがうまくいかない場合の対処方法を述べる．

① 痛みの原因の再評価を行う

患者の痛みの訴えを再度よくきくことから始め，診察，画像診断の再確認を行い，痛みの原因について再評価する．病状進行による痛みの増強が考えられる場合には，画像検査の追加が必要な場合がある．最初から痛みがうまくコントロールできない場合や，コントロールができていたのに不十分となってきたときには神経因性疼痛が関与する場合が多い．

② 痛みの治療の再評価を行う

服薬が確実になされているか否かの確認をまず第一に行うべきである．鎮痛薬といえども薬はできるだけ服用したくないと考える患者は多く，十分に説明を行ったつもりでもオピオイドの服用に躊躇する患者もたくさんいる．服薬が指示どおりになされている患者では，オピオイドの投与量不足がコントロール不良の大きな原因である．オピオイドが効きにくい神経因性疼痛には，適切な鎮痛補助薬の投与が必要となる．

③ 薬物以外でのコントロール法を検討する

がんの痛みのコントロール方法には薬剤投与以外の方法があり，疼痛コントロール開始時に考慮し，患者の生活の質を維持・向上させる方法を選択すべきである．なかでも神経ブロックや放射線治療は大きな効果が期待できる方法である．膵臓がんの痛みに対する腹腔神経叢ブロック，骨転移痛に対する放射線治療はそのなかの代表といえる．神経ブロックはまた神経因性疼痛にも有用な場合が多い．麻酔科医や放射線治療医への相談をためらうべきではない．

④ 全人的疼痛（トータルペイン）の視点で痛みの評価を行う

トータルペインの考え方は，患者を社会生活を営む一人の人間としてみるという考えと同じものである．社会的痛み，精神的痛み，スピリチュアルペインは身体的痛みを増強させたり，コントロールを悪くする作用をもつ．このため，トータルペインの視点で患者をみることが痛みのコントロールのうえで大切である．

緩和ケアでは医師，看護師，薬剤師，メディカルソーシャルワーカー，栄養士，理学療法士，ボランティアなどのチームを組み，患者，家族のサポートにあたることが特徴であり，痛みのコントロールにもこのチーム各員の専門的知識，技術を使用するという姿勢で臨む．

14）おわりに

本稿では薬剤によるがんの痛みのコントロール方法の基本としてWHO方式を概説した．がん患者が訴える痛みは単に身体的な痛みだけでなく，一人の人間としてのさまざまな苦痛が大きく関与することも事実である．しかしながら身体的疼痛をまずコントロールすることが，がんの痛みのコントロールの出発点であることは間違いない．WHO方式をもとにがん患者を一人の人間としてみる視点をもちながら，がん性疼痛は積極的にコントロールする必要がある．

9 心因性疼痛

1) はじめに

概念：心が原因で痛みが起こっている．

痛みを説明できるような身体的原因はないが，心理的・社会的発症因子がある．

特徴：痛みが常識をこえている（表IB-9-1）．

表IB-9-1 "心因性疼痛"の特徴

1. 理学的所見と臨床症状が一致せず，器質的，機能的障害が除去できる
2. 自覚症候と他覚症状が一致しない
3. 痛みに動揺性（日内，日差変動）がある
4. 痛みが長期間続く
5. ドクターショッピング歴，医療機関への不満がある
6. 情動の変化（抑うつ，攻撃性など）が激しい
7. 痛みの成立機序への気付きがわるく，対人問題や環境問題への配慮を欠く
8. 周囲にしばしば，痛みの強化因子が存在する

（山内祐一ら，1997を一部改変）

分布：神経系の解剖学的分布と一致しない．

性状（強さ，頻度）：考えられる範囲をはるかに超え，従来の鎮痛療法は短時間しか効果がない．

心因性疼痛の概念が混乱する理由には次のことが考えられる．

- 身体病変に起因しない≠心因性．
  「心因性」の証明はむずかしく，精神科や心療内科では「心因性」という言葉はあまり使わない．
- 心因性疼痛という言葉は曖昧．
  精神科的定義では，性格や環境で発症を理解できる疼痛を指す．
- 類似した専門用語が氾濫している．

心因痛，慢性疼痛，心因性疼痛障害，身体表現性疼痛障害，疼痛性障害など

- 「心」の影響を受けない身体疾患はない（図IB-9-1）．

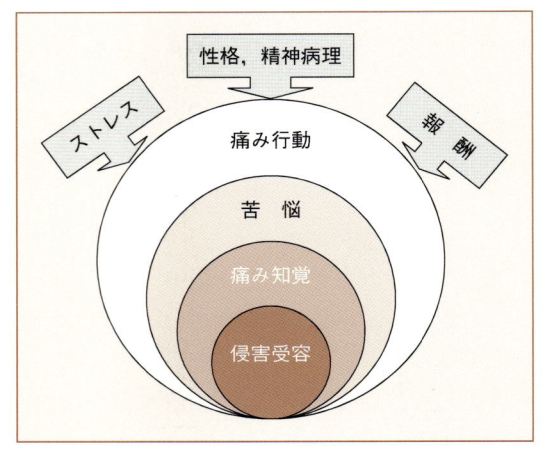

図IB-9-1 痛みの多層モデル
（Loser, J.D., 1982を一部改変）

侵害受容：刺激により，侵害受容器に電気的インパルスが生じること
痛み知覚：侵害受容が，大脳で痛みとして知覚されること
苦悩：痛みが引き起こした"陰性感情"（不安，恐怖，驚愕）
痛み行動：言語的（「痛い」と叫ぶ）・非言語的（顔をこわばらせる）表現や，痛みを回避しようとする行動
痛み行動は，心理社会的要因（性格，ストレス，報酬）によって修飾される．

疼痛が慢性化すると，「心」の影響は強くなる（図IB-9-2）．

慢性化した痛みは，多かれ少なかれ，心因性疼痛を伴うので，臨床上慢性疼痛*に包括することが多い．

*慢性疼痛（chronic pain）
　概念：末梢からの刺激（侵害受容）が除去されても，長期間（6か月以上）持続する疼痛（図IB-9-2）．うつ病を合併することが多い．心因性疼痛は，慢性疼痛に包含されている．
　診断基準：

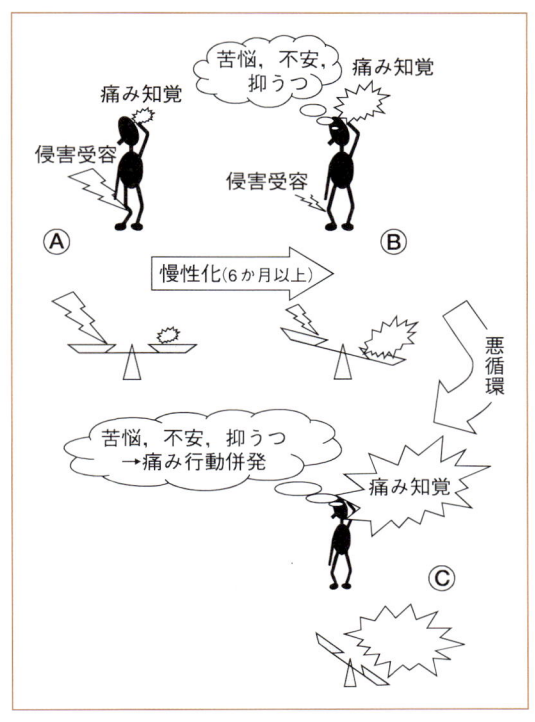

図 IB-9-2　長期化による痛みの変化
Ⓐ：急性期
　　侵害受容に相当する痛みを知覚
Ⓑ：慢性期（6か月以上持続）
　　侵害受容は軽減しているが，痛み知覚は増強
　　苦悩，不安，抑うつの出現
Ⓒ：慢性痛のため，患者の関心は痛みだけになり，社会・家庭生活での活動性が損なわれる．引きこもりや抑うつ状態が強くなり，さらに強い痛みを訴える（悪循環）

- 6か月以上，激しい疼痛が続いている．
- 著しい苦痛，社会的・職業的機能障害を引き起こしている．
- 心理的要因が，疼痛の発症・重症度・悪化・持続に強く関与している．

心因性疼痛を米国精神医学会が 2000 年に発表した DSM-IV-TR（Diagnostic and Statistical Manual of Mental Disorders, 4th edition, text and revision）分類の身体表現性障害に含まれる疾患群（**表 IB-9-2**）として，次に解説する．

2）分 類

分類・診断基準は，DSM-IV-TR に準拠する（**表 IB-9-2**）．

表 IB-9-2　身体表現性障害

身体表現性障害は，DSM-IVでは下記の5つに分類されている．

分　類	特　徴
1．疼痛性障害	心理的要因により容易に悪化
2．身体化障害	多臓器の愁訴
3．転換性障害	神経学的愁訴
4．心気症	"特別な病気にかかっている"との思い込み
5．身体醜形障害	身体部分に対する誤った信念・誇張された知覚

概　念：「気」の病
別　名：自律神経失調症，不定愁訴，心身症，森田正馬の提唱した「普通神経質」など
発生率：生涯を通じると，一般人口の 30％
特　徴：
　① 十分な医学的説明が困難な身体症状（痛み，吐き気，めまいなど）がある．
　② 身体症状の訴えは，非常に重篤．本人は非常に苦しみ，社会的役割や職業的役割を阻害される．
　③ 詐病や仮病ではない．
治　療：確立されていない．

(1) 疼痛性障害

概念：1つ以上の場所にズキズキとうずくような痛みがいつも感じられるが，内科的にも外科的にも異常はなく，明らかにストレスが関係していると認められる．

診断基準：（**表 IB-9-3**）

表 IB-9-3　疼痛性障害の診断基準

1．1つ以上の部位に疼痛が認められ，何らかの治療が必要なほど重篤である
2．疼痛は著しい苦痛または，社会的・職業的機能障害を引き起こしている
3．心理的要因が疼痛の発症・重症度・悪化・持続に重要な役割を果たしている
4．その症状は意図的につくりだされたものではない

＜分類＞
急性：持続期間が 6 か月未満
慢性：持続期間が 6 か月以上

(2) 身体化障害

概念：身体のあちこちに痛みや違和感がある．

頭が重い，下痢があるなど，さまざまな身体症状を同時に訴えるのが特徴．

疫学：有病率 5～10％．女性に多い（男：女＝1：20）．人格障害，うつ病，不安障害などを合併することが多い．

診断基準：
- 発症は，10代後半から20代．
- 4つの疼痛症状，2つの胃腸症状，1つの性的症状，1つの偽神経学的症状が経験されている．

治療上の留意点：
- 患者は，身体の器質的異常（身体疾患）と診断されることを好み，精神科あるいは心理的評価を求めない．
- 医療施設に依存したり，薬物を乱用しやすい．
- 治療関係が結ばれた時点で，有効な治療関係を続けるために，以下の事項を患者自身に納得してもらう．
  (i) 検査・手技には合併症・副作用がつきものであり，頻回に行うほど発現率が高くなること．
  (ii) 危険性を考え医師が必要でないと判断した検査，治療，コンサルテーションは行わない．

(3) 転換性障害（旧分類ではヒステリー）

概念：ストレスや心のなかの葛藤が，身体のさまざまな症状に"転換"されて，明らかな身体障害（声が出ない，歩けないなど）として現れる（図ⅠB-9-3）．

転換性障害には，疾病利得（病気になることで得られるメリット）がある．

疾病利得で何がよいのか？
- 自分の内面と向き合うつらさから逃げられる．

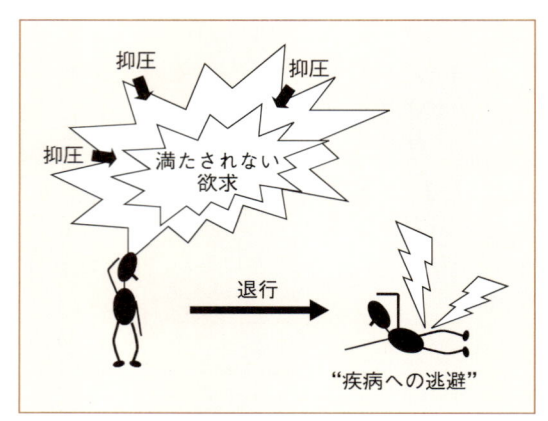

図ⅠB-9-3 転換性障害の概念
満たされない欲求が抑圧され，無意識レベルで不安・葛藤の解消を行うために，随意系の運動機能や知覚機能障害が表出する（＝退行）

- 人の援助や愛情を受けられる．

疫学：女性に多い．

症状：運動・知覚機能障害の訴えは大げさ．誇張されたように感じられる反面，深刻に悩んでいるような様子が伝わってこない．
- 運動麻痺：心因に深い関連を有していることが多い（上・下肢の麻痺，声を出すことができない，歩くことができない，立つことができない）．
- 異常運動：（痙攣，チック，アテトーゼ）．
- 知覚機能障害：身体の機能単位ごと（手袋型，靴下型）に生じることが多い（疼痛・知覚鈍麻，知覚過敏）．

診断基準：
- 神経・身体の病気であるかのようにみえる．
- その症状が始まる前や悪化する前に，ストレスがある．
- 強い苦痛を感じ，重要な場面で支障が生じる．

(4) 心気症

概念：ある特定の身体の病気（がん，肝硬変，エイズなど）を心配し，不安におびえる状態．自分でも疑問を感じているが，その考えを払いのけることができない．本当は別のところに不

安があり，その不安が身体の不安に置き換えられている．

「心身の過労」＋「ささいな体調変化」→発症

特徴：執着性格（真面目，几帳面，律義，勤勉など，ささいなことにこだわりやすい性格）の傾向がみられ，訴え方は大げさで執拗．ストレス（孤独，挫折，失恋など）や環境変化（家族・知人の重病・死亡などの「不安体験」）を契機に発症しやすい．

- 自覚症状を紙片に克明に記入するなど，訴えに固執する傾向が強い．
- 多数の専門医を訪れ，医学書を読んで自己診断する．

症状：多種多様

- 身体症状…易疲労感，倦怠感，睡眠障害，頭痛，めまい，しびれ，ふるえ，熱感，蟻走感，胸部圧迫感，動悸，呼吸困難，食欲不振，悪心，胃痛，便秘，下痢，頻尿，性欲減退，月経不順
- 精神症状…注意力困難，記憶・作業能力の低下

診断基準：

- ささいな心身の不調に対する誤った解釈，思い込みが強い．
- 考えを変えられない．
- この状態が6か月以上続いている．

(5) その他の関連疾患

① うつ病（depression, melancholia）

概念：感情と欲動の障害を主徴とする精神疾患．

抑うつ気分，興味・喜びの喪失．

疫学：慢性疼痛患者の16〜73％が，大うつ病の診断基準を満たす．

特徴：活動低下・制止，不眠，当惑が強く，罪業感，自責感，悲哀は少ない．

抑うつ症状と，(i)日常生活での行動制限，(ii)最近6か月間に疼痛を感じた日数，(iii)疼痛部位の数などとの相関がみられる．

② 薬物乱用・薬物依存（物質使用障害）

概念：乱用は心身に有害な症状が出ても薬物使用をやめない状態や，薬物を手に入れるため社会的規範から逸脱するといった異常行為を指し，依存（自己制御不能な状態）と区別される．

慢性疼痛患者の10〜20％に物質依存，40％に物質乱用がみられ，依存物質としては，(i)鎮痛薬，(ii)アルコール，(iii)抗不安薬が多い．

特徴：

- 疼痛障害，物質依存の家族負因がある．
- 心気傾向，衝動傾向が高い．
- 市販薬を含め，複数の薬物を併用することが多い．
- 不定愁訴（不眠，耳鳴，めまい），情動障害（不安，抑うつ，易怒性，演技性，叱責，興奮）を随伴しやすい．
- 乱用・依存により使用目的が変更（鎮痛緩和から快感獲得へ）されることが多い．

③ 虚偽性障害

概念：さまざまな症状は「病者の役割を演じたい」ことが動機となる．生活史に関する虚言，病院遍歴が認められる．最も執拗で対応に苦慮する疾患．

疫学：女性に多い．成人期早期に発症（入院後に起こることが多い）．

特徴：間欠的な経過をたどる．

- 痛みの程度や性状が激しいにもかかわらず，痛みに伴う反応性所見（心拍数増加，発汗増加）や生化学的・理学的所見に乏しく，鎮痛薬も効果が乏しい．
- 本人が「他人から観察されている」と意識したときに，症状が悪化する．
- 対人関係での操作性が強烈である．
- 医療に詳しい．
- 環境に小児期の家庭崩壊，身体的・精神的虐待などの問題がある．
- 重篤な人格障害がみられる（境界型人格障害が多い）．

症状：疼痛を含め多彩

- 主観的愁訴のねつ造：腹痛がまったくないのに急性腹痛を訴える．
- 客観的所見のねつ造：体温計をヒーターで温めて有熱を装う．
- 病巣をねつ造…皮膚に唾液を注入して膿瘍作成する．
- 疾患の誇張・悪化：大腿をきつくしばって下腿・趾の腫脹を増強させる．

診断基準：
- 症状の意図的産出，ねつ造．
- 動機は，病者の役割を演じること．

　Munchausen症候群（虚偽性障害の慢性重症型）：身体症状の自己産出・病的虚言・病院放浪が特徴．ドイツの地方貴族をモデルにした小説に登場するほら吹き男爵の名（Münchhausen）にちなんで命名された．

3）診察のポイント

《診療に際しての基本的姿勢》
- 苦しみのよき理解者であることを示し，患者との信頼関係を確立する．
- 中立的に接する．
- 安易に「心因性」，「ストレスのせい」などと説明しない．
- 「精神面の問題で痛みが強まることもある，だから専門医（精神科や心療内科）の診察を受けて説明を聞いてほしい」と伝える．
- 慢性疼痛の場合，痛みを自己の一部として受容し，前向きに人生設計を立てることの重要性を認識するよう促す．

① 病歴をとる場合
　痛みの聴取以外に，性格・ストレス・精神病理（家族内での共依存関係など）・報酬に関するチェックが重要．

② 身体所見をとる場合
　痛みの表現形として，自律神経症状＞行動＞言語の順に信頼性をおいて判断する．

4）評　価

　痛みの評価法と多軸評価を表ⅠB-9-4, 5に示す．

表ⅠB-9-4　痛みの評価法

痛みの生物学的評価
1）原因病変の検索 　十分な病歴聴取と通常の診察，検査
2）痛みの程度評価（間接評価法） 　持続痛・発作痛の性状・頻度，アロディニアの範囲，VAS（visual analog scale），FPS（facial pain scale），日常生活動作（ADL），運動機能の評価．
3）自律神経系機能評価 　局所の発汗状態，皮膚温，皮膚血流測定，サーモグラフィー，瞳孔検査，排尿機能，心電図のR-R間隔のゆらぎ評価．
4）中枢神経系機能評価 　脳局所血流量測定（SPECT，PET，fMRI），脳代謝測定（MR spectroscopy）
5）薬理学的評価 　薬理学的疼痛機序判別試験 　（DCT：drug challenge test，疼痛機序の推察・治療法選択）
痛みの心理・社会的評価
1）心理テスト 　MMPI（ミネソタ多面的人格目録） 　CMI（Cornell Medical Index） 　顕在性不安検査
2）バイオフィードバック法

表ⅠB-9-5　痛みの多軸評価

第1軸	痛みの部位・性状／痛みに関連した臨床疾患／薬理学的特性
第2軸	性格的特徴＋精神病理
第3軸	一般身体疾患
第4軸	ストレス因子／疾病利得
第5軸	機能の全体的評価（ADL*）
第6軸	薬物依存，薬物乱用の有無

＊ ADL：日常生活動作
　ADL評価法として，Katz's index（6項目，7段階評価），Barthel index（10項目，100点満点法）が有名．
（土井永史ら，2003を一部改変）

5）治療方針・治療法：（図ⅠB-9-4）

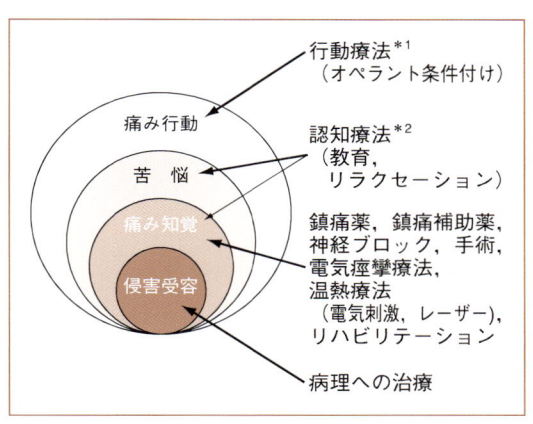

図ⅠB-9-4　疼痛の多層モデルと治療の対応
（本田哲三，2002を一部改変）

*¹行動療法：不適応な行動の修正のみを目標とする．
　社会技能訓練，問題解決訓練，エクスポージャー法など

*²認知療法：悲観的な考え方を現実的なものへと変えることが目標．
　症状のセルフコントロールを重視し，患者自らが治療者となる．
　自律訓練法，森田療法，バイオフィードバック法など

- 心理療法の基本は，受容（患者を1人の人間として無条件に尊重し，肯定的な関心を示し，ありのままに受け入れること），共感（患者の感情を患者の身になって感じ取り，理解すること），傾聴，支持
- 患者の感情の言語化を促進させる（とくに心気症の場合）．
- 心理・社会的因子の関与について十分な説明を行う．
- 疼痛に，抗うつ薬療法を行う場合は，治療目的を明確に伝える．
- 鎮痛薬の投与，湿布，マッサージなどの痛み知覚に対する治療は必要最低限とする．
- 患者による疼痛のセルフコントロールが，治療にとって重要である．
- 通常の治療に反応しない場合，痛み行動の減少を目標とした治療を行う．

10 その他

1 神経因性疼痛（ニューロパシックペイン）

さまざまな原因により神経に障害を受け，その結果起こる痛みを神経因性疼痛（neuropathic pain）という．しかし，ひと言で神経因性疼痛といっても表IB-10-1に示すように神経因性疼痛を引き起こす疾患は多数存在し，それぞれ異なった発症と痛みを持続させる機序が存在する．このことが神経因性疼痛の治療を困難にしている．神経因性疼痛はアロディニア〔異痛症：通常では痛みを起こさないような触刺激（風が当たる：洋服が触れるなど）でも誘発される痛みまたそのような痛みが誘発される状態のこと．〕痛覚過敏，灼熱痛，浮腫，発汗の変化，温度変化などのような特有な症状を有しており，ほとんどの場合，症状が長期間持続するため，その苦痛は想像を絶する．

ストレス時の交感神経活動に伴い痛みが増強したり，交感神経ブロックにより痛みが抑えられることがある．そのことから神経因性疼痛には交感神経が深くかかわっていると考えられている．神経の損傷や炎症のため慢性的に痛み刺激が加わると，痛覚系と交感神経系の間に図IB-10-1に示すように痛みの悪循環が形成される．したがって神経因性疼痛が発生しつつある時期に，中枢に入力する異常な信号を制御することのできる交感神経ブロックは有効な手段であると考えられる．しかし，すべての神経因性疼痛が交感神経ブロックに良好な反応を示すわけではなく，逆に症状が悪化する場合もある（ABC syndrome : angry back firing C-nociceptor syndrome）．いずれにしても早い時期に神経因性疼痛を診断して治療を開始し，悪循環の形成を防がなくてはならない．

表IB-10-1　神経因性疼痛を引き起こす可能性のある疾患

外傷性（医原性を含む）神経損傷
虚血性神経障害
圧迫/絞扼性神経障害
多発性神経障害（遺伝性，代謝性，中毒性，炎症性，感染性，腫瘍随伴性，栄養性，アミロイドーシス等）
神経叢損傷
神経根の圧迫
幻肢痛
帯状疱疹後神経痛
三叉神経痛
悪性腫瘍（神経浸潤，放射線による神経障害，外科手術による神経障害）
中枢性
脳卒中（脳梗塞，脳内出血）
多発性硬化症
脊髄損傷
脊髄空洞症/延髄空洞症
てんかん

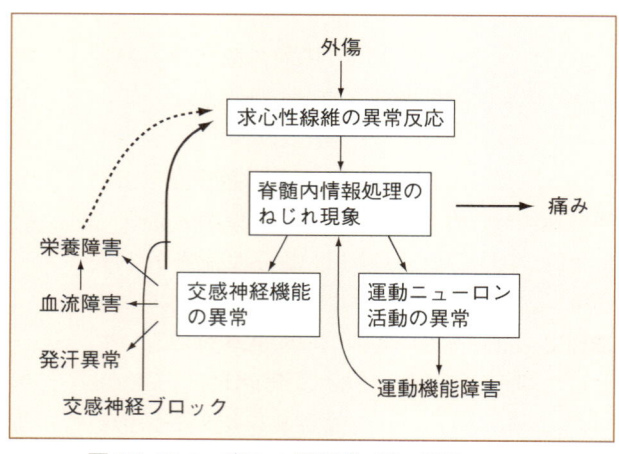

図IB-10-1　痛みの悪循環（横田敏勝，1994）

1）反射性交感神経性ジストロフィー（RSD/CRPS）

　反射性交感神経性ジストロフィー（RSD：reflex sympathetic dystrophy）は complex regional pain syndrome type-Ⅰ（以下 CRPS-Ⅰ）という名でも知られている．CRPS-Ⅰは神経や軟部組織の打撲・捻挫などの外傷を契機に発症する難治性の神経因性疼痛である．また，主要な神経の損傷が明らかな場合にはカウザルギー/CRPS type Ⅱ（以下 CRPS-Ⅱ）という．症状は RSD とほぼ同じだがカウザルギーは神経損傷が明らかな分，より客観的な神経症状を呈する．

(1) CRPS の診断基準

　ほか（後述）の神経因性疼痛をきたす疾患では，その原因が明らかな場合がほとんどだが，RSD/CRPS-Ⅰに関しては不明なことも少なくない．以下に診断基準を示す．

　①外傷などの侵害刺激やギプスなどで固定されていた時期がある．

　②原因となる外傷などから予想される程度をはるかにこえるような強い疼痛，アロディニア，痛覚過敏がある．

　③浮腫を伴った疼痛，皮膚血流の変化，および発汗機能異常のいずれかを認める．

　④以上の症状を説明できるほかの疾患が存在しない．

　CRPS にとって②～④は必須であり，これに明らかな神経損傷を伴う場合にカウザルギー/CRPS-Ⅱとなる．

(2) 症　状

　病期により症状は異なる（表ⅠB-10-2）．疼痛，血管運動障害による皮膚温異常，発汗運動神経障害による発汗異常，腫脹，骨異栄養による骨萎縮，時間の経過に伴う症状の拡大（連続型，ミラーイメージ型，独立型）がみられる．

表ⅠB-10-2　RSD/CRPS-Ⅰの病期別症状

病期Ⅰ
1. 外傷部位に限局した疼痛の発生
2. 触覚過敏
3. 局所腫脹
4. 筋痙攣
5. 硬直，可動域制限
6. 発症時通常皮膚は温かく赤みを帯び乾燥するが，その後外見上チアノーゼ様となり冷たくなり汗ばむようになる
7. 発汗の増加
8. 軽症の場合，この時期が数週間続きその後，自然に収まるか治療に良好な反応を示す

病期Ⅱ
1. 痛みはより強くなりより広範囲となる
2. 腫脹は拡大し，柔らかい感じから硬いタイプに変わる傾向にある
3. 体毛は硬くなりその後少なくなる．爪は速く伸びその後ゆっくりとなりもろく，ひびが入り溝ができるようになる
4. 局所的な骨萎縮は早期に起きるがより重症化し拡大する場合がある
5. 筋萎縮が始まる

病期Ⅲ
1. 組織の萎縮が不可逆的になる
2. 疼痛は耐えがたいものとなり患肢全体に広がる
3. 全身に広がることもある

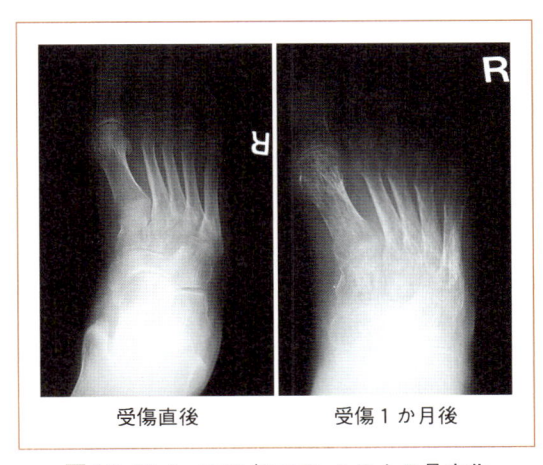

図ⅠB-10-2　RSD/CRPS-Ⅰによる骨変化
（42歳，男）

　図ⅠB-10-2 は捻挫を契機に発症した右足の RSD/CRPS-Ⅰ である．図ⅠB-10-3 は受傷後1か月後の X 線写真で，骨の萎縮が著明である．

(3) 治療

治療は理学療法を中心に行う．患肢をできるだけ自然に使えるようにすることを目標とする．したがって痛みのためにリハビリテーションが困難である場合に，神経ブロックや電気やレーザーによる刺激療法などを行い，疼痛が緩和されたところでリハビリテーションを行う．そのほか薬物療法，手術療法などが行われているが（**表ⅠB-10-3**），その効果は絶対的なものではない．

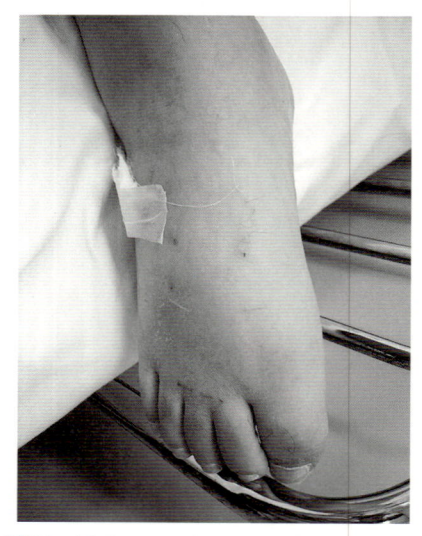

図ⅠB-10-3　RSD/CRPSによる足の腫脹
（42歳，男）
発生2か月後，捻挫が原因と考えられた

2）幻肢痛

不慮の事故や疾病などによって四肢を切断された後に，切断された四肢が自分の体に付いているような感覚を幻肢（phantom limb）といい，それが疼痛を中心とした異常感覚である場合を幻肢痛（phantom limb pain）という．この幻肢痛は切断された患者にかなりの確率で発生し，有効な治療が確立されていないため，患者をはじめ治療に携わるものすべてが大変苦慮する．

(1) 幻肢痛の病態

幻肢痛の発生機序は詳しくは解明されていないが，末梢性と中枢性の機序があるといわれている．末梢神経の求心路遮断に伴う脊髄後角ニューロンの過剰興奮が幻肢痛の発生に大きく関与し，ニューロンの異常興奮は，視床および大脳皮質からも記録されている．また，疼痛の範囲が末梢神経の支配領域に必ずしも一致しないことなどから，高位中枢の関与も大きいと考えられている．幻肢痛を考える場合に，図ⅠB-10-4に示すように切断肢が上肢か下肢か，外科的切断が外傷によるものか，痛みが幻肢にあるか断端にあるか，また，痛みの性質は持続的か発作的かなどさまざまな要素を考慮し，治療にあ

表ⅠB-10-3　神経因性疼痛に対して行われる代表的治療

薬物療法	神経ブロック	電気刺激療法
オピオイド	硬膜外ブロック	経皮的末梢神経刺激
リン酸コデイン	星状神経節ブロック	脊髄硬膜外刺激
塩酸モルヒネ	局所静脈内ブロック	脳深部刺激療法
抗痙攣薬	腰部交感神経節ブロック	運動野刺激療法
カルバマゼピン	胸部交感神経節ブロック	
抗うつ薬	腕神経叢ブロック	
アミトリプチリン	脊髄くも膜下ブロック	
NMDA受容体拮抗薬		
ケタミン　デキストロメトルファン		
抗不整脈薬		
リドカイン　メキシチレン		
トランキライザー		

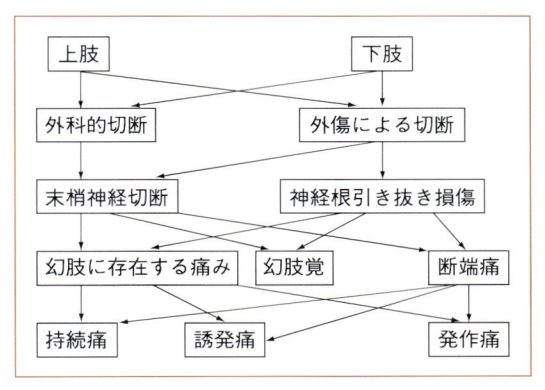

図ⅠB-10-4　幻肢痛の多様性

たらなくてはならない．

(2) 臨床症状

約90％の患者は幻肢を自覚するといわれている．しかし，一般に幻肢覚のみでは治療の対象になることはまずない．一方，幻肢痛を一過性であれ訴える頻度は諸家の報告により大きく幅があり，2〜80％といわれている．一般に拍動性の持続痛で，その性状は焼け付くような感じ，ねじれるよう，ピリピリ感やとても言葉では表現できないような異常な痛みなど多様な症状を幻肢に自覚する．ときどき，断端部に発生した有痛性断端神経腫による断端部痛を訴える患者がいるが，この場合，断端部に痛みを誘発するトリガーが存在し，幻肢痛とは区別しなくてはならない．しかし，断端部痛を有する症例では，断端神経腫を刺激すると，幻肢痛を誘発することがしばしば認められる．

(3) 幻肢痛の範囲と telescoping

幻肢痛は四肢末端に好発し，上肢ではグローブ型，下肢ではストッキング型を示すことが多く，また切断以前にあった痛みの部位に幻肢痛を感じる傾向があるといわれている．しかし，痛みは時間の経過とともに徐々に改善し，幻肢も末梢に向かって縮小していき，最終的には消失することもある．この時間の経過とともに縮小していくことを telescoping という．

(4) 治療

先にも述べたように現在のところ有効な治療はないのが現状である．表ⅠB-10-3 に示したものが現在用いられている代表的な治療である．幻肢痛は単一の要素だけではなく，末梢性，中枢性さらに心的要素も大きく関与していると考えられているため，表ⅠB-10-3 に示した各治療を必要に応じて組み合わせる必要がある．

(5) 予防

幻肢痛に対しては，治療よりもむしろ予防が大切である．外傷のために切断を余儀なくされた場合は別として，さまざまな疾病が原因で切断が予定される場合には，血管性病変による虚血痛や炎症痛，腫瘍に伴う神経因性疼痛により，切断前から痛みを伴っていることが多い．その場合，切断予定の数週間前から持続硬膜外ブロックやくも膜下ブロックなどで除痛を行い，術後も継続することで幻肢痛の発生をある程度予防できると考えられている．

3) 腕神経叢引き抜き損傷

おもに交通外傷などで頭部と頸部，腕と肩が逆方向に強く引っ張られることで神経が過度に牽引されて障害を生じる．神経因性疼痛の一種であり，神経破壊が生じることから幻肢痛などと同じ求心路遮断性疼痛に抱合される．また，腕神経損傷は国際疼痛学会の慢性疼痛分類のCRPS-Ⅱに分類されることもある．

(1) 病態

図ⅠB-10-5 に示すように腕神経叢は第5頸神経から第1胸神経の前枝によって構成されており，神経障害の部位により上位型，中間位型，下位型および全型に分類される．また，図ⅠB-10-5 に示したように損傷の種類により，腕神経損傷をⅠ〜Ⅲ型に分類できる．なかでもⅠ型は強烈な求心路遮断性疼痛を生じる確率が高く，

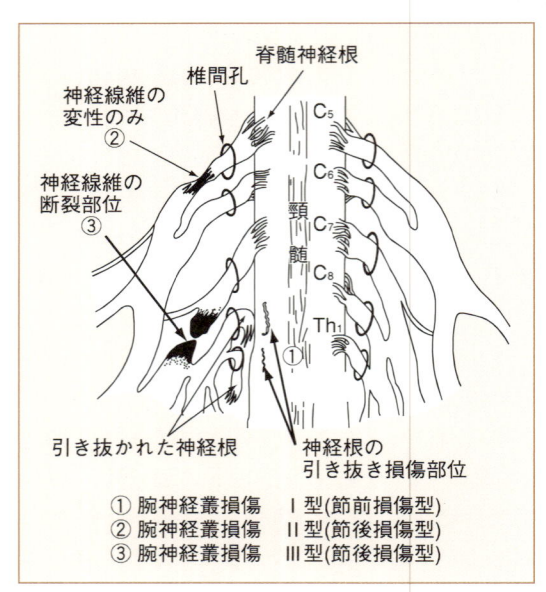

図ⅠB-10-5　腕神経叢引き抜き損傷の分類
(細川豊史，1999)

重篤になることが多い．

(2) 診断と臨床症状

事故の既往があり神経因性疼痛や神経症状があれば診断は比較的容易だが，厳密な神経損傷部位を同定するためには種々の検査を必要とする．しかし実際には損傷が混在していることが多く，困難なことが多い．損傷がどのレベルで起きたかによって症状は異なるが，基本的には損傷を受けたレベルの運動麻痺，知覚麻痺，自律神経症状が出現する．

① 損傷の部位による症状

(i) 上位型：肩の挙上，肘の屈曲が不能．上腕近位外側および前腕橈側に知覚障害．

(ii) 下位型：手指尺側の知覚障害．

(iii) 全型：肩よりも上位の運動と知覚の障害．

② 損傷の種類による症状

(i) 節前損傷型（腕神経損傷Ⅰ型）：ホルネル症候群の発現，軸索反射の残存，ミエログラフィーでの造影剤の漏出，横隔膜・大胸筋・広背筋の麻痺，発汗障害，持続する激烈な痛み（焼け付くような，絞られるようなど）に激痛発作を訴えることも多い．またほとんどの場合，アロディニアを伴い，CRPS様の症状を呈する．

(ii) 節後損傷型（腕神経損傷ⅡおよびⅢ型）：CRPS様の症状を認めるが節前損傷型に比べ症状は軽く，また治療にも比較的よく反応し，長期にわたることは少ない．

(3) 治　療

神経因性疼痛に準じた治療を行うが，節前損傷型では長期にわたる可能性が高い．またこの疾患は若年者が比較的多いため，精神的サポートや機能回復訓練など，将来を見つめた治療計画がとくに重要で，多方面の分野を治療計画に取り込んで行う必要がある．

4）帯状疱疹に関連した痛み

a）急性帯状疱疹痛

帯状疱疹は水痘・帯状ヘルペスウイルスの回帰感染により発症する．一定の神経支配領域に一致し，紅斑，丘疹，水疱などの皮疹が出現する．図ⅠB-10-6に示すように，軀幹に出現した皮疹は脊髄神経の皮膚分節に沿って出現するため帯状にみえるが，三叉神経領域に出現した皮疹は帯状にみえるというわけではない．

(1) 好発部位

一般的には三叉神経領域に発症しやすいといわれるが，帯状疱疹は頭の先から足の先まで発症する可能性がある．三叉神経，頸神経，胸神経，腰・仙神経に分類すると，胸神経に最も多いとされる．

(2) 診　断

皮疹出現以前の疼痛で帯状疱疹を診断することは困難である．片側の神経支配領域に一致した皮疹が出現すれば診断は容易であるが，まれ

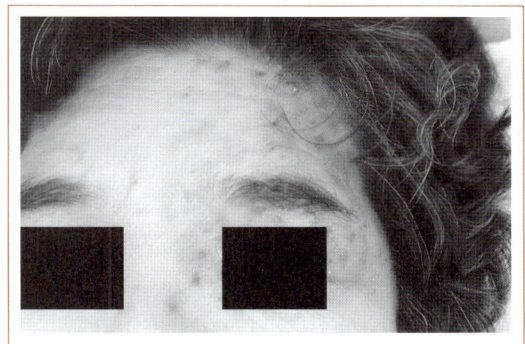

左三叉神経第Ⅰ枝の帯状疱疹例

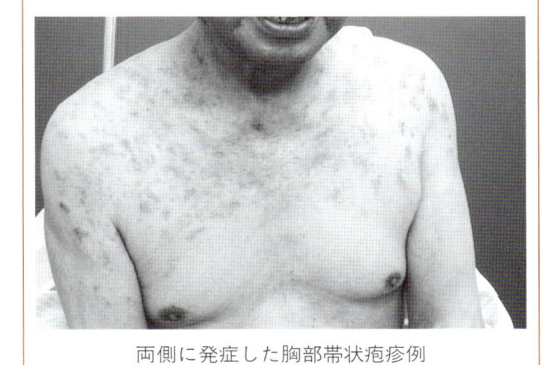

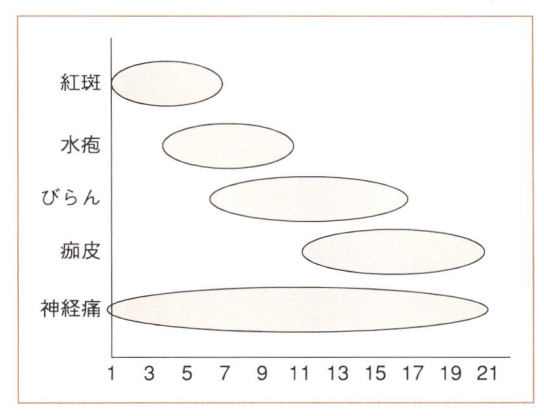

両側に発症した胸部帯状疱疹例

図ⅠB-10-6　帯状疱疹

図ⅠB-10-7　帯状疱疹の一般経過(漆畑 修，2000)

に両側に出現することもある．

(3) 帯状疱疹の経過（図ⅠB-10-7）

① 皮　疹

　皮疹出現の1週～数日前には，罹患部位の神経痛様の痛みや知覚障害が認められる．やがて紅斑が出現し，小水疱を形成し，びらんとなり，痂皮を形成し，2～3週間で自然治癒する．しかし，皮疹もわずか数個の疱疹のみの軽症の場合もあれば，皮膚分節全面にわたり，多数のまたは癒合した大きな水疱を形成する場合もある．皮疹が重症であれば帯状疱疹後神経痛に移行しやすいとされている．

② 痛　み

　帯状疱疹の急性期の痛みは皮疹出現の数日前から認められることが多い．一般にはピリピリとしたいわゆる神経痛様の痛みを訴える．しかし，なかには筋肉痛のような痛み，身体がこっ

たような感じを訴えるため，湿布を貼付し，帯状疱疹による皮疹をただの湿布かぶれということで，皮疹が本格化するまで放置しておくというケースも少なくない．痛みのピークは皮疹出現後7～10日で，皮疹の治癒とともに消退する．しかし，その後も痛みが持続することがある．この皮疹が治癒した後にも持続する疼痛を帯状疱疹後神経痛（PHN：post herpetic neuralgia）という．帯状疱疹による急性期の痛みは神経痛様の痛みも混在するが，炎症性疼痛が主体であるのに対し，PHNは神経変性の結果生じる痛みであり，両者はまったく異なる発生機序による．

(4) 治　療

　急性帯状疱疹の治療のポイントは，発症の早い段階から皮疹，疼痛，PHNの予防に主眼をおいた治療を行わなくてはならない．治療の詳細は成書に委ねるが，重症度に応じて抗ウイルス薬，ステロイド，非ステロイド性抗炎症薬（NSAIDs），各種神経ブロックなどを併用し，治療を行う．

　皮疹が治癒しても痛みが残存することに不満を訴えるケースも数多くある．帯状疱疹が神経の病気であり，皮膚病変は二次的に起こったものであること，難治性の神経痛へ発展する可能性があることなど，十分な患者への説明を行う

必要がある．

b）帯状疱疹後神経痛（PHN）

帯状疱疹の経過中に強い炎症のため，神経（末梢および中枢神経）に重度の変性を生じた結果発症する神経因性疼痛である．

（1）診　断

帯状疱疹罹患部の皮膚またはその深部に持続的に，ときに発作的に痛みを生じ，同時にその部位の知覚低下が認められる．痛みの性質は火傷したときのような，火箸をあてられたような，電気が走るような，締め付けられるような，などと表現されアロディニアを認めることも多い．いつの時点からPHNと診断するかということについては意見が分かれるところである．神経因性疼痛が確立した時点をPHNとするべきであり，一般には帯状疱疹発症6か月以降をPHNとしている．

（2）治　療

一般には表ⅠB-10-3に示したような治療が行われる．種々の方法を組み合わせ，患者の反応を注意深く観察しながら治療を行っていかなくてはならない．しかし，確立された方法はなく，治療に難渋することが多い．そのため急性帯状疱疹の段階で早期に適切な治療を行うことで，後のPHNを予防することが重要である．

脊髄神経領域に発症したPHN症例では，罹患脊髄神経の傍脊柱部に圧痛，またはPHN部へ放散するトリガーが存在する症例が多く見受けられる．こういった症例に対して，ステロイドと局所麻酔薬によるトリガーポイントブロックを行うと劇的な改善が得られる．

② 全身性疾患による疼痛

1）糖尿病性末梢神経障害

糖尿病性神経障害は，糖尿病患者にもっとも多くみられる合併症であり，中枢神経，末梢の知覚・運動神経，自律神経障害など，あらゆる神経に障害が起きる（表ⅠB-10-4）．糖尿病性神経障害の原因としては，持続する高血糖による代謝異常や血管障害などが考えられる．しかし糖尿病患者が訴える神経症状のすべてが糖尿病性神経障害によるものではない可能性もあるため，まず他の原因による神経症状を除外して診断を行わなければならない．

（1）症　状

糖尿病性末梢神経障害は，糖尿病患者の50％以上の患者が経験するとされ，代表的な症状は焼けるような痛み，ビリビリと電気が走るような感じ，刺すような感じ，などと表現されることが多い．また，典型的な症状としては左右対称で，いわゆる"グローブとストッキング型"

表ⅠB-10-4　糖尿病性神経障害の分類

- びまん性対称性多発神経障害
    急性の感覚神経障害
        治療後神経障害
    慢性の感覚・運動系の多発神経障害
        異常感覚，自発痛，感覚鈍麻，こむら返り
    自律神経障害
        心血管系，発汗異常，起立性低血圧，勃起障害（勃起不全，ED）
- 限局性神経障害（単一性・多発性）
    脳神経障害
        動眼，滑車，外転神経麻痺や顔面神経，聴神経麻痺
    軀幹・四肢の神経障害
        尺骨神経麻痺，腓骨神経麻痺，軀幹の単一性神経障害
    筋萎縮
    慢性の炎症性脱髄疾患の合併

（Andrew, J.M., 2005を改変）

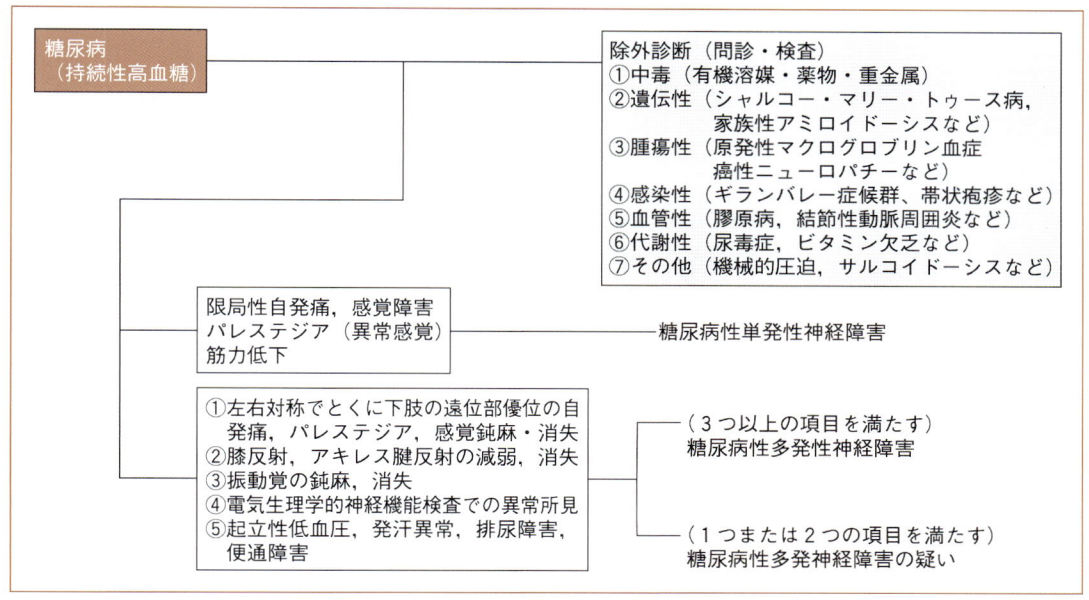

図IB-10-7　糖尿病性末梢神経障害（単発性・多発性）の診断のためのフローチャート
（林　洋一：医学のあゆみ，177(8)：557～560，1996．）

の症状を呈し，下肢，とくに足先に行くほど症状が強く，夜に症状が悪化する．さらに，下肢に無痛性の潰瘍を形成している症例では，糖尿病性壊疽へと進行することもあり，場合によっては切断を余儀なくされることもしばしばある．

(2) 診　断

糖尿病性末梢神経障害の診断は，まず他の神経疾患を除外することで行う（図IB-10-7）．そして，症状，下肢の振動覚，触覚，圧覚などの定量的感覚検査などを行い，総合的にかつ慎重に診断を行わなくてはならない．実際，単純な振動覚検査や圧覚検査で下腿潰瘍のリスクを推し量れることがしばしばある．

(3) 治療と予防

糖尿病性神経障害の原因は，大きくポリオール代謝異常，高血糖，微小血管の閉塞といわれているため，それぞれに対する改善策と症状に対する対症的治療を行う．まずは，厳格な血糖コントロールを行う．糖尿病性末梢神経障害に

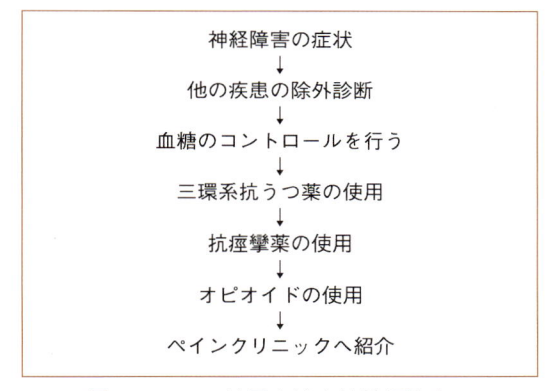

図IB-10-8　糖尿病性末梢神経障害の
アルゴリズム
（Andrew. J.M., 2005を改変）

対しては，**図IB-10-8**のアルゴリズムに沿って治療を行う．血糖コントロールが良好に行われれば，症状は数か月後にはほとんどの場合改善する．しかし，急激な血糖のコントロールは治療後（治療誘発性）神経障害，いわゆるインスリン神経炎を引き起こすこともあるため，血糖のコントロールはゆっくり行ったほうがよい．逆に血糖コントロール中に異常知覚や疼痛が出現した場合は治療後神経障害も考慮しなくては

ならない．また，すべての2型糖尿病患者と，1型を発症して5年以上の患者に対しては，少なくとも年1回以上の下肢感覚機能検査やアキレス腱反射などによるスクリーニングを行ったほうがよい．

糖尿病性神経障害をもった患者に対しては十分な教育が必要である．下肢の温度・疼痛感覚の低下により低温やけどや下肢の外傷に気付かず，糖尿病性壊疽へと進行するケースも少なくない．したがって感覚が鈍くなっていることやフットケアを指導し，壊疽を予防しなくてはならない．

2）痛 風

痛風は，高尿酸血症が長期間持続したことにより，関節内に尿酸結晶が析出することによって起こる関節炎のことであり，高尿酸血症のことではない．食の欧米化とともに1960年代頃から急増し，近年では若年発症（20〜30代）も珍しくなくなってきた．

(1) 症 状

いわゆる痛風発作とは痛風による関節炎のことを指し，第1中足趾節関節などの下肢関節に好発する．疼痛や腫脹，発赤が強く，歩行困難になるが，1週間ほどで軽快する．次の発作まで無症状だが，血漿尿酸値をコントロールしないと，次第に痛風発作が頻発するようになり，慢性関節炎に移行する．また，高尿酸血症が長時間持続すると痛風腎とよばれる腎合併症を併発することがある．

(2) 診 断

診断基準は米国リウマチ学会のものが使用されている（表IB-10-5）．確定診断は急性関節炎の関節液を偏光顕微鏡で観察し，好中球に貪食された尿酸ナトリウムの針状結晶を確認することで行う．

表IB-10-5　痛風関節炎の診断基準

1．尿酸塩結晶が関節液中に存在する
2．痛風結節の証明
3．以下の項目のうち6項目以上を満たす
　1）2回以上の急性関節炎の既往がある
　2）24時間以内に炎症がピークに達する
　3）単関節炎である
　4）関節の発赤がある
　5）第一中足趾節関節の病変である
　6）片側の足関節の病変である
　7）痛風結節（確診または疑診）がある
　8）血清尿酸値の上昇がある
　9）X線上の非対称性腫脹がある
　10）発作の完全な寛解がある

米国リウマチ学会
（高尿酸結晶・痛風の治療ガイドライン　日本痛風・核酸代謝学会）

(3) 治 療

痛風関節炎の治療はコルヒチン，非ステロイド性抗炎症薬（NSAID），ステロイドを用いて行われる．しかし，痛風の痛みを抑えても高尿酸血症を治療しないとふたたび発作を起こすため，ガイドラインに従って高尿酸血症の治療を行う必要がある．

痛風は過食，高プリン，高脂肪，高蛋白食嗜好，常習飲酒，運動不足，肥満，高血圧，糖・脂質代謝異常などが深く関係するため，大切なことは，生活習慣の改善を行うことである．

3）関節リウマチ

(1) 診 断

関節リウマチ（rheumatoid arthritis：RA）の診断は米国リウマチ学会分類基準によって確立され，一般的に使われている（表IB-10-6）．この診断基準を満たさないからといってRAが否定できるわけではなく，満たしてもほかの膠原病の可能性を考慮し，鑑別を必要とする．RAは整形外科でその診断が行われている場合が多いが，早期診断には熟練のリウマチ専門医の総合的判断が必要である．

表ⅠB-10-6 関節リウマチの診断基準

① 朝のこわばり（1時間以上）
② 3関節以上の関節炎
③ 手の関節炎
④ 関節炎の対称性
⑤ リウマチ結節
⑥ 血清リウマトイド因子（rheumatoid factor；RF）の陽性
⑦ 典型的X線像

以上の4項目以上で関節リウマチと分類する．ただし，①〜④は6週間以上の持続

(2) 症　状

発症様式には急性，亜急性，潜行慢性型があるが，とくに潜行慢性型が多い傾向にある．RAの経過ではまず，朝のこわばりを前駆症状とし，次に関節症状が出現する．おもに手，足，膝などの大きな関節に多く，次いで指関節になる．罹患関節では疼痛をはじめ，腫脹，発赤が認められる．一般に左右対称である．活動性の高い時期や慢性期の罹患関節では関節包の肥厚や関節液の貯留が認められる．左右対称の近位指節間関節における紡錘状の腫脹は典型的な所見である．関節炎が長期間持続し関節破壊が進行すると指のボタン穴変形，スワンネック変形，尺側変位，オペラグラス変形などとよばれる関節の変形をきたすようになる．

(3) 治　療

NSAIDs，ステロイド薬，抗リウマチ薬（メトトレキサート，金製剤，D-ペニシラミン，サラゾスルファピリジンなど）を用いた薬物療法を中心に治療を行う．最近では関節破壊の防止として早期から抗リウマチ薬が使用されている．手術療法では関節鏡手術なども行われるが，疼痛除去，機能改善という点ではおもに，人工関節置換術が行われている．

4) 感染性疾患による疼痛

(1) 発生機構

細菌が血行性，外傷性に体内に存在した場合，生体は最初にこの細菌を認識し，貪食を行う．このとき種々の炎症物質（蛋白分解酵素，活性酸素，ブラジキニン，ヒスタミン，プロスタグランジンなどのケミカルメディエーター）が産生され，局所の炎症所見を引き起こす．この炎症反応を侵害受容器が感知し，神経を上行性に伝わり，大脳で痛みとして認識される．

(2) 治　療

感染による疼痛に対してはNSAIDによる疼痛コントロールは積極的に行うべきではなく，抗生物質による治療で感染に対する治療を行うことに主眼をおくべきであり，必要に応じて切開排膿を行い，細菌の絶対数を減少させる必要がある．

3 スポーツ傷害

スポーツ傷害は大きく分けて外傷と障害に分けられる．スポーツ外傷は1回の急激な外力が働くことによって発生した傷害であり，捻挫，骨折（疲労骨折は除く），脱臼，打撲などが代表的疾患である．また，肉離れは急激な外力によるものではないが，外傷に分類される．

一方，スポーツ障害とは慢性的な小さな力が加わった結果起こる傷害で，いわゆる野球肘，テニス肘，疲労骨折，アキレス腱炎，ジャンパー膝などが代表的疾患である．

1) スポーツ外傷

捻　挫

急激に大きな力が加わることによって関節を

構成する軟部組織が損傷した状態で，おもに靱帯の損傷を起こしている．靱帯損傷はⅠ度：不全断裂，Ⅱ度：部分断裂，Ⅲ度：完全断裂に分けられる．診断は受傷機転，関節のストレス撮影などを用いて行う．

肉離れ

強い瞬間的な筋収縮が起きているときに発生しやすい．大腿部のハムストリングの肉離れが多くを占める．スポーツ外傷では比較的多くみられ，4月や9月に多いとされている．若年者ではハムストリング肉離れが多く，中高年者では腓腹筋の肉離れが多い傾向にある．

診断は比較的容易で，急激な力が加わったとき（短距離全力疾走中，跳躍時など），大腿後面に突然の激痛が生じて動けなくなることで，診断できる．

治　療

外傷の治療の基本は「RICE」である．rest（安静），icing（冷却），compression（圧迫），elevation（挙上）の略で，救急処置の基本である．

- rest：傷害の程度によるが重症の場合には弾性包帯や，ギプスで固定する．
- icing：冷やすことで血管が収縮し，腫脹が軽減されて同時に疼痛も緩和される．しかし，感覚がなくなるほど冷やすと凍傷を起こすことがあるので注意が必要である．
- compression：腫脹緩和のために弾性包帯を用いて行う．
- elevation：うっ滞した血液や組織液を排出するために行う．

これらの応急処置ののち，必要に応じて免荷を行い，疼痛が強ければNSAIDを使用し，リハビリテーションを行っていく．

2）スポーツ障害

野球肘

野球にかぎらず肘関節を使用し，物を投げる動作に伴い生じる障害の総称である．診断は投球動作時の肘の痛みや，疼痛部位から比較的簡単に行える．内側の靱帯損傷が多く見受けられるが，外側を痛がる場合もあり，この場合，骨軟骨損傷の可能性もある．本疾患は少年期に発症しやすいため，投球制限などが必要である．

テニス肘

外側型（バックハンドエルボー）と内側型（フォアハンドエルボー）に分けられる．外側型は手関節の背屈や伸筋群の遠心性収縮が関与しているとされている．内側型は手関節の回内，掌屈が関与している．診断はテニスを行うときの痛みは当然のことながら，ドアノブを回すときや手関節の背屈動作だけでも痛みが誘発されることがある．

治　療

スポーツ障害の治療は
① rest（安静）
② icing（冷却）
③ 筋力トレーニング
④ 理学療法
⑤ テーピング
⑥ ストレッチング
を中心に行っていく．

A 総論

II. 鍼灸医学編

1 疼痛治療における鍼灸の役割

はじめに

東洋医学の歴史は長く，はるか古代にさかのぼる．いろいろな疾病に対して手当てや治療した経験を集約し，それなりの成果を体系付け，鍼灸医学の原典といわれる『黄帝内経』(『素問』，『霊枢』) 2部が著されている．これは長期の医術を整理し，それに哲学を加味し，理論化したものであり，その結果として，東洋医学独自の"気・血"を中心に据えて，当時の生理学・病理学的知識を集約し，経絡学説・臓腑学説の医学を完成させた成果をみることができる[1,2]．

わが国においては百済から鍼灸が伝来したのは562年頃と推定されている．それ以来，官営制の医療制度のなかに導入されたが，おそらく当時の対象は特権階級のみの医療として用いられていたと思われる．江戸時代になると一般庶民もその恩恵にあずかることができるようになり，医学書も多数出版された歴史がある．

明治新政府による医療行政は西洋医学一辺倒に変換し，漢方医学は消滅するかに見受けられたが，その一方で，明治・大正・昭和の時代はどこの家庭でもお灸をする姿がみられ，とくに第二次世界大戦後，医薬品不足の時代には鍼灸は国民の健康維持や，ある種の疾病の治療に貢献し，支持された事実がある．

なお当時の占領軍の医療厚生担当局は東洋医学に対する認識がないため，鍼灸を野蛮な行為として禁止しようとしたが，一部識者の熱心な説得・陳情や鍼灸関係者の運動で，現行の教育制度への改革などを条件に存続が認められた．

鍼施術の鎮痛効果は東洋では中国はもちろんのこと，日本や韓国・台湾などで早くから認められていたと同時に，鍼灸術は以前から普及していた．ヨーロッパでは戦後しばらくはフランスやドイツなど数か国で東洋医学に興味をもつ，わずかな数の医師によって行われていた．

わが国では1970年代に中国での鍼麻酔による手術成功の報道以来，全国の大学病院などのペインクリニックで本格的に疼痛管理の一手段として広く導入された．また欧米はもちろんのこと世界の多くの国々で関心をもたれ普及し，同時に鍼鎮痛作用を含めた鍼効果の全般的な研究が進められてきている．

鍼灸医学の基本的考え

鍼灸医学の生理・病理の生体観は気・血・津液・臓腑・経絡と，中国哲学である陰陽論・五行説がその基盤である．それは疾病や疼痛対策

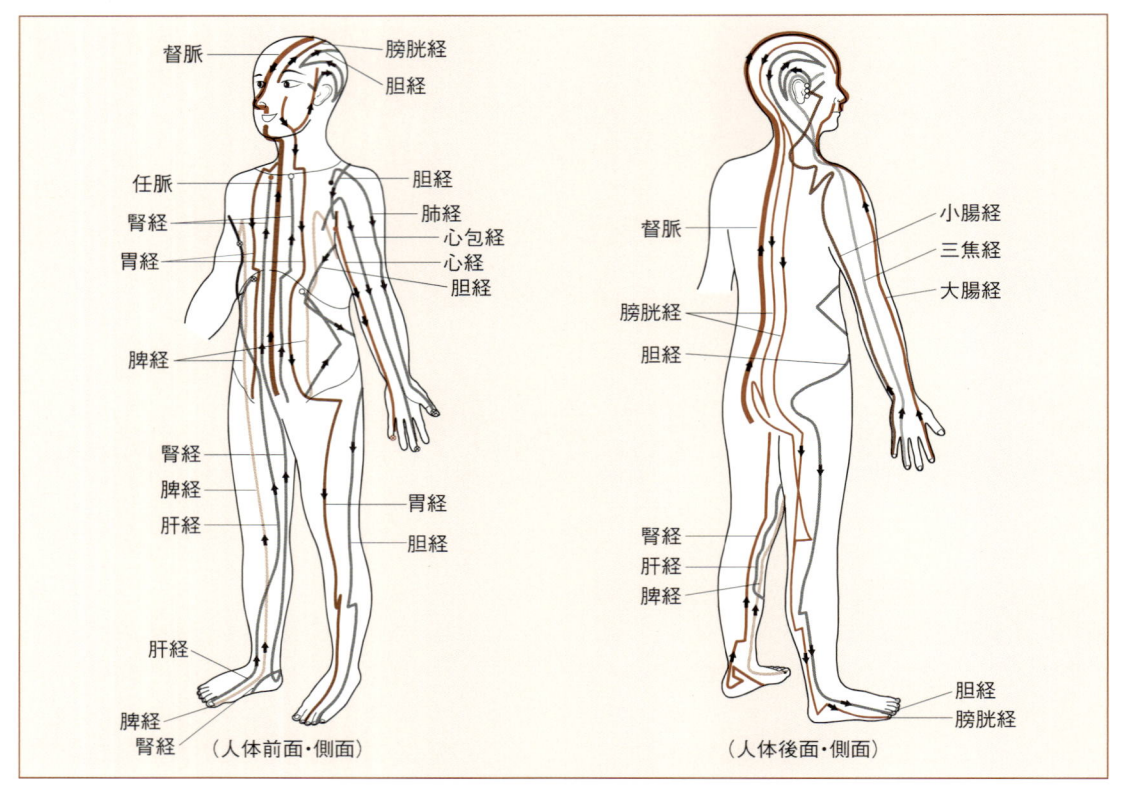

図Ⅱ A-1-1　経絡流注の概念図
（森　和　監修，王　暁明，金原正幸，中澤寛元著：経穴マップ／イラストで学ぶ十四経穴・奇穴・耳穴・頭鍼．医歯薬出版，2004 より改変）

に携わった古代中国の医家の発見であり，英知である．身体の一定部位を刺激することによって，痛みが和らぐことや症状が消失することに気づき，東洋医学的理論背景を有する治療医学として体系化されたものである．

気・血・津液は臓腑・器官・経絡などの生理活動を営む源となるものである．

(1)「気」は観念的なものではなく具象的なものとしてとらえている．万物の生成，宇宙，気，陰陽，天地，万物の始まりおよび人間の発生から，生命活動のすべてを気の働きとした．人体では気の性質で分け，①原気，②宗気，③営気，④衛気，その他多くの気に分類し，いろいろと名称をつけてその機能を認識している．

(2) 血は，血液で，営気の働きで脈中（血管）を流れ，身体全体を滋養し，生命の維持にかかわる．

(3) 津液とは，体内水分を指し，津（陽性水分）と液（陰性水分）にその性質で分けられる．

(4) 臓腑については，いわゆる内臓は，①五臓（肝・心・脾・肺・腎），②六腑（胆・小腸・胃・大腸・膀胱・三焦），③奇恒の腑（骨・髄・脳，脈，胆，女子胞）と分類され，経絡により体表と内臓，内臓と内臓，局所と全身がそれぞれ関連し，反応するとしている．また臓腑は精神的活動と密接な関係があるとした．東洋医学が心身医学的であるといわれるゆえんである．

(5) 経絡とは経脈と絡脈を指している．気血の循環するところであり，人体を構成するすべての組織・器官に網の目のように分布し，生命を支えている．その機能は，

①　臓腑をはじめ，その他の組織・器官などに

気血を循環させ，滋養する．
② さまざまな要因により生じる生体反応を表わす．
③ 病態の診断のみならず治療を施すところで鍼灸刺激などを伝導する
などがあげられる．

基本的に経脈には太陽経・少陽経・陽明経・太陰経・少陰経・厥陰経の六経脈があり，それを「六経」と称し手足を合わせて十二経脈がある．ほかに臓腑との属絡や表裏関係をもたない奇経がありその中の督脈，任脈とあわせて十四の経脈を気血が流注する．

また，奇経八脈とは，十二経脈から分かれた支脈であり，督脈，任脈，衝脈，帯脈，陰蹻脈，陽蹻脈，陰維脈，陽維脈である．経絡の気血を調節する作用がある．

絡脈には，主として十五別絡（十二絡脈と督脈，任脈，脾の大絡）と絡脈（狭義），孫脈，浮絡，血絡がある．絡脈のうち体表に浮き上がったものを浮絡，皮膚の微小血管を血絡という．

その他に十二経筋・皮部があるが，経脈の分布部位と基本的に同じである．

(6) 陰陽論とは気を中心とする考えで，陰と陽が存在し，それが対立と，互いに牽制しあいながら統一体をなすとする概念である．しかも時間的にも止むことのない連続性をもっている．また，物質は陰に属し，機能は陽に属するとしている．

医学上では臓は陰，腑は陽で，生理機能としてはすべて気の働きによる．気の源泉は空気と食物で，食物が消化されてすぐに作り出される気は陽気で衛気といい，外邪の侵入を防御する．食物が十分消化されて産生される気は陰気で営気といい，栄養や運動のエネルギーなどになる．病理変化としての陰陽は陰陽の気の失調である．つまり陰気（あるいは陽気）が一方的に強すぎたり，または弱すぎて均衡が崩壊することによって起こる．したがって治療は陰陽の平衡を回復させることを基本原則としている．臨床では虚実，寒熱，表裏などが重要視される．

(7) 五行説の五行とは，木，火，土，金，水の5種の物質である．生活のなかから必要とするところから発想し，それを具象的に発展させ，宇宙すべての事象を5つのカテゴリーに分類し，その事物の変化と平衡回復を相生・相克関係という考え方にまで展開した説である．その説から人体の臓腑を五行に配当し，診断や治療に応用した．

五行説は現代科学主義の時代ではもっとも理解しがたい説であり，そのため東洋医学が非科学的観念論といわれる基にもなっている[3,4,5]．

鍼灸治療の本来の目的は，生体の病態をこれら独自の生体観である気・血・津液・臓腑・経絡や，中国哲学である陰陽論・五行説などで，把握，分析，診断し，経絡の気血の過不足が生じていれば，経絡上に存在する経穴を刺激することで気血の流れを調整し，心身の状態を整えようとすることにある．

以上，鍼灸医学の生体観と鍼灸医学の基本的な治療目的について述べたが，実際にはこの考えにとらわれず，古典医学の解釈や生体観の相違，医学の進歩，臨床上の効果などにより，日本独自といわれる経絡治療（『難経』を中心にすえた治療法）[6]，西洋医学的な解剖学・生理学・病理学理論に基づくいわゆる現代医学派，皮膚電気抵抗で刺激点を決め，通電を行う良導絡自律神経調整法，また皮電点を探索して施術する方法，皮内鍼療法，あるいは特効穴に経験的立場より施術する方法や圧痛点治療など，日本においては現在多くの流派が存在する．

鍼灸治療の特性と役割

古来より，人類は疼痛に悩まされ，多種多様な治療法を開発してきた．にもかかわらず完全にすべての疼痛を緩和する，あるいは除去するには至っていない．とくに慢性疼痛に関しては

近代医学をもってしても，その対策に難渋している．鍼灸治療は数ある治療法のなかでもその効果は卓越しているといえる．

鍼灸医学の原典といわれる『黄帝内経』の『霊枢』九針十二原第一には鍼の種類を9種に分け，その特徴と使用目的と方法を詳細に説明している．そのなかの一種である毫鍼はその使用目的を「深部の慢性疼痛」の治療用とし，およそ長さ1寸6分（『意釈黄帝内経霊枢』小曾戸訳）と記述している．現在，われわれが通常使用している鍼は毫鍼がおもであるが，疼痛治療と密接な関係にあることを物語っている．

また『素問』の挙痛論篇第三十九，痺論篇第四十三や『霊枢』の周痺第二十七，経筋第十三に"痛み"に関した著述がみられ，また刺法全般に関して『難経』の第七十八難補瀉の手技，第七十九難迎随の補瀉にはその治療法が順次記述されており，古代より鍼灸による疼痛対策を詳細に記述した古書も多く見受けられる．

前述したように，現在日本の鍼灸臨床には治療法においていくつかの流派がみられるが，今日，とくに中国において多用されている中医学を例にとれば，その特徴は「診断即治療」であり，それは弁証と論治にある．

弁証とは四診（望・聞・問・切）でえられた情報を中国医学の基礎理論によって八綱（陰，陽，表，裏，寒，熱，虚，実），病因，気血津液，臓腑，経絡などで総合的に分析し，証を決定することである．論治とは治則（弁証の結果に基づいた最適な治療手順）と治法（治則に適する具体的治療法）であり，刺法・灸法など（治法により決められる具体的手段としての処方）のことを意味する．

とくに痛みに対してはそれが表にあるのかまたは深い裏にあるのか，それは寒（冷え）に由来するのか熱によるものか，その性質が虚痛なのか実痛なのかを弁証することが重要であり[7]，そこで証が決まればおのずから治療法（補・瀉）は決定する．

また，経気の循環について体表面の上下，左右，前後，正中および側方の間で，一定の部位には特異的関連があること，体内臓腑の間に特異的影響があること，また体表と臓腑にも特異的関連があることを説明している．それを考慮すれば選穴も幅広くなる可能性がある．

その臨床例を2つ挙げれば，1つは「足太陽膀胱経上による腰痛は項背部から殿部にかけて重苦しく痛む，委中をさせ」や「もし治らなければ左なら右を，右なら左を取穴せよ」（『素問』刺腰痛篇第四十一）とあるように，経気の循環説や巨刺法を述べている．つまり，痛む個所のみが治療の部位的対象ではなく，全身的に関連性をみて，上下の特異的関連から上部にある頭頂部痛に対して下部の経穴で治療することもある．

もう1例は，カウザルギー（幻肢痛）で，左前腕が切断されていないのに左母指の疼痛を訴える患者に，健側の右母指に取穴し，治療する．これは治療原則を遵守した治療といえよう．

治療の特徴的原則をあげると，①病気より病人の治療，②局所と全体，③標治と本治，④虚を補し，実を瀉すなどがある．また，選穴原則も，①近位取穴法，②遠隔取穴法，③随証取穴法などがあり，疼痛治療もこれに準じる．

「刺して効果がなければ，気が至るまで刺す」（『霊枢』九針十二原第一）とあるように治療にあたっての得気を説明している．しかし，通常の疼痛治療でも得気は重要ではあるが，鍼麻酔（後述）のレベルではない．いろいろな程度の感応が放散したり伝導したりする．同時に術者のもつ鍼にも沈むような，重たく感じる，また緊張し，渋る感覚を自覚できる．またまったく何らの痛痒もない刺法でも，場合によっては鎮痛が可能である．いずれにしても鍼刺激は臨床的に鎮痛効果を十分に得ることができる．

「鍼で治らないものには灸が適応する」（『霊枢』官能第七十三）とあるように，とくに慢性疼痛には効果があり，灸もとくに寒（冷え）に

由来する虚性の疼痛には活用すべきである．経穴は概して鍼と同じである．

古来から鍼と灸とはあわせて用いるのが常道とされてきたが，現代では鍼治療が多く望まれ，灸は瘢痕を嫌って敬遠される傾向がある．しかし，直接灸である透熱灸の本質的効果は期待できないまでも，隔物灸（間接灸）という方法もある．昨今は多様な方法が開発され利用されている．

以上，鍼灸医学ではこの弁証論治にみられるごとく局所の痛みにおいても病態を全体的，総合的にとらえ，治療は全身的で，各個人の病態に応じた選穴を用いる．この治療システムこそが鍼灸治療法の特性であり，原因が解明されていない病態にも個別にアプローチでき，他の治療に類をみない独自の効果を発揮する．

また，治療の本質は体表のいわゆる経穴部を鍼や灸で刺激する東洋医学系の物理療法であり，生体内の調整機構に作用し，自然治癒力を賦活させることができる．そのため副次的効果が期待でき，その効果には多面性があることもあげられる．すなわち鎮痛目的で刺鍼しても同時に自律神経の調整にも作用し，結果として鎮痛のみならず，いわゆる神経系，内分泌系，免疫系などへ広範囲に影響を及ぼすことができる．

疼痛疾患の場合，症状は局所の痛みのみではなく，その影響は身体全体のあらゆる領域に波及している場合が多い．今日，知覚神経を遮断しても存在する慢性痛が問題となっているが，疼痛のみならず，複雑な症候群に対する鍼灸治療の果たす役割は大きい．心因性疼痛や，がんの痛みに対しても心身相関的で，ホリスティックに作用する鍼灸医学の鎮痛効果は期待されている．

なお，鍼灸治療は患者さんに苦痛を与えない，体にやさしい刺激であり，体力の弱った手術後や高齢者の患者さんにも副作用なく安心して治療を行うことができ，QOL（生活の質）の改善効果も認められる．

さらに鍼灸医学はいわゆる未病に効果を発揮し，臨床上，痛みに対しても予防効果があり，養生的意義がある．また，時と場合（登山中，旅行中などの痛み）によっては，鍼1本または一握りの艾のみあれば，いつでも，どこでも施術できるという利便性の面からも鍼灸は活用する価値を有する．

鍼麻酔について

今日，鍼の鎮痛作用を語るとき避けて通れないのが「鍼麻酔」である．そこで鍼麻酔について簡単に述べる．

中国において1950年代に，扁桃炎の鎮痛治療に鍼治療が有効ならば，その経穴を術前に刺激して扁桃腺の摘出手術に応用できないかと研究が進められ，鍼麻酔による手術に成功していた．1970年代にアメリカの当時のニクソン大統領が訪中した際，随行していたニューヨークタイムズのレストン記者が鍼麻酔で手術をうけ，その体験の詳細を全世界に報道して，関係者を驚かせた．鍼麻酔という用語はマスコミが作り出したもので，正確にはanesthesia（麻酔）というよりanalgesia（痛覚脱出・無痛覚状態）と表現すべきで状態を指している．

それ以後，鍼麻酔による手術は日本を含め欧米でも広く試みられたが，結果として麻酔薬を用いた手術と異なり，全症例に適応できない，また術中の筋弛緩が十分でないことが判明した．そのため，すべての手術の麻酔には不適応とわかり，現在では中国でも甲状腺など一部疾患の手術に応用されている．

鍼麻酔の場合，手術対象によって刺激経穴は部位も数も異なるが，選穴は経絡や経穴の特性，また神経学的な考慮のもとに行われ，耳のツボもよく使われていた．そのなかでも合谷穴は必須穴としてどんな種類の鍼麻酔にも適用でき，

それほど鎮痛作用がもたらされる経穴といえる．

この場合，手術を前提にしているだけに，経穴や経絡という鍼灸独特の思考はあるものの，それ以外は現代医学を基礎とした考えに依拠して行われていると推察できる．

当初はいくつかの経穴を連続的に手技で刺激していた．疼痛閾値が下がると刺激の強さや頻度を早めたり，遅らせたり，刺激方法を変えて施行していた．その後，電気パルス刺激に変わった．

鍼麻酔の場合，得気がなければanalgesiaの状態を発現できないといわれている．目的によって特定の部位に刺鍼すれば，酸（だるい）・脹（はれぼったいような）・重（重だるい）・麻（麻痺したような）の感覚が前記の順序で発現する．この状態を得気を得たと称している．

その作用機序についての研究も同時に進んだ．すでにメルザックとウォールのゲートコントロール説からはじまっていたが，βエンドルフィンやエンケファリンなど内因性モルヒネ様物質が関与する説などがあり，ますます研究が進展しつつある．

鍼麻酔の成功は，鍼治療が場合によってはanalgesiaを発現できるほど強力な効果を発揮できることを証明した．鍼麻酔による手術成功の報道は，鍼灸師はもとより，疼痛治療に携わる医師や生理学者の間で，鍼鎮痛の研究がグローバルに進められる契機となり，その結果，鍼治療の鎮痛効果が少しずつ解明され，鍼の有用性が認知されようになってきた．また，患者の意識が正常に保たれ，副作用も少ないなど，鍼鎮痛特有の現象も多く，鍼鎮痛のみならず，鎮痛機構全体の解明にも役立つとされ，臨床面，基礎医学面より今後の研究が期待されている．

世界の鍼灸の現況
―CAMが注目されるなかで―

20世紀になって近代西洋医学は急速の進歩をとげ，とくに後半は感染症をはじめとするさまざまな疾患に対する科学的診断・治療への多大な貢献をもたらした．一方，慢性疾患，不定愁訴，精神的要素が絡む疾患などへは十分な対応がなしえず，病人を全人的に扱うことも得意とはいえない．そんななか，近年にわかに注目を集めているのが現代の西洋医学以外の医療，いわゆる補完・代替医療（complementary and alternative medicine；CAM）である．欧米では，医療保険制度の体制や医療経済の面からのCAMへの注目のほかに，西洋医学の限界に対して患者がCAMを希求するなどいくつかの要因が指摘されている．さらに伝統医学を含む補完・代替医療は現代西洋医学の弱点を得意とするものも多く，医療ニーズの多様化もあって，かなり関心が高まっている．

とくに米国においては，NIH（米国の国立衛生研究所）のなかに1992年，代替医療事務局（OAM）を設立し，200万ドルの資金を割り当て，その効果を調査し，評価する研究が進められた．1998年にはそれがほかの18の機関と肩を並べる国立相補代替医療研究センター（NCCAM）と格上げされ，年々予算も増加しており，米国の代替医療の研究に対する期待と意欲がみられる．また鍼灸医学に対しても，1997年，専門家のパネルによって「鍼に関する合意声明書」が出されたが，成人の術後，薬物療法時の吐き気，嘔吐，歯科の術後痛に対しては有効であるという科学的根拠があり，薬物中毒，脳卒中のリハビリテーション，頭痛，月経痛，テニス肘，線維性筋痛，筋筋膜性疼痛，変形性関節炎，腰痛，手根管症候群，喘息などに対しては，有効である可能性があるとされた[8]．このなかには疼痛疾患が多く含まれており，この領域に鍼がますます活用される可能性は高い．

鍼は世界各国で普及しているが，それぞれの風土，文化にあわせて発展してきた．とくに日本では刺入時の痛みの軽減を目的に管鍼法が開発され，現在も小さな刺激で大きな効果を求める方法の研究が進んでいる．

　鍼灸医学は1970年代，鍼麻酔を契機に世界中で脚光を浴びるようになった．さらに，近年この補完・代替医療という概念のなかで医療価値が再認識されるようなになったことはまことに意義深い．鍼灸医学を上述のCAMの範疇に入れることに対して，ほかの補完・代替医療とはまったく違う確固たる独立した医学であると異論を唱える医師や鍼灸師も多い．しかし鍼灸医学が疼痛治療において，鍼麻酔に代表されるような卓越した鎮痛効果と，前述した西洋医学にはない多くの特殊性を生かすことができれば，さらなる痛みのマネジメント体制を提供することができるはずである．今後ますます臨床・研究面での発展が期待される．

文献
1) 小曾戸丈夫・浜田善利：意釈黄帝内経素問．築地書店，1971．
2) 小曾戸丈夫：意釈霊枢経．東洋医学研究会九州懇話会，1969．
3) 上海中医学院編，井垣清明，他訳：鍼灸学．刊々堂出版，1977．
4) 東洋療法学校協会編：東洋医学概論．医道の日本社，1993．
5) 趙　基恩・上妻四郎：痛みの中医診療学．東洋学術出版社，2000．
6) 小曾戸丈夫：意釈八十一難経．東洋医学研究会九州懇話会，1970．
7) 田山文隆・無敵剛介：新しい疼痛治療体系に関する臨床的研究．久留米医学会雑誌，48：12，1985．
8) 全日本鍼灸学会雑誌，48：2，1998．

2　鍼治療の種類

II. 鍼灸医学編　A. 総論

はじめに

　現代の円柱線状の生体刺入鍼（毫鍼）は，中国の『黄帝内経霊枢』の九鍼十二原篇，管鍼篇，九鍼論篇に記載される古代「九鍼」に由来する．古代「九鍼」の形状は，時代の変遷とともに大きく変化したものもあるが[1]，毫鍼の形状はあまり変化せずに推移している．国内の徳川八代将軍吉宗の時代に書かれた『鍼灸重宝記』の「九鍼之図説」[2]（図II A-2-1）をみても，毫鍼の形状は（鍼柄部分に少し変遷をみるが）あまり変化がない．

　鍼管は，穿皮（切皮）時の痛みを少なくし，刺入を容易にするために日本で考案されたもので，江戸時代初期に杉山和一が創作した[1]．

　今日では，毫鍼の規格（JIS T9301）が定められ，感染防止の観点から毫鍼と鍼管がセットになった単回使用毫鍼（図II A-2-2）も市販されている．毫鍼の1回かぎりの使い捨ては，鍼の基礎教育と安全性に関するガイドライン（WHO, 1999）[1,3]でも推奨されている．

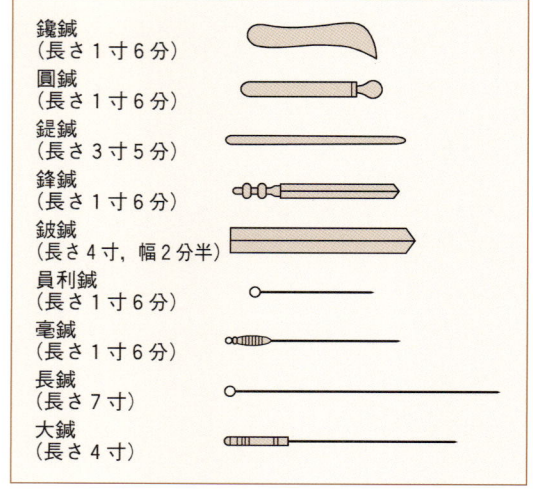

図II A-2-1　鍼灸重宝記の「九鍼之図説」に記載される九鍼

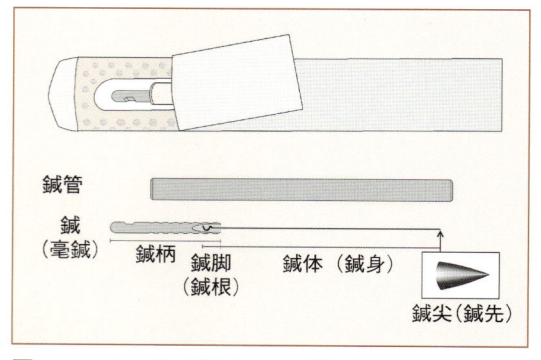

図II A-2-2　鍼（毫鍼）と鍼管がセットになった単回使用毫鍼

鍼（毫鍼）と鍼管

(1) 毫鍼

① 毫鍼の区分

　毫鍼は，鍼柄と鍼体（広義）に大別される．鍼柄は，鍼体と結合する部分で，鍼体の保持・刺入を容易にする．鍼柄と鍼体の結合の仕方には，カシメ式固定（金属鍼柄に多い），捲線式固定（中国鍼の鍼柄に多い），成形式固定（単回使用毫鍼の鍼柄に多い）などがある[1]．

　鍼体（広義）は，さらに鍼脚（鍼根），鍼体（狭義），鍼尖（鍼先）に区分する（図II A-2-2）．鍼脚は，鍼柄と結合する部分，鍼体（狭義）は生体組織へ刺入する主体部分，鍼尖は穿皮（切皮）刺入を容易にする鋭利な尖（先）端部分をいう．

　鍼尖（先）の形状は，古くから松葉形，柳葉形，ノゲ形，卵形，スリオロシ形などといわれている（図II A-2-3）．しかし，現代の管鍼法を

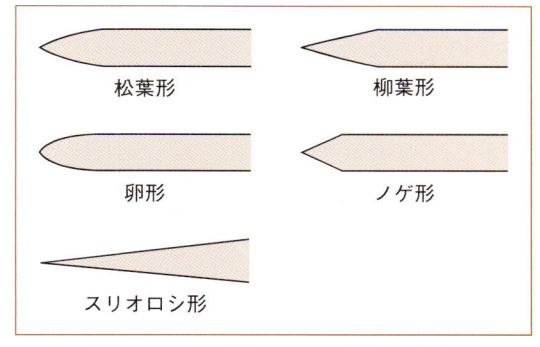

図Ⅱ A-2-3　毫鍼の鍼尖（先）の形状

主とした国内の毫鍼の鍼尖の形状は松葉形が主であり，ノゲ形，卵形はほとんど製造されなくなっている．また，これまでに柳葉形の鍼尖は撚鍼法，スリオロシ形の鍼尖は打鍼法で用いられてきたが，今日では本法を行う者が少ないことからあまり製造されていない．

② 毫鍼の材質

ステンレス鍼の鍼体の材質は，Fe（鉄），Cr（クロム），Ni（ニッケル）を主成分とするステンレス鋼線などである．鍼の製造メーカーが，JIS（Japanese Industrial Standards：日本工業規格）T9301に定めるステンレス鋼線を購入し，鍼体をつくることから，メーカーごとの材質上の差異は小さい．

ステンレス鋼線以外の鍼体の材質には，金鍼，銀鍼がある．金鍼はAu（金）を主成分とし，Ag（銀），Cu（銅），Zn（亜鉛）を適宜含有する．銀鍼はAg（銀）を主成分とし，Cu（銅），Zn（亜鉛），Ni（ニッケル）を適宜含有する．

③ 毫鍼の長さ（鍼体長）と太さ（鍼体径）

鍼の長さ（鍼体長）や太さ（鍼体径）は，1986年4月1日から全日本鍼灸学会で定めたメートル法による新規格表示が用いられるようになり[1,4]，分寸法による旧来の呼称が改められた．

新規格表示による毫鍼の鍼体長（鍼柄長を除いた長さ）は，10～150 mmまで10 mmごとに定められ，例外的に15 mmと75 mmが設けられている．呼称は，鍼体長10 mmの場合は10ミリメートル鍼（10ミリ鍼），15 mmの場合は

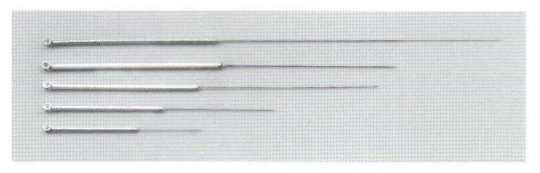

図Ⅱ A-2-4　鍼体長，鍼柄長の異なる中国鍼の例

15ミリメートル鍼（15ミリ鍼）のようによぶ．

旧来の呼称の5分は15ミリ鍼，1寸は30ミリ鍼，1寸3分は40ミリ鍼，1寸6分は50ミリ鍼，2寸は60ミリ鍼，2寸5分は75ミリ鍼，3寸は90ミリ鍼，4寸は120ミリ鍼，5寸は150ミリ鍼に相当する．

鍼柄の長さは，80ミリメートル鍼（80ミリ鍼）までが20 mm，それ以上の鍼体長では30 mmとしている．

毫鍼の太さ（鍼体径）は，0.1～0.5 mmまで0.02 mm間隔で設けられている．呼称は，太さ0.1 mmは10号鍼，0.12 mmは12号鍼のようによび，数字から直径が容易に理解できるようになっている．

旧来の呼称の極霞鍼は10号鍼，霞鍼は12号鍼，毛鍼は14号鍼，1番鍼は16号鍼，2番鍼は18号鍼，3番鍼は20号鍼，4番鍼は22号鍼，5番鍼は24号鍼，6番鍼は26号鍼，7番鍼は28号鍼，8番鍼は30号鍼，9番鍼は32号鍼，10番鍼は34号鍼に相当する．

したがって，本書では長さと太さを同時にいう場合は50 mm・20号鍼（旧来の1寸6分・3番鍼）のように呼称する．

中国鍼も多種類の鍼体長，鍼柄長の毫鍼が製造・市販されている（図Ⅱ A-2-4）．鍼体長は短い鍼で15 mm，長い鍼で150 mmのものがある．鍼柄長は20 mm，25 mm，30 mm，35 mm，40 mm，55 mmのものが鍼体長に合して各2～3種類ずつつくられている．

中国鍼の太さ（鍼体径）は，0.22 mm（35号）～0.45 mm（26号）まで0.02～3 mmの間隔で設けられている．呼称は号数でよぶが，日本とは異なり，号数が小さくなるほど鍼体の直径

が太くなる．また，鍼体の直径と号数の数字が一致しておらず，数字をそのまま鍼の太さと理解することはできない．

(2) 鍼　管

　金属製鍼管，合成樹脂製鍼管などがある．金属製鍼管は，古くから用いられているもので，丸形（円筒）鍼管と角形（六角筒）鍼管がある．使用にあたっては，そのつど，滅菌する必要がある．合成樹脂製鍼管は，毫鍼と鍼管がセットになった単回使用毫鍼（図ⅡA-2-2）などにみられるもので，丸形（円筒）で1回かぎりの使い捨てである．

　鍼管の長さは，通常，毫鍼の全長より3～4 mm前後短くつくられているものが多い．

　鍼管の外径は通常，4 mm前後のものが多いが，金属製鍼管では細いもので外径2 mm，太いもので外径4.5 mm前後のものが市販されている．

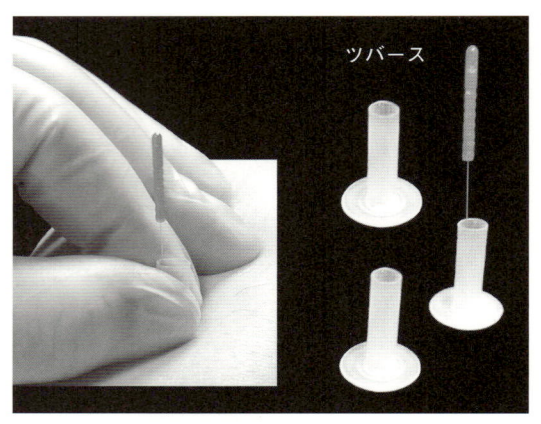

図ⅡA-2-5　鍼体に直接触れないで刺抜するために開発された刺鍼の補助器具
（ツバース：セイリン（株）による）

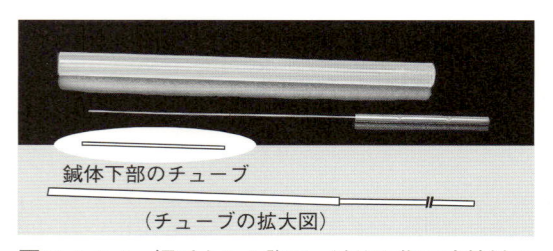

図ⅡA-2-6　押手をした際に，鍼体を指で直接触れないで刺抜できる新タイプの単回使用毫鍼（鍼体下部にチューブがあり，鍼体を直接触れない：今井賢治氏特許出願中）

毫鍼の刺鍼の仕方

　毫鍼の刺鍼の仕方には，管鍼法と撚鍼法がある．管鍼法は，鍼管内に入った毫鍼の鍼柄頭を指で叩打して穿皮（切皮）し，刺入する技法である．撚鍼法は，中国伝来の技法であり，鍼柄を持って穿皮（切皮）し，刺入する技法である．

　国内では，一般的に管鍼法が行われている．管鍼法では，施鍼前に指頭で刺鍼部をよく揉み（前揉法），その後にアルコール綿花で消毒を行ってから，鍼と鍼管がセットになった単回使用毫鍼の片側を皮膚に当てる．

　使用する単回使用毫鍼は，刺鍼の補助器具（ツバースなど：図ⅡA-2-5）と一緒に用いたり，押手をした際に鍼体を指で直接触れない新タイプの単回使用毫鍼（鍼体下部にチューブがあり，鍼体を直接触れない：図ⅡA-2-6）などを用いるのが望ましい．

　刺鍼は，単回使用毫鍼の片側を皮膚に当て，押手で鍼管下部を保持したら，鍼管上に出ている鍼柄頭の直上を刺手の指で3回程度叩打し，鍼管から出ている鍼柄部分を弾入する．穿皮（切皮）後は，鍼管を除き（排管），目的組織まで刺入する（図ⅡA-2-7）．

　抜鍼後は，アルコール綿花を用いて刺鍼部をしばらく圧迫して終えるか（図ⅡA-2-8），圧迫後に軽く揉んでから終える（後揉法）．ただし，抜鍼直後に刺鍼部に点状の微小出血を認める場合は圧迫のみとし，揉まない．

　鍼の刺入方向は，皮下の骨の存在，皮下の筋肉層の薄い，厚いなどの形態的要因，刺鍼の目的組織の位置や浅深などの観点から直刺，斜刺，横刺（図ⅡA-2-9）の3方向が区分されている．

　直刺は，皮膚面に対して90°の刺入角度をい

2. 鍼治療の種類

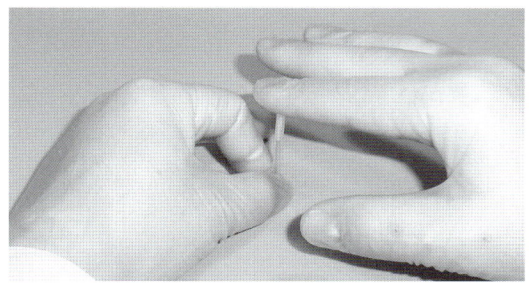

穿皮（切皮）

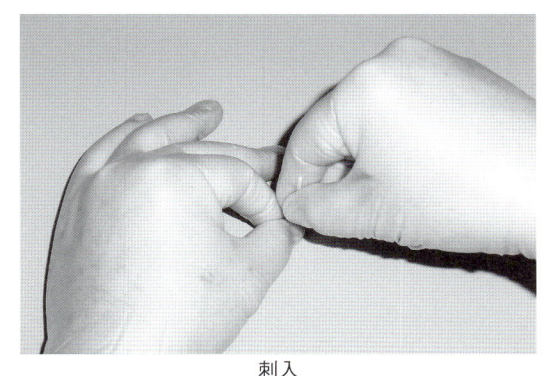

刺入

図Ⅱ A-2-7　穿皮（切皮），刺入の仕方

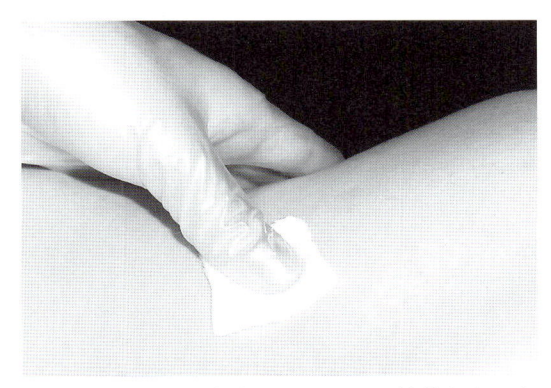

図Ⅱ A-2-8　抜鍼直後のアルコール綿花を介した圧迫

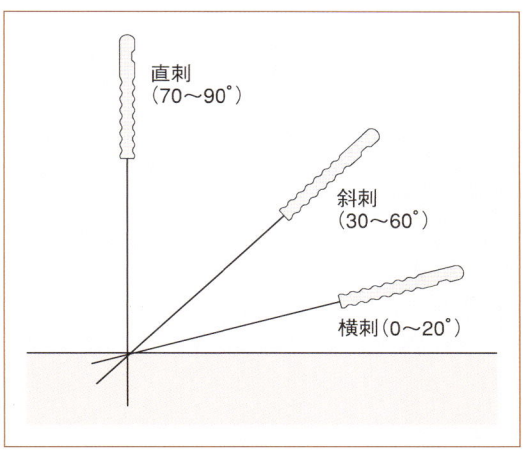

図Ⅱ A-2-9　毫鍼の刺入方向（直刺，斜刺，横刺）

うが，通常，70°～90°の範囲のものを直刺とよんでいる．斜刺は，皮膚面に対して45°の刺入角度をいうが，通常，30°～45°～60°の範囲を斜刺とよんでいる．横刺は，皮膚面に対して10°の刺入角度をいうが，通常，0°～10°～20°の範囲を横刺とよんでいる．

刺鍼時の感覚（鍼のひびき）

刺鍼によりなんらの感覚も生じないこともあるが，刺鍼局所または遠隔部にしびれるような感じ（麻），重く押さえられるような感じ（重），だるい感じ（酸），はれぼったい感じ（脹）などを生じることがある．このような特殊な感覚は，鍼のひびき（needling sensation）または得気（deqi）とよばれる[5]．

しびれるような感じ（麻）は，最も多くみられる刺鍼時の感覚である．この感覚は，刺鍼局所でも生じるが，遠く離れた遠隔部でも生じる．これに対して，重く押さえられるような感じ（重），だるい感じ（酸），はれぼったい感じ（脹）は刺鍼局所にみられることが多く，遠隔部にはあまり生じない．

刺鍼時の感覚は，①刺鍼局所周辺にのみ限定して知覚される場合，②刺鍼局所のみならず離れた場所にまで広がる関連痛様の放散として知覚する場合，③経絡に沿った帯状の放散として知覚する場合，の三者が大別されている[5]．

刺鍼局所周辺での感覚や，離れた場所にまで広がる関連痛様の感覚は圧痛点，硬結，トリガーポイントなどの刺鍼の際にみられ，瞬時に放散するしびれるような感じを知覚することが多い．

一方，経絡に沿った帯状の特殊な感覚の放散は，非常にゆっくりとした伝導（速度は平均10〜20 cm/秒，幅約0.2〜2.0 cm）であり，循経感伝現象（propagated sensation along the channels：PSC）とよばれている[1,5]．鍼や電気刺激では，しびれるような感覚が四肢末端の刺激点（中国のPSCの調査では井穴または原穴が用いられている）から，ゆっくりと帯状に伝導するケースが多くみられている．

PSCは，敏感な者に出現しやすく，6経絡以上の循経感伝が体幹あるいは頭部終点にまで完全に到達し，残りの経絡も肩関節または股関節を超える場合を敏感型（経絡敏感人）としている．さらに，敏感型以外にPSCの伝達状況に応じて較敏感型，稍敏感型，不敏感型が区分されている[1]．

これらのことから，圧痛点などの刺鍼でみられる瞬時に放散するしびれるような感じの発現などと，経絡に沿って出現する循経感伝現象では発生機序が異なると考えられており，PSCは中枢神経内（大脳皮質感覚野など）で一定の方向に沿って興奮するニューロン群の広がりが惹起されるために生じるといわれている[1,5]．

疼痛治療に応用される鍼術の種類

(1) 毫鍼の鍼術（刺法）

① 単刺術

毫鍼を目的組織の深さまで静かに刺入し，その部で手技を施さずに静かに抜鍼する手法をいう．刺入する目的組織は，皮膚，筋肉，腱が主である（その部に分布する神経，血管等も当然含む）．日常の鍼灸臨床では経穴，圧痛点，トリガーポイントや硬結などを触知し，その部に刺鍼することが多い（図Ⅱ A-2-10）．これら以外では，骨膜，頸動脈洞，交感神経幹神経節などを目的組織とする場合もある．

目的とする組織に正しく鍼を刺入するためには，その深さに適した長さ，太さの毫鍼を用い

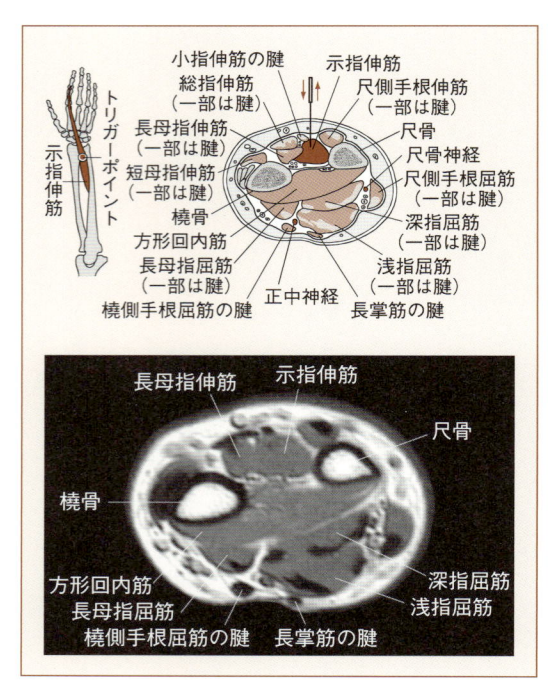

図Ⅱ A-2-10　筋・筋膜痛症候群（示指伸筋のトリガーポイント）の場合の単刺術の例

ることが大切である．通常，腰部や殿部の単刺（深刺）では長い毫鍼を用いる．

単刺術の作用機序についてはまだ不明な点が多い．しかし，いずれの目的組織に刺入する場合も意図的に（深さの異なる）微小組織損傷を誘起する．このことから，経穴，圧痛点や硬結の単刺術では刺鍼局所の軸索反射による血管拡張作用（血流増），さらに鎮痛や筋緊張の緩和，生体防御系の作動などが考えられている．しかし，その効果は置鍼術，雀啄術よりも弱いと考えられている．

② 置　鍼

鍼を目的組織の深さまで刺入して，一定時間そのまま留置する手法をいう[1]．刺入深度は，病状・体質などに応じて鍼先を真皮や皮下組織に留める場合や，筋膜や筋肉などに留める場合がある．

刺鍼時に，鍼のひびき（得気）を意図的に感じさせることもあるが，無痛・無感覚で刺入し，置鍼することもある．一般に，置鍼中の鍼の刺

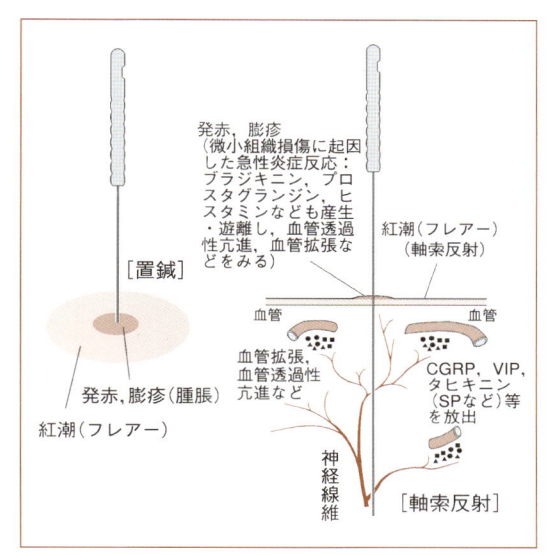

図Ⅱ A-2-11　置鍼中の鍼の周囲にみられる皮膚の3重反応〔発赤，膨疹，紅潮（フレアー）〕

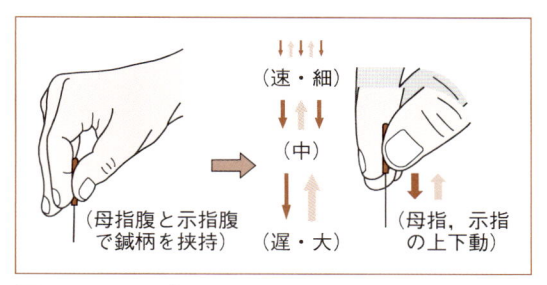

図Ⅱ A-2-12　雀啄術での母指，示指の上下動（速度・振幅）の仕方

激感覚はほとんどなく，刺入されていることがまったくわからないことが多い．

　置鍼時間は，1～2分から5～10～15分程度にすることが多いが，ときには20～30分前後留置することもある．

　置鍼中の鍼の周囲には，皮膚の3重反応（または3種反応：triple response）といわれる発赤，膨疹（腫脹），紅潮（flare：フレアー）が出現する（図Ⅱ A-2-11）．

　発赤や膨疹は，刺鍼部位を中心にみられる直径2～3 mmの小さな腫れを伴った現象で，急性炎症反応といわれている．発赤や膨疹の発現機序としては，刺鍼で生じた微小組織損傷部位の血管拡張や血管透過性亢進（細静脈の内皮細胞間隙が開き，水がアルブミンなどの血漿蛋白質を伴って組織間に漏れ出す現象が起こる）などがいわれており，化学物質（ブラジキニン，プロスタグランジン，ヒスタミンなど）が局所に産生するためと考えられている．

　紅潮は，発赤を中心に直径数cm以内の範囲にみられる現象である．この現象は，軸索反射（axon reflex）による血管拡張などが発現機序と考えられている．軸索反射による血管拡張作用には，神経線維末端から放出されるカルシトニン遺伝子関連ペプチド（calcitonin gene-related peptide：CGRP），血管作用性小腸ペプチド（vasoactive intestinal polypeptide：VIP）の関与がいわれている．また，神経線維末端から放出されるサブスタンスP（substance P：SP）やニューロキニンA，ニューロキニンBなどのタヒキニン・ファミリー（tachykinin family）は血管拡張作用にもかかわるが，おもに血管透過性亢進に働いているといわれている．

　置鍼の作用機転についてはまだ不明な点が多いが，近年では置鍼と生体防御機構の関係や，サイトカイン，免疫担当細胞に存在するオピオイドペプチドなどがかかわる末梢性鎮痛などがいわれている．置鍼や雀啄による筋血流量の増加は，軸索反射などの機転がいわれている．また，置鍼や単刺は筋緊張の緩和にも働くが，その効果は雀啄よりも弱い．

③　雀啄術

　毫鍼を目的組織の深さまで刺入してから，上下に鍼を細かく速く動かしたり，振幅を大きくしてゆっくり動かしたりする手法をいう（図Ⅱ A-2-12）．雀啄の上下動の幅や速度を変えることにより，刺激の量（強さ）や質の異なる入力が自在に行えるのが特徴である．刺鍼の基本操作のひとつである．雀が餌を啄むのに似るところからこの名がある．

　通常，雀啄術での毫鍼の上下動の幅は1～3 mmが多い．しかし，ゆっくりと上下動させる

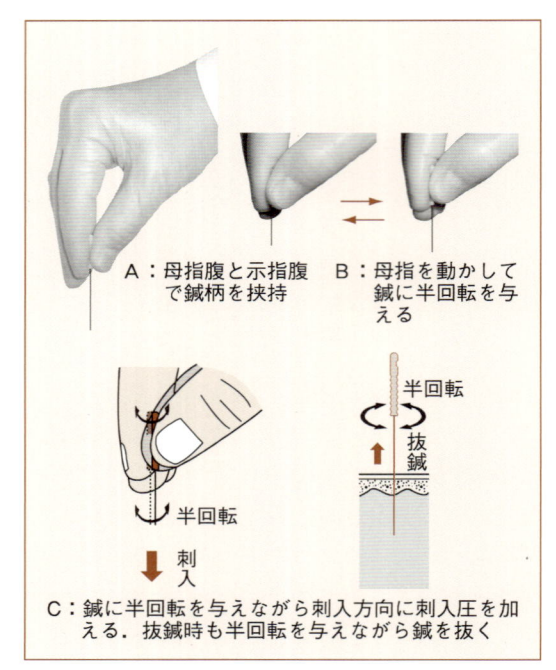

図Ⅱ A-2-13　旋撚術における半回転と刺入・抜鍼の仕方

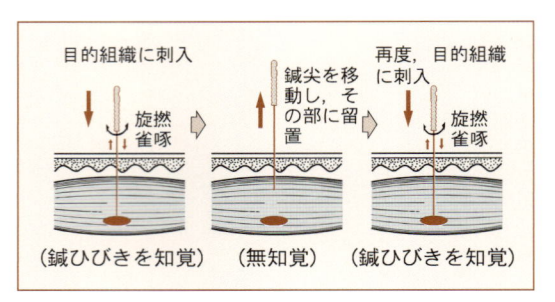

図Ⅱ A-2-14　間歇術（鍼ひびきを与える場合）の仕方

場合には振幅を5 mm以上にすることがある．

本法は，鍼のひびき（得気）の発現を促すときにも活用される．雀啄術により，何も感じないこともあるが，刺鍼局所にしびれるような感じを生じたり，遠隔部に放散するしびれ感を生じたり，ときには刺鍼局所に重く押さえられるような感じ，だるい感じ，はれぼったい感じを生じたりする．

通常，同一の刺激時間の比較では置鍼術よりも雀啄術の方が強い刺激になると考えられている．

④ 旋撚術と回旋術

旋撚術（図Ⅱ A-2-13）と回旋術は，いずれも鍼を回転させながら刺入・抜鍼する手法をいうが，その回転の与え方の相違から二者を区別する．

旋撚術は，鍼を左右に半回転させながら目的組織に刺入し，抜鍼する手法をいう．通常，母指腹と示指腹で鍼柄を挟み持ち，母指を左右に細かく動かし，鍼柄を半回転させながら刺入する．刺鍼の基本操作のひとつである．

回旋術は，二つの手法がいわれている．一つは，鍼を右または左の一方向に回転させながら目的組織に刺入し，抜鍼時はその反対方向に回転しながら抜く手法である．もう一つは，目的組織まで旋撚法またはおくりこみ法で刺入し，目的組織の位置で右または左の一方向に回転させる手法である．抜鍼時は反対方向に回転し，旋撚法またはなんらの手技も行わずに抜去する．

回旋術は，組織の一部が鍼体に巻き付いて刺抜が困難（抜鍼困難）になったりするので注意深く行う必要がある．

⑤ 間歇術

毫鍼を目的組織の深さに刺入して，その部でしばらく留め，その後に鍼尖を適切な深さの組織に移動してしばらく留め，ふたたび元の深さに刺入することを反復する手法である．鍼ひびき（得気）を重視するときは，鍼を目的組織に刺入してから旋撚術や雀啄術を行って鍼ひびきを与え，その後，鍼尖を異なる組織に移動し，ふたたび元の深さに刺入して鍼ひびきを与えるということを反復する（図Ⅱ A-2-14）．

⑥ 屋漏術

毫鍼を3段階に分けて刺入し，各段階で留置・雀啄を行う手法をいう．杉山真伝流18術の「屋漏手術之法」[1]には，1寸6分の長さの鍼を刺入する場合の刺入の仕方を記しており，「皮毛腠理に5分，肌肉に5分，筋脉に5分」刺し，

残り1分を余すとしている．

また，鍼を刺入してから行う各段階での留置・雀啄は，呼吸を1，2息留めた後に細かい振幅の雀啄を行うとしている．

抜鍼時は，刺入のときと逆に各段階で留置・雀啄を行いながら抜去する．

⑦ 振せん術

毫鍼を目的組織の深さに刺入してから，刺手（鍼柄を持っている手）を細かく動かして震動を加える手法をいう．なお，震動は刺手を細かく動かして加える以外に，母指や示指，鍼管などで鍼を叩打して与える場合も含まれる．

⑧ 乱鍼術

旋撚術，雀啄術などの基本操作を主体に，各種の手技を組み合わせて行う手法をいう．技術的には，毫鍼を速く回転したり遅く回転したり，振幅を細かく速く雀啄したり，振幅を大きくゆっくり雀啄したり，速く刺抜したり遅く刺抜したり，浅く刺したり深く刺したり，刺激時間を長くしたり短くしたり，長く留置したり短く留置したり，刺入方向を変更（刺鍼転向）したりするような手技を適宜組み合わせて行う．

本法は，鍼の基本操作はもとより，各種の手技が一定水準以上に達していないと，単なる「乱れた鍼の施術」にしかならず，正しい乱鍼術にならないので注意を要する．

(2) 皮内鍼，円皮鍼

皮内（表皮，真皮）に鍼を刺入し，長く留める手法をいう．皮下組織や筋肉には刺入しない[1]．

皮内鍼は，鍼柄にあたる部分の形状の相違から平軸皮内鍼，リング軸皮内鍼，マゲ頭皮内鍼（9の字皮内鍼）などがある（図Ⅱ A-2-15 左上）．鍼の太さは，0.12 mm，0.14 mm，0.16 mm，0.18 mm のものが市販されている．鍼の長さは3 mm，4 mm，5 mm，6 mm，7 mm，8 mm，9 mm のものが市販されている．

円皮鍼は，画鋲のような形状をした鍼をいう．

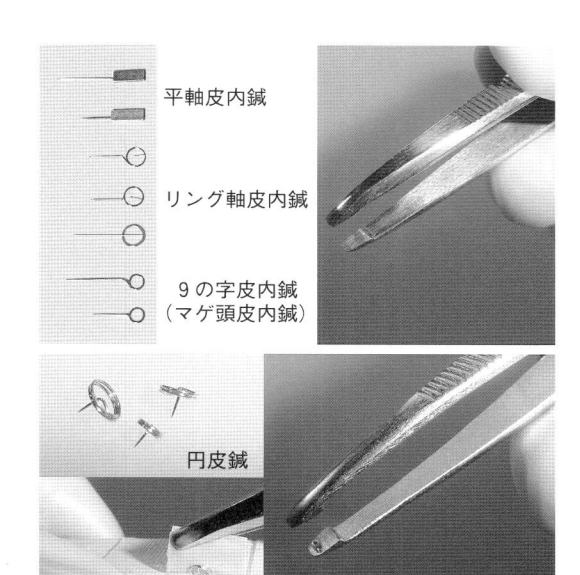

図Ⅱ A-2-15　皮内鍼，円皮鍼の形状と専用のピンセット

絆創膏と鍼がセットになった円皮鍼も市販されている（図Ⅱ A-2-15 左下）．リング径は，多種のものが市販されており，小さいもので2 mm，大きいもので3.8 mm である．鍼の太さは，0.22 mm，0.24 mm，0.26 mm のものが市販されている．鍼の長さは，短いもので1.1 mm，長いもので1.8 mm のものまで各種市販されている．

皮内鍼，円皮鍼の刺入では，専用のピンセットを使用する．皮内鍼用のピンセットは，先端内面が平たくなっており，皮内鍼をはさみやすくなっている（図Ⅱ A-2-15 右上）．円皮鍼用のピンセットは，先端内面に凹みがあり，円皮鍼をはさみやすくつくられている（図Ⅱ A-2-15 右下）．

皮内鍼は鍼体長の長いものが多いので，直刺で刺入すると鍼尖（先）が皮下組織や筋肉に達し，痛みを生じる原因になる．通常，横刺で皮膚にできる皺と平行になるように皮内（表皮，真皮）に刺入し，絆創膏で固定する（図Ⅱ A-2-16）．固定後は，皮内鍼の絆創膏の上または付

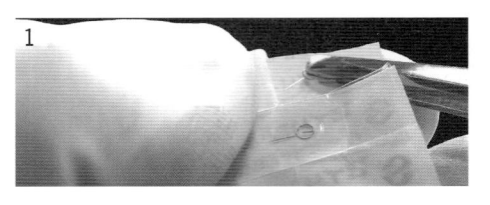

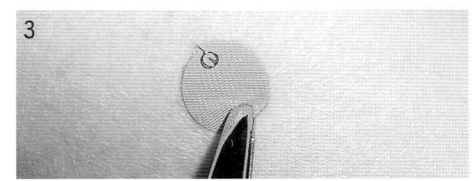

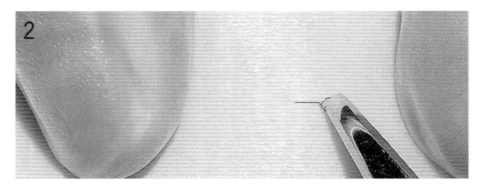

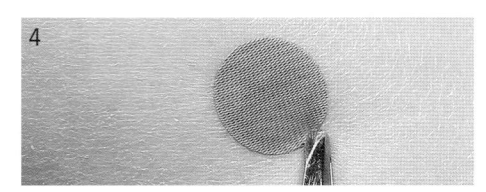

図Ⅱ A-2-16 皮内鍼の刺入・固定の仕方
1：皮内鍼を専用のピンセットではさむ
2：母指と示指で刺入部の皮膚を張り，ピンセットではさんだ皮内鍼を刺入する
3：刺入した皮内鍼の下に小さい絆創膏を貼る
4：皮内鍼の上から大きめの絆創膏を貼り，固定する

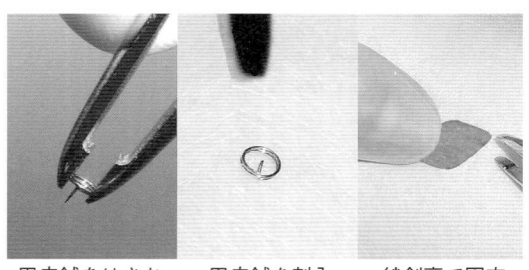

円皮鍼をはさむ　　円皮鍼を刺入　　絆創膏で固定
図Ⅱ A-2-17　絆創膏付でない円皮鍼の刺入・固定の仕方

近の皮膚に指を置いて前後左右に動かしてみる．その際，痛みを訴える場合は鍼尖（先）が皮下組織や筋肉に達していることが多いので再度やり直す．

円皮鍼は鍼体長が短いので直刺で刺入する．絆創膏付きでない円皮鍼は，専用のピンセットではさんで刺入し，絆創膏で固定する（図Ⅱ A-2-17）．

皮内鍼，円皮鍼はおもに痛み，とりわけ関連痛（または連関痛：referred pain）の軽減・除去に用いられる．高岡は，「痛みを訴える部位の圧痛点に皮内鍼をしてただちに消える痛みは関連痛，消えない痛みは内臓痛（あるいは深部痛）である」としている[6]．

したがって，皮内鍼や円皮鍼を行う場合は圧痛点を正しく検出することがきわめて重要になる．通常，圧痛点の検出にあたっては患者に最も痛い部位を指示させ，さらにその付近を入念に調べてから決定し，その中心点に正確に刺鍼する．筋・筋膜痛症候群では，硬結にトリガーポイント（trigger point）がみられるので，この部を検出する．

皮内鍼や円皮鍼の固定後は，最初と同じように痛い場所を指示させたり，痛い姿勢をとらせて痛みが変化しているか，軽減しているかどうかなどを確認する．このとき，最初の痛み部位と異なる場所を指示するときは，新たな痛みの部位にも皮内鍼または円皮鍼を行う．

(3) 鍼通電

鍼通電（electroacupuncture：EA）は，刺入した鍼に通電する治療法をいう．別名，電気鍼（electrical acupuncture：EA）ともいう．国内では，前述の鍼通電や電気鍼以外に，低周波を用いる場合の呼称として低周波鍼通電法（electroacupuncture therapy：EAT），低周波置鍼療法（low frequency electrical acupuncture treatment：LFEA），鍼電極パルス療法（acupuncture electrotherapy），電気的低周波パルス鍼刺激療法（electrical stimulation

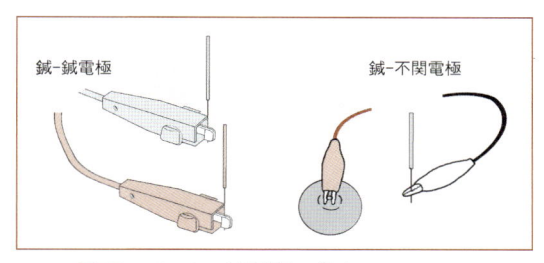

図Ⅱ A-2-18　鍼通電の仕方
（鍼-鍼電極，鍼-不関電極）

of acupuncture：ESA）などがあり，呼称の統一が図られていない．しかし，近年ではmedlineの登録用語や英文雑誌のキーワードなどで一般的にelectroacupunctureが使用されていることから，統一した日本語の使用が望まれる．

① 鍼通電に用いる毫鍼と電極　（鍼-鍼電極，鍼-不関電極）

鍼通電には，ステンレスの毫鍼（以下，ステンレス鍼と略す）を用いる．ステンレス鍼は，滅菌して再使用すると電気分解による鍼体の損傷や折鍼の危険性を生じるので，単回使用毫鍼を用い，1回かぎりで使い捨てる．銀鍼は，電気分解による折鍼を生じやすいので，鍼通電には用いない．

鍼の太さ（鍼体径）は，20号鍼（直径0.2 mm：旧称3番鍼）以上が望ましい．

鍼通電では，通常，刺入した2本の鍼を電極とする（鍼-鍼電極：図Ⅱ A-2-18）．この場合は，2部位の同時鍼通電刺激となる．通電用のコード（ワニ口コードまたはクリップコード）は，主たる治療点に刺入した鍼に陰極（−），補助的な治療点に刺入した鍼に陽極（＋）を接続する．

1部位のみの鍼通電刺激では，ステンレス鍼（−）と不関電極（＋）を接続する（鍼-不関電極：図Ⅱ A-2-18）．この鍼通電方法では，経穴や圧痛点などの主たる治療点にステンレス鍼（−）を刺入し，ゴム電極や円板（皿）電極などを数cm離れた部位に貼り付けて不関電極（＋）とする．

② 鍼通電の周波数

1970年代の中国の鍼麻酔・鍼鎮痛の報道以後，国内でも鎮痛に低頻度の周波数1〜3 Hzを用いることが多くなった．しかし，近年，低頻度の周波数のみでなく，高頻度の100 Hzが鎮痛をもたらすことが報告され，低頻度-低頻度の周波数の交互鍼通電，低頻度-高頻度の周波数の交互鍼通電による鎮痛なども報告されるようになった[7,8]．

今日では，鍼通電機器の周波数が0.5〜100 Hz，機種によっては最大500〜1,000 Hzまで選択でき，出力も連続波，間隔（間欠または断続）波，疎密波の3波が選べるようになっている．

連続波は，設定した周波数の波が規則的・持続的に出力されるのをいい，鎮痛を目的とした治療では1〜3 Hzが多く用いられている．

間隔波は，連続波と無刺激が交互に反復されるのをいう．通常，0.5〜1〜5秒の無刺激期間をおくことが多い．無刺激期間は，連続波の通電でみられる慣れなどを防ぐのに役立っているといわれている．

疎密波は，異なる2種類の周波数を交互に出力するのをいう．周波数の組合せには，低頻度-低頻度，低頻度-高頻度がある．鍼通電機器のなかには，低頻度（0.5〜10 Hz）と低頻度〜高頻度（5〜100 Hz）の組合せができるタイプや，3 Hzと20 Hzの固定タイプなど種々のものが市販されている．

③ 鍼通電の強さ（電圧・電流）

電圧または電流の強さは，鍼-鍼電極とするか，鍼-不関電極にするかによって異なるが，一般に前者は後者よりも小さい．低頻度の鍼-鍼電極の場合は，通電感覚を生じる刺激強度に設定したり，軽く筋収縮をみる刺激強度に設定することが多い．通常，このときの電圧，電流は，1〜10 V，1〜5 mAの範囲にあることが多い．

鍼通電の途中で，慣れなどにより通電感覚や

軽い筋収縮が弱くなったり，消失した場合は出力ツマミを回して少し刺激を強くする．

④ 鍼通電の時間

日常の鍼治療では，10〜15〜20分間の鍼通電が多く，鍼麻酔報道後にみられた30分間以上の鍼通電はほとんど行われていない．これは，正常皮膚の痛覚閾値を上昇させるためには30分以上の鍼通電時間を必要とするといわれた鍼麻酔の場合と，病態（慢性痛など）の局所鎮痛などをはかる場合では有効となる到達時間や作用機序（最近では中枢性鎮痛機序以外に末梢性鎮痛機序などもいわれている）が異なるためと考えられている．

⑤ 鍼通電の機器

今日，国内で市販されている鍼通電の機器には電池を電源としたものと，交流（AC 100 V）を電源としたものがある（図II A-2-19, 20）．電池による鍼通電の機器の出力チャンネルは，4〜8（鍼-鍼電極の場合は最大で8〜16点の刺激が可能）が多い．

波形の出力（通電方式）は，連続波，間隔波，疎密波の3波が選べるようになっているが，間隔波や疎密波の設定はメーカーによって異なる．また，鍼通電専用のものも多種あるが，鍼通電とTENS（transcutaneous electrical nerve stimulation：経皮的神経電気刺激）の両方の機能を備えた機器などもある（図II A-2-20）．

⑥ 鍼通電の禁忌

世界保健機関（WHO）の鍼の基礎教育と安全性に関するガイドライン（1999）[1,3]では，妊婦，ペースメーカーを使用している場合，知覚脱失のある場合，循環障害のある場合，重篤な動脈疾患のある場合，原因不明の発熱，強い皮膚病変のある場合を電気刺激（electrical stimulation）の禁忌としている．

重い心臓病，鍼通電に対する極度の恐怖感や不安感がある場合，極度の疲労，極度の体力低下がみられる場合も鍼通電は避ける．

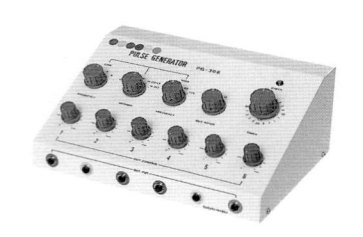

図II A-2-19 電池電源による鍼通電機器
（鈴木医療器（株）による）

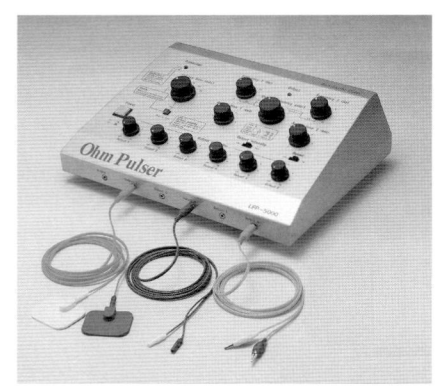

図II A-2-20 鍼通電とTENSの両方の機能を備えた交流電源の機器（（株）全医療器による）

⑦ 鍼通電の一般的注意

(i) はじめて鍼通電を受ける患者さんには，事前に十分な説明を行い，不安感を取り除く．

(ii) 患者さんの体位は，（脳貧血を防止する意味からも）なるべく臥位で行う．

(iii) 刺鍼によって，危険を生じる恐れがある経穴（瘂門，風府，晴明，承泣，天突，人迎，箕門，衝門，太淵：WHO，1999）[1,3]は避ける．

(iv) 鍼の刺入により，痛みを感じている場合は再度，刺鍼をやり直す．痛みを伴った状態で鍼通電を行わない．

(v) 心臓をはさむ電極配置，たとえば左右の上肢の刺激点の接続，左上肢と右背腰部の刺激点の接続のような電極のつなぎ方をしない．

(vi) コードを刺入鍼に接続するときは，事前に鍼通電機器の出力ツマミが0（ゼロ）になっていることを確認する．

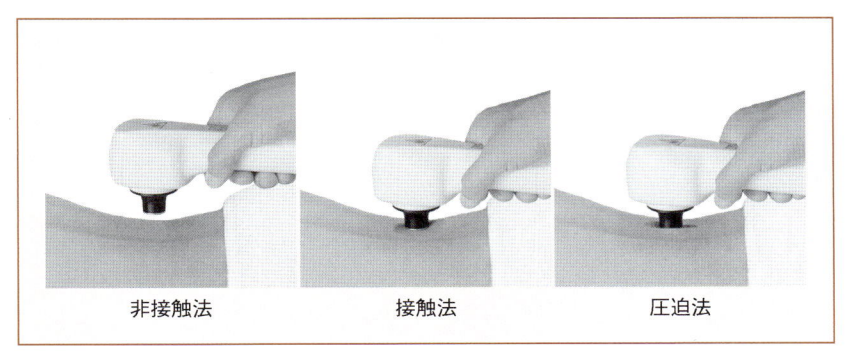

図Ⅱ A-2-21　レーザー光の照射方法

(ⅶ) 出力ツマミは，0（ゼロ）から徐々に上げ，通電感覚を生じる刺激強度または軽い筋収縮をみる刺激強度に設定する．決して，急激に出力ツマミを上げてはならない．

(ⅷ) 通電途中に周波数などの刺激条件を急に変えない．刺激条件を変更するときは，必ず出力ツマミを0（ゼロ）に戻してから変える．

(ⅸ) 鍼通電を終了したときは，出力ツマミを0（ゼロ）に戻してから電源スイッチを切る．刺入鍼に接続したコードは，その後に外す．

(ⅹ) 鍼通電に用いた単回使用毫鍼は，専用の鍼廃棄容器に廃棄する．

⑧ 鍼通電機器の点検・修理

点検では，電池残量の点検を定期的に行い，適切な時期に交換する．これ以外ではコードの断線の有無，コード先端のワニ口またはクリップの変形・劣化の有無やはさみ具合，出力ツマミを回したときのすみやかな出力状況（急に強い刺激になったり，弱くなるのは異常）の有無，周波数ツマミで設定した周波数で動作しているかどうかの有無，連続波・間隔波・疎密波の設定に従って動作しているかどうかの有無，電池ケースの接続金具に液漏れなどに起因した錆の発生がないかどうかの有無などを点検する．

修理の依頼にあたっては，機器の出力異常なのか，出力ツマミの異常なのか，コードの断線なのか，コード先端のワニ口またはクリップの異常なのかなどを明確に伝える．鍼通電中に生じた故障の修理依頼では，どのような状況でトラブルが発生したかを明確に伝える．

(4) レーザー鍼

レーザー（LASER）は，light amplification by stimulated emission of radiation（放射の誘導放出による光の増幅）の頭文字を組み合わせた合成語である[9]．

臨床的には，レーザー作用の観点からは低反応レベルレーザー治療（low reactive level laser treatment：LLLT）と高反応レベルレーザー治療（high reactive level laser treatment：HLLT）に分けられている．LLLTは，低出力の微弱エネルギーで熱作用を伴わない．HLLTでは，高出力レーザーになると熱発生による蛋白凝固や，組織の水分の蒸発・気化・炭化による細胞破壊を起こす．臨床では，この特徴を活かしてレーザーメスによる手術やアザの治療などにも用いている．

レーザー鍼（laser acupuncture）は，鍼治療で使用される表現であり，低出力レーザー光を用いて経穴や圧痛点などを刺激する治療法をいう．レーザー鍼は，無傷，無感覚のため，鍼治療に不安や恐怖感をもっている患者さんなどでも活用される．

レーザー鍼では，おもにGa-Al-As半導体レーザーが用いられる．これ以外では，He-Neガスレーザーなどが用いられる．

① レーザー鍼の照射部位と照射方法

鎮痛・消炎を目的とする場合は，経穴，圧痛

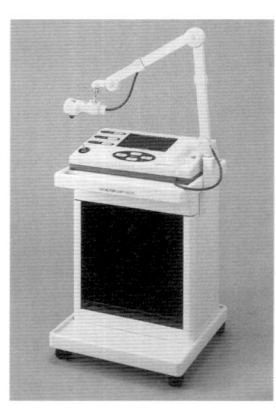

図ⅡA-2-22　最大出力1,000 mWの半導体レーザー治療器（持田シーメンスメディカルシステム（株）による）

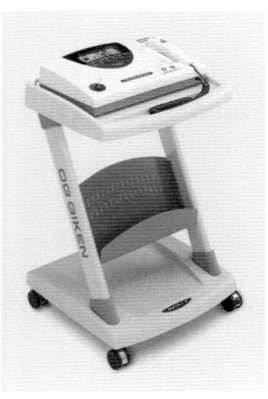

図ⅡA-2-23　最大出力150 mWの半導体レーザー治療器（OG技研（株）による）

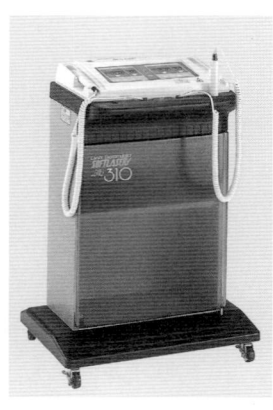

図ⅡA-2-24　最大出力180 mWの半導体レーザー治療器（ミナト医科学（株）による）

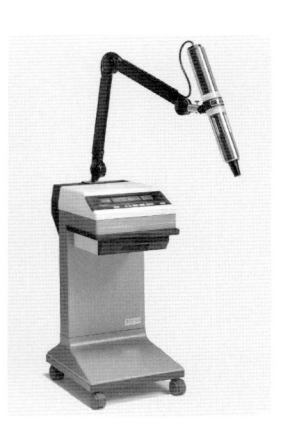

図ⅡA-2-25　波長632.8 nmで最大出力8.5 mWのHe-Neガスレーザー治療器（泉工医科工業（株）による）

点，疼痛を訴える部位などにレーザー光を照射する．創傷治癒を目的とする場合は，創傷部の創縁周囲または創傷の中心部に照射する．

レーザー光の照射方法には，非接触法，接触法，圧迫法がある（図ⅡA-2-21）．非接触法は，皮膚に照射プローブを接触させないで照射する方法をいう．接触法，圧迫法に比べてレーザー光の深達性は弱い．接触照射ができない場合などに用いられる．接触法は，皮膚上に照射プローブを接触させて照射する方法をいう．圧迫法は，皮膚上に置いた照射プローブを軽く押圧して照射する方法をいう．接触法よりもレーザー光の深達性が高い．

鎮痛・消炎を目的とした照射では，深達性の高い接触法または圧迫法が推奨されている．

② レーザー鍼の照射時間

照射時間は，低出力レーザー機器の出力によって異なる．半導体素子型（Ga-Al-As半導体レーザー）は，出力の高いものが市販されているが，He-Ne型（He-Neガスレーザー）は出力が低い．

出力1,000 mW（波長830 nm）の半導体素子型を用いて経穴，圧痛点，疼痛を訴える部位などを照射する場合は1部位につき5〜30秒間照射，出力150 mW（波長830 nm）の場合は1部位につき5〜60秒間照射する．出力8.5 mW（波長632.8 nm）のHe-Ne型を用いる場合は，1部位につき3分間照射する．いずれも1回の治療時間は10〜20分で，1週間に2回以上治療する．

創傷や褥創の照射では，創周囲の創縁の照射と創傷部の照射がある．創周囲の創縁の照射では，創縁から1〜2 cm離れた部位へ1部位につき15〜30秒間照射する．このときの創周囲の照射は，1〜2 cmの間隔を開けながら行う．創傷部に照射するときは，創傷部を滅菌したパラフィン紙や食品保存用ラップフィルムなどで覆うか，照射プローブ自体を包んで1部位につき10秒間照射する．

③ レーザー鍼の機器

レーザー鍼には，低出力レーザー機器が用いられる．低出力レーザー機器では，半導体を素子に用いたGa-Al-As半導体レーザーが代表的機器である．最近では，深部への到達度がより高い機器（波長830 nmで最大出力1,000 mWの機器や波長830 nmで最大出力150 mWの機器，波長810 nmで最大出力180 mWの機器など）が市販されている（図ⅡA-2-22,

23, 24)．

Ga-Al-As半導体レーザー以外では，製造メーカーが少ないが波長632.8 nmで最大出力8.5 mWのHe-Neガスレーザー機器（図ⅡA-2-25）などが市販されている．

④ レーザー鍼の作用

主たる作用として鎮痛・消炎作用，創傷治癒の促進がみられる．前述以外では，血流の改善作用，免疫抑制作用，殺菌作用などがある．

鎮痛・消炎の機序では，発痛物質の産生抑制，微小循環の改善，炎症性サイトカインの産生抑制，中枢性鎮痛機序や末梢性鎮痛機序の作動などがある．

創傷治癒の促進では，血管の新生促進，蛋白合成の促進，酵素活性の上昇，コラーゲンの活性化などがある．

⑤ レーザー鍼の一般的注意

(ⅰ) 治療時に，患者さんならびに施術者は保護眼鏡を着用する．レーザー光は，眼にあたらないように十分に注意して施術する．世界保健機関（WHO）の鍼の基礎教育と安全性に関するガイドライン（1999）[1,3]では，低出力レーザー治療は眼を傷害する可能性があるので，患者さんも施術者も防護メガネを着用すべきであるとしている．

(ⅱ) 装飾品（ネックレス，時計，ブレスレット，イヤリングなど）が照射部位にある場合は外す．

(ⅲ) 照射中に，吐き気やめまい，極度の疲労感などを訴えた場合はただちに中止する．

⑥ レーザー鍼の禁忌

部位では，眼，甲状腺，性腺部，色素沈着部，ほくろへの照射は禁忌である．

疾患などでは，悪性腫瘍や心臓疾患がある場合（とくにペースメーカーの使用者），妊婦または妊婦である可能性がある場合，体力が著しく低下している場合，出血素因の高い人，新生児・乳幼児は禁忌である．

文献
1) 尾崎昭弘：図解鍼灸臨床手技マニュアル．医歯薬出版，2003．
2) (財)日本古医学資料センター監修：鍼灸重宝記（鍼灸医学典籍体系・第17巻）．出版科学総合研究所，1978．
3) World Health Organization (WHO)：Guidelines on basic training and safety in acupuncture. World Health Organization, 1999.
4) (社)全日本鍼灸学会 山村秀夫，他：医療用鍼の品質規格―毫鍼の鍼体径と鍼体長．全日本鍼灸学会雑誌，36(4)：305-307，1986．
5) 尾崎昭弘：鍼のひびき（得気）の重要性．鍼灸OSAKA，19(4)：31-34，2003．
6) 高岡松雄：医家のための痛みのハリ治療―皮内鍼治療の秘訣―．医道の日本社，1981．
7) Jaung-Geng Lin, Tong Hao, Xiao-Hong Chen, Ji-Sheng Han：Intermittent-alternating mode of administering electroacupuncture stimulation postpones the development of electroacupuncture tolerance. *Am. J. Acupuncture*, 21(1)：51-57, 1993.
8) Chen Xiao-Hong, Guo Su-Fong, Chang Chung-Gwo, Han Ji-Sheng：Optimal conditions for eliciting maximal electroacupuncture analgesia with dense-and-disperse mode stimulation. *Am. J. Acupuncture*, 22(1)：47-53, 1994.
9) 廖 登稔：電気鍼・TENS・レーザー鍼療法の実際．医歯薬出版，1999．

3 灸治療の種類

はじめに

　中国で艾（もぐさ）を用いる灸治療が行われるようになったのは，春秋・戦国時代の頃と考えられている．戦国時代に書かれた『孟子』巻七離婁章句上には，「猶七年之病求三年之艾也（7年の病に3年の艾を求む）」とある．また，戦国時代に記述された書籍（原本）の写本といわれている『足臂十一脈灸經』（馬王堆の三号漢墓から出土）[1]には，経脈の走行，（経脈の）病状が書かれており，その治療に灸を用いるとしている．

　日本では，太古時代（神祇時代）の古文書に灸の記述がなく，いつ頃から灸治療が行われたのか等については定かでない．しかし，大宝令（701年）の医疾令以降の古文書には灸の記載をみる．このことから，艾（もぐさ）を用いる灸治療は韓医学や唐医学の輸入に伴って伝来したのではないかと考えられており[2]，百済から知聡が薬方書・明堂図等164巻を持って来日した562年に鍼とともに日本に伝えられたのではないかといわれている．

　江戸時代になると，庶民の間に灸治療がしっかりと定着・普及している．江戸時代前期の俳人の松尾芭蕉は，『奥の細道』の序章で「笠の緒つけかえて，三里に灸すゆるより，松島の月先ず心にかかりて……」と記している．

灸に用いる艾（もぐさ）の原料

　艾（もぐさ）の原料は，キク科のヨモギ（*Artemisia princeps* Pamp.），オオヨモギ（*Artemisia montana* Pamp.）である．ヨモギは本州，四国，九州，沖縄の山野に自生する．オオヨモギは，近畿より北の本州，北海道の山野に自生する．

　灸に用いる艾（もぐさ）は，ヨモギ，オオヨモギの艾葉の裏面に密生するT字形の毛茸（T字毛またはT字形毛茸）を精製して集めたものである．オオヨモギの艾葉は，ヨモギより大形であり，1枚の艾葉から採れる毛茸量はヨモギよりも多い．

(1) T字毛（T字形毛茸）

　ヨモギの葉の裏に密生する独特の形状の毛茸（植物の毛のこと）で，数個の柄細胞の先端から左右に毛が伸びたようにみえることからT字毛と呼ばれる．太さ2μm程度，長さは長いもので2mm程度である．

　艾（もぐさ）はこのT字毛が主成分である．しかし，製品艾の顕微鏡観察では柄細胞を欠いた頭部のみのもの，有柄のT字毛と柄細胞を欠くものの混在などがみられる．電子顕微鏡観察では，柄細胞を欠いた頭部のみのものは上級艾に多くみられる．また，艾特有の香気はT字毛の柄細胞に含まれる精油に由来することなども知られている[3]．

(2) 腺　毛

　ヨモギの艾葉で観察される腺毛は，芳香性の精油を含む毛茸である．艾葉の香りは，この腺毛やT字毛の柄細胞に含まれる精油成分に由来するといわれている．

　これまで，施灸による熱傷が他の熱傷に比べ熱感覚が穏やかで，組織の修復が早いのは腺毛中の油脂成分の働きであるとされ，上質艾（も

ぐさ）は腺毛を多く含むために香りもよいとされてきたが，この見解については近年の報告[3,4]は否定的である．腺毛は，ヨモギの艾葉では観察されるが，製品艾中ではほとんど観察されないためである．

これらのことから，今日では艾の熱感覚が他のものに比べて穏やかなのは，腺毛中の油脂成分の働きではなく，T字毛の柄細胞に含まれる油脂成分の働きによるためと考えられている．

艾（もぐさ）の製法と品質

艾の製造は，①夏（7～8月頃）にヨモギまたはオオヨモギを刈り取り，艾葉のみを集める→②2～4日間，日光で艾葉を自然乾燥→③艾葉を火力乾燥→④裁断器で艾葉を粉砕→⑤石臼で挽く→⑥長唐箕（けんどんまたは円どおしともいう）で篩う→⑦唐箕で精製 の工程で行われる[1]．

精製された艾は，品質の差異から良質の上級艾から温灸用の低級艾まで5～8～10数種類に区分される．外観的な品質上の差異は色調，夾雑物の量，毛茸の集魂の大きさなどによるものであり[4]，良質の上級艾は淡黄白色で手触りもよく，夾雑物の混入も少なく，毛茸が多い．これに対して，温灸用の低級艾は緑色を帯び，手触りもわるく，葉柄，葉脈，葉肉などの夾雑物の混入がみられる．

顕微鏡所見上は，上級艾になるほど夾雑物が少量で，毛茸の屈曲，扁平化なども少なく，毛茸が均一化している．しかし，中・下級品では夾雑物も多く，毛茸も不均一なものが多い[4]．

精製された艾は散艾（ちりもぐさ）という．艾を紙で細長い円柱状に包んだものは切艾（きりもぐさ）といい，大切艾（豌豆大），中切艾（麦粒大），小切艾（米粒大）の3種類がある．

灸の種類

国内の灸の種類は，施灸後の瘢痕形成の有無や皮膚上に艾を置いて完全燃焼させるか否か等の観点から有痕灸（別名：有瘢痕灸，直接灸）と無痕灸（別名：無瘢痕灸，間接灸，温灸）に大別される．有痕灸は，さらに透熱灸，焦灼灸，打膿灸に区分される．無痕灸は，艾を使用する隔物灸や艾などを円柱棒状に巻いて用いる艾条灸，艾をあまり使用しない薬物灸（注：一部の薬物灸では艾を用いる），その他（知熱灸，温筒灸，器械灸など）に区別される[1]．

一方，中国の灸の種類は火熱を用いるか否かの観点から分けている[1]．この視点から国内の灸の分類を熱源や作用因子などに注目し，近年のエレクトロニクスの発達により生まれた器機を含めて整理し直すと，表II A-3-1のようにまとめることができる．

なお，前述の分類には含まれない特殊なものとして灸頭鍼がある．これは，刺鍼した鍼の鍼柄に球状の艾を付けて燃焼させるもので，1931年に笹川智興氏により始められたとされている．近年では，艾のように煙や臭いも出ず，温熱子が艾の輻射熱を忠実に再現する灸頭鍼の器機も市販（商品名：電子温灸器など）されている．

(1) 有痕灸

有痕灸は，艾を皮膚上で燃焼させて大小の熱傷を作り，生体反応を起こす方法である．熱傷を起こし，その程度によっては灸痕が残ることがあるので，事前に十分な説明を行い，本人の理解・同意を得てから行うことが重要である．

① 透熱灸

艾を，半米粒大～米粒大の円錐形にひねって使用する方法である．透熱灸による熱傷は小さく，その程度も第1度熱傷（紅斑性熱傷）～第2度熱傷（水疱性熱傷）にとどまることが多い．通常，1～2週間で治癒し，灸痕を残さない．し

表II A-3-1　熱源による灸の分類

熱源		名称	作用因子			その他
			温熱作用	やにの作用	熱傷による異種蛋白	
もぐさ	もぐさが皮膚に接し，燃焼で生じた脂（やに）が肌に直接触れる	透熱灸	あり	あり	あり	
		知熱灸	あり	なし	なし	
		焦灼灸	あり	少ない	あるが主目的でない	組織破壊が目的
		打膿灸	あり	少ない	あるが主目的でない	化膿による免疫の亢進
	煙に含む脂（やに）が肌に触れる	温筒灸，台座灸，箱灸	あり	少ない	なし	＊
	もぐさの燃焼で生じた脂（やに）は肌に触れない	隔物灸（おもに湿熱）	あり	なし	なし	＊介在物は大蒜，生姜など
		隔物灸（おもに乾熱）	あり	なし	なし	＊介在物は紙，布など
		艾条灸	あり	なし	なし	＊
もぐさ以外の可燃物	線香を使用		あり	なし	なし	＊
	炭化もぐさ		あり	なし	なし	＊
化学反応			あり	なし	なし	＊
電気	電気による加温	器械灸（別名：電気灸）	あり	なし	なし	＊
光線	赤外線（遠赤外線，中間赤外線，近赤外線）	器械灸（別名：光線灸）	あり	なし	なし	＊
	可視光線		あり	なし	なし	＊
	レーザー（低出力）		なし	なし	なし	＊
	レーザー（高出力）		あり	なし	あるが主目的でない	熱傷，組織破壊（外科用で，国内の鍼灸では用いていない）
薬物	薬物の刺激を利用	薬物灸	なし	なし	なし	薬物の刺激作用

この分類は，熱源に注目して分類したものである．
＊は通常の使用法では熱傷を目的としない．
この他に香りの作用も考えられるがこの表では省いた．

かし，同一部位に多壮灸を行ったり，連日または隔日に長期間の施灸を行う場合は第3度熱傷（焼痂性熱傷）となり，瘢痕形成をみる．
　疼痛疾患，内科系疾患等の治療以外に，病気の予防（未病治）にも活用される．
　② 焦灼灸
　いぼ，うおのめなどを焦灼破壊し，皮膚を再生させる目的で行われる．比較的大きな艾炷（がいしゅ：もぐさを円錐状にひねったもの）を用いて組織を破壊するため，瘢痕を残して治癒する．
　③ 打膿灸
　小指頭大から母指頭大の艾炷を用いて，熱傷を生じさせ，その上に専用の膏薬を貼って無菌性の炎症（血管の透過性を亢進し，漿液性滲出物の排出を促進）をさせる．生体防御能等の向

上の目的で行われる．局所の開放創の治癒に2か月程度かかり，灸痕を残す．

(2) 無痕灸
無痕灸は，灸痕を残すような熱傷を起こさずに温熱刺激を与える方法である．

① 隔物灸
皮膚と艾炷の間に生姜，大蒜，味噌，塩などを介在させる方法である．湿熱または乾熱による温熱作用（局所の血流の増大，鎮痛，組織代謝の亢進など），介在物の含有成分による作用などを期待する．

② 艾条灸
艾または艾と生薬の粉末を混合したものを，紙で円柱棒状に巻き（艾条または艾條，艾巻），艾条の一端に点火して患部を炙る方法である．熱源を患部に近づけたり，遠ざけたり，気持ちのよい温感を生じる位置で旋回・移動させたり，固定したりする．

おもに温熱作用（局所の血流の増大，鎮痛，組織代謝の亢進など）を期待する．痛みや冷え，関節炎などで活用される．

③ 薬物灸
おもに薬物を皮膚に塗るか貼る方法である．局所の発疱，充血，消炎，鎮痛，角質軟化，剥離，消毒，殺菌などを期待する．調合段階で艾を用いることもあるが，艾を用いない灸法が多い．天灸，漆灸，水灸，墨灸，紅灸などの種類がある．

④ その他
前述のいずれにも区分されない灸法で，おもに温熱作用や鎮痛などを期待する知熱灸，温筒灸（台座灸を含む），器械灸などがある．器械灸には，電気を用いる器械灸，光線（おもに可視光線や赤外線）を用いる器機灸などがある．

(i) 電気を用いる器械灸
灸治療では，電気で生じる温熱を用いるところから，これを別名，電気灸ともよぶ．器機の熱源の刺激部を，経穴や痛む部位に当てて通電する．温熱作用や鎮痛などを期待する．艾の燃焼による煙や匂いを敬遠する場合，熱傷を嫌がる患者さんなどに活用される．取り扱いが簡便であり，安全性は高いが，初期投資がかかる．

(ii) 光線を用いる器械灸
灸治療では，可視光線や赤外線（遠赤外線，中間赤外線，近赤外線）を用いることから，これを別名，光線灸ともよぶ．可視光線や赤外線は，照射すると生体の温度上昇をもたらし，温感を生じる．最近では，より皮下への深達性が高い近赤外線を照射できる器機も市販（商品名：スーパーライザーなど）されている．電気灸と同様に，艾の燃焼による煙やにおいを敬遠する場合，熱傷を嫌がる患者さんなどに活用される．温熱作用や鎮痛などを期待する．

疼痛治療に応用される灸術の種類

(1) 透熱灸
肩こりや腰痛，膝関節痛などの痛みでは，経穴以外に疼痛局所付近の圧痛点，トリガーポイントにも施灸を行う（図II A-3-1）．艾炷の大きさは，半米粒大が多く用いられるが，ゴマ粒大や糸のように細くひねった糸状大（糸状灸）も用いられる．壮数（燃焼させる艾炷の数）は3, 5, 7壮の奇数が多いが，ときには年壮（年齢の数）よりも多くすえることがある．

(2) 隔物灸
生姜灸，大蒜灸，味噌灸などは全身の経穴や痛む部位に行われるが，塩灸は臍（神闕穴）に行われる．古書には，腹痛，下痢，慢性腸炎，虚脱時の冷えなどの際に塩灸を臍に行うとしている．

伝統的な生姜灸（図II A-3-2），大蒜灸では，生姜の根や大蒜の小鱗茎を2〜3〜5 mm前後の厚さに輪切りして経穴や痛む部位の皮膚上に置き，大艾炷をその上に置いて点火する．

水分の急激な温度上昇により，温感から急に

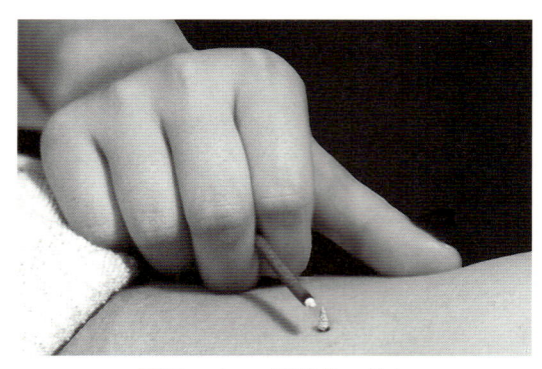

図Ⅱ A-3-1　透熱灸の仕方

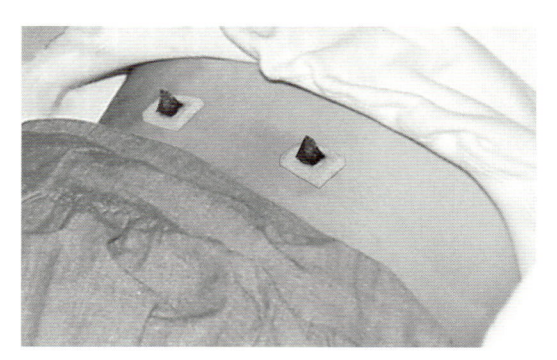

図Ⅱ A-3-2　伝統的な生姜灸（腰部）の例

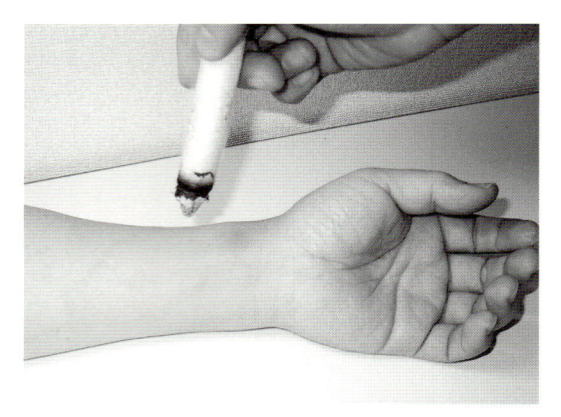

図Ⅱ A-3-3　艾条灸の仕方の例

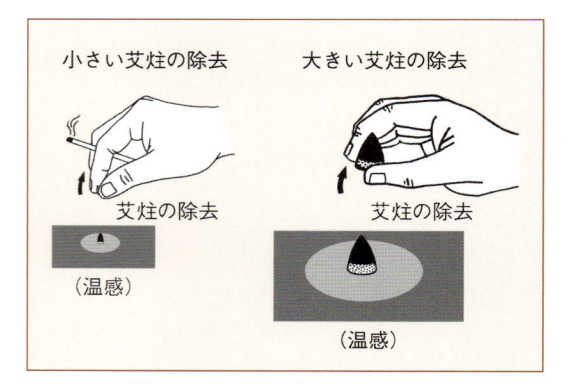

図Ⅱ A-3-4　知熱灸の仕方の例

熱痛に転じ，がまんすると大きな熱傷を生じることがあるので，事前の十分な説明と施灸中の注意が必要である．

（3）艾条灸

利き手で鉛筆を持つように艾条（艾巻）を保持して，痛む部位の皮膚に近づけ，気持ちのよい温感を生じる位置で移動したり，固定したりしながら数分～5～10分前後行う（図Ⅱ A-3-3）．中国では，艾条灸をさらに細分し，気持ちのよい温度感覚の位置で発赤が生じるまで固定する方法を温和灸，気持ちのよい温度感覚の位置で円形または楕円形に回しながらゆっくり移動したり，一定局所に回したりするのを回旋灸，上下に動かすのを雀啄灸とよんでいる．

皮膚からの艾条の距離や近づける時間の変化により，多様な温熱刺激になる．

（4）知熱灸

技術的には艾炷を用いる有痕灸の手法と同様であるが，皮膚に温感（知熱）を与えるだけで，完全燃焼する直前に艾炷を取り除く（図Ⅱ A-3-4）．艾炷のサイズは，小さいものでは半米粒大～米粒大，大きいものでは小豆大～大豆大を用いる．最近では，透熱灸による強い熱感や熱傷を嫌う患者さんに多用される傾向にある．

痛み疾患では，透熱灸と同様に経穴以外に疼痛局所付近の圧痛点，トリガーポイントにも施灸する．

（5）温筒灸

艾の燃焼により円筒の中の空気の温度を上昇させて，皮膚に温熱刺激を与える方法である．介在する空気層は，長くて円い紙筒の中に設け

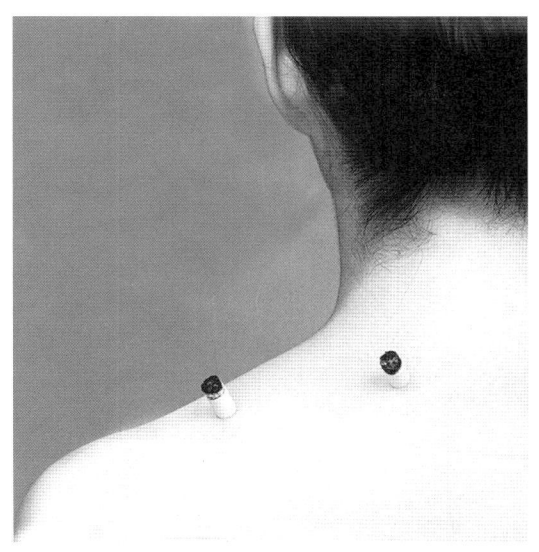

figII A-3-5 温筒灸の例（1）

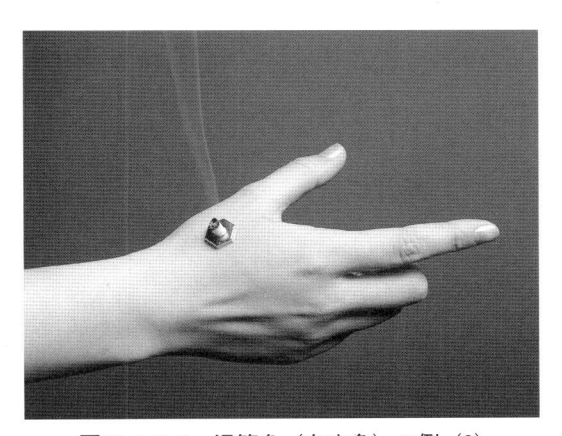

図II A-3-6 温筒灸（台座灸）の例（2）

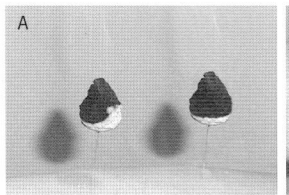

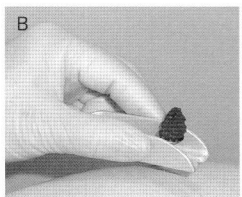

図II A-3-7 灸頭鍼（A）と灸頭キャップ受皿による灰の除去（B）

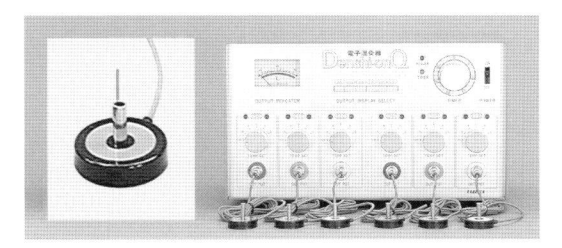

図II A-3-8 電子温灸器（(株)カナケンによる）

たものや（図II A-3-5），短くて小さい円筒形の台座の中に設けたもの（台座灸ともいう：図II A-3-6）などがある．近年では，灸痕が残らず簡便なため，（鍼灸院以外に）一般家庭でも使用されている．

痛み疾患では，経穴以外に疼痛局所付近の圧痛点，トリガーポイントなどに施灸する．1部位への壮数は，1壮または3壮の少壮施灸とすることが多い．

(6) 灸頭鍼

刺入した毫鍼と，その鍼柄に取り付けた艾の燃焼で生じる輻射熱の両者の効果を利用する方法（図II A-3-7-A）で，鎮痛や温熱作用などを期待する．鍼柄に艾を取り付ける方法には，二つ割りした半艾球を左右から鍼柄に寄せあわせて艾球にする方法，灸頭鍼用のキャップを鍼柄に取り付け，その皿状または十字状部分に艾球を置く方法などがある．最近では，熱源に艾を用いず，煙や匂いがほとんど出ない炭火艾を使用する方法も行われている．燃焼後の灰は割れやすいので，灸頭キャップ受皿などで除去する（図II A-3-7-B）．

筋肉が薄く，浅くしか刺入できないところは，鍼柄に艾球を取り付けた時，鍼が倒れるおそれがあるので不適である．このため，灸頭鍼は筋肉の厚い頸部，肩背部，腰部，殿部などで行われることが多い．

しかし，最近では筋肉層の薄いところでも行える器機も市販（商品名：電子温灸器，図II A-3-8）されている．この器機は，艾を使用しないため，体位や部位の制限もなく，安心してどこへでも行える．煙や匂い，艾球の落下による熱傷などの心配もない．また，導子の発熱部は，艾の燃焼で生じる輻射熱と同様の熱量を再現でき，患者に合わせた熱量調節もできる[5]．

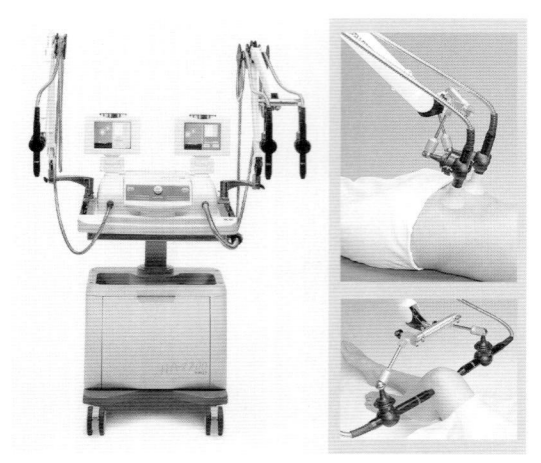

図Ⅱ A-3-9　直線偏光近赤外線治療器（商品名：スーパーライザー，東京医研(株)による）

(7) 光線灸

遠赤外線は皮膚透過力が小さく，皮膚深層での温度上昇はみられない．しかし，近赤外線は透過力が強く，皮下での温度上昇が認められている．最近，水・血液に吸収されにくく生体深達性の高い波長帯（0.6〜1.6μm：可視光線の赤色〜中間赤外線の一部までの範囲）を有する直線偏光近赤外線治療器が市販（商品名：スーパーライザー：図Ⅱ A-3-9）され，灸治療でも活用されている．この直線偏光近赤外線治療器は，無感覚な低出力レーザー治療器とは異なり，心地よい温感を与えることができるのが特徴である．

灸治療での直線偏光近赤外線の照射部位は，おもに経穴，圧痛点やトリガーポイントなどである．これ以外では，関節部，星状神経節，腰部交感神経節，末梢神経の走行路などに行われる．照射により，局所の血流増や細胞機能の賦活化などが起こり，鎮痛・消炎，創傷治癒の促進などをみる．

文献
1) 尾崎昭弘：図解鍼灸臨床手技マニュアル．医歯薬出版，2003．
2) 日本学士院日本科学史刊行会編：明治前日本治療学史．明治前日本医学史，第3巻，(財)日本古医学資料センター，1978．
3) 下村　孟，他：艾葉の生薬的研究（第1報）．生薬学雑誌，20(2)：84〜91，1966．
4) 會澤重勝，他：艾に関する基礎的研究（第2報）—艾の製造過程における形態変化および艾の品質による形態的差異．全日本鍼灸学会雑誌，32(3)：242〜249，1983．
5) 石丸圭荘，他：温灸鍼（電子温灸器）の臨床効果に関する研究（第2報）—温灸鍼の温熱特性—．東洋医学とペインクリニック，20(4)：139〜144，1990．

● II. 鍼灸医学編　A. 総論

4　鍼灸治療の安全性

はじめに

　鍼灸の世界的な広がりに伴い，鍼の有用性，鍼の安全性，鍼の有害事象に対する監視システム，鍼の教育，医療システムのなかへの鍼治療の導入などがいわれ，医療ミスの根絶が強く求められてきたことから，鍼治療の安全性に関する指針の作成が各国で行われている．

　国内でも，1992年に「鍼灸治療における感染防止の指針」が作成され，1993年には一部内容を追加したこの指針が医歯薬出版(株)から発行されている[1]．

　一方，世界保健機関(World Health Organization：WHO)でも「安全な鍼治療」や「鍼治療の基礎トレーニング」に関する会議が行われ，1999年に「鍼の基礎教育と安全性に関するガイドライン」が発行されている[2,3]．

　本稿では，この新しく作成された国際的な指針に沿って，鍼灸治療の安全対策を概括する．この指針に沿った取り組みにより，鍼灸治療における感染や事故，有害事象などの発生を未然に防止し，患者さんが安心して受診できることを望む．

感染の防止

(1) 清潔な院内環境の保持

　院内を清潔に保つには，日常の清掃や清拭が大切である．床などの環境表面は，最低1日1回の清掃を行い，ほこりやゴミ，汚れなどを除く．清拭は，待合室付近の手が触れやすい場所（受付窓口カウンター付近，ドアノブ，手すり，椅子など）や治療室付近の手が触れやすい場所（診療机，椅子，ワゴン，治療機器など）を中心に行う．

　空調は，温度・湿度・空気の清浄度を一定に保てる機器を設置する．開業鍼灸師を対象とした最近の調査[4]では，空中浮遊細菌や浮遊塵埃を除くための空気清浄機（または空気殺菌器）の設置率がとりわけ低い．空中浮遊細菌や浮遊塵埃は，人の動きに伴って空中に急速に増えること，これからの高齢化社会では，日和見感染症などを起こしやすい抵抗力の弱い患者さんや老齢の患者さんの来院も多くなると予測できることなどから，今後の空気清浄機の必要性はより高くなると考えなければならない．

　WHOの指針には，施術の場所は汚れやほこりがないこと，治療台や鍼具は使用するまで滅菌した布で覆うこと（落下細菌で汚染されないため），施術室全体に十分な照明と換気がゆきとどいていることなどを記している[2,3]．

(2) 手洗いと手指消毒

　手洗いは，流水や石鹸により手指の洗浄を行うことをいう．手指消毒は，手洗い消毒（洗浄消毒）または擦式手指消毒のことをいう．手指を介する交差感染を防止する最も有効な手段の1つである．

　手洗い（日常的手洗い以外は手指消毒を含む）は，食事の前やトイレの後に行う日常的手洗い(social handwashing)，鍼灸院や医院，病院の外来や病棟で行う衛生的手洗い(hygienic handwashing)，手術前に行う手術時手洗い(surgical handwashing)の三者に区分される．

　衛生的手洗いでは，まず流水（温流水がよい）で手をぬらし，液体石鹸を手のひらにとって手

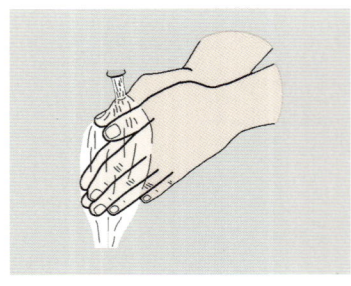

❶ 流水（温流水）で，手全体をぬらす
❷ 液体石鹸を適量手のひらにとる 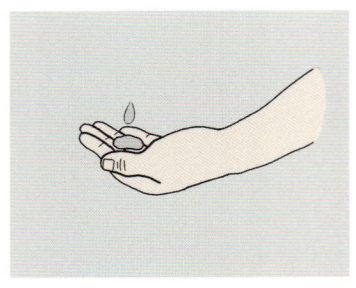
❸ 手のひらをこすり，よく泡立たせる 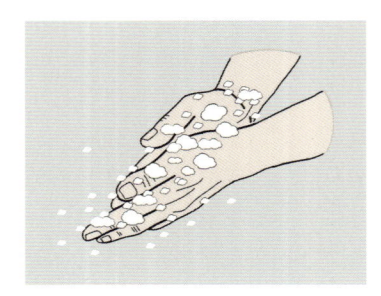
❹ 一方の手で，手の甲をよくこする
❺ 両手の指の間をよくこする 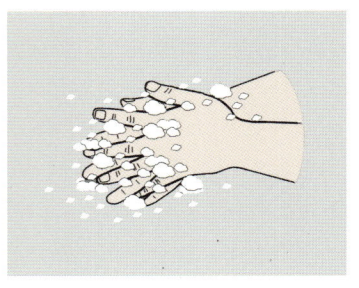
❻ 一方の手で，親指をよくこする 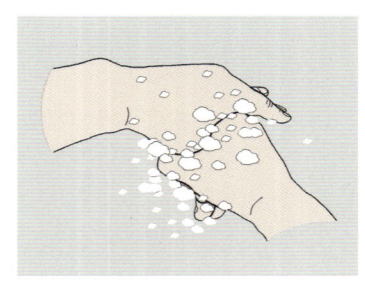
❼ 一方の手で，指先をよくこする
❽ 一方の手で，手首をよくこする
❾ 手全体を，流水（温流水）ですすぐ 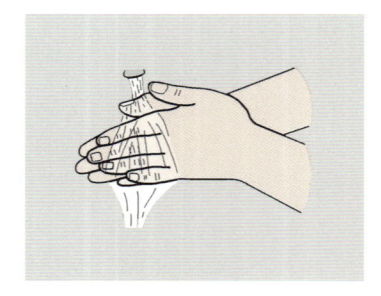
❿ ペーパータオルで，水をふきとり，乾燥させる 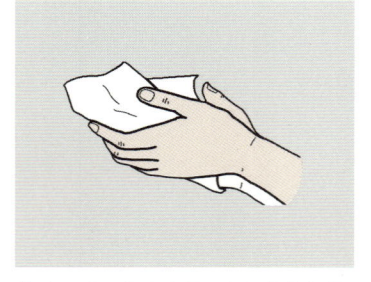

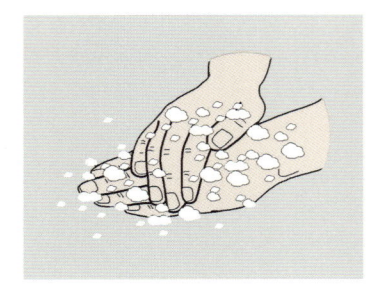

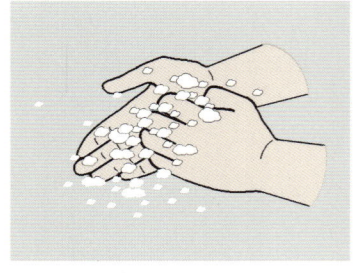

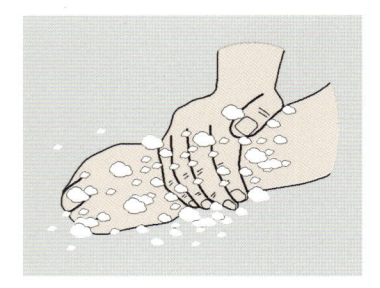

図Ⅱ A-4-1　手洗いの仕方（手順）[3]

全体に泡立たせ，両手のひら，手の甲，両手の指の間，親指，指先，手首を30秒以上（最低でも10秒以上）かけてよくこすり，流水で洗い流す（図Ⅱ A-4-1）。手洗いミスは，親指の付け根，指先や指の間に多くみられるので十分に注意する。

手洗い消毒（洗浄消毒）では，グルコン酸クロルヘキシジン－4w/v％－（商品名：ヒビス

クラブなど），ポビドンヨード－7.5 w/v％－（商品名：イソジンスクラブなど）などの消毒薬を用い，手全体をよくこすり合わせ，流水で洗い流す．流水で洗い流した後は，ペーパータオルで手の水分を取り，十分に乾燥させる．

その場に流水がない場合には，擦式手指消毒を行う．

擦式手指消毒を行う場合は，消毒薬に消毒用エタノールを配合した薬剤（商品名：ウエルパス，ヒビソフトなど）を適量（約3 ml）手に取り，両手を擦り合わせながら手全体に消毒薬を広げ，乾燥するまで摩擦する．擦式手指消毒は，昨今，国内の病医院の外来や病棟で急速に普及してきた手指消毒法で，鍼灸界でもベッドサイドなどでの使用が推奨されている．

WHOの指針には，患者さんを治療する前には常に手指を洗浄すべきであり，施術直前に再度手指を洗浄することが感染防止に重要であるとしている．洗浄にあたっては，石鹸を泡立てながら手指や爪を十分にこすり，流水で15秒間かけて洗い流した後，清潔な紙タオルで水分をふきとるようにする，としている[2,3]．

また，施術部位の消毒をした後に，その部を触診した場合は指先を再度十分にアルコール綿花でぬぐって清潔にする，としている[2,3]．

(3) 施術部位の消毒

消毒用エタノール（エタノール76.9〜81.4 v/v％），70 v/v％イソプロピルアルコールまたはイソジン（ポビドンヨード）に浸した綿花（綿球）で施術部位を消毒する．

施術部位は，十分に消毒薬を含んだ綿花（綿球）で，刺鍼部（または施灸部）の中心から外に向かって，円を描くように渦巻き状にふく．このとき，消毒薬が乾燥するまで刺鍼（または施灸）をしてはならない（消毒用エタノールの殺菌スピードは，他の消毒薬に比べて著しく速いが，それでも殺菌効果が出現するまでには一定の時間を要する．消毒薬が乾燥するまで待つのは，確実に有効となるのを待つためである）．

(4) 鍼，器具の滅菌

鍼（毫鍼，皮内鍼，円皮鍼など）や鍼管は，原則として単回使用の製品を使用する．再使用する特殊な鍼や鍼管，シャーレ，ピンセット，ハサミなどは，酵素系洗剤を加えた温水に10分以上浸漬する．浸漬後は，流水で十分にすすぎ，その後に超音波洗浄を行って付着物を除去する．その後，滅菌バッグに封入し，日付を記入してから高圧蒸気滅菌器（オートクレーブ）などで滅菌する．

滅菌を終えた既滅菌物は，紫外線殺菌灯を組み込んだ消毒保管庫，無菌保管戸棚などに分類・保管する．

WHOの指針では，「滅菌はすべての種類の鍼（毫鍼，梅花鍼，七星鍼，皮内鍼，円皮鍼など）および使用後の吸角用のカップやその他の器具（シャーレ，ピンセット，鍼管，綿球，綿棒など）に必要である」としており，「再使用する鍼や他の器具は，使用直後に適切な化学消毒薬に浸し，その後，洗浄剤入りの水または水に浸した後，水洗いし，包装して滅菌する」としている[2,3]．

また，「あらゆる場合において，単回使用毫鍼および鍼管を使用することが望ましい」としており，「1本の毫鍼は1回の刺入にとどめるべきである」としている[2,3]．

(5) 鍼の無菌的な刺鍼手法（鍼のクリーンテクニック）

鍼は，単回使用毫鍼（または滅菌済鍼）を用いる．刺入や抜鍼に際しては，素手の指が鍼体に直接に触れないように行う．押手を行うときは，アルコール綿花，滅菌ガーゼ，刺鍼の補助器具（ツバース等）などを介して鍼体を保持するか，鍼体を押手の指で直接に触れないように開発された新タイプの単回使用毫鍼などを使用する．

WHOの指針には，「鍼体は，刺入前は滅菌状

態でなければならない．そして，鍼体は施術者の手指が触れないように扱う必要がある．鍼体に触れないで刺入することが困難な長い鍼を使用する場合は，鍼体を綿球もしくはアルコール綿花の上から保持する．手術用グローブ，指サックを用いれば鍼の汚染はより回避しやすい」としている[2,3]．

また，「抜鍼に際しては，消毒綿花を用いて刺鍼部位を押さえる．このことにより，刺入部位への病原体の侵入を防止し，施術者自身が使用済の鍼や患者さんの体液に触れないですむ」としている[2,3]．

重要臓器の傷害の防止

鍼は，新生児の大泉門，外生殖器，乳頭，臍部，眼球，急性炎症の患部への刺鍼を避ける．刺鍼部の体壁直下付近に胸膜，肺，心臓，肝臓，脾臓，腎臓，中枢神経，気管，大血管がある場合は，体格(やせなどの状態)，刺入角度や深度に細心の注意を払う．

灸では，顔面部，腱，浅層に大血管がある部位，皮膚病の患部，化膿性皮膚炎への有痕灸(直接灸)を避ける．

WHOの指針では，刺鍼を避けるべき部位，予防措置（重要臓器付近での刺鍼の注意，重要臓器の傷害の防止）の二者を記している[2,3]．

刺鍼による事故，有害事象の発生防止

近年，医療事故訴訟が急増し，リスク・マネージメント（risk management：事故の防止対策）や，医療従事者の危険行為（エラーと違反）の防止対策が強く求められ，事故を未然に防ぐための取り組み（ヒヤリ・ハット報告またはインシデントレポートなどの集積や分析）が行われている[3]．

鍼灸界でも，近年，事故や有害事象が多く発生している．国際的にも，国内的にも減少する気配は一向にない．以下では，WHOの指針[2,3]に記される項目・内容を中心に概括する．

(1) 刺鍼による事故の防止
① 折　鍼

不良な鍼の使用，患者さんの突然の体動，渋鍼や曲がった鍼の無理な抜き取り，長時間の鍼通電による鍼体の損傷などの際に折鍼が起こる．

折鍼を察知したら，皮膚上に鍼体の一部が出ていないかよく探し，発見したときはピンセットでしっかりはさんで引き抜く．鍼体が皮内浅層に埋没しているときは，周囲の皮膚をやさしく押して鍼体の一部を皮膚表面に出し，ピンセットではさみ，引き抜く．体動による場合は，元の体位に戻すと鍼体の一部が皮膚上に現れることがある．

これらの処置がうまくいかない場合は，手術による摘出が必要となる．

② 気　胸

鍼が胸膜，肺を穿孔して胸膜腔内に空気が入り，胸痛，呼吸困難などを発症することをいう．国内では，肩背部の刺鍼で気胸を起こすケースが多い．臨床的には，膏肓穴もよく用いられるが，この経穴の直刺の安全刺入深度はおおむね20 mmといわれている[5]．MRI画像でみると，隔関穴あたりは膏肓穴よりもさらに危険度が高いので要注意である（図ⅡA-4-2）．したがって肩甲間部・肩甲下部，前胸部，側胸部付近の刺鍼では，原則として斜刺または横刺とし，深刺しない．

気胸を察知したら，しばらく「安静」を指示して，ベッドに休ませる．気胸症状は，数時間以上経過してから増強することもある．症状が軽快しない場合は，医療機関へ紹介し，適切な処置を依頼する．

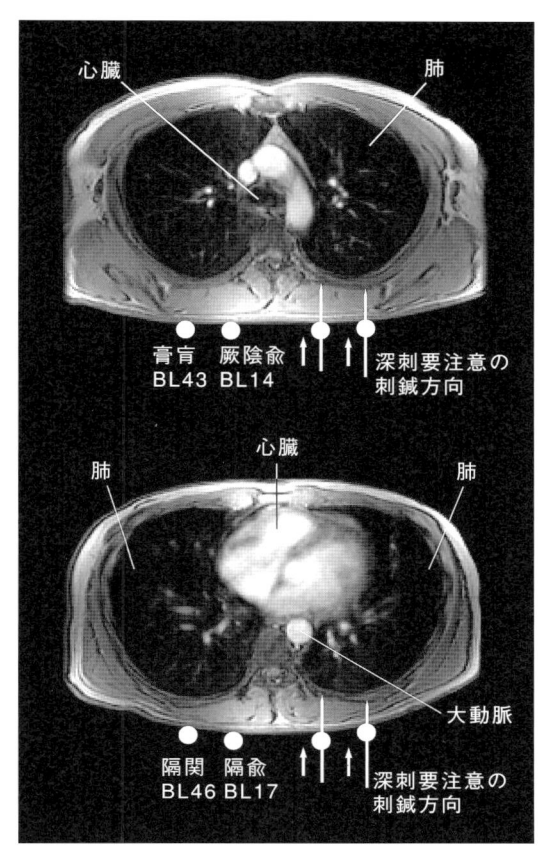

図ⅡA-4-2　肩甲間部（厥陰兪，膏肓），肩甲下部（隔兪，隔関）の経穴の深刺による胸膜，肺傷害の危険性　（MRI画像）

休めば改善する．症状が変わらない場合は，救急医療を依頼する．

② 渋鍼（抜鍼困難）

渋鍼は，鍼の刺入後に旋撚・回旋，雀啄などの手技ができなくなったり，抜鍼さえも困難になる状態をいう．局所の筋収縮により，鍼が抜けなくなっている場合はしばらくそのまま放置する．刺入部の周囲を軽く叩打・圧迫したり，周辺に数本の鍼を刺入（むかえ鍼）してもよい．体動によって渋鍼が起こった場合は，体動前の姿勢に戻し，鍼を抜き取るようにする．

③ 施灸時の熱傷と灸痕の化膿

有痕灸（直接灸）では，水疱形成や非細菌性の化膿などを引き起こすので，施灸前に患者さんに十分な説明を行い，了解を得る．無痕灸（間接灸）でも，熱傷を起こすことがあるので十分に注意する．

灸痕の水疱が破れたり，痂皮が剥がれたりしたところから化膿菌が侵入すると灸痕の化膿が起きる．化膿した灸痕の施灸は中止し，消毒・乾燥させた後，市販の軟膏を塗布する．

(2) 有害事象の発生防止

① 失神（脳貧血）

失神は，初診時や全身状態のよくないときに，坐位で後頸部や肩背部などに刺鍼しているときに起こりやすい．初診時や全身状態のよくないときは臥位で行い，穏やかな手技とする．

刺鍼中は患者さんの顔色，脈などを注意深く観察し，異常の発生をなるべく早く察知する．異常を察知したらただちに鍼を抜いて患者さんを仰臥位にして頭部を低くし，下肢をもちあげて安静状態で休ませる．通常，失神はしばらく

文献

1) 小林寛伊監修，鍼灸治療における安全性ガイドライン委員会編：鍼灸治療における感染防止の指針．医歯薬出版，1993．
2) World Health Organization (WHO)：Guidelines on basic training and safety in acupuncture. World Health Organization, 1999.
3) 尾崎昭弘：図解鍼灸臨床手技マニュアル．医歯薬出版，2003．
4) 新原寿志，他：鍼灸における感染防止対策の現状－主に開業鍼灸師を対象としたアンケート調査－．全日本鍼灸学会雑誌，53（5）：646-657，2003．
5) 尾崎朋文，他：膏肓穴刺鍼の安全深度の検討－遺体解剖，および生体での臨床所見とCT画像における検討－．全日本鍼灸学会雑誌，52（4）：413-420，2002．

B 各論

1 頭痛

はじめに

頭痛は頭部に感ずる痛みの総称で，その多くは深部痛である．

2004年に正式発表された国際頭痛学会分類第2版（ICHD-II）[1]により，一次性頭痛と二次性頭痛とに大分類されている．

一次性頭痛は従来の機能性頭痛で，片頭痛，緊張性頭痛，群発頭痛と三叉神経・自律神経性頭痛などが含まれる．二次性頭痛は脳あるいは全身性疾患に伴う症候性頭痛である．臨床では，これらの鍼灸治療適応・不適応の鑑別判断を行うことが必要となる．

臨床上の注意事項

頭痛の原因には，緊急を要する頭蓋内の重大な器質的疾患（脳腫瘍，脳膜炎，くも膜下出血，慢性硬膜下血腫など）が存在する場合がある．

危険な頭痛の徴候として次のことが知られている．

- 患者が今まで経験したこともない痛み
- 突然起こる激烈な痛み
- 項部硬直を伴う
- 神経症状（痙攣，意識障害，めまい，嘔吐，手足のしびれ・麻痺，複視など）を伴う
- 進行性で次第に悪化していく
- 高齢者の初発頭痛
- てんかんを伴う
- 精神症状を伴う

これらの頭痛はただちに専門医に紹介する．

適応となる病態

国際頭痛学会分類における一次性頭痛が鍼灸の適応である．二次性頭痛であっても，緊急を要するもの以外は程度により，鍼灸治療で対応可能である．

鍼灸臨床で，とくによく遭遇するのは緊張性頭痛と片頭痛である．

(1) 緊張性頭痛

頭蓋，頸部の筋の緊張が原因のもの．

(2) 片頭痛

頭蓋内外の血管の異常反応が原因のもの（近年は「三叉神経血管説」[2]に代表されるように神経疾患としてとらえる概念が一般的になりつつある）．

治療方針

頭痛の原因となっている異常経絡を変動経絡検索法（VAMFIT）(verifying affected meridians for immediate treatment)[3]で検索し、その経絡調整を行う．

頭痛とその関係経絡

鍼灸治療を行うには，頭痛を起こしている原因がどの経絡の変動（異常）によるものであるかを検索することが必要である．

現代医学では，頭痛の部位が病名診断の目安[4]にされている（西洋医学編B．各論 1．頭痛）が，東洋医学的には病態にかかわらず，痛みの部位によって変動経絡を推測する．側頭部痛であれば少陽経が，前頭部痛は太陽経と陽明経が，後頭部痛なら太陽経が主といえる．しかし，痛む部位がはっきりしないときや，複数経に及んでいることも多い（図ⅡB-1-1）．これらの場合には，変動経絡検索法（VAMFIT）を用いる．

変動経絡検索法（VAMFIT）

『素問』調経論などの考え方では，病の根本が蔵の精気の虚にあるという．いわゆる肝虚証（血の不足）・脾虚証（気・血・津液の不足）・肺虚証（気の不足）・腎虚証（津液の不足）である．しかし，この精気の虚だけでは症状として現れることは少ない．これに内因・外因・不内外因が加わることで生じた寒熱が「経絡系統（経脈・経別・絡脈・経筋・奇経）」に波及し，症状が現れる．

VAMFITではこの「経絡系統」すべての診断と治療が簡単にできるようにシステム化されている．具体的には，頸部の筋緊張の変化，および『霊枢』根結篇の"頸入穴"（表ⅡB-1-1）を指標に診断と治療を行う．

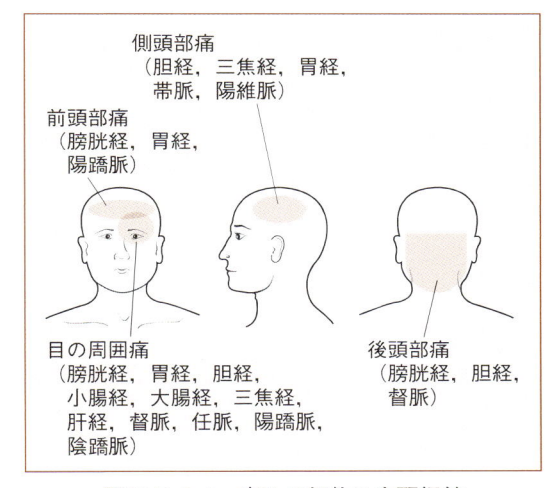

図ⅡB-1-1 痛みの部位と支配経絡

表ⅡB-1-1 変動経絡に対する刺鍼の順序

頸入穴	陽経	下合穴	入穴（絡穴）	根穴（井穴）	溜穴	注穴	結穴	本穴	標穴	陰経	根穴（井穴）	結穴	本穴	標穴
天突	任脈		鳩尾											
人迎	胃経	足三里	豊隆	厲兌	衝陽	解谿	頭維	厲兌	人迎	脾経	隠白	中脘	三陰交	脾兪
扶突	大腸経	上巨虚	偏歴	商陽	合谷	陽谿		曲池	扶突	肺経			太淵	天府
天窓	小腸経	下巨虚	支正	少沢	陽谷	小海		養老	攅竹	心経			神門	心兪
天容	胆経	陽陵泉	光明	竅陰	丘墟	陽輔	聴宮	竅陰	聴宮	肝経	大敦	玉堂	中封	肝兪
天牖	三焦経	委陽	外関	関衝	陽池	支溝		液門	絲竹空	心包経			内関	天池
天柱	膀胱経	委中	飛陽	至陰	京骨	崑崙	睛明	跗陽	睛明	腎経	湧泉	廉泉	復溜	腎兪
風府	督脈		長強											

〔『霊枢』根結篇（ただし，下合穴は邪気蔵府病形篇，任脈，督脈の絡穴は経脈篇，本穴，標穴は衛気篇）から〕

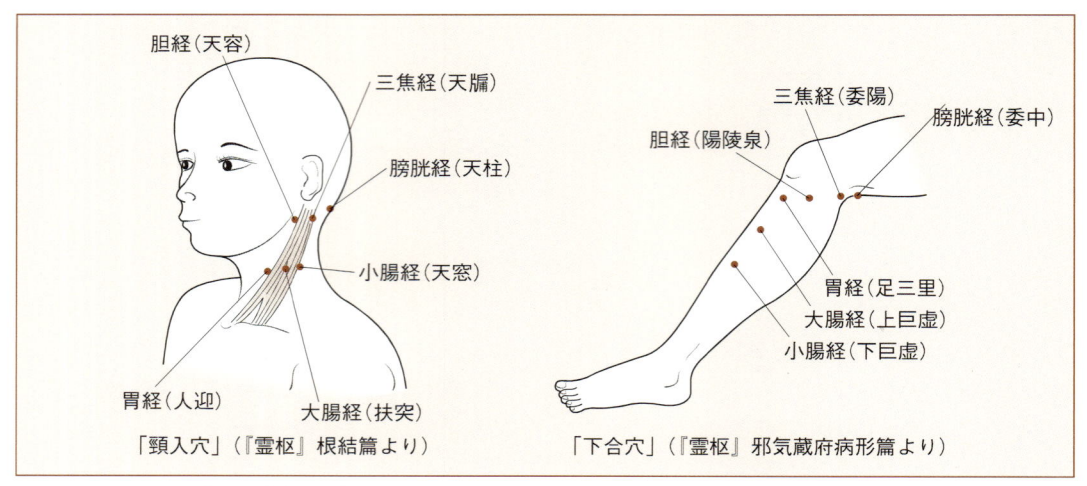

図ⅡB-1-2 「頸入穴」と「下合穴」(木戸正雄：変動経絡検索法（VAMFIT）．医歯薬出版，2003)

● 頭痛における変動経絡の検索法

(ⅰ) 頭痛部位が明確な場合：その痛みの部位を支配する経絡のなかから，変動経絡を検索する（図ⅡB-1-1）．

(ⅱ) 頭痛部位がはっきりしないときや，複数経に及んでいる場合："頸入穴"を指標とする．回旋などの頸部の運動時に，痛みやつっぱり感などがどこに出現するか確認する．人迎穴付近に異常が出現していれば胃経，扶突穴なら大腸経，天窓穴であれば小腸経，天容穴では胆経，天牖穴は三焦経，天柱穴の場合は膀胱経が変動を起こしていることになる（図ⅡB-1-2）．

風池穴に反応がある場合は奇経を疑う．

(ⅲ) その他："頸入穴"触診や，痛みの軽減を指標にした"頸入穴"への圧迫により，検索を行う．

● 治療方式

(ⅰ) 検索された変動経絡の同側の下合穴（図ⅡB-1-2），入穴（絡穴）に切皮置鍼をし，頸部愁訴や頭痛の軽減を確認する．

(ⅱ) 愁訴の軽減が認められたら，その経の"頸入穴"，根穴，溜穴，注穴，結穴，本穴，標穴，その他の要穴（表ⅡB-1-1）の順に次々と切皮置鍼する．ただし，途中で愁訴の消失がみられたら，その経への刺鍼は終了する．

(ⅲ) 複数経に同時に存在するときは，愁訴が最大の経から順に施術していく．

● 留意点

(ⅰ) 治療の順序は原則として「本治法」→「変動経絡への施術」→「局所への施術」とする．

(ⅱ) 最初の刺鍼で愁訴の軽減が認められなかったら，頸部での愁訴部位を再確認する．必要であればはじめから検索をやり直す．

(ⅲ) 愁訴が深部にあるときや頑固な場合は表裏関係にある陰経を疑う．あるいは左右の経絡が逆の場合もある．

(ⅳ) 頑固な頭痛には，該当経脈の入穴（絡穴）から患部へ向けた水平刺鍼を試みる．これは浅く刺すほど効果がある．

局所に対する考え方

頭痛は三才の分界では「天（上部）」の異常，四街では「脳」である（図ⅡB-1-3）．頭部を気の器（気街）としての袋であると考え，前後，左右，上下からの施術によって，このなかの気をととのえることができる[3]．

「天（上部）」は鎖骨から上をいうが，さらにこの部は「天・地・人」の3部に分界される．この分界線は重要な施術部位である．目から瞳子髎穴，太陽穴，上関（客主人）穴，和髎穴，浮白

穴，脳空穴，玉枕穴，脳戸穴を通るラインと口角から地倉穴，大迎穴，頬車穴，天牖穴，完骨穴，風池穴，天柱穴，瘂門穴を通るラインが各分界線である．風府穴は中央に位置する（図ⅡB-1-3）．

頭痛部位における虚実の判定が局所治療の基本となる．

虚痛の場合は痛む部位を圧すると気持ちがよいと訴える．たいていは頭皮が柔らかく浮いたようになっている．とくにぶよぶよになっている反応点が多数出現している．このような部位には補法として，切皮置鍼や，半米粒大の透熱灸を行う．

実痛は髪に触れただけでも痛み，触れることで痛みが増す．この場合は，浅刺での速刺速抜などの瀉法を用いる．

具体的な治療方法

(1) 緊張性頭痛

緊張性頭痛は，両側の後頭部または項部に好発し，頭部が締め付けられるような痛みで，数

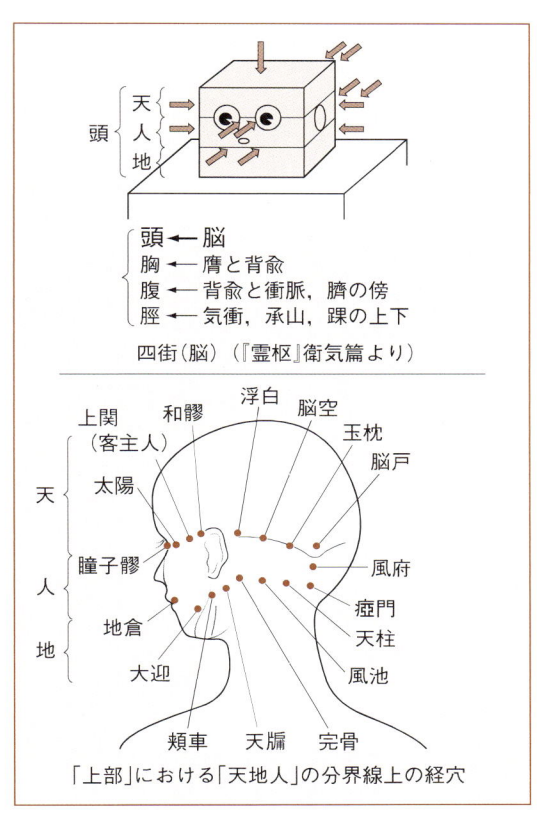

図Ⅱ B-1-3 頭部の三才分界

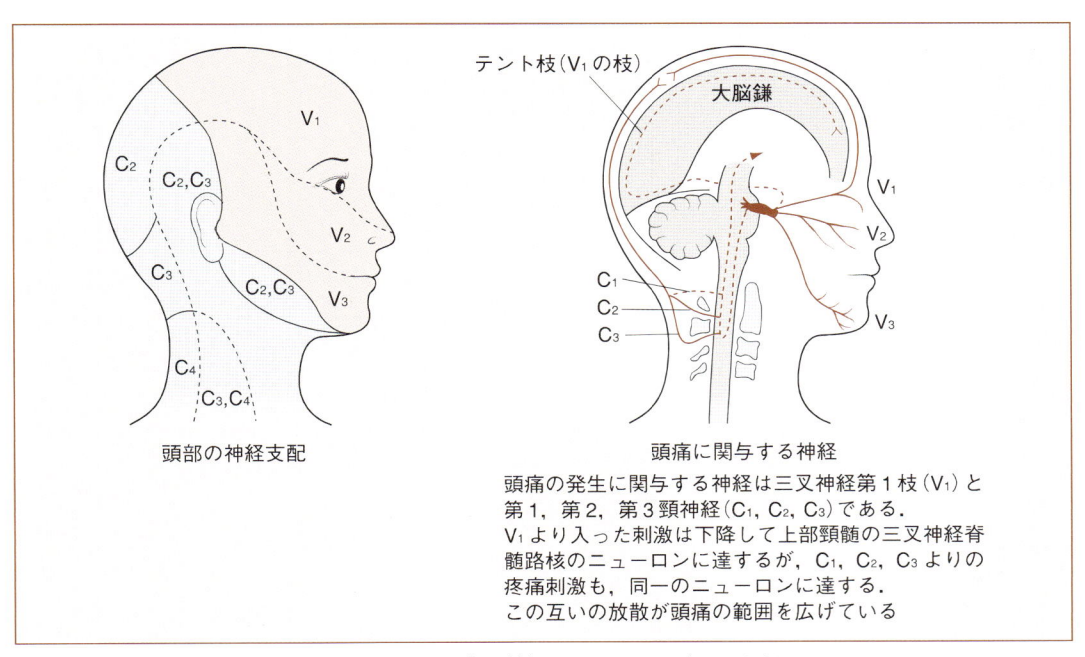

図Ⅱ B-1-4 頭痛と神経（Lance 1973[5]より改変）

頭痛の発生に関与する神経は三叉神経第1枝（V_1）と第1，第2，第3頸神経（C_1, C_2, C_3）である．V_1より入った刺激は下降して上部頸髄の三叉神経脊髄路核のニューロンに達するが，C_1, C_2, C_3よりの疼痛刺激も，同一のニューロンに達する．この互いの放散が頭痛の範囲を広げている

時間から数日間持続する．精神的ストレスや過労が原因で，頭の周辺の筋，項頸部，肩の筋に異常緊張が起こり，頭痛になる．その発生機序（図ⅡB-1-4）[5]を考えて治療方針を立てることができる．

鍼灸治療は筋緊張の緩和，血流循環の改善，精神安定，鎮痛を目的として行う．局所を温めたり，ほぐしたりすることでも痛みは軽快するが，経絡をととのえると，さらに著効を得ることができる．筋肉圧迫試験（muscle compression test：MCT）*や神経圧迫試験（nerve compression test：NCT）*[2]で頭痛に関与する筋肉や神経を調べておくと的確な治療ができる．

> *筋肉圧迫試験（MCT）[6]：緊張性頭痛に関与する前頭筋，側頭筋，後頭筋，後頸筋，僧帽筋を圧迫して筋の圧痛と硬結の有無をチェックする（図ⅡB-1-5）．指で筋線維に直角にしごくようにすると確認しやすい．
> *[2]神経圧迫試験（NCT）[6]：頭痛に関与する大後頭神経，小後頭神経，後耳介神経，前頭神経を圧迫して，圧痛，痛みの放散の有無をチェックする（図ⅡB-1-5）．

頭半棘筋による大後頭神経の絞扼に代表されるように，頭頸部の筋を貫通する神経は周囲の筋の持続的緊張による締め付けによって痛みが生じることが知られている．とくに大後頭神経痛や小後頭神経痛は緊張性頭痛に続発あるいは合併する．外後頭隆起の傍ら2.5cmが大後頭神経，その外方2.5cmが小後頭神経の圧痛点である．これはペインクリニック領域での神経ブロック点[7]でもある．経穴では玉枕穴，脳空穴に一致している．

＜本治法＞

緊張性頭痛の治療方針として，患者の頸部の過緊張をとり，全身をリラックスさせることが大切である．そのために効果を発揮するのが，本治法とVAMFITである．

"証"に随った本治法による切皮置鍼（肝虚証には曲泉穴，脾虚証には大都穴，肺虚証には太淵穴，腎虚証には復溜穴に行う．なお，左右の

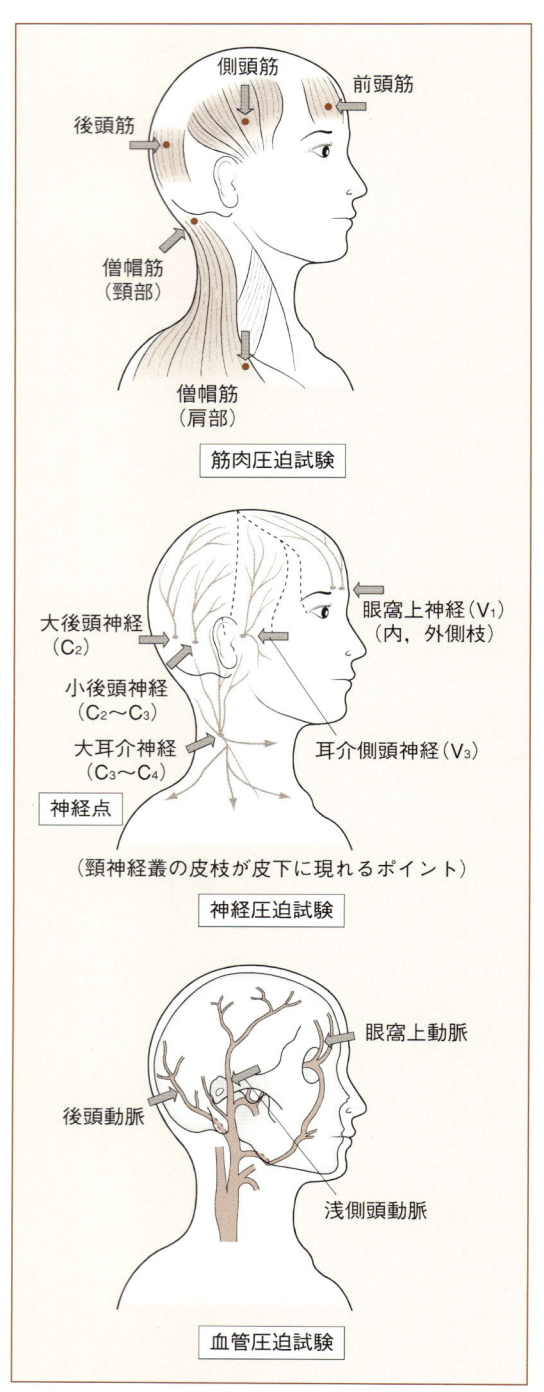

図ⅡB-1-5 圧迫試験
（間中信也：図説頭痛[6]より改変）

虚実をみて治療側を決める）が，全身調整として働き，心身の緊張を取り除いてくれる．証が

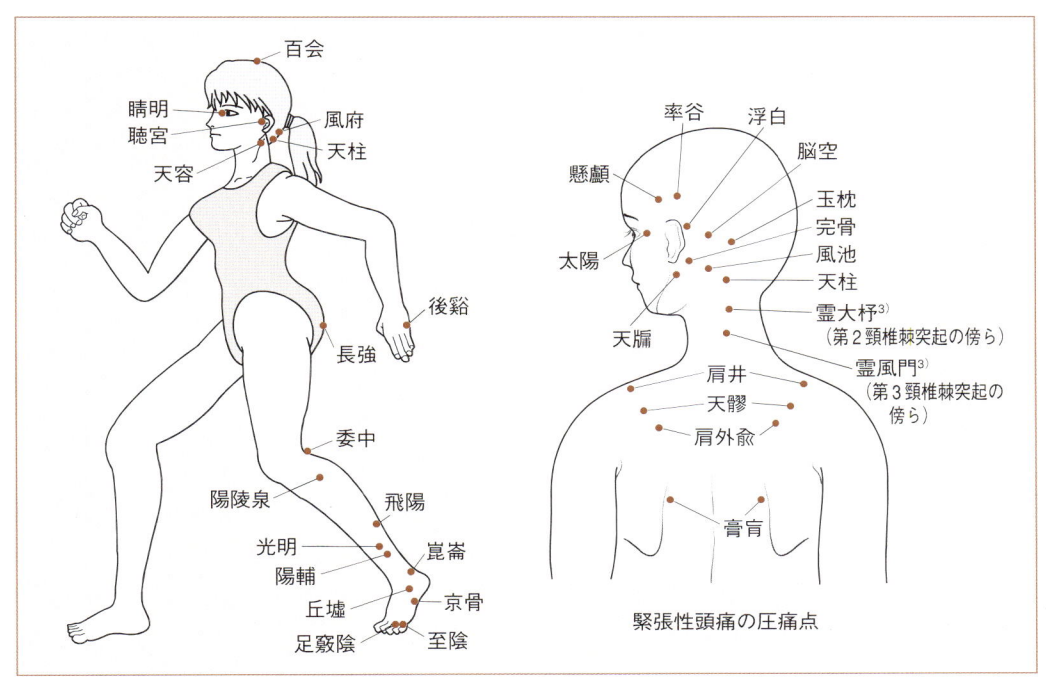

図Ⅱ B-1-6　緊張性頭痛の重要治療穴

合っていれば，愁訴の軽減だけでなく，頸部をはじめ，全身の筋の緊張がとれ，手足も温かくなってくる．患者の心身の緊張もほぐれてリラックスしてくる，あるいは眠くなる．脈状が穏やかになり，六部定位の脈差が平均化する．これらの変化が患者を治癒に導き，鎮痛効果だけでなく，予防効果も期待できる．

証を誤った場合は愁訴の増悪や患者の緊張が強くなる．これらは頸入穴における愁訴の変化で確認することができる[3]．

また，刺鍼を要求している背部兪穴や腹部募穴に施術を加えることで，本治法の効果を高めることができる．

証を立てることがむずかしい場合は，本治法を行う代わりに，対症的な治療（標治法）として，頸部の緊張をとり，百会穴，失眠穴（足底踵部の正中央），四神聡（百会穴の前後左右外側1寸にある4穴）に切皮置鍼や透熱灸を施すことでも精神的な安定をはかることが可能である．

＜変動経絡への施術＞

治療経絡はVAMFITにより決定する．多くは後頭部痛（図Ⅱ B-1-1）であるが，変動が複数経に及んでいることもある．

ここでは，最も多い典型的な例として，膀胱経，胆経，督脈の3経が同時に変動を起こしている場合をあげておく．

頸部の回旋時か前屈時に，頸入穴の天柱穴（膀胱経），天容穴（胆経の頸入穴），風府穴（督脈）に痛みやつっぱり感が出現する．あるいはこれらの穴を圧することで，頭痛の痛みが軽減する．督脈の絡穴である長強穴から50 mm，16号ステンレス鍼を，尾骨をくぐらせるように3 cm刺入置鍼した後，委中穴，飛陽穴，陽陵泉穴，光明穴への切皮刺鍼を行い，頸入穴の違和感や頭痛愁訴の軽減が起こることを確認したうえで，天柱穴，天容穴，風府穴にも切皮刺鍼を行う．もし，愁訴が残っているようであれば，膀胱経は至陰穴，京骨穴，崑崙穴，睛明穴に，胆経は足竅陰穴，丘墟穴，陽輔穴，聴宮穴に愁訴

が消失するまで，刺鍼していく（表ⅡB-1-1，図ⅡB-1-6）．実際の臨床では，確認穴への刺鍼のみで消失することが多い．

なお，長強穴からの施術がむずかしい場合，後谿穴（督脈の宗穴）に1cm程度刺入置鍼してもよい．

＜局所への施術＞

これまでの施術で，頭痛が消失していない場合は，圧痛点のなかから反応が強い穴を選んで，直接その経穴に施術する．

緊張性頭痛の圧痛点は，側頭部では太陽穴，懸顱穴，率谷穴に，後頭部では浮白穴，脳空穴，玉枕穴に，頸部では天柱穴，風池穴，完骨穴，霊大杼穴[3]（第2頸椎棘突起の傍），霊風門穴[3]（第3頸椎棘突起の傍）に，肩部では肩井穴，天髎穴，肩外兪穴に，肩甲間部では膏肓穴などに出現することが多い（図ⅡB-1-6）．さらに，風府穴の傍で，天柱穴の上方と風池穴の上方にも圧痛点があることが多い．

各経穴への施術は圧痛除去を意識して，ていねいに雀啄術を施すのが一般的であるが，切皮置鍼するだけでも十分効果がある．

肩井穴に対して患者が心地よい響きを求めるときは，気胸に注意しなければならない．僧帽筋に向かう斜刺とし，胸膜を避けること．肩を押手でつまみあげるようにして，僧帽筋前縁から，あるいは後ろの天髎穴から貫通させてもよい．頑固な肩こりには，頸部，肩部，肩甲間部の圧痛点に皮内鍼や円皮鍼を置鍼する．

(2) 片頭痛

反復性に起こる血管性頭痛で，ずきずきと脈打つ拍動性の痛みが通常片側に始まり，運動すると増悪する．悪心・嘔吐，光過敏，音過敏，肩こりなどを伴うことが多く，疲労，精神ストレス，生理，飲酒などで誘発される．前兆のあるものとないものに分類される．

頭痛が起こっているときは，血管圧迫試験（vascular compression test：VCT）*で，血管性頭痛に関与する動脈を確認する．

> *血管圧迫試験（VCT）[6]：浅側頭動脈，後頭動脈，眼窩上動脈，頸動脈などを圧迫して，頭痛が軽快するかどうかをチェックする（図ⅡB-1-5）．軽快するときは，その血管の関与する血管性頭痛と診断される．この圧迫を解除すると数秒でじわっと痛みの再開が起こる．

鍼灸治療は自律神経（血管運動神経）と循環血流の調整を目的にする．さらに，発作を起こさない身体に体質改善させていくことが大切である．

＜本治法＞

全身調整や精神的安定には，本治法が奏効する．対症的方法も緊張性頭痛の項で述べた．また，左内関穴（心包経の絡穴）は血管運動神経をととのえ，片頭痛の予防に効果的である．

＜変動経絡への施術＞

変動経絡は足の少陽胆経，手の少陽三焦経，足の陽明胃経，帯脈，陽維脈のなかから特定する（図ⅡB-1-1）．仮に，帯脈の変動であれば，帯脈（帯脈の起穴），足臨泣穴（帯脈の宗穴）―外関穴（陽維脈の宗穴）への一対施術が著効を示す．

最も多く遭遇するのは，足の少陽胆経，手の少陽三焦経の2経，またはいずれか1経が変動を起こしている場合である．この場合，診断穴は頸入穴の天容穴（胆経），天牖穴（三焦経），確認穴は下合穴の陽陵泉穴（胆経），委陽穴（三焦経）や，入穴（絡穴）の光明穴（胆経），外関穴（三焦経）である．確認穴への切皮置鍼により愁訴の改善が確認できたら，その経の愁訴が消失するまで，頸入穴，根穴，溜穴，注穴，結穴（表ⅡB-1-1）の順に次々と切皮置鍼していくのは緊張性頭痛と同様である．胆経は天容穴，竅陰穴，丘墟穴，陽輔穴，聴宮穴，三焦経は関衝穴，陽池穴，支溝穴，液門穴，絲竹空穴である（図ⅡB-1-7）．この場合も，変動を起こしている経にのみ施術していく．

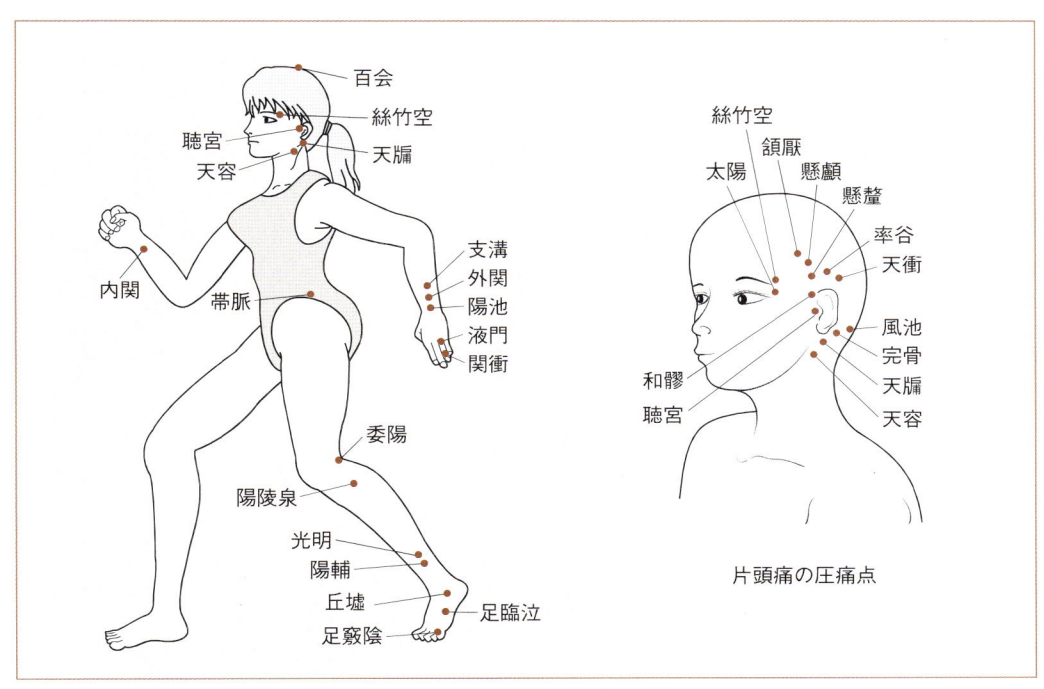

図Ⅱ B-1-7　片頭痛の重要治療穴

＜局所への施術＞

　局所への施術は，変動経絡をととのえた後も痛みが残っている場合にのみ行う．発作中の圧痛点は側頭部では太陽穴，絲竹空穴，頷厭穴，懸顱穴，懸釐穴，天衝穴，率谷穴，和髎穴，聴宮穴など，頸部では天容穴，天牖穴，風池穴，完骨穴などである（図Ⅱ B-1-7）．これらの経穴のなかから，反応のあるものを選んで，切皮置鍼する．

　頑固な頭痛の場合は，血管圧迫試験で痛みが軽快する怒張血管の走行に沿って水平刺を行い，ゆっくり雀啄すると，瞬時に痛みがとれる．側頭動脈の例では，頷厭穴から懸顱穴，懸釐穴を通過するように刺鍼する．

　その他の施術は緊張性頭痛に準ずる．ただし，頭部は温めないように注意する．

文献
1) Headache Classification Subcommittee of the International Headache Society : The international classification of headache disorders. 2nd edition. Cephalalgia, 24 (Suppl 1) : 1-160, 2004.
2) Moskowiz, M.A.: The neurobiology of vascular head pain. Ann Neurol, 16 : 157-168, 1984.
3) 木戸正雄：変動経絡検索法（VAMFIT）．医歯薬出版，2003．
4) 作田　学：頭痛患者への問診と診断の進め方．日医雑誌，113 (8) : ZS 9-12, 1995．
5) Lance, J.W. : Mechanism and management of headache. Butterworth-Heinemann Ltd. Oxford, 1973.
6) 間中信也：図説頭痛／診療の手引き．篠原出版，1986．
7) 若杉文吉，監修：ペインクリニック―神経ブロック法．第2版，医学書院，2000．

2 顔面痛

II. 鍼灸医学編 B. 各論

はじめに

　鏡で自分の顔をしっかり見たつもりでも、それは必ず左右反対の顔である。本当の顔は写真でしか見られない。そもそも痛みは本人しかわからず、他人にとってその程度はわからず、やっかいである。とくに顔面の痛みは本人にとって、とてもつらいものである。

　そこで強調したいのは、問診であり望診であり、細かな観察である。

　さて、臨床で顔面部に異常があって受診した患者をみるときは、大きくとらえることである。つまり、顔が痛いのか、麻痺して顔がゆがんでいるか、あるいは顔がピクピク痙攣しているか。また、歯痛によって頬部が痛いのか、顎が痛くて口が開けられないのか、よく観察しなければならない（図ⅡB-2-1）。

　本稿では、顔面神経麻痺を除き、顔面の疼痛疾患として、特発性（真性）三叉神経痛、帯状疱疹後三叉神経痛、非定型顔面痛、顎関節症、歯痛および抜歯後疼痛に対する鍼灸治療について記述する。

臨床上の注意事項

● 顔面痛

　顔面痛とは顔面部に起こる痛みを総称したものである。顔が痛いといっても、患者に詳しく問診し、前額が痛いのか、上顎（頬）のところが痛いのか、下顎（下歯）の部分が痛いのか、よく診察することであり、診療録に色鉛筆で図示する。

　顔が痛いからといって短絡的に三叉神経痛と判断すべきではない。鍼灸治療の対応がまったく違ってくるからである。鍼灸の効果も異なる。

　三叉神経痛に対して鍼灸治療は非適応というわけではないが、効果を上げることは大変むずかしい。しかし、三叉神経領域の帯状疱疹後神経痛と診断された症例は、たとえ麻酔科における神経ブロック療法の適応ではあっても、鍼灸で治療する意義はある。なぜならば、治療を支持する統計資料があるからである[1,2]。

　同じ顔面痛といっても非定型顔面痛と診断される顔面痛は鍼灸治療の適応である。

● 顎関節症

　顎関節に関連して顎が痛いときも患者は顔面痛として受診するかもしれない。麻酔科では本症を下顎関節痛と診断しているが、歯科では顎関節症（TMJ、TMD）といっている。歯科外来の診断では、かなり以前は中医学用語の「牙関緊急」を用いていた記録がある。TMJは鍼がよく奏効する疾患である。

● 歯　痛

　歯痛は虫歯（齲歯）が原因だとわかっていれば、齲歯の処置や内服薬で痛みが消失すればよいが、もし、歯科受診ができない緊急時に、鍼はそれに対応できることを知るべきである。また、歯科処置をした後、歯痛が消退しないときに、鍼治療で痛みを止めることができる。

　抜歯後に痛みがあるときに鍼はよい適応である。著者らも鍼の有効性について報告しているが、NIHでも同様な報告がある[3]。

　歯のことなら歯科、と患者は考えており、鍼灸が有効なことを知らないと思われるが、顎関

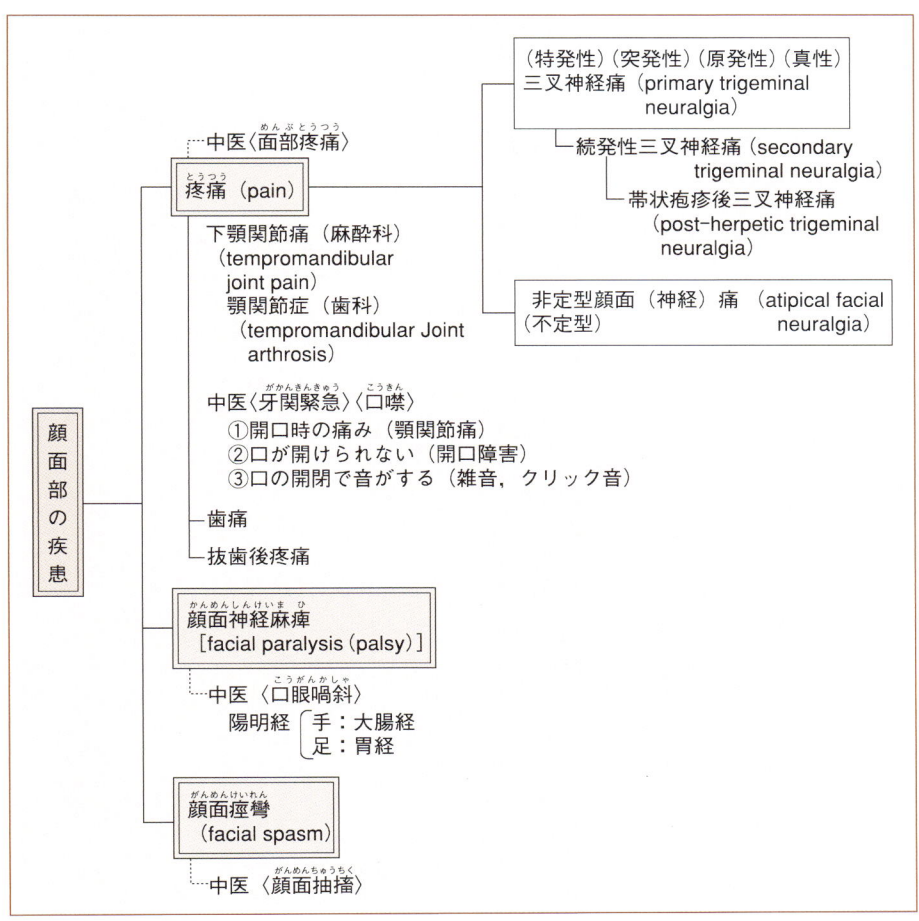

図Ⅱ B-2-1　顔面部の疾患

節症や歯痛で述べたように鍼の技術に左右されずよい効果をあげることができる．

中国で考案された鍼麻酔による抜歯時の鎮痛に対する有効率は，ほかの身体の部位の手術と比べて高く，有効なことがわかる．また，中国の中医病院で見学したとき，歯科医師が顔面部の経穴に指圧を2～3分間行い，その直後に抜歯を痛みもなくみごとに成功させたぐらい，鎮痛効果は著明であった．

顔面部疾患で痛みがまったくないものに，顔面神経麻痺がある．本症は痛みがないので，本項では除外しているが，鍼灸の有効率が高い．

適応となる病態

(1) 三叉神経痛と帯状疱疹後三叉神経痛

腫瘍や帯状疱疹などといった原因がみられず，発作的に三叉神経の分布に沿って神経痛が起こる病態を特発性三叉神経痛とよんでいる．本稿では単に三叉神経痛と記述する．

痛みが長期間，反復的に強く起こる症例では鍼灸治療の適応とならない．また，腫瘍や炎症などの疾患に続発して起こる続発性三叉神経痛も鍼灸治療の効果は期待できない．

帯状疱疹後神経痛に移行した病態では，鍼灸治療の適応となりうる．逆に鍼灸治療を行って効果が認められないときは，専門医と連携して

病態把握を十分に行う必要がある．

(2) 非定型顔面痛

本症は，鍼灸治療が有効である．若い年齢層でも多くみられる．自律神経系に起因する痛みもあるが，何といっても顔面痛以外に自律神経症状を伴うのが特色で，涙が流れたり，鼻汁が出たり，あるいは浮腫をきたしたりする．鈍い痛みが持続的に続くこともある．顔面痛が三叉神経の走行に沿っていないのが特徴で，鑑別を慎重にする[4]．

(3) 顎関節症

顎関節の変性に由来する病態には鍼治療の効果は期待しにくいが，筋骨格系に起因する顎関節症には鍼治療が適応する．なお，不正咬合によって発症することもあるので歯科医師による処置を十分に考慮する．

(4) 歯　痛

齲歯が原因で歯痛を発症している場合は，歯科処置を優先する．しかし，歯科診査において歯痛の原因が見当たらなければ，鍼治療の適応が十分にある．

治療方針

(1) 三叉神経痛と帯状疱疹後三叉神経痛

三叉神経痛では患部である顔面に施鍼することが困難である．したがって患者が痛いという部位がどの経脈に属しているかを判断し，手足の要穴に治療点を求める．このことはまさに東洋医学的概念を活用した鍼の長所といえる．

三叉神経痛の疑いがある場合に，鍼灸治療を行っても効果がなければ，麻酔科ペインクリニックでの神経ブロックか，神経・血管減圧術を含んだ対応を考慮し，脳神経外科への紹介が必要となる．

帯状疱疹後神経痛と診断された症例であれば，顔面痛には刺鍼が可能である．ただし，現代医療に対しても抵抗することがあり，鍼灸治療でも難治性であることに変わりはない．

顔面には置鍼を，肩背部には低周波置鍼療法（1～3 Hz，10～15分間）もよい．

また，罹患部に低出力レーザー照射もすすめられる治療法であり，全国の病院でも盛んに実施されている．

(2) 非定型顔面痛

本症では患部に刺鍼できるが，置鍼や低周波置鍼療法もよい．また低出力レーザー照射も試みるとよい．比較的治療期間が長くなることもあるので，その旨，患者へのアドバイスを怠らないようにしたい．

本症は顔面以外に肩凝りなどの愁訴の存在を見逃すことなく，鍼灸治療の長所を生かして全身的に治療点を選ぶことである．

(3) 顎関節症

本症については，患者は歯科分野の疾患として認識していることにまず留意しなければならない．いきなり，顔面に「はい，鍼を刺しますよ」では患者は驚いてしまう．その点，SSP療法や低出力レーザー照射ならば患者の抵抗感はうすくなる．

SSP療法*は歯科臨床でも導入しやすく，きわめて有効性が高い．またレーザー照射よりも手間がかからない．

> *SSP療法：特殊な逆三角円錐形をしたSSP電極を経穴の皮膚に貼付する．その電極に低周波を通電することで鍼に近い効果が期待できる[5]

それぞれの治療法においても治療点は同じ選穴でよい．また，現代医療と鍼灸治療との併用をもっと促進してもよい疾患である．

(4) 歯痛

歯科診療のなかに以前から東洋医学的治療を導入している福岡歯科総合医療研究所では，歯痛に対し，合谷穴への指圧を強く推奨している．また，日常的に鍼治療を応用している．

抜歯後疼痛に対しては鍼治療が有効であるが，患者が鍼を受け入れないときは，SSP療法がよい．レーザー照射はそれほど期待できない．

具体的な治療法

(1) 三叉神経痛と帯状疱疹後三叉神経痛

① 三叉神経痛

三叉神経は3本の枝に分かれているので，三叉神経痛の経穴は枝別に選穴できる．しかし，鑑別診断による真性（特発性）三叉神経痛の患部を局所的に刺鍼することは痛みがあるため不可能である．

そこで，三叉神経痛の罹患枝の鑑別のために，また選経のために経穴について記述する．つまり，経穴というポイントを利用して三叉神経痛の罹患枝を判断するのである（表ⅡB-2-1）．

治療点は各経脈の手足にある原穴などを選ぶ．顔面にある諸経穴をみると，胆経と胃経である．そこで，陽白穴，瞳子髎穴が痛むポイントなら，胆経の丘墟穴を選穴する．四白穴，下関穴，頬車穴なら，胃経の衝陽穴を選穴するがごときである（表ⅡB-2-1，図ⅡB-2-2，図ⅡB-2-3）．

② 帯状疱疹後三叉神経痛

帯状疱疹の発疹が治癒した後，いつまでも頑固に残る神経痛である．帯状疱疹は身体のどこにでも発症するが，顔面に残された帯状疱疹後三叉神経痛はやっかいである．高齢者に多く，持続性の灼熱痛で，ときに激しい痛みが発作的に起こる．患者は日夜，痛みに悩まされる．

本症の代表的な選穴は次のとおりである（表ⅡB-2-1，図ⅡB-2-2，図ⅡB-2-3）．第1枝領域：陽白穴，第2枝領域：四白穴，第3枝領域：大迎穴

表ⅡB-2-1 三叉神経痛，帯状疱疹後神経痛，非定型顔面痛の治療点

三叉神経	三叉神経痛 罹患経脈を知るための鑑別点	帯状疱疹後神経痛 治療点	非定型顔面痛 治療点
三叉神経 第Ⅰ枝 （眼神経）	陽白（胆経） 攅竹（膀胱経） 魚腰（奇穴）	陽白（胆経） 阿是穴	陽白（胆経） 攅竹（膀胱経） 魚腰（奇穴）
三叉神経 第2枝 （上顎神経）	四白（胃経） 瞳子髎（胆経） 巨髎（胃経）	四白（胃経） 阿是穴	四白（胃経） 顴髎（小腸経） 迎香（大腸経）
三叉神経 第3枝 （下顎神経）	下関（胃経） 頬車（胃経） 大迎（胃経） 聴会（胆経） オトガイ点（新穴）	大迎（胃経） オトガイ点（新穴） 阿是穴	下関（胃経） 頬車（胃経） 承漿（任脈） オトガイ点（新穴）
顔面部以外の治療点	●胃経：衝陽，足三里 ●胆経：丘墟，陽陵泉 ●膀胱経：京骨，崑崙	〔全身調整点〕 ●頭部：百会 ●腹部：中脘，気海 ●後頸部：天柱，風池 ●肩背部：肩井，身柱，肝兪，脾兪，腎兪 ●星状神経節近傍（レーザー照射）	

注：下関は三叉神経第3枝と第2枝の分岐点にあたる．

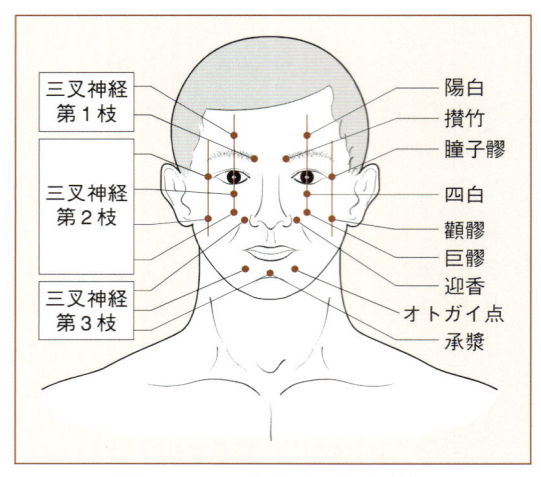

図ⅡB-2-2　顔面痛の治療点(1)

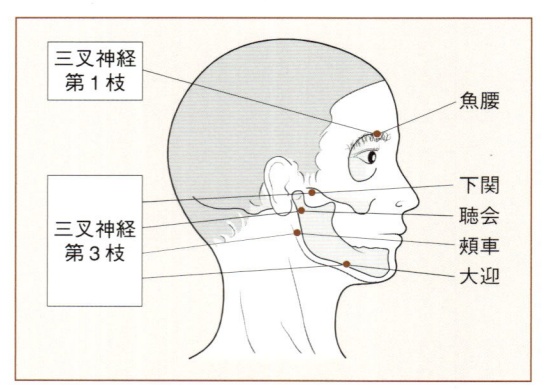

図ⅡB-2-3　顔面痛の治療点(2)

しかし，患部の経穴にこだわらず痛みの強い阿是穴や圧痛点で効果がみられる．

後遺症にならないための予防対策に各科（耳鼻科，脳神経科，歯科，麻酔科，内科）で力が入れられている．鍼灸治療も後遺症に移行しない効果がある．

(2) 非定型顔面痛

非定型顔面痛も帯状疱疹後三叉神経痛と同じ選穴をするが，大きく違う点は，非定型顔面痛の場合，顔面の選穴にとどまらず，いわゆる全身の調整穴を用いて治療することである．大阪医科大学ペインクリニックで施行されている諸経穴は次のとおりである（図ⅡB-2-4）．

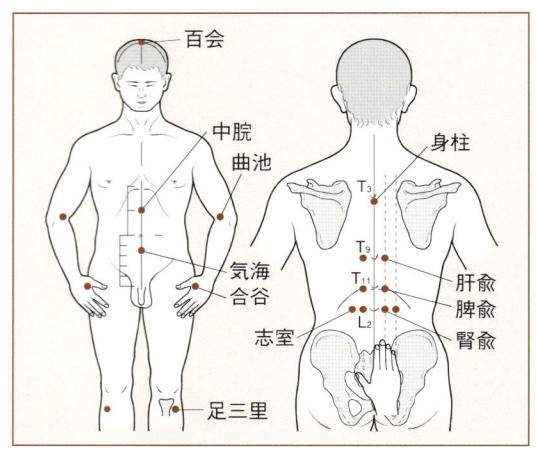

図ⅡB-2-4　顔面痛に対する全身調整治療点
（兵頭正義：痛みの新しい治療法．中外医学社，1969を改変）

全身調整治療穴
頭部：百会穴（鎮静効果）
腹部：中脘穴（胃経の募穴，腑会），気海穴（臍下丹田）
背部：身柱穴（小児ではちりげの穴といい，最重要穴），肝兪穴，脾兪穴，腎兪穴（"カンピジン"と覚える）
後頸部：天柱穴（後頸部のこり，神経疾患，鼻・眼の症状），風池穴（頭痛，眼症状，感冒）
肩部：肩井穴（刺鍼の深さは5mm以内で，かすかな鍼響を得るようにする．深鍼をすると気胸をまねくおそれがある）

顔面部での選穴は次のうち反応点をとる．
第1枝領域：陽白穴，攢竹穴，魚腰穴などで前額から前頭部の位
第2枝領域：四白穴，顴髎穴，迎香穴
第3枝領域：下関穴，頬車穴，承漿穴，オトガイ点
頸部：人迎穴，水突穴のほか，星状神経節近傍点に低出力レーザー照射をすると星状神経節ブロックをしたように顔面部の血行がよくなったという報告がある．

(3) 顎関節症

ペインクリニックでは本症と三叉神経痛と粉

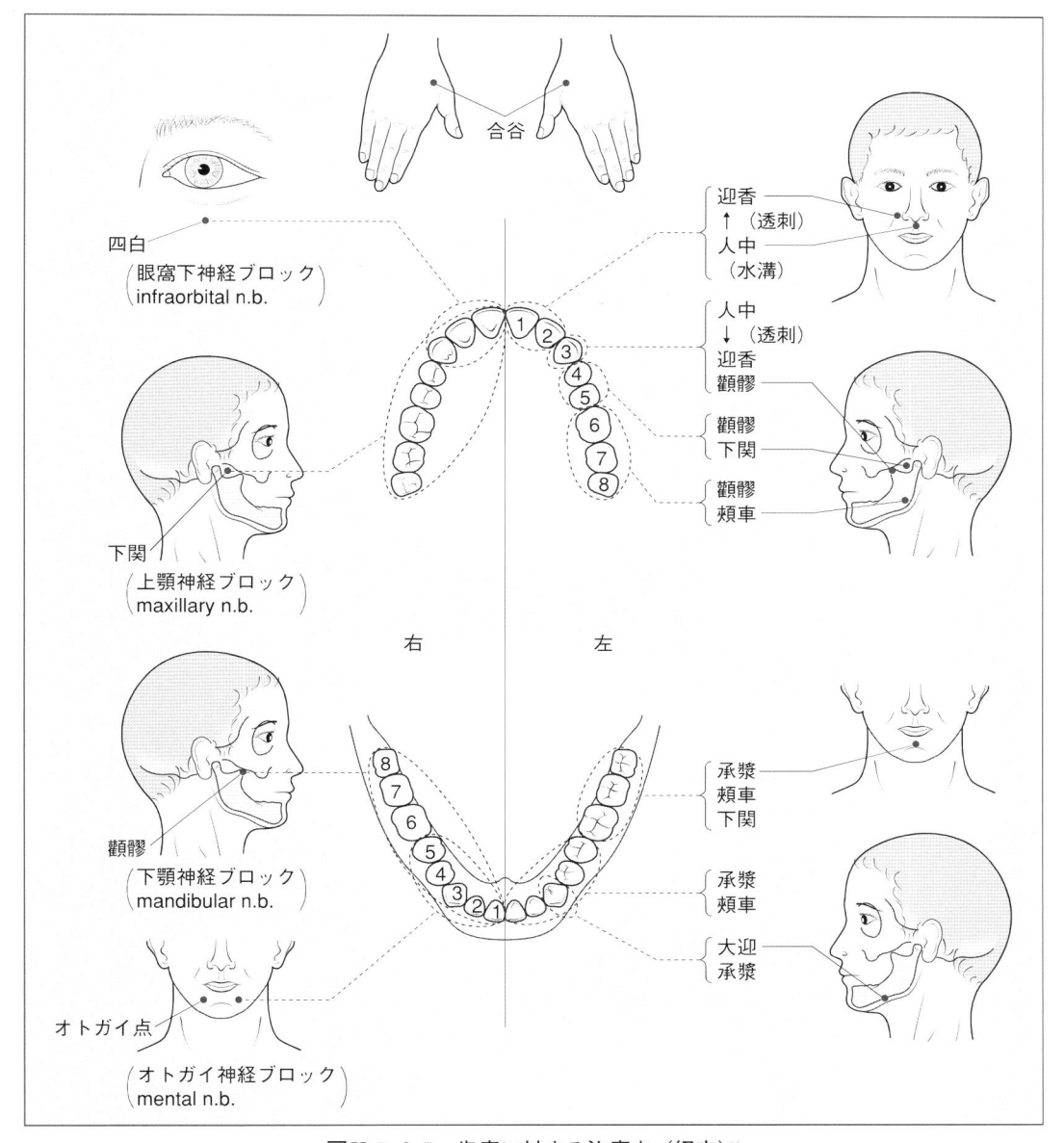

図II B-2-5 歯痛に対する治療点（経穴）[5]
左図のカッコ内の神経ブロック名は経穴と同一のところである．

らわしいので，問診で正しく鑑別することが肝要である．

口の咬み合わせの不都合（不正咬合）によって発症する場合が多い．痛みの特徴は，あくびをしたときや，固い物をかんだりしたときに発症する．開口時に頬部が痛み，経穴の下関穴に強い圧痛や反応を認める．口を開閉すると雑音がする．

鍼灸治療やSSP療法の適応症である．

選穴の第一は下関穴，次いで頬車穴である．鎮痛と筋弛緩の効果が得られる．上肢では合谷穴により全身の痛覚閾値を上昇させる．大腸経の流注は人中穴で交叉しているので，対側の合谷穴に反応の有無をよくみる．両合谷穴でもか

まわない．後頸部では風池穴を選穴する．

顔面部に刺鍼を避けたい場合は，下関穴，頬車穴に低出力レーザー照射がよい．また，耳鍼穴の神門穴（鎮痛効果），上顎点，下顎点を加えるのがよい．

鍼灸臨床家としては顎部ばかりに目をうばわれてはならない．耳（耳鳴）や眼（眼疲労）の症状はないか，あるいは頸，肩に痛みや凝り症状がないかなど，患者の訴えがなくても，よく観察することである．症状があれば，それに対して鍼灸治療を行えば，顎関節症の症状を早く軽快させられる．

顎関節症患者の気分をまず安定させたいときは，百会穴，完骨穴を加える．

(4) 歯痛と抜歯後疼痛

一般の人が歯痛のために鍼灸治療を受ける機会は，そう多くはないかもしれないが，歯痛に対して鍼は有効である．もちろん齲歯が原因ならば，歯科処置を優先する．

歯科において歯痛の原因が見当たらないときには，鍼治療を試みる価値がある．抜歯後疼痛は，先述したように鍼治療の適応である．

① 歯痛の選穴

歯痛の選穴は痛んでいる歯に対応する経穴を図中から選ぶ（図Ⅱ B-2-5）．加えて左右の合谷穴は同時に選穴する．鍼麻酔の経験によると，合谷穴は，全身の痛覚閾値を上昇させて鎮痛効果が得られる一番の経穴である．合谷穴以外は患歯側の局所選穴でよい．たとえば，下顎右智歯が痛むときは，左右合谷穴および右頬車穴か右下関穴で，反応のある経穴から1穴か2穴を選穴する．

図Ⅱ B-2-5 は，抜歯のときに行う鍼麻酔の経穴であり，中国の方法に準拠してアレンジしたものである．歯痛の治療点として有用である．

② 抜歯後疼痛の選穴

鍼麻酔による抜歯の経験から，次の経穴にしぼられる．左右の合谷穴は必ず選穴する．さらに抜歯側の下関穴と頬車穴の2穴を選穴する．

低周波通電（低周波置鍼療法）するときは合谷穴の左右を結び，同側の下関穴と頬車穴に対して⊕⊖極を結ぶ．SSP電極を貼付するSSP療法でもよい．

刺激開始は抜歯術の15分前から行うのがよいが，抜歯直後から鍼治療を開始する．術後での消炎鎮痛薬の内服は鍼の効果を妨げない．

古典医書でいわれているように，上顎歯は胃経と関連があり，下顎歯は大腸経と関連のあることは，臨床的に肯定される．Bi-Digital O-Ring Test でも同じ結果が得られる．

文献

1) 石原 武, 寺崎一利, 今泉 護, 小山 基, 柳澤 紘, 石野尚吾：帯状疱疹後神経痛の鍼灸治療. 第6回国際東洋医学会, 抄録：308, 634, 1990.
2) 三浦一恵ほか：三叉神経領域の帯状疱疹痛及び帯状疱疹後神経痛に対する治療について. 鶴見歯学. 25(2), 195-200, 1999.
3) Bill Hall, Anita Greene : NIH Panel issues consensus statement on acupuncture. NIH News Release, 1997.
4) 北出利勝, 兵頭正義：顔面痛と鍼灸—とくに非定型顔面痛について—. 耳鼻咽喉科・頭部外科, 61：1085-1090, 1989.
5) 兵頭正義, 北出利勝：SSP療法. SSP療法研究会, 1984.

II. 鍼灸医学編 B. 各論

3 頸部痛

はじめに

頸部痛に対する鍼灸臨床では，現代医学的な観点からの病態と東洋医学的な病態を判断する必要がある．前者においては，症状や愁訴がどういった組織の異常によって発現しているのかを可能なかぎり明らかにして，鍼灸治療に適応するかどうかを判断する必要がある．

臨床上の注意事項

どのような愁訴であっても，鍼灸治療を行う場合には，適応・不適応の鑑別が第一である．頸部の痛みを訴える場合に注意すべきこととしては，以下のことがあげられる．

- 夜間痛，自発痛，安静時痛などが徐々にではあっても確実に進行する場合．
- 上肢への放散痛や知覚異常，麻痺，冷汗などの神経系や循環障害が徐々に進行する場合．
- 発汗異常や立毛筋反射，皮膚の色素沈着などの自律神経系の異常がみられる場合．
- 頸部から肩関節部にかけてのできものがある場合．
- 局部の持続的な熱感などがある場合．

このような場合は，すみやかに医師の診察をすすめるべきである．

適応となる病態

(ⅰ) 上記の不適応症状以外は原則として適応と考えられる．
(ⅱ) 頸部のこり感は最も適応する症状である．
(ⅲ) 頸部の動作時の痛みやつっぱり感，牽引感も鍼灸治療がよく奏効する．

治療方針

東洋医学の観点からみると，情動の過不足（精神的愁訴）を含めて，あらゆる症状は臓腑や経絡，器官（局部）などの気血の異常に帰納されることになる．これらの異常の有無を四診法によって明らかにする必要がある[1]．

そして，病態に応じた治療が必要である．とくに明らかにすべき項目としては，以下のことがあげられる．

(1) 臓腑の異常はあるか
(2) 経脈の異常はあるか
(3) 経筋の異常（頸部を動かしたときにつっぱり，ひきつり，痙攣，痛み，麻痺など）はあるか
(4) 風寒などの外感病はあるか
(5) 打撲・捻挫・脱臼などの外傷病はあるか

単純に疼痛部位の圧痛点に治療点を求めるだけでは，真に治療が行われたとはいいがたい．局所を中心とした圧痛点への治療は，(3)の経筋病および(5)の外傷病に対しては有効であるが，(1)の臓腑病から発展して生じた局所的な愁訴，(2)の経脈病としての経脈流注上の愁訴，(4)の外感病の一症状として合併した場合には，一時的な効果にとどまるか効果を期待できないことが多い[2〜4]．

具体的な治療法

(1) 臓腑病証の診断と治療

頸部痛といえども例外ではなく，単純な経筋

病か，それとも経脈病証，臓腑病証を合併しているのか否かを明らかにする必要がある．

臓腑病の場合は，臓腑固有の病証を必ず有している．つまり，脾であれば食欲不振，軟便，腹部脹満といった消化器症状が問診によって聴取され，さらに，切診による脈診（滑脈，緩脈，脾虚の脈証など），臍周囲の動悸，硬結，冷感，同部の圧迫による不快感や疼痛などを腹診によって確認しうる．また，背部兪穴をみると，脾兪や胃兪，さらにその外方にある意舎や胃倉穴の特徴的な反応（硬結・圧痛など）を触知することができる．また，天候やストレスによって症状が増悪することもその特徴の1つといえる．これらの症状があれば，たとえ運動時痛を訴えていても，その背後に臓腑の異常が隠されていることを認識する必要がある．

臓腑病が直接頸部痛を引き起こすことはあまりなく，むしろ，脾虚から湿痰を生じて二次的に頸部のこわばり，だるさを生じたり，腎の陽気不足から上気して上半身のこわばりやのぼせを起こしたりすることがある．また，肝鬱気滞から気の疏泄作用が失調して頸部の経脈・経筋の異常をきたすことも考えられる．

いずれにしても，直接的な作用というよりも，悪化要因として，あるいは経脈の異常を引き起こすことによって生じることが多いようである（図Ⅱ B-3-1）．

診察においては，臓腑の固有症候の問診，脈状診，舌診，背部兪穴，募穴，四肢の合穴，絡穴の反応などから判断することができる．

治療においては，背部兪穴，腹部の募穴，関連する経脈上の絡穴，合穴などが有用である．経穴の反応に応じて，実の穴には瀉法を，虚の穴には補法を行うことを原則とする．

(2) 経脈病証の診断と治療 （図Ⅱ B-3-2）

経脈病証についてみると，経脈流注上の組織・器官の愁訴を有していることが大きな特徴である．頸部痛をきたす経脈としては，膀胱経，

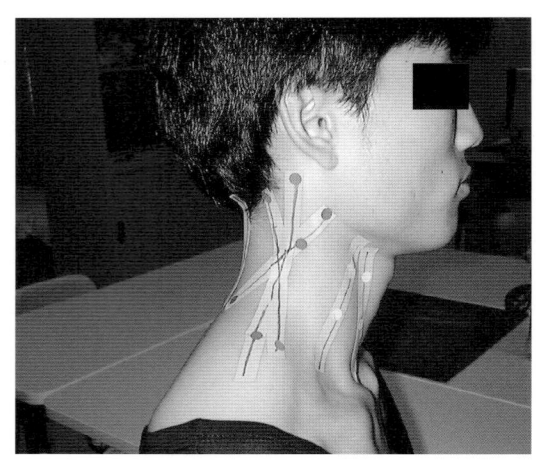

図Ⅱ B-3-1　頸部の経脈流注
とくに，胆経，三焦経，小腸経は側頸部において交差していることから，どの経脈の異常であるかを明確にする必要がある．

小腸経，三焦経，胆経，胃経，大腸経，腎経，さらに奇経八脈に属す督脈，任脈も関連がある．ただし，頸部の痛みを起こす経脈としてはほとんどが陽経であり，膀胱経，小腸経，三焦経，胆経，胃経，大腸経さらに奇経の督脈が密接に関連する．

なお，経脈はさらに経別，経筋，皮部，奇経八脈などに区分することが可能であり，こういった機能面での考察も今後必要である．

① 手・足太陽経脈病

たとえば，交通事故によって頭の前後方向の動揺からむち打ち損傷をきたした症例では，足太陽経脈・経筋および手太陽経脈・経筋病をきたすことが多い．患者の訴えとしては後頸部痛が多いが，後頭部痛，頭重，肩甲上部から肩甲間部のこり・痛み，腰下肢のだるさ，手のだるさやしびれなど，多彩な症状を合併していることが多い．これらの症状をよく観察すると足の太陽膀胱経と手の太陽小腸経に沿って出現していることが意外に多い．また，症状がひどい場合には安静時痛，夜間痛やじっと同じ姿勢をしていると徐々に後頸部から上肢にかけてのだるさを自覚することが多く，だるさのあるときや雨天時に悪化するということであれば，膀胱経，

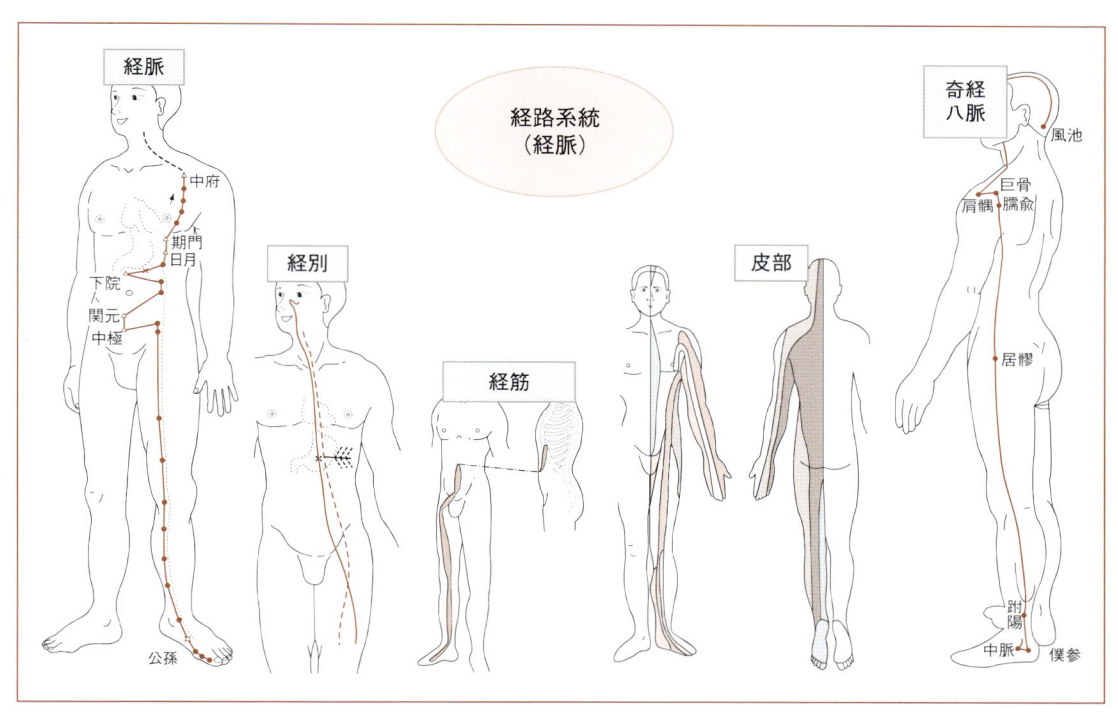

図Ⅱ B-3-2　経絡系統のなかの経脈（季刊東洋医学，6(4)：1, 2000）

小腸経の気の虚損または停滞から湿痰が影響している可能性を考慮する必要がある．さらに，じっとしていてもズキズキ痛むなどは，気虚または気滞から引き起こされた経脈上の瘀血を疑う所見といえる．

さらに，動作時の痛み，つっぱり，ひきつり，痙攣などを自覚する場合には経脈だけでなく経筋病も合併していることが示唆される所見である（経筋病については後述する）．

診察においては，後頸部が固く緊張して硬結・圧痛を認めるとともに，脈差診，さらに膀胱経，小腸経の滎穴，兪穴，原穴ならびに経脈上の経穴の反応をみると，他の経脈に比して顕著な硬結・圧痛，逆に発汗・軟弱・圧痛などをきたしていることが多い．

ジャクソンテストをすると，後頸部に鈍痛を自覚したり，上肢への放散痛を認める場合がある．また，頸部を前屈すると，後頸部のひきつり感を自覚する場合もある．

治療においては，経脈上に出現した経穴反応の顕著な穴を選択して，実の穴には瀉法を，虚の穴には補法を行うとよい．なお，刺入深度としては，あまり深刺する必要はなく，穴の反応が浅い場合には浅刺のみで十分と考えるべきである．

膀胱経では，第5中足骨の外側面に軟弱・圧痛の出現することが多い．また，下腿から足部にかけての経脈上に表面が軟弱で深部に硬結，圧痛などのみられる反応が出現しやすい．

小腸経では，同様に後谿穴付近（第5中手骨外側面）に表面が軟弱で発汗し，深部に索状の緊張・硬結・圧痛を触れる場合が多い．頑固な頸部痛の場合には，支正穴から小海穴付近の尺骨の背側面上に頑固な硬結（瘀血性反応）のみられることが多い．

後頸部に頑固な硬結・圧痛が限局して認められる場合は，直接刺鍼してもよいが，あまり持続的に強い刺激は与えないほうがよいようである．

後頸部では正中に督脈が走行している．陽気

不足および陽経の異常が長く持続すると督脈の異常をきたす場合がある．督脈の代表穴が後谿穴であり，後谿穴を使うことによって小腸経，膀胱経，督脈の経気を疎通させることもできるようである．

② 手・足少陽経脈病

頸部が左右方向に激しく動揺して生じた場合には，手の少陽経脈・経筋または足少陽経脈・経筋病が疑われる．とくに側頸部の安静時痛，自発痛，重だるさなどを特徴とする（動作時痛やつっぱりなどは経筋病）．

診察においては，脈診および胆経，三焦経上の五行穴，なかでも榮穴，兪穴，原穴などに反応が出現しやすい．臓腑にまで及んでいると考えられるときには，絡穴や合穴の反応をみることも有用である．

徒手検査法のなかのスパーリングテストによって，頭を側屈した側の頸部の鈍重感，鈍痛あるいは上肢への放散痛などを認める場合が多い．逆に，頭を側屈した反対側に頸部のひきつり感，痛みを訴える場合は，経筋病を考慮する必要がある．

肩上部において僧帽筋前縁は胆経の走行ルートであるが，そのすぐ後ろを三焦経が走行している．側頸部の疼痛を有する症例では，肩上部において胆経と三焦経のどちらに，より痛みが強く出現しているかを確認することによって，どちらの経脈の異常が強いかを容易に判断することができる．しかし，時間経過とともに，両者とも緊張・圧痛を訴える傾向がある．

治療においては，経脈上に出現した経穴反応の顕著な穴を選択して，実の穴には瀉法を，虚の穴には補法を行うとよい．なお，刺入深度としては，あまり深刺する必要はなく，穴の反応が浅い場合には浅刺のみで十分と考えるべきである．

胆経では，丘墟穴から俠谿穴付近にかけて反応が出現しやすい．また，陽陵泉穴から懸鐘穴にかけての下腿外側面上の緊張，圧痛などが出現しやすい．さらに，側腹部の帯脈穴の左右差が強い場合もしばしば観察され，このような場合には，直接帯脈穴に刺鍼してもよい．

三焦経では，液門穴から支溝穴付近にかけて反応が出やすい．とくに，外関穴付近に硬結・圧痛が出現しやすいようである．

③ 手・足陽明経脈病

陽明経脈が障害されるのは，むち打ちなどの外傷によるよりも，飲食の不節制やストレスから生じた肝胃不和などから経脈に波及して生じることが圧倒的に多い．とくに足陽明経脈を病むと，眼瞼異常（眼瞼麻痺，痙攣：一部は経筋病），顎関節痛，上下歯の痛み，扁桃腺炎，乳房部のしこりや脹痛，腹部違和感，股関節前面の異常，膝関節前面の異常，足関節前面の異常といった経脈流注上に沿って痛みやだるさ，冷え，熱感，水腫などを生じることがある．

経脈の病証は，経脈流注上に沿って何らかの症状が出現することが特徴である．患者は一番苦痛な症状を強調する傾向があり，必ずしも経脈に沿った症状をすべて訴えるわけではない．また，歯痛は歯科で，乳房の異常は外科または婦人科で，股関節痛や膝関節痛は整形外科でといったように，使い分けて治療を受けることが多い．合目的的に問診して初めて一連の経脈異常を認識することが可能となることから，とくに注意が必要である．

診察においては，脈診および胃経，大腸経上の五行穴，なかでも榮穴，兪穴，原穴などに反応が出現しやすい．臓腑にまで及んでいると考えられるときには，絡穴や合穴の反応を確認する必要がある．また，胃経では，下腿前面および前外側の胃経上の緊張，圧痛が出現しやすい．さらに，解谿穴から第2・第3・第4指にかけて中足骨間の硬結・圧痛を触知することが多く，この部の圧痛の有無が，胃経の異常を反映しやすいようである．

また，胃経の熱がある場合には，足背部の第2～第4指にかけて他の指に比して明らかな熱

感を触知することが多いのも特徴的な所見の1つである．

胃経は前頸部で胸鎖乳突筋の内側を，大腸経は胸鎖乳突筋部を走行している．したがって，陽明経の異常があるか否かを知る方法の1つとして，胸鎖乳突筋をつまむことによって左右の圧痛の違いを比較すると，異常のある側では明らかな痛みを自覚することが多い．そのうえで，胃経と大腸経を鑑別すると比較的容易に異常経脈を知ることができる．

治療においては，経脈上に出現した経穴反応の顕著な穴を選択して，実の穴には瀉法を，虚の穴には補法を行うとよい．なお，刺入深度としては，あまり深刺する必要はなく，穴の反応が浅い場合には浅刺のみで十分と考えるべきである．

胃経の熱に対しては，滎穴が効果的である．雨天時やだるさを訴える場合には，兪穴がよいようである．

大腸経も胃経と同様であるが，合谷穴は，幅広く縦，横，深さと，穴の反応が症状によって移動する傾向があり，非常に興味深い穴といえる．

(3) 経筋病の診断と治療

動作時のつっぱり，ひきつり，痙攣，痛みは経筋病である．疼痛などの愁訴部位を通過する経筋の末梢の滎穴や兪穴への切皮鍼，皮内鍼，指頭での接触刺激によって，局所の愁訴が変化するかどうかを確認することによって，経筋治療が可能かどうか，どの経穴が効果的であるかなどを知ることができる．とくに，通常の治療によって臓腑や経脈の調整をした後で，最後に残った運動時痛はほとんどが経筋病であることから，治療の仕上げとして，肩や腰や膝といった局所の散鍼治療の代わりに，手足末端の要穴への皮内鍼刺激は，思わぬ効果を生じる．なお，経筋治療では皮内鍼でなくても，切皮置鍼，単刺，糸状灸なども効果的である．

手足末端の滎穴や兪穴での劇的な症状の変化は，患者をして，経絡の不思議を体感させる絶好の方法の1つともいえよう[5]．

【頸部と関連する経筋】（図ⅡB-3-3,4）

頸部のひきつり感や運動時痛は，経筋病の範疇に入るが，経筋の流注は必ずしも明確ではない．経脈の流注を考慮して末梢の滎穴に治療するとよい効果が得られることから，ほぼ経脈と経筋とは一致すると考えられる．

一方，側頸部では，胆経，三焦経，小腸経が交差して走行している．したがって，側頸部の愁訴を有する症例では，「頸部の運動動作時にどこに違和感を生じるか」を，明確にする必要がある．

動作時に肩外兪穴から肩中兪穴付近の違和感を自覚する症例では，下顎角の後ろで胸鎖乳突筋前面の天窓穴，天容穴付近の反応をみると圧痛の検出されることが多い．この場合は手太陽経筋病と判断することができる．

同様にして，肩髃穴から天髎穴付近の疼痛では天牖穴を確認し，反応があれば手少陽経筋病と判断する．

また，肩井穴付近の疼痛があれば，風池穴から完骨穴の反応をみて，反応があれば足少陽経筋病と判断する（表ⅡB-3-1）．

(4) 外感病による頸部痛の診断と治療

後頸部痛を主として訴えるケースでは，外感病による場合がある．風寒表証（風寒の邪気の侵入）はしばしば太陽経を傷害することから，後頭部から後頸部，背部に至るこわばり感やひきつり感を訴えることがある．また，日頃からストレスが多い場合には，少陽経を傷害されることがあり，側頸部痛を訴えることもある．

いずれにしても，悪寒，発熱などの外感の症状を伴っていることが多いことから，問診時に注意する必要がある．また，脈証が浮脈を呈し，舌には大きな変化がみられないことが多い．

治療としては，表寒実証に対しては，後谿穴，

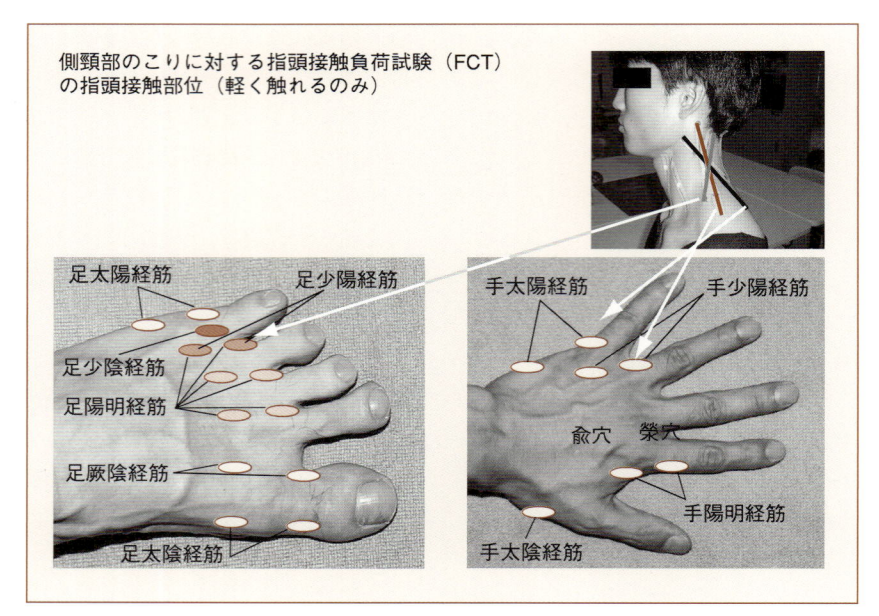

図II B-3-3　手足少陽経筋病と反応点

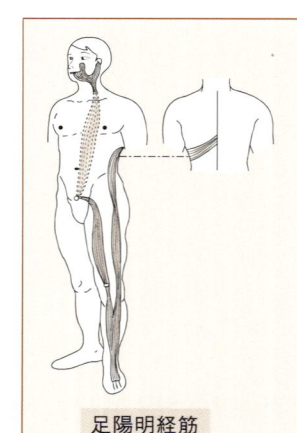

側頸部のこりに対する指頭接触負荷試験（FCT）の指頭接触部位（軽く触れるのみ）

足太陽経筋　足少陽経筋　手太陽経筋　手少陽経筋
足少陰経筋
足陽明経筋　　　　　　　兪穴　榮穴
足厥陰経筋
　　　　　　　　　　　　　　手陽明経筋
足太陰経筋　手太陰経筋

図II B-3-4　足陽明経筋図

足陽明の筋は、（イ）中三指（第2、第3、第4指）に起こり、フ上に結び（衝陽穴,解谿穴）、（ロ）斜め外に上り、輔骨にかぶさる（下巨虚穴,条口穴,上巨虚穴）．（ハ）上りて膝の外廉に結ぶ（足三里穴）．（ニ）直上して髀樞（大転子付近）に結ぶ．（ホ）上りて脇を循り、脊に属す．（ヘ）その直なるものは上りて髀（脛骨）を循り、膝に結ぶ．（ト）その支なるものは外輔骨に結ぶ（陽陵泉穴）少陽と合す．（チ）その直なるものは上りて伏兔穴を循り、上りて髀に結び（髀関穴）、（リ）陰器に聚（あつま）る．（ヌ）腹に上りて布く（横骨穴、天枢穴、関門穴）．（ル）缺盆穴に至りて結び、（ヲ）頸に上り（人迎穴）、上りて口を挟み、キュウ（ホホ骨）に合す（顴髎穴）．（ワ）下りて鼻に結び、（カ）上りて太陽に合す（睛明穴）．太陽は目の上網となし、陽明は目の下網となす．（ヨ）その支なるものは頬より耳前に結ぶ（上関穴、頷厭穴、頭維穴）．

病症：その病は、中指のつっぱり．脛のこむらがえり、足がピクピクして堅い、伏兎のこむらがえり、上前腸骨棘部の腫脹、カイ疝（陰嚢腫大）、腹筋がひきつり、缺盆穴から頬に引くとにわかに口ゆがみ、ひきつるときは目が閉じられない．熱（邪）あるときは筋ゆるみ、目が開けられない．頬の筋に寒（邪）があれば、頬にひきつり引いて口がゆがむ、熱があるときは、筋弛緩して収まらず（麻痺が起こる）．

足陽明経筋

〔李鼎氏の図（兵頭　明監訳：針灸学，基礎編．天津中医学院，学校法人後藤学園編，東洋学術出版社，1996）を改変〕

表II B-3-1　頸部の経筋治療穴一覧

疼痛部位	異常経筋	診断・治療穴
頸部前面	手陽明経筋	二間，三間，合谷
頸部外側	手太陽経筋	通谷，束骨
頸部後面	手太陽経筋	前谷，後谿

申脈穴，合谷穴などの浅刺での瀉法，表寒虚証に対しては太淵穴，合谷穴，三陰交穴などへの浅刺での補法が適する．肩甲間部への施灸も有用である．また，少陽経の異常を伴っている場合には，外関穴，足臨泣穴などを併用するとよい．

※寝違いに対する治療のコツ

思い当たる原因もなく，ある朝突然に頸部の

痛みを訴えるような場合には，風寒の邪によるものと経筋病によるものが多い．前者は，頸肩部を冷やすことによって，経脈および経筋の気血不通から起こるものであり，後者は睡眠時の頭頸部の寝相の異常（片側の頸部を過度に伸展して眠るなど）によって生じるものである．

両者ともに局所の筋緊張，圧痛あるいはトリガーポイントに直接刺鍼しても効果がある．しかし，過度に緊張した筋肉を的確に探索して，最圧痛点に対して刺鍼することが必要であり，刺鍼部位がずれたり，刺鍼の深さを誤る（目的部位よりも浅刺あるいは過度の深刺をする）と効果はあまり期待できないことが多い．また，強刺激や，数多く刺鍼するとかえって発熱や疼痛を誘発することが多いことから，過剰刺激は厳に慎むべきである．

寝違いに対する経筋治療

「頸部と関連する経筋」（図II B-3-3, 4）でも説明したように，頸部と関連する経筋は，手足の六陽経の経筋である．なかでも，寝違いでは側頸部痛が多いことから，手太陽経筋，手少陽経筋，足少陽経筋の3経筋が重要である．

① 手太陽経筋病の寝違い

痛みは，頸を動かしたときに肩外兪穴付近から側頸部中央にかけて痛みを訴えることが多い．小腸経の前谷穴または後谿穴の圧痛を探索し，圧痛の強いほうに皮内鍼を刺鍼（0.5 mm程度の横刺）して，頸部の運動を行わせて痛みの変化を確認する．この段階で動作時痛が消失または明らかに減少すれば，これだけで治療を終了しても差し支えない．ときに，肩外兪穴付近の痛みは消失したが，肩外兪穴よりも前のほうの天髎穴または肩井穴付近の痛みを訴える場合がある．これは，手太陽経筋病に手少陽経筋病または足少陽経筋病を合併した場合に起こる症状である．同様にして，手少陽経筋病（天髎穴付近の動作時痛）に対しては液門穴または中渚穴，足少陽経筋病（肩井穴付近の動作時痛）には，俠谿穴または足臨泣穴への皮内鍼（0.5 mm程度）で，症状の消失することが多い．

② 手少陽経筋病の寝違い

痛みは，頸部を動かしたときに天髎穴付近から天牖穴にかけての訴えが多い．この場合には，手少陽経筋病を疑う．液門穴または中渚穴，場合によっては外関穴に強い圧痛が観察される．一番圧痛の強い経穴に対して皮内鍼を刺鍼（横刺）して症状の変化を確認する．症状が消失もしくは明らかに減少すれば治療を終了する（そのまま放置しても消失することが多い）．一方，手少陽経筋病は足少陽経筋病を合併することが多く，頸部の運動動作を指示すると肩井穴付近の痛みを訴えることが多い．足少陽経筋病の合併と考えて，俠谿穴または足臨泣穴への皮内刺鍼を追加すると消失することが多い[6]．

③ 足少陽経筋病の寝違い

痛みは，頸部を動かしたときに肩井穴付近から風池穴または完骨穴にかけての訴えが多い．この場合には，足少陽経筋病を疑う．俠谿穴または地五会穴，足臨泣穴付近の最圧痛点を選んで中枢方向（経筋はすべて中枢に向かう）に0.5 mm程度横刺して，症状の変化を確認する．消失または明らかな減少をみれば治療を終了する．ときに手少陽経筋病を合併することが多く（天髎穴付近の動作時痛を訴えることがある），この場合は，液門穴または中渚穴，頑固な場合には外関穴に皮内鍼を追加すると消失することが多い．

④ 経筋病に湿痰・瘀血を合併する場合

単純な経筋病であれば，上記治療によって症状は十分コントロールしうる場合がほとんどである．しかし，頑固な場合や体質的に脾虚湿痰が背景にある場合には，瘀血や痰による症状を合併することがある．安静時痛，夜間痛，自発痛を伴うことがあり，局所には明らかな硬結を触知することが多い．このような場合には，まず，局所の硬結に正確に刺鍼して，ひびきを確認した後すぐ抜鍼し，ついで動作時痛に対して上述の経筋治療を併用するとよい．湿痰や瘀

血性の症状を合併している場合には，経筋治療単独では十分な効果を期待しがたいことが多い．逆に，経筋治療を行っても十分な効果が期待できない場合には，湿痰や瘀血性の反応（安静時痛，夜間痛，自発痛とともに局所の頑固な硬結・圧痛）がないかどうかを確認する必要がある．

※むち打ち症に対する治療のコツ

むち打ち症は，強力な外力によって頸部の組織の損傷が起こり，それが十分治癒しないために症状が出現するものである．督脈，膀胱経，小腸経の経脈・経筋の瘀血性の病態が主として関与している．したがって，まず瘀血を除去するのが重要である．三陰交穴や血海穴，膈兪穴といった瘀血と関連する経穴中に，頑固な索状の硬結・圧痛（瘀血反応）があるかどうかを確認し，それがあれば，その硬結に対して刺鍼して瀉法の手技を行う．

ついで，膀胱経であれば後谿穴に，小腸経であれば後谿穴や腕骨穴に刺鍼し，さらには前腕上1/3付近の小腸経の硬結・圧痛部位に対して刺鍼する．膀胱経であれば，束骨穴から京骨穴，申脈穴，崑崙穴などの圧痛の顕著な部位に刺鍼する．それぞれの経脈を疏通することが目的であることから，軽度のひびきを目安とし，10〜15分程度の置鍼を行う．そのうえで，運動動作時痛があれば，経筋治療を併用すればよい．

足太陽経筋病が疑われる場合には，足通谷穴，束骨穴などの圧痛点に対して皮内鍼をするとよい．

● 雨天で悪化する場合

基本的な治療は上述のとおりであるが，雨天で悪化することが多いと訴えることがあるが，このことは，脾の異常が背景に関係していることを示唆する所見である．したがって，脾と関連する合穴，兪募穴，絡穴などのなかから反応点を選んで追加するとよい．

● クーラーや寒冷（天気）で悪化する場合

腎の異常が関連していることを示唆する所見である．腎と関連する兪募穴，合穴，絡穴などの反応点から，反応の顕著な穴に対する治療を行い，そのうえで経筋治療を併用すればよい．なお，冷えは気血の流れを停滞させることから，クーラーや扇風機といった空調については十分な配慮が必要であることは当然である．

● イライラで悪化する場合

もともとイライラ，易怒，不眠など，肝鬱気滞・肝陽の亢進がある場合には，気血が流暢に流れないことから，後頸部痛，側頸部痛などが悪化することが多い．肝の兪募穴，絡穴，合穴などのなかから，反応の顕著な穴を選んで刺鍼し，そのうえで経筋の治療を併用するとよい．臓腑の異常が背景にある場合には，局所治療（経筋治療を含む）は一時的な効果か，あまり効果を期待できないことが多い．逆に，局所治療や経筋治療で十分な効果が期待できないときには，臓腑の異常がないかどうかを再度確認する必要がある．

文献
1) 篠原昭二，北出利勝，丹沢章八：東洋医学独自の治療体系，治療法を考える―運動器疾患に経筋の概念を応用した治療．季刊東洋医学，17：19〜22，1999．
2) 篠原昭二：運動器疾患に対する栄穴・兪穴の臨床応用とその効果（経筋治療の症例）．季刊東洋医学，18：15〜18，1999．
3) 篠原昭二：鍼灸臨床の方法論と経絡学説―運動器疾患に対する経筋の概念を応用した治療を中心として．臨床鍼灸，14(2)：17〜24，1999．
4) 篠原昭二：鍼灸臨床と経絡学説―鍼灸臨床にしめる経絡の意義に関する考察とその応用．日本東洋医学会雑誌，51(4)：563〜589．
5) 篠原昭二：誰でもできる経筋治療．医道の日本社，2004．
6) 篠原昭二，水沼国男，関　真亮：側頸部痛（経筋病）に対して皮内鍼治療を併用して効果的であった1例．医道の日本，726号，32〜34，2004．

● II. 鍼灸医学編 B. 各論

4-1　上肢痛—肩関節

はじめに

　肩関節周囲の痛みの原因のすべてが肩関節にあるわけではなく，肩関節に原因があるとされる痛みであっても実際は肩関節に原因がない例は多い．そのような痛みの原因は関節(腔)外の組織にあり，鍼治療の適応となる可能性がある．肩関節に原因があっても，腫瘍と炎症，末梢神経障害（の一部）を除けば鍼治療の適応がある．鑑別が必要である．

臨床上の注意事項

　肩関節，肩関節近傍の痛みとして意識される痛みの元，発痛構造は肩甲帯，胸郭に広く形成されており，それらへの刺鍼は気胸のリスクを伴う．また五十肩では肩関節包が発痛している場合があり，関節包への刺鍼は穿刺のリスクを伴う．関節腔への鍼刺入では感染の可能性があり，避けるべきである．

適応となる病態

　現代医学的診断名にとらわれずに，(i)運動痛がある，(ii)疼痛側肩関節の肢位と健側の肢位が異なる（姿勢に左右差がある），(iii)自発痛がある，に加えて，検索により認知覚発現部＝責任トリガーポイント（以下，責任TP）＝阿是穴がみつかれば適応と判断する．体験的に責任TPがみつかる，すなわち鍼治療の適応となる疾患名として，(i)頸椎症，(ii)腱板損傷，(iii)変形性肩関節症，(iv)肩関節周囲炎，(v)関節リウマチ，(vi)胸郭出口症候群，(vii)スポーツ障害肩があげられる．

治療方針

　痛みを引き起こす感作と内因性刺激のいずれか，もしくは両方を除去する．すなわち治療方針は脱感作と除刺激である．最も鎮痛効果が高いのは脱感作すなわち責任TPの検出と刺鍼である．初心者でもできることは責任TP形成筋のTP，硬結への刺鍼，除刺激である．責任TP（阿是穴）を検出・刺鍼するには知識以外に技術（訓練）を必要とする．

具体的な治療法

TP治療のプロセス

　TPには固有の関連痛放散パターンがあり，関連痛発現部位からTPの推測が可能と一般には信じられているが，実際は関連痛放散パターンは身体条件で変化するので，関連痛放散パターンからTPは特定できない．筆者が確立した確実な検索方法を以下に示す．

　まず，罹患筋を検出する．筋(膜)の発痛構造は，収縮もしくは短縮させると刺激され疼痛が増悪する．その痛みを運動痛として患者が訴えるので，どの関節運動で痛むかが確認できれば，その運動で収縮する筋が罹患筋となる．運動で疼痛が増悪した部位の筋ではないことに留意されたい．運動器では，意識される痛みのほとんどは関連痛であり，発痛局所（＝責任TP）の痛みは意識に上らないからである（図II B-4-1-1）．

　次に，罹患筋を筋線維走行と垂直に触診して硬結を検出する．筋の発痛構造は硬結化した筋線維を包む筋膜の特定エリアに形成されている

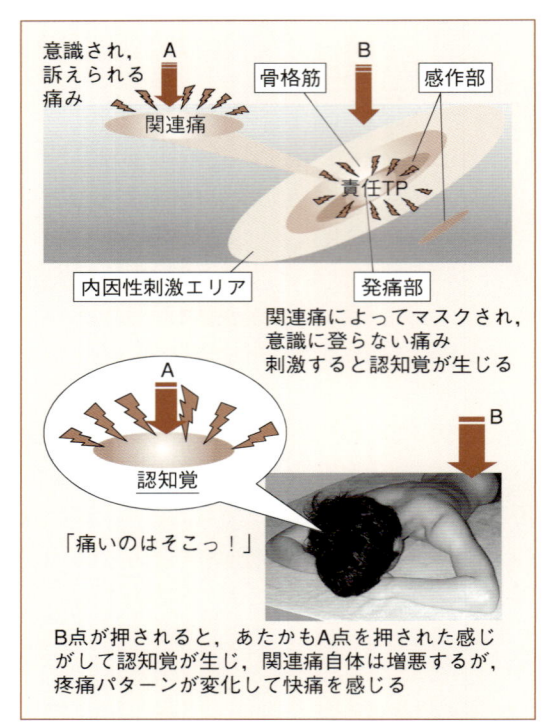

図Ⅱ B-4-1-1　責任TPと発痛構造は同じ

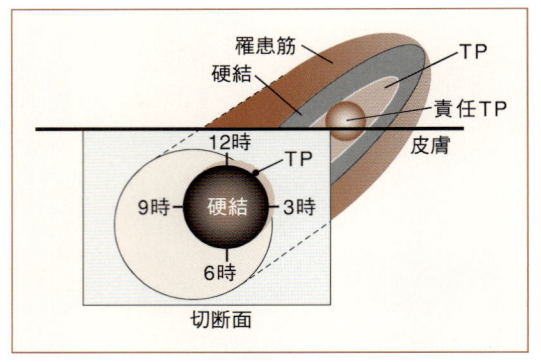

図Ⅱ B-4-1-2　TPは硬結断面の10時，2時に，責任TPはTPの一部にある

からである[1]．

　検索の最終ステップは，前行程でみつけたいくつかの筋硬結からTP・責任TPを探すことである．索状硬結断面の皮膚に最も近い部位を時計の文字盤の12時と仮定したときの10時，2時相当部を加圧して探すと検出される（図Ⅱ B-4-1-2）[1]．責任TP，TPが検出されれば，次は刺鍼である．

　鍼をTPにヒットさせるためには，鍼の刺入角は，認知覚を得た加圧角と同じにしなければならないが，これがけっこうむずかしく訓練を要する．

　刺入した鍼が硬結に当たった瞬間，関連痛が生じる部位がTPで，認知覚＜あっ，それ，それっ＞が生じる部位が責任TPである．TPと責任TPは構造を伴う実体であり，ポイント（点）ではない．したがってTPの範囲を確定したうえで，その大きさに比例して刺鍼数を増やす．また罹患筋やTPは痛みが慢性化すると比例して数も容量も増える．みつけた全責任TPに刺鍼すべきである．責任TPとは発痛部にほかならないので，そのすべてをなくすことにより完全な鎮痛が達成されるからである．すべてのTPに刺鍼するとオーバードーゼではないかと心配する向きもあると思うが，刺激過剰は必ずしもリバウンドの原因ではない．リバウンドには多くのタイプがあり，TP多数施鍼で生じるのは副交感神経の反射性活動亢進によるリバウンドが主で，一般に想像される疼痛が増悪するタイプのリバウンドではない．むしろ雀啄，刺鍼転向法のように1点の刺激過剰が疼痛を増悪しやすい．結論的にはリバウンドを引き起こすかどうかは鍼灸師の総合的力量にかかっており，初心者にリバウンドはつきものと考えたほうがよい．リバウンドを分類し，回避するには修練が必要である．

　安定した鎮痛効果を得るために，15〜20分の置鍼が必要である．また発痛のメカニズムに関連して，刺鍼したTPや，TPが形成されていた硬結，できれば罹患筋全体を数分間後揉するほうが効果的である．またリバウンドが抑制される．その際，揉捻する母指腹に対象構造が平面に感じられる程度まで加圧しないと効果は薄い．

　TPに鍼が当たらない初心者では，発痛メカニズムをふまえた補助的技術を併用して鎮痛効果の底上げをはかるとよい．具体的には，罹患

筋，その協働筋の硬結に刺鍼して後揉する，TP形成索状硬結の皮膚上もしくは罹患筋上に弾性テープ（いわゆるキネシオテープ）を貼る，週2回42℃の風呂に5分間はいるよう指示する，などである[2]．

灸によるTPアプローチの基本は，施鍼時と同様の「認知覚」「関連熱（施灸部位と異なる領域への熱感の放散）」が生じるまで，TP直上の皮膚に連続施灸することである．しかし連続施灸は高度な技なので，初心者には生姜灸を推奨したい．一般的隔物灸法を用い，責任TP全体をカバーするように施灸すれば，かけた時間に見合う高い効果が得られるからである．

中高年の頸や肩のこり，肩関節や上肢の痛みが側臥位での就寝に由来する例は意外に多い．中高年が側臥位で就寝するのはほとんどが腰痛に起因する．それを説明したうえで，あわせて腰痛治療を行えば安定した効果が得られる．以上の治療プロセスを次に肩関節痛に適用する．

罹患筋の同定

自験例から，肩関節の発痛/疼痛増悪運動に対応する罹患筋候補を頻度の高い順に以下にあげる．

- 屈曲すると発痛する/痛みが増悪する→三角筋前部線維，大胸筋
- 内旋（一般に内転を伴って）すると発痛/疼痛が増悪する→大胸筋，三角筋前部線維，大円筋，肩甲下筋
- 外転すると発痛/疼痛が増悪する→斜角筋，棘上筋，三角筋中部線維
- 伸展すると発痛/疼痛が増悪する→三角筋後部線維，上腕三頭筋長頭，大円筋
- 外旋すると発痛/疼痛が増悪する→棘下筋，小円筋
- 水平内転すると発痛/疼痛増悪する→三角筋前部線維，大胸筋鎖骨部
- 水平外転すると発痛/疼痛が増悪する→三角筋後部線維，棘下筋（上部）

次に肩関節痛の代表的罹患筋の硬結・TPの触知法と刺鍼法を説明する．

代表的罹患筋の硬結，TPの触知法と刺鍼法

(1) 三角筋

肩関節痛へのかかわりが最も大きい筋である．本筋に責任TPが形成される（発痛する）と，肩関節を屈曲・内旋したり，外転・外旋すると肩から上腕にかけての痛みを訴える．

三角筋，大胸筋のように複数の運動に関与する大筋では，責任TPが1つみつかれば，異なる運動機能をもつほかの部位にも責任TPが潜在する例が圧倒的に多い（マスキング，引き込み現象）．すなわち1つの運動に関連して対応する責任TPをみつけたら，ほかの運動要素をもつ部分にも探索的に刺鍼し，運動検査では隠れていた責任TPを捜す必要がある．

① 前部線維：筋の前縁が最も硬結化，TP化しやすい．前縁索状硬結をすくうように押手をつくり（図ⅡB-4-1-3-②），斜刺する．その際母指頭橈側側面，示指頭尺側側面がともに前縁索状硬結に接するように押手をつくるのが，鍼を硬結に当てるコツである．前縁以外の前部線維は起始から停止に向かって平行に走行しており，索状硬結も同様に走行する．その硬結上のTPに鍼をヒットさせるためには，硬結間の割れ目に押手を差し入れて，斜刺するのが最も成功率が高い（図ⅡB-4-1-3-④）．深層硬結に刺鍼する場合，時計の文字盤の12時位への刺鍼（12時刺鍼）ではTPヒット率は低い．むしろ外側から中部線維を貫き上腕骨前面をかすめて刺鍼するほうがヒットする可能性が高い．

抜鍼後，烏口腕筋を一緒にもむと治効は一層安定する．

② 中部線維：表層の索状硬結と深層の索状硬結両方に刺鍼する．中部線維には筋腹中に起始腱が4本と停止腱が5本あるとされ，深層の索状硬結にはそれらの腱と腱周囲の筋線維が硬

化して形成されたものがある．また上腕骨にへばり付く，むしり取った肉片のように感じられる硬結もある．

浅層硬結に12時刺鍼をすると不快感を伴いやすいので避け，硬結の裂け目に押手を差し入れて硬結側面をねらって斜刺する（図Ⅱ B-4-1-3-④）．深層硬結は押手でいったん上腕骨に押し付け，次に押手をずらして斜刺する．

抜鍼後，浅層硬結は12時加圧でしっかりと上腕骨に押し付け，硬結長軸に沿わせて揉撚する．深層硬結は浅層硬結，腱の割れ目にいったん指を押し込み，その指を硬結の側面までずらして加圧し，そのまま長軸に沿わせて揉撚する．強い痛みを伴うようなら加圧強度は加減する．

③　後部線維：筋の後縁は前縁と同様に最も硬結化，TP化しやすい．①の前部線維の前縁とほぼ同様のテクニックで刺鍼する．前縁と異なり，起始付近が膜様の腱のみであるため，上腕骨頭あたりの刺鍼は必要ない．

三角筋全体に刺鍼するなら15～20本，三角筋の一部分でも10本の刺鍼は必要となる．

④　粗面停止部：前中後部のどこが発痛しても，粗面停止部への刺鍼は必要な場合が多い（つまり一緒に発痛している）．前方から後方へ三角筋粗面をかすめるように，もしくは粗面停止部に形成された硬結を上腕骨からすくい上げる感じで刺鍼する．この部分の硬結は非常に硬く，置鍼は15分以上必要である．

(2) 斜角筋（図Ⅱ B-4-1-4-①）

斜角筋が発痛すると，肩関節を外転したり，頸部を側屈・回旋すると強く痛む．バイクに乗る，車のハンドルを握る（肩外転・屈曲する）と肩から上腕にかけて痛だるく，しびれる場合や，就寝時に，横になって数分～数十分経つと頸から肩，腕にかけてしびれる，痛いと訴える場合がそうである．破格の多い筋であるので，3つの筋腹をもつ1つの斜角筋ととらえて治療すればよい．気胸のリスクが高いため，刺鍼は推奨できない．5～10分間もむことをすすめ

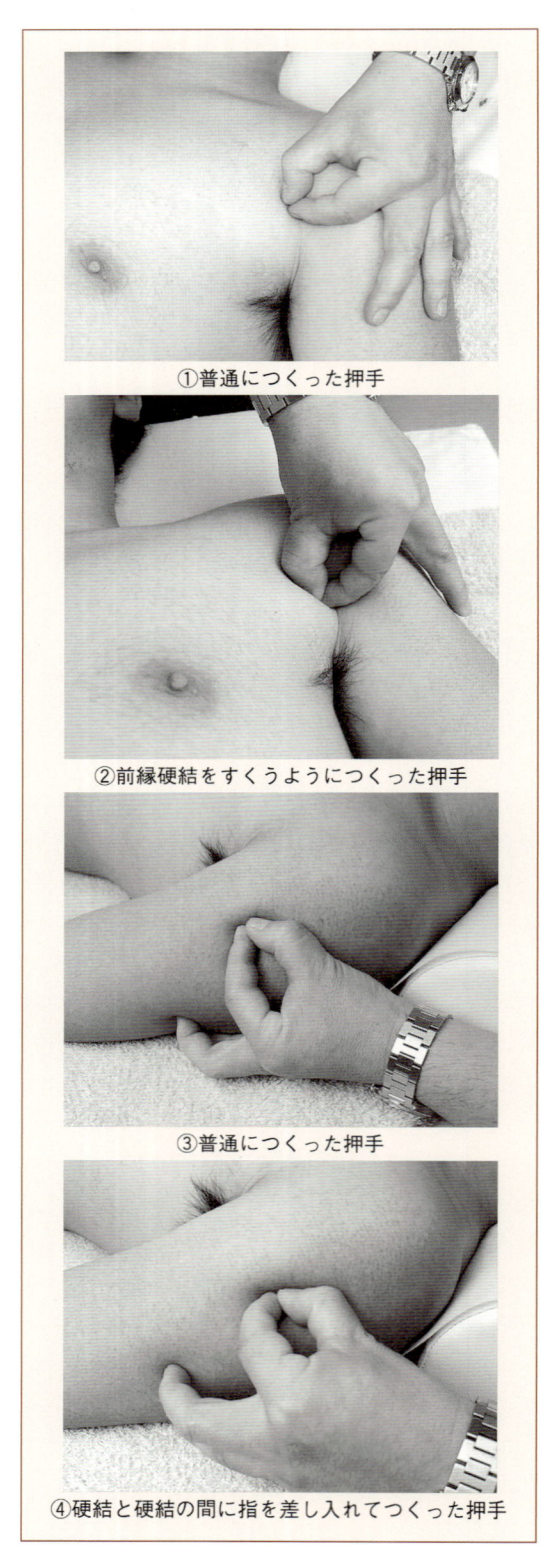

①普通につくった押手
②前縁硬結をすくうようにつくった押手
③普通につくった押手
④硬結と硬結の間に指を差し入れてつくった押手

図Ⅱ B-4-1-3　三角筋刺鍼時の押手のつくり方

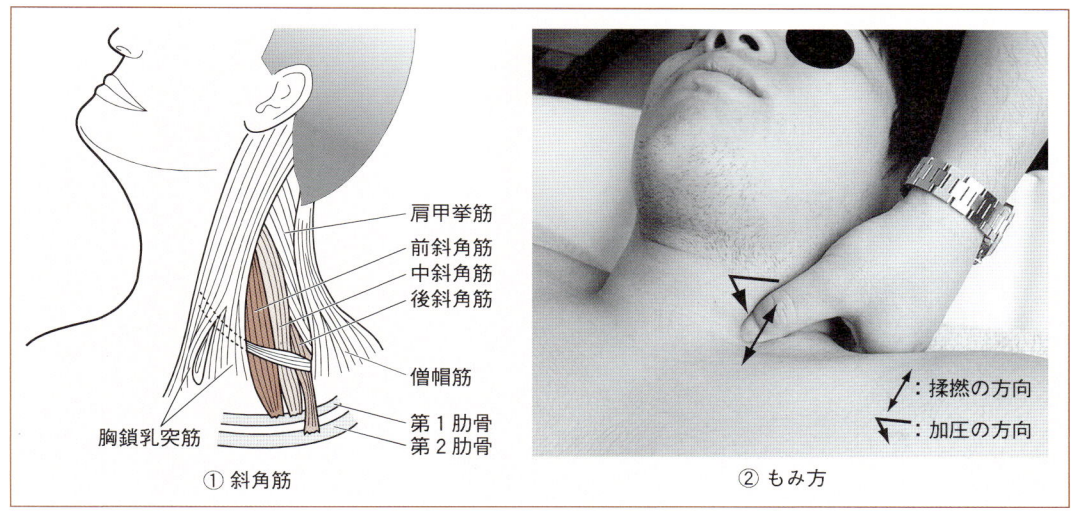

図Ⅱ B-4-1-4　斜角筋

① 斜角筋
② もみ方
↕：揉撚の方向
↘：加圧の方向

る．患者を背臥位にし，まず胸鎖乳突筋をつまんで揉撚する．次いで斜角筋の前縁，筋腹中の割れ目（裂隙）に指を深く差し入れ，次いで差し入れた指で後方へと加圧し揉撚する（図Ⅱ B-4-1-4-②）．割れ目が狭ければ指を入れるだけでTP に当たり，関連痛が誘発されることもよくある．

(3) 大胸筋

大胸筋に責任 TP が形成されると，肩をすぼめるたり内旋すると痛みを訴える．就寝時に"万歳"の寝相を好み，両肩外転 90°，肘屈曲 90°で胸を張る動作（ストレッチ）を無意識に行う．椅子に掛けると，アームレストの後ろや，隣の椅子の背もたれに前腕，肘を引っかけて肩を水平外転した姿勢を好んでとる（図Ⅱ B-4-1-5-①）．TP 形成部位は鎖骨部と胸肋部の上縁，腹部線維が胸肋部の下にもぐり込んだあたり（乳頭よりも上方）といずれも気胸のリスクが高い部位である．初心者には揉撚を推奨する（図Ⅱ B-4-1-5-②③）．大結節稜停止部には気胸のリスクはない．付着部をかすめるように，すなわち上腕骨の接線となる方向に数本刺鍼する．

(4) 棘下筋（図Ⅱ B-4-1-6-①）

発痛すると肩を外旋すると痛みを訴え，肩をやや外転・内旋（前突）し，頸を前に突き出し，ゴリラのような姿勢をとることが多い．TP が上部にあれば内前方向きに肩甲棘をえぐるように刺鍼する．TP が中部にあれば棘下窩に楕円状の硬結を押しつけて刺鍼する．下部は外縁に形成された索状硬結に対して，内側頭方へ刺鍼し，認知覚の発現部を探る．いずれも4，5本の刺鍼は必要である．

(5) 小円筋（図Ⅱ B-4-1-6-①）

肩甲骨外側縁の上方（起始部）を加圧して，認知覚が生じた範囲に刺鍼する．2本前後の刺鍼が必要である．肩甲骨に当たるまで刺入して置鍼するが（図Ⅱ B-4-1-6-②），骨を外さないよう注意する．

TP 刺鍼後の処置については，本項「具体的な治療法：TP 治療のプロセス」の記述に従って施術する．

鎖骨部　大胸筋　胸肋部

腹部

① 大胸筋が発痛したときの特徴的な姿勢の1つ．右の大胸筋を無意識に伸ばしている

② 鎖骨部と胸肋部の上縁の揉撚

③ 腹部線維が胸肋部の下にもぐり込んだあたりの揉撚

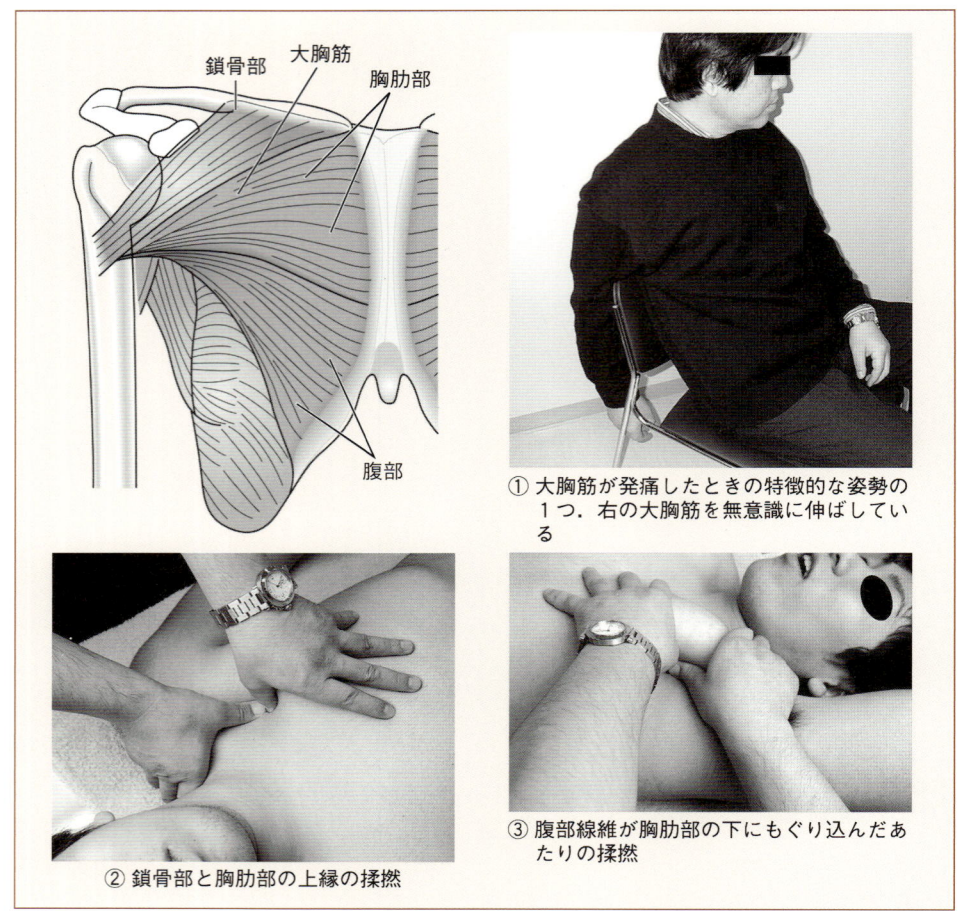

図Ⅱ B-4-1-5　大胸筋

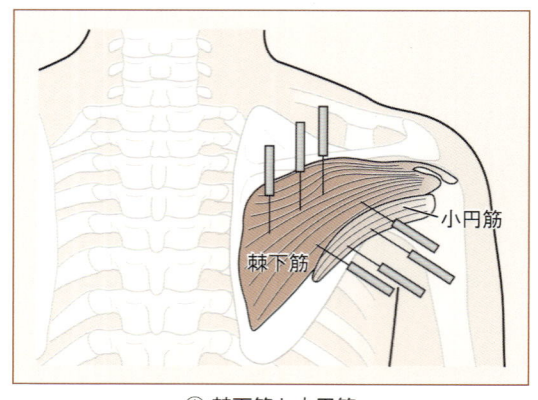

① 棘下筋と小円筋

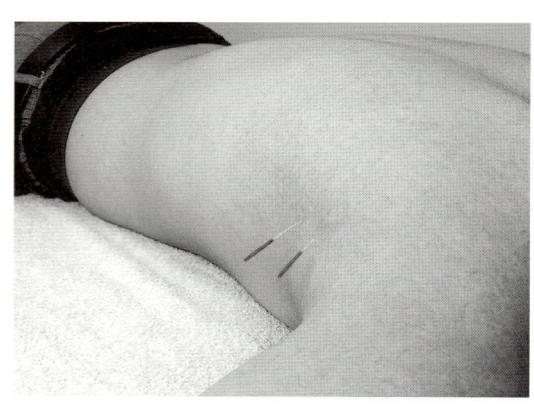

② 小円筋への刺鍼

図Ⅱ B-4-1-6　棘下筋と小円鍼

文献
1) 黒岩共一：トリガーポイント，責任トリガーポイントの探し方と治療戦略．医道の日本，第730号，2004．

2) 田澤賢次　他：生体外部刺激による熱ショックタンパク質の生体防御．
大森豊明「生体物理刺激と生体反応」フジ・テクノシステム，2004．

4-2　上肢痛―上腕〜肘部

II. 鍼灸医学編　B. 各論

はじめに

肩甲上腕関節の前面から肘関節の範囲に現れる痛みの反応について述べる．

上腕二頭筋長頭腱では上腕骨の結節間溝部での炎症による痛み，筋肉が骨に付着する肘関節内・外側上顆部の痛み，骨棘のような骨の変形による痛み，上腕部の神経分岐部の圧迫による痛み，筋肉へ出入りする部位や神経溝を通る部位での絞扼による痛みなどである

臨床上の注意事項

発痛部位を的確に把握するためには適切な徒手検査を行う必要がある．そのためにまず，その部位の筋肉の起始・停止や正常時の関節可動域（健側との比較など）を把握する．また痛みは遠隔部位に関連痛として発症することも多く，神経の走行を正確に把握することが必要である．

鍼治療において，疼痛・腫脹・硬結など病変局所への正確な刺鍼は効果的であり，組織の消炎，鎮痛，筋緊張の緩和などの効果が得られる．しかし，局所の炎症症状（発赤，熱感，腫脹，疼痛）が強い場合や数回の施術で改善がみられないときは専門医への受診をすすめることが大切である．

施術に際しては，次のことに留意する．
(i) 関節には深く刺鍼しないこと．
(ii) 神経に沿った刺鍼では神経自体に傷つけないように，その傍らに刺鍼するように心がけることが大切である．
(iii) 炎症を起こしているときは，冷湿布を行い，安静を保つことが肝要である．

適応となる病態

(1) 上腕二頭筋長頭腱炎
(2) テニス肘（上腕骨外側上顆炎・内側上顆炎）
(3) 野球肘
(4) 肘部管症候群
(5) 変形性肘関節症
(6) 関節リウマチ

上腕〜肘部の経穴を図II B-4-2-1 に示す．

治療方針

局所治療を中心に紹介する．

疼痛（自発痛）部位，圧痛・硬結部や緊張部にまず単刺，雀啄術を施す．15〜20分間程度置

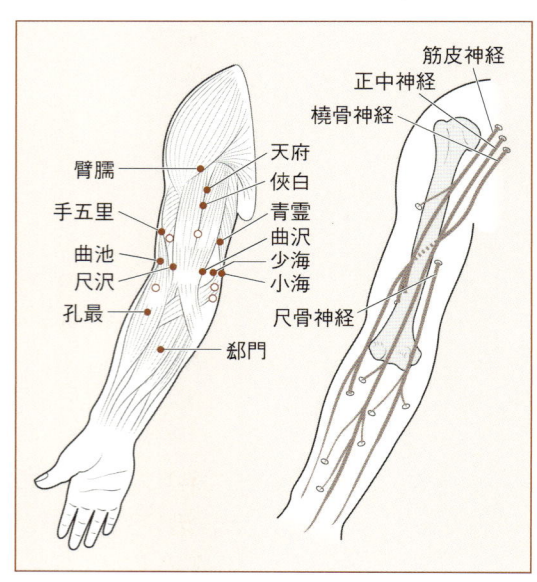

図II B-4-2-1　上腕〜肘部の経穴

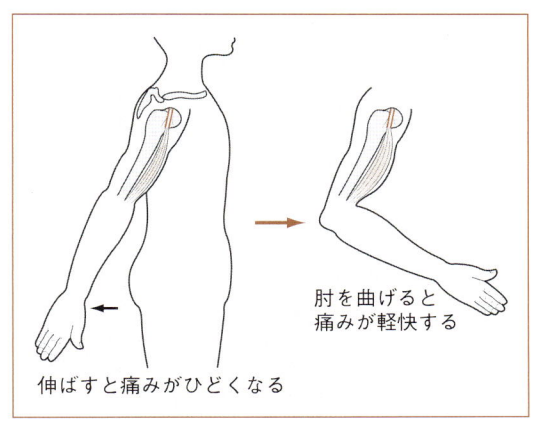

図Ⅱ B-4-2-2　ストレッチテスト
（肩を伸展すると肩前面（結節間溝部）に痛みが出るかどうかを検査するテスト）

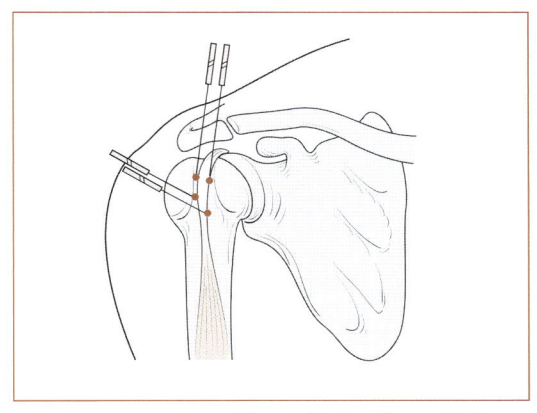

図Ⅱ B-4-2-3　上腕二頭筋長頭腱への刺鍼

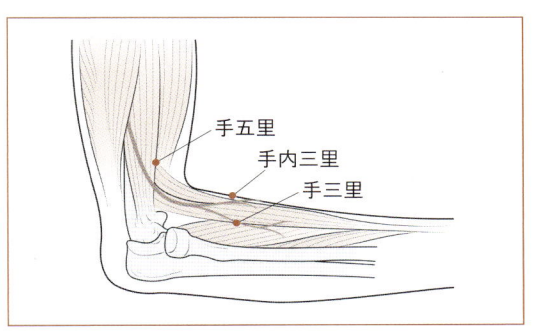

図Ⅱ B-4-2-4　上腕二頭筋長頭腱炎遠隔圧痛部

鍼するか，15分間程度の低周波通電（3 Hz）をする．また筋・腱部の疼痛は運動鍼*が効果的である．

　灸治療　施灸の基本は反応点（圧痛や硬結部位）に米粒大の艾炷，5～7壮とするが，痛みが強い場合や，7壮で発赤しない場合は10～15壮に増す．

*運動鍼：筋・腱の圧痛部に刺鍼して，その部位を緊張させながら適宜雀啄刺激をした後，緊張を緩和して抜鍼する手法である．

具体的な治療法

（1）上腕二頭筋長頭腱炎

　長頭腱は上腕骨頭部で急に曲がっていることや上肢の運動に伴って，結節間溝部の滑液鞘の中をすべるように動き，運動時には強い圧迫や摩擦が生じやすい形状をしている．そのうえ，上腕二頭筋は肘関節の運動のみでなく，肩関節の運動時にも牽引されることや，年齢とともにこの部の退行性変化が進み，腱鞘炎を起こし，障害をきたす点を十分に理解しておくことが大切である（図Ⅱ B-4-2-2）．

　局所の治療としては，結節間溝部に平行になるように上から下へ斜刺するか，または皮膚面に垂直に数か所へ刺鍼する（図Ⅱ B-4-2-3）．また圧痛部（天府穴，侠白穴，上腕二頭筋溝の反応点）にも置鍼する（図Ⅱ B-4-2）．置鍼で効果がみられないときには，動きによる圧痛の出現部位に運動鍼*を行う．遠隔部位として手三里穴，内手三里穴（孔最穴の上1寸）に関連痛があることが多い（図Ⅱ B-4-2-4）．また上腕筋の外側で手五里穴付近に圧痛・鈍痛が多く出るので，筋肉のコリコリしている部位に40 mm・18～20号鍼を用いて約15分間，置鍼するとよい．また施灸の併用も効果的である．

*雀啄や置鍼の後でさらなる改善を希望する場合によく用いる．

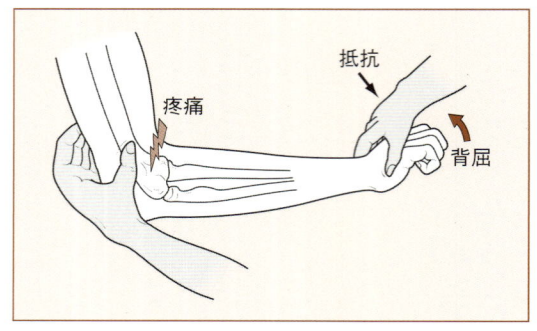

図Ⅱ B-4-2-5 テニス肘テスト(Thomsen's test 陽性)

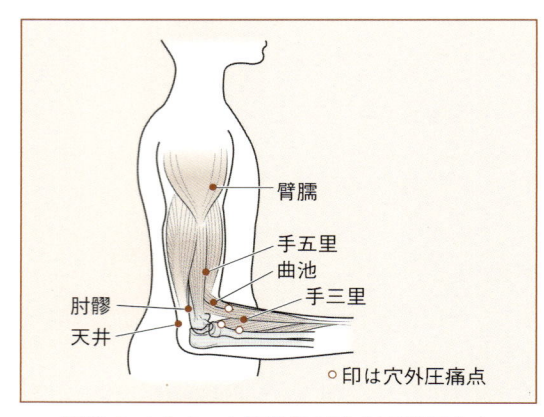

図Ⅱ B-4-2-6 上腕骨外〔側〕上顆炎反応点

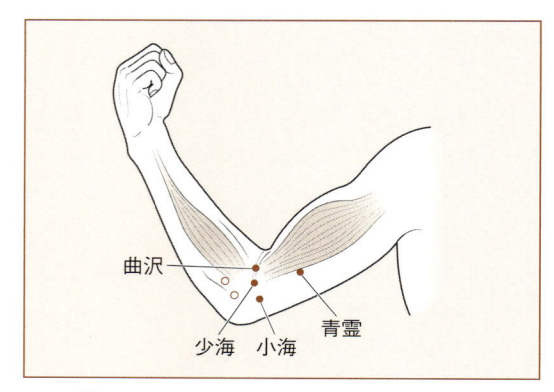

図Ⅱ B-4-2-7 上腕骨内側上顆炎反応点

(2) テニス肘

① 上腕骨外側上顆炎（外側型）

テニス肘（外側型）で疼痛を訴える場合は、バックハンドのストローク時が多い。外側上顆の筋起始部は収縮を維持するために牽引負荷がかかり、この反復により炎症を生じる。

運動時は前腕筋の収縮状態での回外運動によって外側上顆部に疼痛を生じる。

② 上腕骨内側上顆炎（内側型）

フォアーハンドでは上腕の内旋、前腕の回内、手関節の橈屈・掌屈運動がおもで、前腕屈筋群付着部である内側上顆部が急激に牽引され、これらの反復によって炎症を生じる。筋肉の強縮とオーバーユースによる肉離れ状態になっていると考えられる。

テニス肘テスト（図Ⅱ B-4-2-5）

患者にこぶしをにぎらせて、手関節を背屈するように指示する。術者は患者の前腕を固定し、掌屈方向に抵抗を加えると、外側上顆部に炎症がある場合、患者は疼痛を訴える。外側上顆部は手関節の伸筋群起始部のため、炎症時に疼痛を誘発する。

圧痛部は筋肉の付着部や筋腹に及び、鈍痛・重だるい感覚を伴う。

内・外側上顆部の裂離骨折がない疼痛には刺鍼が適応する。

疼痛に対しては神経支配を考慮し、遠隔部上肢の反応点も精査する。

治療法としては、手関節の屈曲・伸展を制限して安静を保ち、炎症を起こして熱感がある場合は冷湿布を施す。肘部の腱付着部、筋溝、筋腹の圧痛、硬結などの反応点を探して施術する（図Ⅱ B-4-2-6,7）。

局所治療としては、顆部圧痛部位を中心に腱付着部に向けて直刺、斜刺にて数本置鍼する。手三里穴や手三里の一筋外側の筋溝、曲池穴、尺沢穴、小海穴、手五里穴付近の圧痛部（手五里穴は禁鍼穴だが粗暴な鍼以外は有効）に40 mm・18〜20号鍼で置鍼または鍼通電療法を約15分間行う。

遠隔部上肢の反応点（上廉穴、下廉穴、温溜穴、合谷穴）や頸椎夾脊穴を精査して刺鍼（置鍼、雀啄）・施灸する。

施灸は反応のある部位に米粒大、5〜7壮す

える．

(3) 野球肘

投球動作により肘関節部に痛みを発症するものをいい，肘の前・後面，内・外側面，すなわち肘周囲に疼痛を訴える．一般に上腕骨内側上顆部の痛みが多い．基本的にはテニス肘（内側型）と同様の治療方法でよく，これに準じて行う．

治療法としては，手関節の運動を制限して安静を保ち，熱感がある場合は冷湿布を施す．

疼痛に対しては神経支配を考慮し，遠隔部上肢の反応点を精査する．肘部局所は腱付着部，筋溝，筋腹の反応点を探して施術する．

顆部圧痛部位を中心に腱付着部に向けて直刺，斜刺にて数本置鍼する．手五里穴付近の圧痛部，曲池穴，尺沢穴，手三里穴や手三里穴の一筋外側の筋溝，上廉穴，下廉穴，温溜穴，合谷穴に 40 mm・18～20 号鍼で置鍼または鍼通電療法を約15分間行う．また痛みが強い時は反応点に米粒大，5～7壮施灸する．遠隔部上肢の反応点や頸椎夾脊穴を精査して刺鍼する（置鍼，雀啄）．

(4) 肘部管症候群

尺骨神経は上腕骨内側上顆の後方から神経溝を通り，尺側手根屈筋の2頭間で絞扼される．圧迫により尺骨神経が絞扼されると神経の支配領域に痛み，知覚異常や運動障害が発症するものを肘部管症候群という．

知覚障害としては疼痛やしびれなどが尺骨神経支配の小指球，環指の中央よりも尺側，小指の掌側および手背側に生じる．運動障害としては小指球筋，骨間筋，虫様筋の麻痺による障害が起きると鷲手を呈する．

治療法としては，肘部管に沿って単刺する．さらに 40 mm・18～20 号鍼で約15分間，置鍼，雀啄，低周波通電（3 Hz）をする．ツボ以外の圧痛点に置鍼を行う（図Ⅱ B-4-2-8）．しびれの

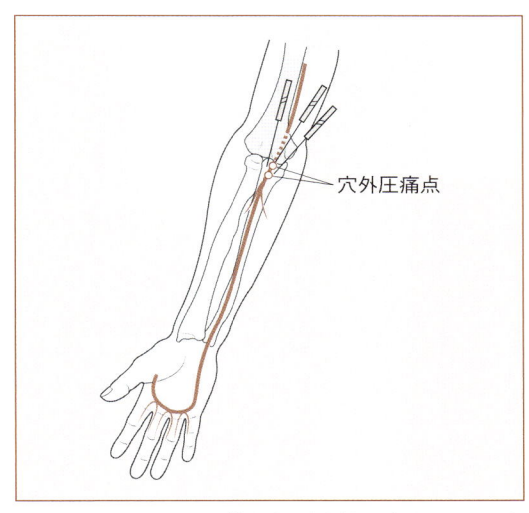

図Ⅱ B-4-2-8 肘部管症候群穴外圧痛点への置鍼

部位には置鍼するか軽く雀啄をする．また低周波通電を試みる（強く刺激せずに心地のよい程度の強さと周波数）．

チネルサイン（肘部管を叩打すると尺骨神経に沿って小指，環指への放散痛がある）を確認する．刺鍼にあたっては尺骨神経自体を傷つけないように，その傍らに刺鍼すること．

遠隔部位として頸椎 C_7～Th_1 の脊柱傍点脊柱傍点（夾脊穴：脊柱近傍の圧痛点の意，図Ⅱ B-4-2-9），肩緊張部位に刺鍼して緊張を緩和するように施術する．

(5) 変形性肘関節症

骨関節症は関節面の軟骨に変性をきたすものや骨の増殖をきたすものである．変形性肘関節症はスポーツ選手や上肢をよく使う肉体労働者に多い．

若いときの上腕骨遠位端部骨折や肘関節脱臼などの既往，肘のオーバーユースなどで後年に徐々に関節部に疼痛が起こる．上肢の使用後に痛みを感じるようになる．

骨棘による関節裂隙の狭小化，関節内遊離体による運動障害には手術が必要である．

治療法としては，痛みのある局所（曲池穴，尺沢穴，天井穴，少海穴，手三里穴など）に 40

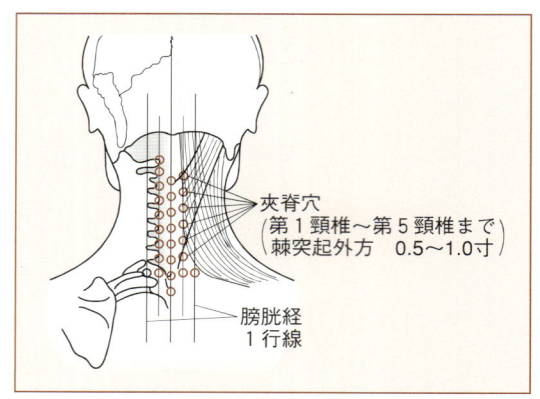

図II B-4-2-9　夾脊穴の図（華佗夾脊）
（上海中医学院編, 井垣, 池上, 浅川, 村岡共訳：針灸学. 刊々堂出版社, 1977.）

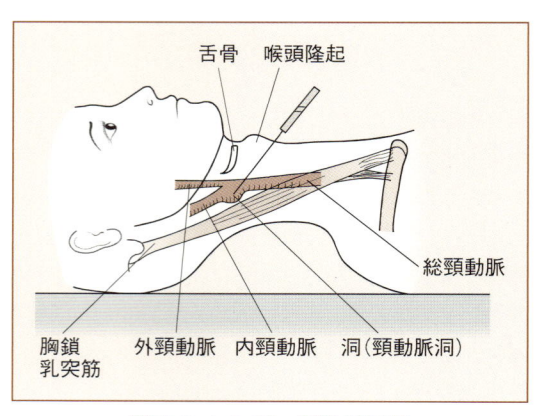

図II B-4-2-10　頸動脈洞刺

mm・18〜20号鍼を置鍼するか軽く雀啄をする．施灸の併用も有効である．

また痛みがひどいときは低周波通電（3Hz）を約15分間，圧痛部位に行うと同時に患側の頸部にも鍼通電する．遠隔部位として頸椎の脊柱傍点，肩緊張部位に刺鍼して緊張を緩和するように施術する．

(6) 関節リウマチ

関節炎を伴い1側または両側性に起こる．関節が癒合して強直することがある．肘関節の場合は腕橈関節や肘頭窩などに変形・結節がみられる．リウマチの一般的な症状である朝の関節のこわばり，易疲労性がある以外に，疼痛（自発痛），腫脹のため運動障害が起こり，関節は次第に拘縮する．圧痛は肘横紋外端，肘頭窩付近に多い．

治療法としては，変形などの形態的変化によらない痛みや運動制限の場合は適応である．

基本的に弱い刺激にする．強い刺激では悪化するので注意すること．

痛みのある局所になるべく細い鍼で浅刺多鍼し，灸も小さ目の半米粒大かゴマ粒大3壮または知熱灸にする．頸動脈洞刺*（図II B-4-2-10）が奏効する場合も多い（代田）．

*洞刺：仰臥位で枕を取り除き，顎を上向けて左右の総頸動脈拍動を比べ，強い側から刺鍼する．洞部は人迎穴のやや上方で，舌骨の高さ（水平）の約2cm外側と拍動部（垂直）との交点で胸鎖乳突筋内縁に刺入する．鍼尖が洞壁部（血管）に当たったところで，拍動を刺し手に感じる（手を離せば拍動とともに鍼が上下する）．代田らは約10秒置鍼するとしている，また高血圧などでは30秒ほど置鍼する．

文献
1) 代田文誌：針灸治療の実際（上・下巻）．創元社，1972.
2) 上海中医学院編，井垣，池上，浅川，村岡共訳：針灸学．刊々堂出版，1977.
3) 伊藤隆：解剖学講義．南山堂，1983.
4) 松本勅：スポーツ鍼灸臨床マニュアル．医歯薬出版，2003.
5) 寺山，広畑監修，辻，石井編：標準整形外科学．第6版，医学書院，1996.

4-3　上肢痛―前腕～手

II. 鍼灸医学編　B. 各論

はじめに

"前腕～手"の痛み・だるさは日常よくみられる症状で、これにより鍼灸治療に来院する患者は多い．これらのなかには肩こりの放散痛として現れるものや，逆に肩こりの原因となるものがあるので，常に肩こりとの関連を見逃さないことが大切である．

手指は日常的に使われているので，知らず知らずのうちに障害が起こりやすい．適宜休みを入れながら使うと比較的疲労しにくいが，連続作業をしたり，屈筋と伸筋とのバランスが崩れたりすると筋・腱の疲労からくる痛み・だるさや炎症を生じやすい．痛み・だるさは筋肉の収縮や緊張を起こし，血液循環を阻害するので，痛みを除去することは筋肉疲労の回復にとって大切である．さらに"前腕～手"は上肢の末端にあり，通常露出していることが多く，冷たい空気や水などに曝されると冷えによる痛みを生じる．

経絡的には主として屈筋群は肺経，心包経，心経，伸筋群は大腸経，三焦経，小腸経と関連がある（図II B-4-3-1）．

臨床上の注意事項

鍼灸治療を行えば，痛みの軽減や痛む部位の移動や硬結の緩解がみられるが，このような治療後の変化は今後の治療指針ともなるので，患者に十分な説明をして，コミュニケーションをはかるように努める．鍼灸治療後も症状にほとんど変化がみられないときは，手指から頸椎までの神経や血管が，硬化した組織や腫瘍などで圧迫されていることが考えられる．慎重に治療を行う一方，整形外科医の診察を受けるようにすすめる．理学的検査を行い，神経根症状などが疑われるときも同様で，慎重に治療する．

また，動かして痛むもの（運動痛）と，じっ

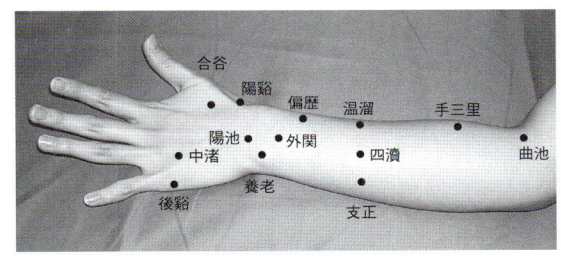

大腸経・三焦経・小腸経の経穴

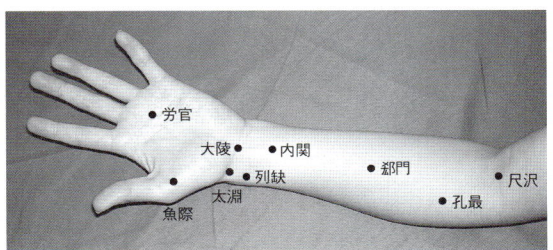

肺経・心包経の経穴

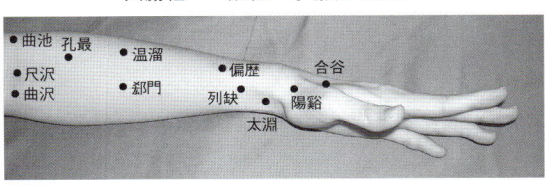

大腸経・肺経・心包経の経穴

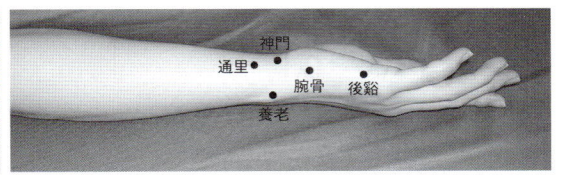

心経・小腸経の経穴

図II B-4-3-1　前腕～手の経穴図

としていても痛むもの（自発痛）とでは病態が異なるので注意する．自発痛では局所の炎症や化膿，内臓からの関連痛なども考えておかなければならない．必要であると判断すれば医師の診察や処置をすすめる．内臓からの関連痛で，よくある例は，狭心症，心筋梗塞などの虚血性心疾患の患者にみられる左上肢の痛みやしびれである．

適応となる病態

(1) 腱鞘炎
(2) 橈骨神経痛
(3) 尺骨神経痛
(4) 正中神経痛
(5) 手根管症候群
(6) 関節リウマチ

治療方針

"前腕〜手"の痛みは，押さえる方向や肢位で変わることが多いので注意し，痛みを起こしている筋・腱を的確に把握する．

局所に刺入して効果がないときは局所の上下左右の筋，拮抗筋，協同筋などに刺鍼すると効果のあることが多い．たとえば，陽谿穴付近の痛み・だるさに対して，同じ経絡から合谷穴，偏歴穴，手三里穴，他の経絡から列欠穴，外関穴，神門穴，養老穴などを治療する．解剖学的には短母指伸筋腱に痛み・だるさがみられたときは，長母指外転筋，長母指伸筋腱，長母指屈筋腱，円回内筋，上腕二頭筋などを治療する．多くは患側でよいが，反対側で効果のみられる場合もあり，疾患が慢性になるほどそういう傾向がみられるようである．

鍼灸治療は全身をみるものであるから，その結果として，上肢の痛みに頭部，頸部，下肢の経穴を用いて効果をみることもある．こういう遠隔の治療をする場合には，いきなり成書に記載された部位を探そうとするのではなく，できるだけ軽く広く局所あるいは遠隔付近の筋・腱をなでるように触診するのがコツである．痛み・だるさなどは患者ごとにそれぞれ異なった原因で，異なった経過および症状を示すものである．

刺激量は患者が痛快に感じるまでとし，強い痛みや不快感を与えないように注意する．一般に軽い刺激でも鍼が患部に当たれば，患者は十分な響きを感じる．

痛みが残ったときは治療後に最も痛む部位に皮内鍼をするのもよい．

灸治療は八分灸で1〜3壮を心地よく行う．一般に灸は局所を温めるというより，皮膚に熱刺激を与えるものである．したがって，炎症に対しても，慎重に行えば，八分灸をすえて効果をあげることが多い．

鍼治療・灸治療ともに，反応が出ている経穴を3〜4穴選び施術する（少数精鋭）．

具体的な治療法

(1) 腱鞘炎

母指中手指節関節，母指手根中手関節部の掌側および背側，長母指外転筋腱，短母指伸筋腱，長母指伸筋腱などに痛みやうずきを訴えるもので，重い鍋を振る料理人，レジ係，コンピュータ関係の仕事をする人など，手先で細かな仕事をする人に多くみられる（図II B-4-3-2）．

鍼は30〜50 mm・16〜20号鍼を用いる．一般的な刺入寸度は成人の筋肉部位では約1〜3 cm，腱部位では数 mm とする．腱に置鍼するときは鍼が倒れないように，やや斜刺にする．置鍼時間は約10分とする．患者の動きが予想されるときは置鍼しないほうがよい．

治療部位は圧痛点，動作によって最も痛む部位，患者が愁訴を訴える部位，炎症を起こしていると思われる筋・腱に直接施術する．また，患者に強い苦痛を与えないように注意しなが

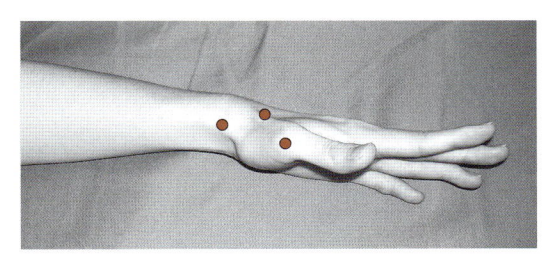

図Ⅱ B-4-3-2　腱鞘炎の起こりやすい手部位（●印）

ら，ゆっくり痛みを誘発する肢位をとってもらい，痛むところに鍼を行う方法もある．

経穴は魚際・合谷・陽谿・偏歴・温溜・手三里・曲池・太淵・列缺・外関・神門・少海・郄門などを用いるが，手掌部の経穴に対しての刺鍼は刺入痛を伴うことが多いので，できるだけ用いないようにする．

刺鍼操作は罹患局所を正確に把握し，鍼尖が局所に当たる感覚を見逃さないようにゆっくり刺入する．抜鍼もゆっくり行う．単なる痛みではなく，患者に治ることを予感させるような響き，痛快感を与えられる施術が望ましい．

腱鞘炎は使い過ぎにより起こるのであるから，治療後もできるだけ罹患腱に負荷をかけないように指導する．

慢性肥厚性炎症が母指や指屈筋腱に起こると弾発指がみられる．これは痛みよりは指の弾発による運動範囲の制限や違和感が問題となる．指がはね上がる様子と問診から，罹患局所を推定する．治療法は腱鞘炎に準ずる．

(2) 橈骨神経痛

外側上顆から肘，腕橈骨筋，母指橈側，示指橈側の筋・腱に起こる痛み・だるさで，テニスプレーヤーなど前腕をよく使う人にみられる．

鍼は30〜50 mm・16〜20号鍼を用いる．一般的な刺入寸度は成人の筋肉部位では約1〜3 cm，腱部位では数mmとする．圧痛点または動かしたときに痛む部位を正確に把握し，響きを得るまでの深さで単刺または置鍼10分を行う．局所の周囲にある筋の緊張部位，頸部の圧痛，硬結などを探り，鍼灸治療を行うようにする．

経穴は合谷・温溜・手三里・曲池・臂臑・太淵・孔最・尺沢・外関・天井・少海・天容・頸臂などを用いる．

(3) 尺骨神経痛

内側上顆から小指尺側の筋・腱に起こる痛みとだるさで，野球選手など前腕をよく使う人にみられる．

鍼は30〜50 mm・16〜20号鍼を用いる．一般的な刺入寸度は成人の筋肉部位では約1〜3 cm，腱部位では数mmとする．圧痛点または動かしたときに痛む部位を正確に把握し，響きを得るまでの深さで単刺または置鍼10分を行う．局所の周囲にある筋の緊張部位，頸部の圧痛，硬結などを探り，鍼灸治療を行うようにする．

経穴は神門・少海・郄門・中渚・外関・天井・後谿・養老・肩貞・扶突・頸臂などを用いる．

(4) 正中神経痛

前腕中央の筋・腱に起こる痛みとだるさで，前腕をよく使う人にみられるが，症例としては少ない．むしろ心包経の反応，内臓の関連痛として現れる．とくに左に強い痛みやしびれがある場合には虚血性心疾患が疑われる．年齢，既往，その他をよく問診して対処することが望ましい．

鍼は30〜50 mm・16〜20号鍼を用いる．一般的な刺入寸度は成人の筋肉部位では約1〜3 cm，腱部位では数mmとする．圧痛点または動かしたときに痛む部位を正確に把握し，響きを得るまでの深さで単刺または置鍼10分を行う．局所の周囲にある筋の緊張部位，頸部の圧痛，硬結などを探り，鍼灸治療を行うようにする．

経穴は大陵・内関・郄門・曲沢・神門・少海・列缺・尺沢・天窓・頸臂などを用いる．

内関穴の刺鍼では電撃様の響きを訴えることがあるのでゆっくり施術する．

(5) 手根管症候群

手関節の手根管を通る正中神経や指屈筋腱が圧迫されて，手掌から第1～第4指の指先にかけて痛みやしびれが起こる．ピアニスト，バイオリニストなど指先をよく使う人にみられる．

鍼は30～50 mm・16～20号鍼を用いる．一般的な刺入寸度は成人の筋肉部位では約1～3 cm，腱部位では数mmとする．圧痛点または動かしたときに痛む部位を正確に把握し，響きを得るまでの深さで単刺または置鍼10分を行う．局所の周囲にある筋・腱の緊張部位，頸部の圧痛，硬結などを探り，鍼灸治療を行うようにする．

経穴は労宮・大陵・内関・郄門・神門・少海・列欠・外関などを用いる．

内関穴の刺鍼では電撃様の響きを訴えることがあるのでゆっくり施術する．

手根管症候群は使い過ぎにより起こるのであるから，治療後もできるだけ罹患腱に同じような負荷をかけないように指導する．

(6) 関節リウマチ

原因不明で，関節に発赤，腫脹，こわばり，痛み，運動障害などが慢性的に現れる疾患である．多発性，対称性の傾向があり，おもに中手指節関節，手関節，肘関節，膝関節にみられる．30～50歳頃から発症することが多く，進行すると軟骨や骨の破壊によって関節が変形する．予後不良の場合もあるので医師の診察所見を確認しておくことが大切である．

鍼は30～50 mm・16～20号鍼を用いる．発赤腫脹点（急性期）あるいは腫脹点（慢性期）に単刺で，手関節では5 mmくらい，指では2 mmくらい刺入する．その他，痛みや違和感の

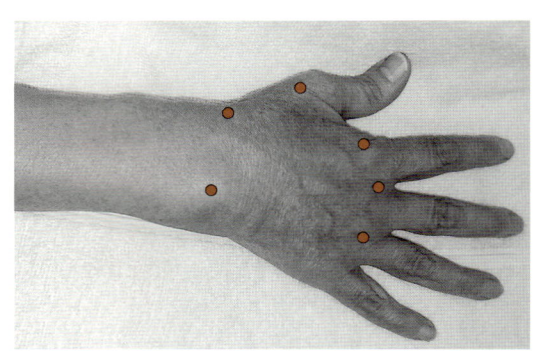

図II B-4-3-3 関節リウマチで腫脹や変形がみられやすい手部位（●印）

ある部位には，柔らかくゆっくりと触診して圧痛部を探し，その局所を正確に把握してから，単刺または置鍼10分を行うが，響きや得気にこだわらなくてもよい．

局所のみでなく身体全体も治療する．関節リウマチは東洋医学的には小腸の熱だと考えられているので，関連する経穴にも施術する．

経穴は陽谷・養老・天宗・関元・神門・少海・三間・陽谿・列欠・太淵・尺沢・郄門・陽池などを用いる．

灸は腫れているところに八分灸で各1壮行う（図II B-4-3-3）．天宗穴・関元穴・背部兪穴などへは八分灸を各3壮行う．

鍼治療は局所に響かすことよりも，浅く，心地よく行い，鍼灸治療を続けてもらえるように配慮する．とくに患者は肘，手関節の痛みに対する恐怖感が強いので可動域を確認するときや，牽引などの施術の際にもゆっくり無理のないように行うことが大切である．

文献
1) 上海中医学院編，井垣溝明，他訳：針灸学．刊々堂出版，1977．

II. 鍼灸医学編 B. 各論

5 胸部痛・背部痛

はじめに

胸部痛・背部痛は鍼灸の臨床でよく遭遇する症状であるが，その原因は多種多様である．痛みの原因が悪性腫瘍の骨転移による場合もあり，生命に危険な病態も存在するため注意が必要となる．臨床ではこれらに対する鍼灸治療の適応，不適応を鑑別した後，施術を行うことが大切となる．

臨床上の注意事項

禁忌症は，(i)悪性腫瘍の骨転移のための胸部痛・背部痛と，(ii)ステロイドホルモンを大量投与されている患者への円皮鍼，皮内鍼の置鍼である．内臓などに炎症がありステロイドホルモンを大量投与されている患者は，免疫機能が極端に低下しているため化膿などを引き起こしやすい．また，胸部の施術では気胸の発生に注意しなければならない．

適応となる病態

(1) 肩こり
(2) 肋間神経痛
(3) 帯状疱疹・帯状疱疹後神経痛
(4) 胸腹部・内臓からの関連痛

治療方針

胸部痛・背部痛の病態は，痛みの部位に筋緊張を伴っていることである．筋緊張があれば当然，組織のなかを通る血管および神経は圧迫されることになる．筋緊張が鍼で緩和できれば圧迫されている血管，神経も正常状態に戻る．したがって，筋緊張部を的確に触診で把握し，鍼で筋緊張を緩和する技術が必要となる．そのためには刺鍼部位の解剖学や，刺鍼部位組織の痛みの閾値についての基礎知識が必要となる．

刺鍼時の痛みを考えた場合，重要なことは切皮時であり，もう一つは切皮後，外筋周膜（筋膜）の部分でどのような鍼刺激をするかである．痛みに過敏な部位は皮膚表面および外筋周膜（痛覚受容器が豊富に存在する）であり（図II B-5-1），この部でいかに鍼を通過させるかで筋の緊張が変化する．過剰刺激を防止するには，施術者が鍼治療による筋緊張の変化を，的確に鍼を通して感覚できなければならない．

具体的な治療法

(1) 肩こり

① 頸部のこり

頸部の経穴反応部位（圧痛・硬結など）が出

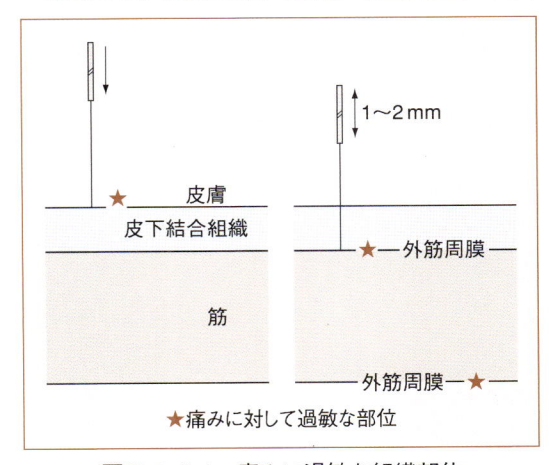

図II B-5-1 痛みに過敏な組織部位

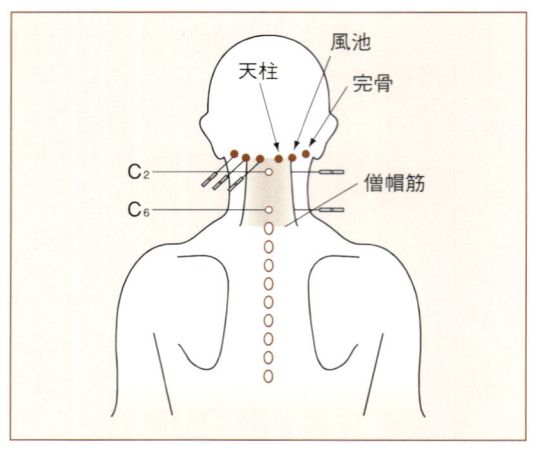

図Ⅱ B-5-2　頸部の経穴反応部位

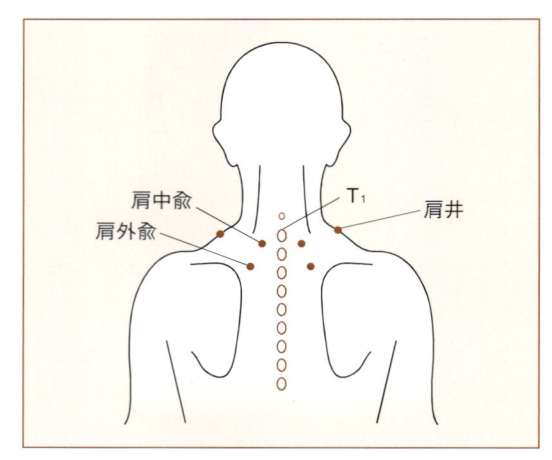

図Ⅱ B-5-3　肩甲骨上部の経穴反応部位

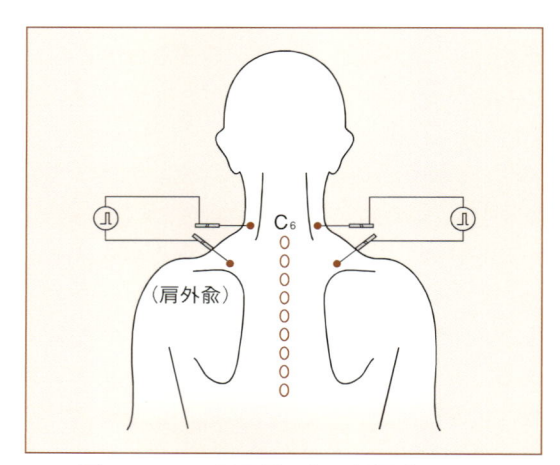

図Ⅱ B-5-4　肩甲骨上部の低周波鍼通電

現しやすい部位は，頸部の天柱穴，完骨穴，風池穴，第2頸椎（C_2）の高さで頭板状筋部，第6頸椎（C_6）の高さで頸板状筋部である（図ⅡB-5-2）．頸部の筋緊張を緩和する方法は，切皮後5～7mmの部分（皮膚と外筋周膜の間）で小さな鍼の上下動（振幅1～2mmで1秒間に1～2回）を30秒間～1分ほど行うと深部の筋緊張がとれやすくなる．また，置鍼時にこっている筋内まで刺鍼せず，外筋周膜で鍼先を止めることで筋緊張の緩和を10～15分後に得ることもできる．第2頸椎（C_2）の高さで頭板状筋，第6頸椎（C_6）の高さで頸板状筋の刺鍼も効果がある．頭板状筋，頸板状筋ともに頸部の後屈に働く深部頸筋群である．この筋は肩こり，眼精疲労，めまいなどにより筋緊張を発生しやすい．この部位も上記同様，外筋周膜での置鍼が効果的である．

　頸部での鍼治療はとくに刺激が過剰にならないように注意する．こりがとれないからといって過剰刺激を行うと重だるさ，あるいはこり感がひどくなる．たとえばよく知られた現象として，切皮時に鍼が痛いと刺鍼時に緊張が高まる現象がある．また深部に筋緊張がある場合，筋の抵抗に逆らって無理に鍼を進めると刺激感が強くなり，痛みが発生し，刺鍼しにくくなる．とくに頸部は置鍼時に体動で動きやすく（腹臥位でも動きやすい）注意が必要である．こっている筋内まで刺鍼し置鍼すると，体動時に筋内で鍼が動いて痛みを伴い，かえって筋が緊張することがある．

② 肩甲骨上部のこり

　肩甲骨上部の経穴反応部位は肩井穴，肩中兪穴，肩外兪穴，曲垣穴などに出現しやすい（図Ⅱ B-5-3）．この部分は僧帽筋の下部に肩甲挙筋が走行しているので，肩甲挙筋の緊張に伴い圧痛・硬結が出現しやすい．肩甲挙筋，頸板状筋，斜角筋などの筋緊張を緩和する方法は，第6頸椎（C_6）の高さで頸板状筋部，肩外兪穴を結んだ低周波鍼通電法が効果的である（図Ⅱ B-5-

4)．通電時には軽度の筋収縮が起きるように電圧を徐々に上げる．通電周波数は 1〜3 Hz までの低頻度刺激において筋緊張がとれやすい．また，通電時に筋収縮が起きたほうが筋緊張はとれやすい．これは筋収縮によって筋血流が改善するためと考えられる．

　肩甲骨上部のこりは肺尖の関係があり深刺を避ける．とくに右肺尖は左肺尖より位置が高く第 6 頸椎横突起外側に位置する．深刺しないで効果を上げるためには上記で述べた皮膚と外筋周膜の部分での鍼の上下動刺激が有効である．

　虚血性心疾患（心筋梗塞，狭心症），ペースメーカー装着者に低周波鍼通電法は禁忌である．また低周波鍼通電法は右側，左側と閉鎖回路を別々に設定する必要がある．これはマクロショックなどの予防で，心臓を通る電気の流れを極力つくらないようにする配慮である．局所の血流改善を目的に灸治療を行う場合がある．灸治療は肩井穴，肩中兪穴，肩外兪穴，曲垣穴等の圧痛，硬結が著明な経穴に有痕灸を 3〜5 壮行う場合があるが，灸痕が大きくならないように注意する．灸痕が残らないように温灸（温筒灸）を肩に行う場合は 1 壮が基本であるが，温感を感覚しない場合は 2〜3 壮行う場合もある．

③ 肩甲間部のこり

　肩甲間部の経穴の反応部位は肺兪穴，心兪穴に多いが，とくに膏肓穴付近には硬結・圧痛が出現しやすい（図Ⅱ B-5-5）．膏肓穴への刺鍼は斜刺で行い，肩甲骨前面と肋骨の間に沿った方向で刺入する．深部には肺があるので，鍼の方向，深度には細心の注意が必要である．刺鍼深度は 10 mm 以内とする（やせている人の場合は 8 mm 以内）．ここでも刺鍼時の感覚に注意すれば安全に刺入できる．筋緊張部に刺鍼するとひびき感は肩甲骨の前面に放散するような形で出現し，その直後に筋緊張が緩解することが多い．しかし，ひびき感を嫌う人には強刺激となるので，筋膜表面の置鍼で筋緊張を緩和するほうが適している．

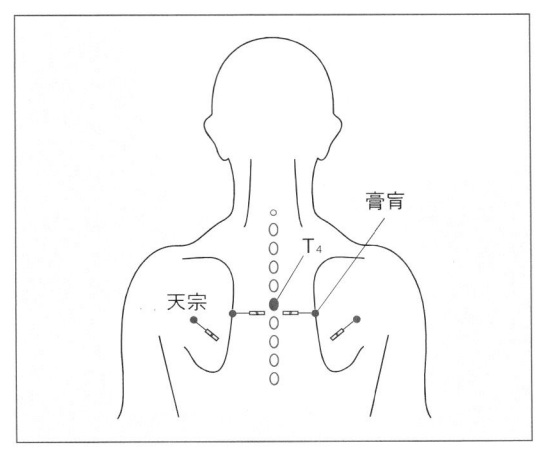

図Ⅱ B-5-5　肩甲間部への刺鍼

　以上の注意点を守って施術すれば気胸，刺激過剰になることは，ほとんどない．天宗穴は肩こりで圧痛が出現しやすい部位である．肩甲骨背面に位置するため，気胸のおそれはない．上記と同様に棘下筋の筋緊張を緩和するように刺鍼を行う．

（2）肋間神経痛

　経穴の反応部位である肋間神経の圧痛点・硬結を治療部位とする．治療のポイントは，肋間神経走行部の圧痛点・硬結を触診で正確に検出し，刺鍼することである．圧痛点が出現している部位は肋間神経周囲の筋が緊張を起こしている状態にある（図Ⅱ B-5-6）．鍼治療の目的は肋間神経を圧迫している筋の緊張緩和である．肋間部での刺鍼では鍼管を用いた切皮で鍼尖が皮膚表面から約 4 mm の深さに達する．次に鍼を 2〜3 mm 刺入すると，外肋間筋の筋膜で刺鍼抵抗が高まる部分に到達する．この部分で上下動 2〜3 mm，1 秒間に 1〜2 回の雀啄を行うと筋緊張がゆるみ，鍼が入りやすくなる．しかし鍼をそれ以上（10 mm 以上）刺入すると気胸の危険性がある．鍼が入りやすくなった状態を確認できたときに刺鍼方向に沿ってゆっくり抜鍼する．肋間筋の筋緊張がゆるみ，直後に圧痛閾値は上昇する．

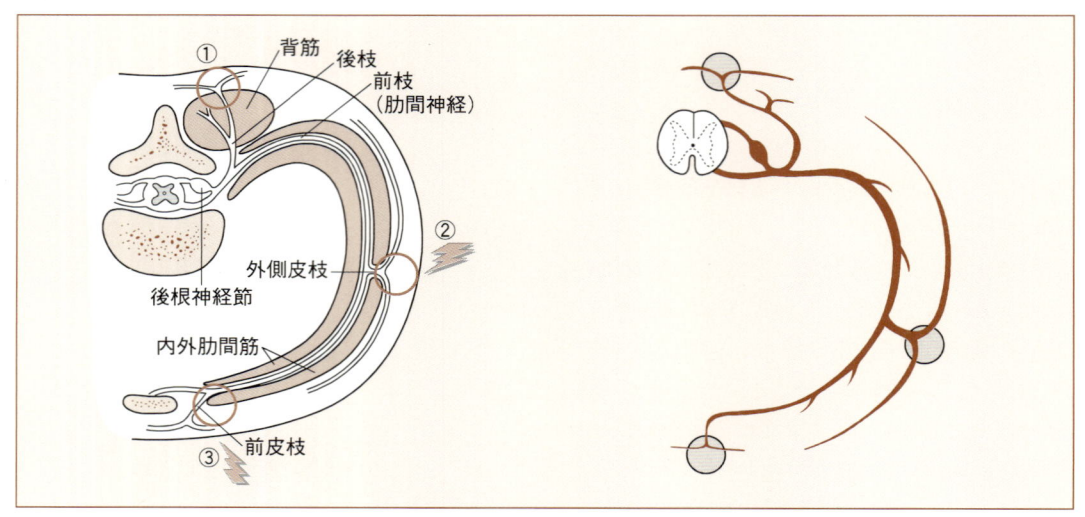

図ⅡB-5-6　肋間神経走行部の圧痛点・硬結と筋との関連

圧痛は，①；背筋（脊柱起立筋），②；体幹部側面，③；体幹部前面のいずれも筋の間隙から肋間神経皮枝が皮下に出てくる部位に発生しやすい

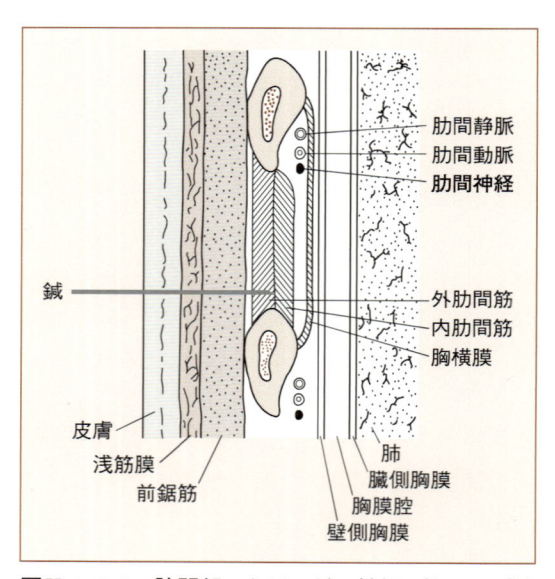

図ⅡB-5-7　肋間部における鍼，神経，筋および肺の位置関係

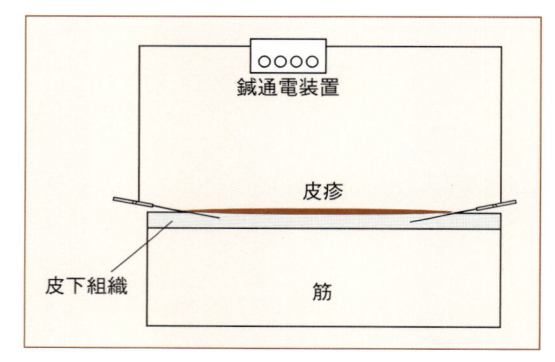

図ⅡB-5-8　帯状疱疹発現部位の刺鍼

脊柱起立筋部の圧痛は膀胱経第1行線に出現しやすい．鍼の手技は上記と同様で，圧痛閾値が上昇して筋緊張も緩和する．

気胸に注意する．胸部に安全に刺鍼するためには胸部の解剖学，とくに肋間神経の走行経路の知識と肋間部における神経，筋および肺の位置関係の理解が重要となる．圧痛点が肋間部にある場合，肋間部の刺鍼方法は肺を穿刺しないようとくに注意が必要である．人体側面では皮膚表面から肋骨外側までの距離が約5 mmであり，外肋間筋，内肋間筋の緊張を緩和する目的であれば，刺鍼の深さは8 mm以内にとどめる（図ⅡB-5-7）．

(3) 帯状疱疹・帯状疱疹後神経痛

帯状疱疹発現部位の神経を確認する．鍼は神経走行上の皮疹の下に斜刺にて刺入する（図ⅡB-5-8）．治療目的は，痛みの緩和と血流改善である．痛みの改善には低周波鍼通電法が効果がある．通電条件は周波数1～3 Hz，通電時間

15〜20分，通電時に軽度の筋収縮が感じられるほうが痛みの緩和に効果的である．ヘルペス後神経痛では鍼治療後，痛みの緩和が得られるが，痛みの緩和効果が持続しない場合がある．このような場合は痛み部位に対する経皮通電療法と全身の血流改善を目的とした鍼灸治療を併用すると効果が期待できる．全身の血流改善は合谷穴，三陰交穴，足三里穴，膈兪穴などの経穴が効果的である．

経皮通電療法では30 Hz以上100〜200 Hz，15〜20分の通電が効果的である．現在，TENS（経皮的神経電気刺激装置）などポータブルな機器が市販されている．低周波鍼通電時に痛みがあってはならない．痛覚過敏部位に痛みを与えると，かえって痛覚過敏を引き起こすことがある．また急性期に水疱に直接刺鍼を行ってはならない．後に患部の感染を引き起こし，治癒を妨げ，ヘルペス後神経痛を引き起こす可能性がある．

(4) 胸腹部・内臓からの関連痛

各内臓からの関連痛が出現しやすい経穴との関連として，肺兪穴・心兪穴・肝兪穴・胆兪穴・脾兪穴・胃兪穴・腎兪穴・大腸兪穴などが治療部位となる．関連痛が出現している領域に鍼治療を行うことは，体性自律神経反射を介して内臓に影響を与えることになる．各臓腑と関連痛が出現しやすい経穴との関連は次のようになる．気管・気管支・肺の関連として風門穴・肺兪穴，心臓の関連として心兪穴，肝臓・胆嚢の関連として肝兪穴・胆兪穴，胃・消化管の関連として脾兪穴・胃兪穴，腎臓の関連として腎兪穴，大腸の関連として大腸兪穴などである（図II B-5-9）．

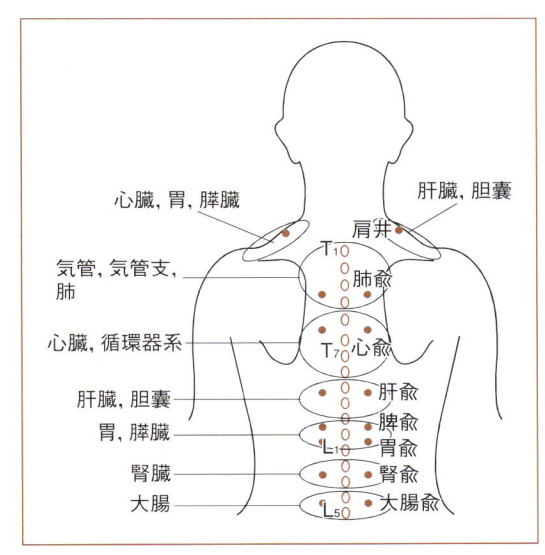

図II B-5-9　各臓腑と関連痛が出現しやすい経穴との関連

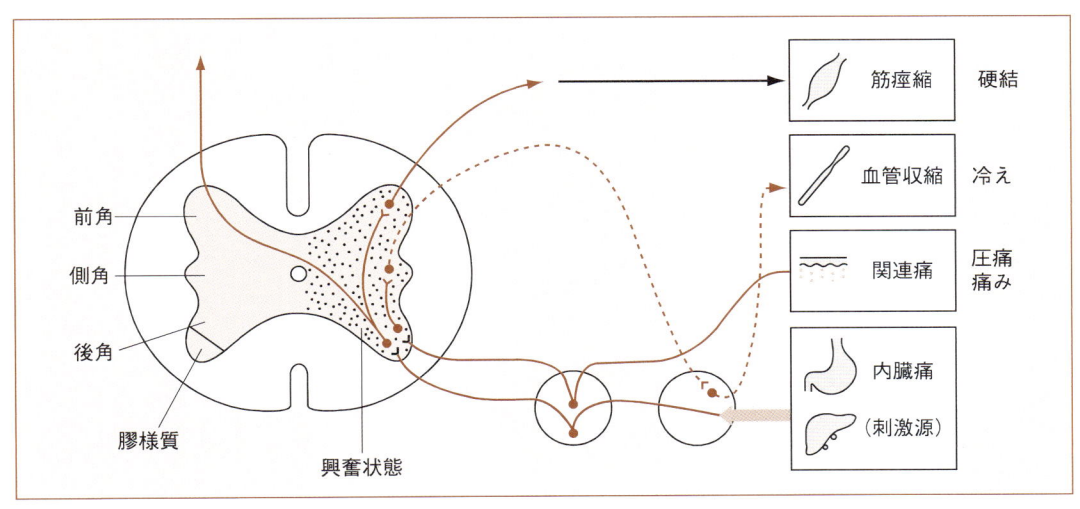

図II B-5-10　関連痛の発症機序

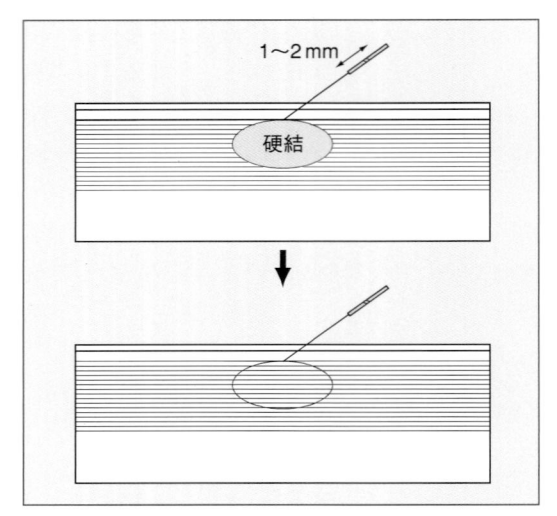

図II B-5-11　硬結部の刺鍼方法

各臓腑に炎症などの機能異常が発生した場合，上記した各経穴に圧痛，硬結などの反応が現れる（図II B-5-10）．圧痛，硬結が発生している部位に刺鍼を行い，筋緊張の緩和を行うと各臓腑の機能異常も改善される場合が多い．刺鍼時に刺鍼感覚を意識しながら鍼を刺入する．切皮後，最初に抵抗感がある部位が第1層目の筋膜（外筋周膜）であり，硬結があれば鍼の刺入が困難となる．硬結部分で無理に鍼を押し進めようとすると痛みが発生したり，強いひびき感が起こり患者が体を動かして，鍼が曲がったり切鍼の可能性も出てくる．無理に鍼を進めるのではなく，表面から徐々に筋の緊張を取り除くという心構えで鍼を行う（図II B-5-11）．

鍼の手技は上記肩こりと同様である．関連痛が強いときは全身の疼痛閾値を上昇させて治療を行う方法もある．鍼麻酔方式を応用した痛みの治療では，合谷穴と手三里穴（臍から上半身の痛みの緩和），足三里穴と三陰交穴（臍から下半身の痛みの緩和）の低周波鍼通電が応用できる．低周波鍼通電の周波数は1～3 Hz，軽度の筋収縮が起こる程度の電圧で15～20分通電を行う．

関連痛が激しくて動けないような場合は，医療機関の受診をすすめる．悪性腫瘍の骨転移による痛みは，激痛が特徴である．局所の治療はかえって痛みを悪化させる場合がある．このような場合には，遠隔部からの鍼治療で痛みの緩和が可能な場合もあるが，治療にあたっては医療機関との連携が必要である．

文献
1) 石川太刀雄：内臓体壁反射—皮電計による範例図譜—．復刻版，p. 59，木村書店，1982．
2) 山下九三夫：東洋医学を学ぶ人のために．医学書院，1984．
3) 西條一止，熊沢孝朗編：鍼灸臨床の科学．p. 121～124，医歯薬出版，2000．

● II. 鍼灸医学編 B. 各論

6 腹　痛

はじめに

　腹痛はさまざまな原因によって発症するが，発生機序により内臓痛と体性痛，および関連痛に分類される．内臓痛は臓器そのものに炎症や虚血，拡張や閉塞などが起きた際に出現し，体性痛は，腹膜や腸管膜，横隔膜などの牽引や炎症性刺激・化学刺激を受けた際，これらに分布する知覚神経の終末が興奮し出現するものである．それゆえ，腹部痛については消化器系はもちろんのこと，泌尿・生殖器系，循環器系においても上記の機序により発症することとなる．また関連痛は，内臓と皮膚からの求心性線維が脊髄後角で同じ上行性ニューロン（外側脊髄視床路）に入力するため，大脳感覚野で皮膚領域の痛みとして感じるものである．鍼灸師が腹痛に対処する際には，まず，その原因を推察して，鍼灸の適応か否かを判断する必要がある．

　本項では，とくに消化器系における腹部痛に焦点をあてて，鍼灸治療の具体的な手法を解説する．

臨床上の注意事項

　急性虫垂炎，急性胆嚢炎，単純性イレウス，消化性潰瘍や穿孔などいわゆる急性腹症はすみやかに医療機関で治療を行わなくてはならない（Ⅰ．西洋医学編参照）．これらの疾患については，手術適応となる可能性も高く，鍼灸単独での治療は避けるべきである．しかし，患者が西洋医学的な処置の管理下にある場合には，一時的な鎮痛を目的とした鍼鎮痛を応用できるケースもある．

適応となる病態

(1) 腹痛全般（一般的な鎮痛）
(2) 胃炎，胃潰瘍
(3) 機能性胃腸症（functional dyspepsia：FD）
(4) 便通異常（下痢，便秘），過敏性腸症候群

治療方針

　鍼麻酔は現在，和痛として各部位の鎮痛治療に応用されている．西洋医学的な処置のもとで，一時的な鎮痛を目的とした鍼鎮痛では，この鍼麻酔方式が応用できる．また経皮的神経電気刺激（transcutaneous electrical nerve stimulation：TENS）方式も有効である．

　体性-内臓反射を機転とした消化管機能に対する鍼刺激の作用は多く知られている[1]．腹部への鍼刺激は交感神経遠心路を興奮させ，消化管機能を抑制する作用がある．このことは，胃蠕動や腸蠕動の亢進に伴う腹部痛に対して強度な鍼刺激を腹部に行うことで，消化管運動の抑制が得られ，その結果，腹部痛が軽減することにつながる．一方，四肢への鍼刺激では迷走神経活動を興奮させ，消化管機能を亢進させることが明らかになっている．そのため，体性-内臓反射を応用した鍼治療も，腹痛に対しては有効となりうるものであり，この刺激の機序に基づき，生理的に効率的と考えられる治療方法を紹介する．また，デルマトームを考慮した刺鍼や腹痛では経験的に多くの共通的な反応が体表上に出現し，これら反応点を対象とした治療も紹介する．

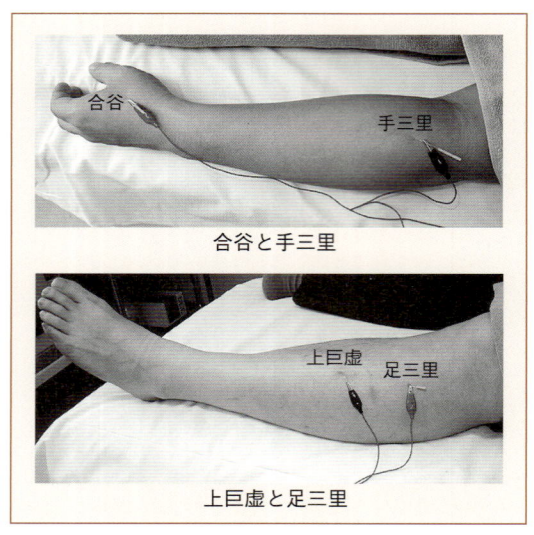

図Ⅱ B-6-1　鍼通電の部位

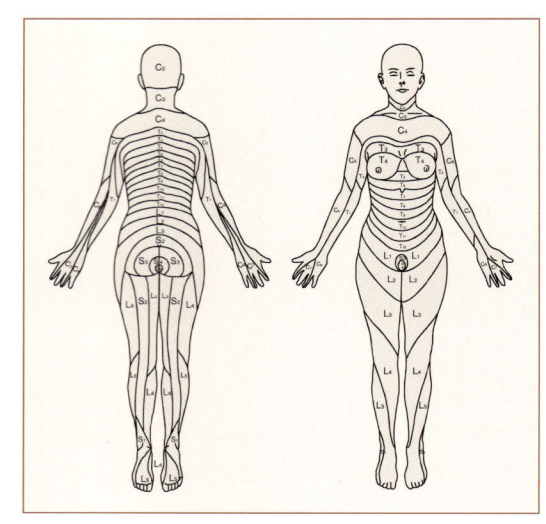

図Ⅱ B-6-2　体表のデルマトーム
（拡大図はⅠ.西洋医学編　A.総論参照）

　腹部痛を含む消化器系症状に対しては，古典的に足三里穴などの特効穴の存在が知られており，現代の鍼灸臨床でも頻用されている．東洋医学の古典書にはさまざまな特効穴の記載があり，これらを用いた治療法も一部紹介する．

具体的な治療法

(1) 腹痛全般（一般的な鎮痛）

　現在行われている鍼麻酔方式のうち，低周波鍼通電法では，四肢末梢領域への低周波鍼通電により，内因性オピオイドが産生され，全身的な疼痛閾値の上昇が得られる．経穴としては，上肢では，合谷穴と手三里穴（あるいは曲池穴），下肢では胃経の足三里穴と上巨虚穴（あるいは下巨虚穴）を用い，20号鍼以上の鍼で15～20mm刺入し，2～5Hzの鍼通電を20分間以上行う（図Ⅱ B-6-1）．また，体性痛や内臓痛に対しては，体表のデルマトームに相当する部位に疼痛の出現することが多い（図Ⅱ B-6-2）．いわゆる圧診点（図Ⅱ B-6-3）に反応が出現し，その部位に対して20号鍼以上の鍼で15～20mm刺入し，100Hzで鍼通電を行うと，即座に，視床後角群の内臓痛興奮ニューロンを抑制し鎮痛効果が得られる．なお，刺鍼時の深さは筋層までとして，腹腔内には達することのないように，患者の体型に応じて刺入深度を設定する．簡易な方法としてはこれら図Ⅱ B-6-1で示した四肢の経穴や，図Ⅱ B-6-3で示した圧診点にTENSを行うことで（図Ⅱ B-6-2），類似した鎮痛効果が得られる．

(2) 胃炎，胃潰瘍

　まず，胃炎，胃潰瘍ともに，腹痛が出現している際には疼痛部位局所への鍼刺激を行う．この場合，腹部の圧診点（図Ⅱ B-6-3-a）に反応の出現することが多い．中脘穴を中心として，巨闕穴や鳩尾穴などに圧痛反応の出現することがある（図Ⅱ B-6-5）．刺鍼の手技としては雀啄術を用い，60～120秒の強い連続した鍼刺激を加える．また，胃潰瘍の場合は背部の圧診点に反応の出現することも多く（図Ⅱ B-6-3-b），なかでも反応点である第9～第10胸椎棘突起間の筋縮穴や肝兪穴の近傍に，同様の手技で鍼治療を加える（図Ⅱ B-6-6）．刺鍼の深さは，この場合も筋層内までとし，腹腔内に至る刺鍼は絶対に避けるべきである．そのため通常の場合は，40mm・18～20号の鍼を用いるのが適当であ

a. 前面における圧診点

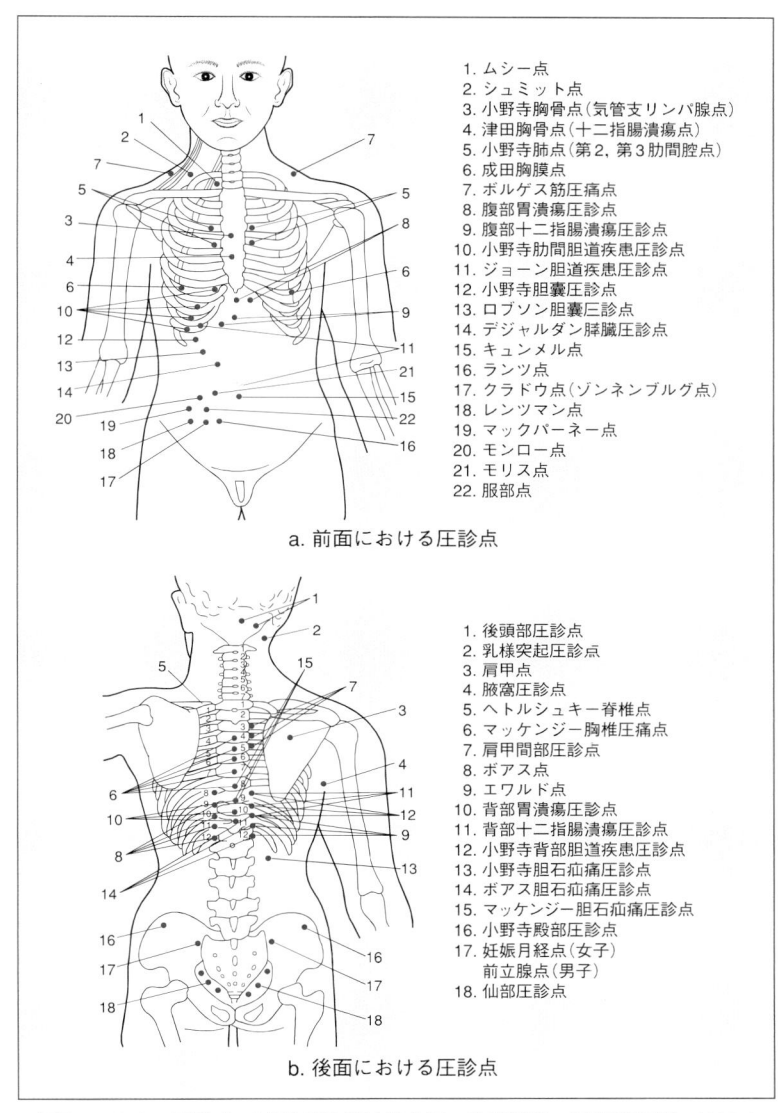

1. ムシー点
2. シュミット点
3. 小野寺胸骨点（気管支リンパ腺点）
4. 津田胸骨点（十二指腸潰瘍点）
5. 小野寺肺点（第2, 第3肋間腔点）
6. 成田胸膜点
7. ボルゲス筋圧痛点
8. 腹部胃潰瘍圧診点
9. 腹部十二指腸潰瘍圧診点
10. 小野寺肋間胆道疾患圧診点
11. ジョーン胆道疾患圧診点
12. 小野寺胆嚢圧診点
13. ロブソン胆嚢圧診点
14. デジャルダン膵臓圧診点
15. キュンメル点
16. ランツ点
17. クラドウ点（ゾンネンブルグ点）
18. レンツマン点
19. マックバーネー点
20. モンロー点
21. モリス点
22. 服部点

b. 後面における圧診点

1. 後頭部圧診点
2. 乳様突起圧診点
3. 肩甲点
4. 腋窩圧診点
5. ヘトルシュキー脊椎点
6. マッケンジー胸椎圧痛点
7. 肩甲間部圧診点
8. ボアス点
9. エワルド点
10. 背部胃潰瘍圧診点
11. 背部十二指腸潰瘍圧診点
12. 小野寺背部胆道疾患圧診点
13. 小野寺胆石疝痛圧診点
14. ボアス胆石疝痛圧診点
15. マッケンジー胆石疝痛圧診点
16. 小野寺殿部圧診点
17. 妊娠月経点（女子）
    前立腺点（男子）
18. 仙部圧診点

図II B-6-3　圧診点（東洋療法学校協会編：診察概論．医歯薬出版，1985．）

る．また，持続的な刺激を与え続けるために，これらの反応点に応じて円皮鍼を置鍼するのもよい．なお，足三里穴への2～5 Hzの鍼通電は，胃酸分泌を抑制するため，酸分泌過剰による腹痛を発する胃潰瘍に対して対処することができる．また，経絡の流注からは，胃経の豊隆穴や衝陽穴，内庭穴など，あるいは脾経の太白穴，地機穴，公孫穴，陰陵泉穴などへの10～20分程度の置鍼も効果的とされる．刺鍼時の深さや方向については，各流派で異なるところがあるが，患者にとって心地よい程度の鍼治療が望まれる．

(3) 機能性胃腸症（functional dyspepsia: FD）

機能性胃腸症の特徴として，現在では自覚症状から，(i)胃食道逆流型（胸やけや呑酸が主症状），(ii)運動不全型（早期満腹感や上腹部膨満感，そして食欲不振や悪心・嘔吐などの症状），(iii)潰瘍症状型（夜間疼痛や周期性不快感，上腹部痛

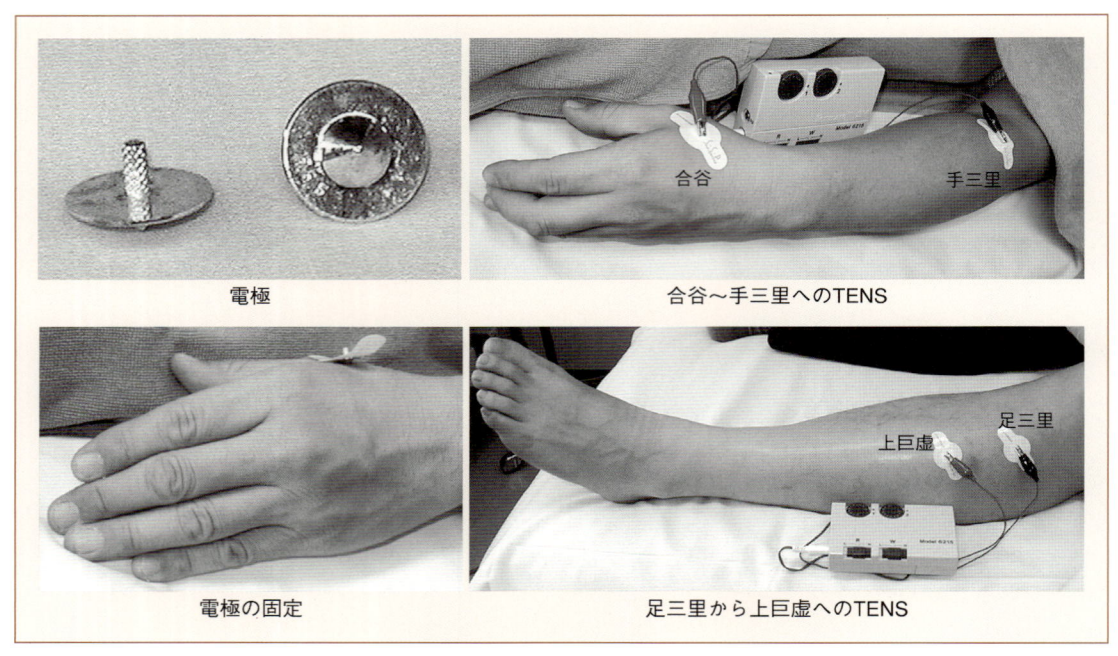

図II B-6-4　TENSの方法

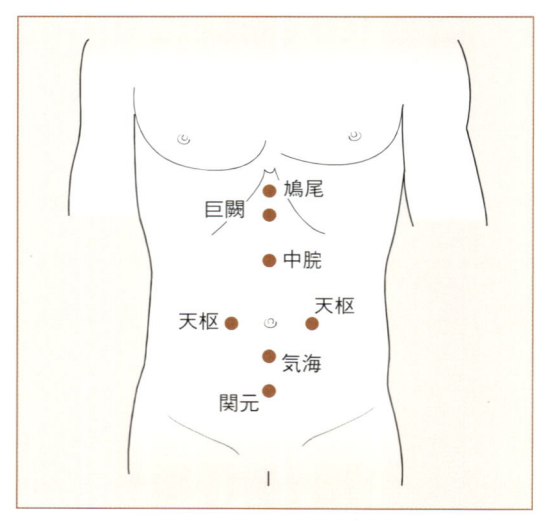

図II B-6-5　腹部の経穴

胃炎・胃潰瘍……中脘，巨闕，鳩尾
便通異常……中脘，天枢，気海，関元

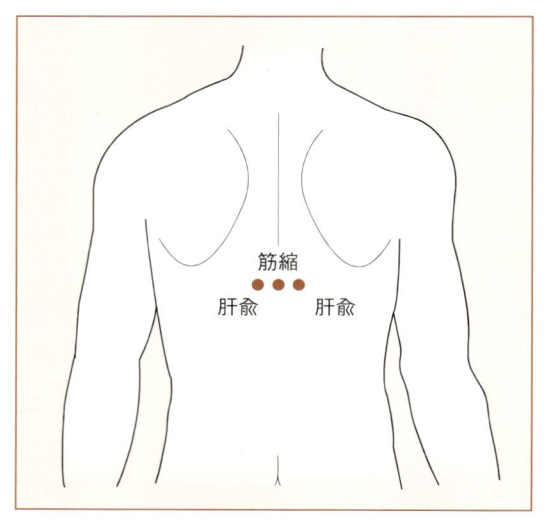

図II B-6-6　胃潰瘍時の背部の治療経穴

や空腹時疼痛などの症状），(iv)非特異型（うつ症状や各種不定愁訴をおもに訴えるもの），という4種のタイプに分類されることが多い．そのため，各タイプに応じた鍼治療が組み立てられることとなる．「胃食道逆流型」や「潰瘍症状型」の鍼治療としては，前記の胃炎・胃潰瘍の項目で解説した鍼治療の方法が適用される．「運動不全型」では消化管機能が低下しているタイプのため，その機能亢進を目的として，四肢への鍼治療が適している．経穴としては，下肢の足三里穴，および上肢の合谷穴や手三里穴，曲池穴などを用い（図II B-6-7），この部位に10～20

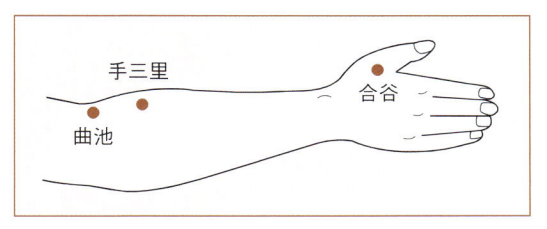

図Ⅱ B-6-7　機能性胃腸症や便通異常において用いる経穴

mm鍼を刺入し，雀啄術ないしは鍼通電（2～10 Hzで20分）を行う．さらに，「非特異型」については，東洋医学的な診断から弁証をたて，それに基づき全身調整によるストレス緩和を目的に鍼治療をする方法が適している．

(4) 便通異常（下痢，便秘），過敏性腸症候群

便通異常とは，排便回数が健常時よりも増加あるいは減少し，便の性状も硬くなったり水溶状となる状態を示している．近年では，鍼灸治療の対象疾患として，下痢や便秘を繰り返す過敏性腸症候群が注目されている．

過敏性腸症候群は，腸管の拡張や伸展刺激の閾値が低いため，わずかな腸管の刺激でも腹痛や腸蠕動の亢進が引き起こされてしまう．とくに，食事摂取に伴う胃・結腸反射が過度に誘発され，食後には結腸の蠕動運動が過剰となることが知られている．そのため，食後に腹痛を伴うことが多く，その疼痛は排便後に軽くなるという特徴がある．また，蠕動の亢進によって腸管に痙攣を生じ，便の通過障害をきたす痙攣性便秘に該当する場合もある．精神的ストレスの関与も大きく，下痢型，便秘型，下痢・便秘交代型などがある．

鍼治療としては，腸管の蠕動運動が過剰のため，腹痛が出現している際には，中脘穴，関元穴，天枢穴，気海穴などの部位（図Ⅱ B-6-5）に刺入した鍼を上下させて，強刺激を与える雀啄術を1～2分間程度行うことで，腸管運動の抑制と腹痛の軽減が期待できる．だが，蠕動亢進によって腸管に痙攣を生じてしまい，便の通過障害をきたすような場合は，足三里穴，合谷穴，手三里穴，曲池穴などの四肢の経穴（図Ⅱ B-6-7）を治療点として用い，20分程度の置鍼や2～5 Hzの鍼通電を行うと，腸管運動の正常化が期待できる．また，精神的ストレスの緩和を目的として，東洋医学的な診断から弁証をたて，関連する臓腑経絡への鍼治療を加えてもよい．五兪穴である，膈兪穴，肝兪穴，脾兪穴や，肝経の太衝穴，胃経の梁丘穴などが応用される．刺鍼の深さや方向については，東洋医学的に考えると，腸管の蠕動運動が過剰の際には，経絡の流れを迎えるように強刺激を与える「瀉」法を用いるのがよいとされている．一方，腸管運動が抑制されている場合には，経絡の流れに随って鍼を刺入し，弱刺激を与える「補」法を用いるのが効果的とされている．

文献
1) Sato, A., Sato, Y., Suzuki, A., Uchida, S.: Neural mechanisms of the reflex inhibition and excitation of gastric motility elicited by acupuncture-like stimulation in anesthetized rats. *Neurosci. Res.* 18(1)：53～62, 1993.

7 腰痛

はじめに

　腰痛の原因は多岐にわたり，腰痛が重篤な疾病（たとえばがんの腰椎転移や子宮外妊娠など）の一症状であったり，内臓疾患の関連痛や外傷によるものである場合などは，禁忌症や不適応症となるので，十分に注意をし，丁寧に診察して鑑別しなければならない．

臨床上の注意事項

　禁忌症や不適応症と鑑別したら専門医に送る．内臓疾患の関連痛や解剖学的変化からの腰痛で，西洋医療との併用が有用な症例は，適応症であっても鍼灸治療に執着せず，併用治療を励行する．

　本人が気づいていない慢性的な内臓疾患の関連痛の場合もあるので，その疑いがある場合は，専門医の精診をすすめる．

　鍼治療で劇的な鎮痛効果の現れる症例も多いが，「もう少し」と追加治療すると，刺激過剰となって疼痛が再燃する場合があるので，経験の浅い者は深追いをしないほうが無難である．

　過去の経験から判断し，思うような治療効果が現れない，また効果があってもすぐに再燃するといった，痛みが進行性である場合は，重篤な疾病（腰椎への転移がんなど）が隠されていることもあるので十分に注意する．

　再発を繰り返している腰痛は治療効果が低く，長引く傾向があるので注意する．

適応となる病態

　腰痛の症例のうち，器質的変化によるもの，内臓疾患からの関連痛，圧痛点や筋硬結がとらえられないもの，筋力が低下しているもの，筋緊張が強く安静臥位で弛緩しないもの，再発を繰り返しているものなどは，治療効果が現れにくい傾向がある．

(1) 急性腰痛症（俗にいうぎっくり腰）
　① 筋・筋膜の急性炎症
　② 椎間関節の捻挫
　③ 腰椎椎間板ヘルニア（軽症）

(2) 慢性腰痛症
　① 筋・筋膜性腰痛
　② 椎間関節性腰痛
　③ 椎間板性腰痛
　④ いわゆる腰痛症（姿勢性腰痛）
　⑤ 変形性腰椎症

(3) 末梢性坐骨神経痛

治療方針

　まず，急性症と慢性症に分類し，まったく初めての急性発症なのか，慢性腰痛があっての急性発症なのかなど，腰痛のタイプを分析する．

　西洋医学的解釈も大切であるが，病名ではなく「腰痛の証」としてとらえ，東洋医学的解釈による配穴を主とし，解剖学的配穴を従とする．

　急性症は遠隔部強刺激，局所弱刺激を基本とし，慢性症は局所強刺激，遠隔・全身調整は弱

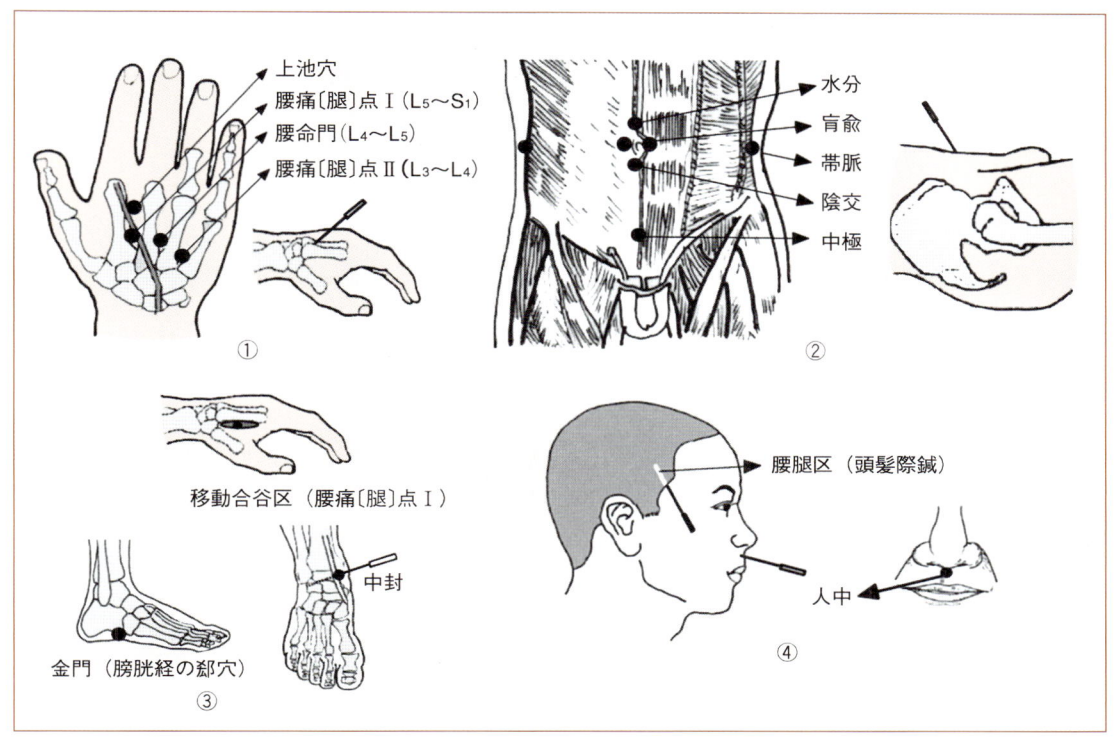

図ⅡB-7-1　急性腰痛の遠隔刺激点

刺激を基本とする．急性症でも，慢性症があっての急性発症であれば，全身調整療法を忘れてはならない．

診察に際しては，患者自身に疼痛部位を指し示させ，痛む姿勢を取らせるなどが重要で，これにより治療方針が示唆されることも多く，また患者に現在の症状を確認させることにより，施術後の治療効果の確認にもつながる．

具体的な治療法

特効穴や著効穴の反応をみるときは経穴部位にかかわらず，指頭で丁寧に反応部位を探り，圧痛や硬結などのツボ反応を見逃さないよう正確にとらえ，その反応部に鍼尖を的確に刺入して，鍼響を得ることが治療効果につながる．

鍼響を得た後，治療前に確認した発痛運動をさせて疼痛の変化を確認して効果があれば置鍼をする．効果が少なければ刺激をもう少し継続するか，次の反応点を追加して変化をみる．2～4穴の反応点に適刺激を加えて置鍼し，必須穴である筋会の陽陵泉穴に刺鍼して鍼響を得た後に15～20分間置鍼する．治効のあったツボを組み合わせて低周波置鍼療法を併用すると，より治療効果を発揮する症例も少なくない．

手背の反応は対側に出ることが多い．反応をみるときは，必ず左右を同じ条件で比較する．反応の出方により障害部位が推測できるといわれている．反応部位を正確に貫くように，大陵穴に向けて1～1.5 cm斜刺して鍼響を得る（図ⅡB-7-1-①）．

臍の周辺の反応は，経穴部位にかかわらずに反応をみる．急性では水分穴や陰交穴，慢性では肓兪穴に反応が出ることが多い．反応は爪を立てるように小さな範囲でみる．最も反応の強い部位に30～40回の打管鍼法*を行った後に置鍼する．

＊打管鍼法の手技：管鍼法で切皮を行った後，鍼管の頭をリズミカルに10数回～数10回の弾入操作を繰り返す．押手の上下圧は通常よりやや強めで，鍼管は皮膚上にしっかり密着させる．弾入速度は1秒間に5回程度で，弾入力と回数は症状や刺鍼部位により加減し，症状の消失，緩解を目安にする．

帯脈穴は，身体を捻転したときに痛む症例に効果がある．中極穴は，やや下方に2～2.5 cm刺入し，亀頭に鍼響を得る（図ⅡB-7-1-②）．

第2中手骨下縁にある移動合谷区の中央付近にある腰痛点（腰腿点）で反応をとらえて1.5 cm直刺する．金門穴は，然谷穴に向けて1.5 cm直刺する．中封穴は，丘墟穴に向けて1.5～2 cm刺入する（図ⅡB-7-1-③）．

腰腿区は，1.5～2 cm斜刺して穏やかに雀啄して鍼響を得る．人中穴は，激痛に著効を示す．最高圧痛点のやや上方に5～6 mm刺入して強刺激を与える（図ⅡB-7-1-④）．

脱衣も着席もできないような激痛がある場合，人中穴や最高反応を示す腰腿点（Ⅰに出ることが多い）に強刺激を与えると疼痛が軽減して脱衣，着席が可能になる．この刺激であまり変化がないか，あっても動こうとすると激痛が走る場合は，根性症状が強く，強度の腰椎椎間板ヘルニアが考えられるので，鍼治療は不適応と考える．

抜鍼後，効果が得られたことを確認し，伏臥位の治療を始める．

筋・筋膜性腰痛の場合は，患者が訴える疼痛部位に一致して筋緊張や圧痛点が認められるので，丁寧に切経をして治療ポイントを選別する．圧痛点が数多くあり，刺激部位を絞りにくいときは，圧痛点と一致する電気良導点を求めると刺激過剰になる危険性が少なく，治療効果もよい（図ⅡB-7-2）．

椎間関節性腰痛では，罹患関節から離れた部位に痛みを訴えるので，疼痛部位に関連する高さの椎間関節部で反応を探る（図ⅡB-7-3）．

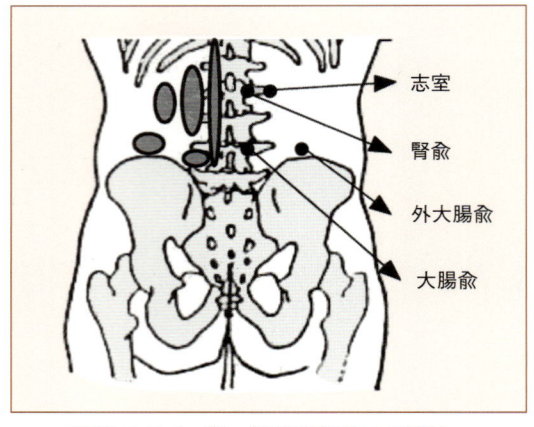

図ⅡB-7-2　筋・筋膜性腰痛の圧痛点，筋緊張発現部位

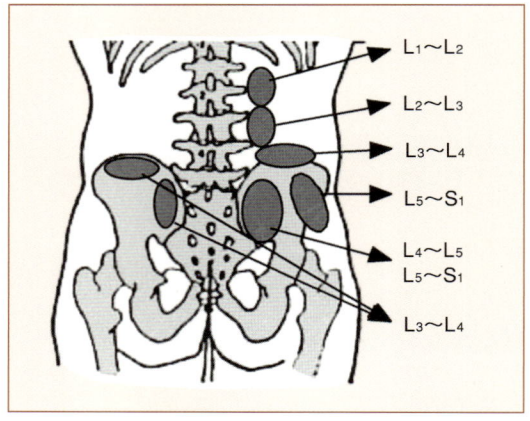

図ⅡB-7-3　椎間関節性腰痛の自発痛発現部位

腰仙部の痛みを訴える場合，広背筋の外縁付近から内方約30度，下方約45度方向に圧迫して圧痛点や仙骨部への放散痛をとらえて，その方向に刺鍼して鍼響を得る．

慢性症では，中殿筋の起始部付近（殿点）に圧痛点が出現する．圧痛点に刺鍼刺激をすると殿部から大腿部にかけて響きがあり，腰痛にも効果がある．

上仙穴は，慢性症で圧痛が出やすい．反応をみるときは正座前屈位で行い，圧痛点に皮内鍼を貼付する（図ⅡB-7-4）．

慢性症では臍下丹田がゆるみ，急性症では緊張する傾向がみられ，その部位への刺激が効果的である．

腸腰筋が緊張すると股関節がやや屈曲位で固

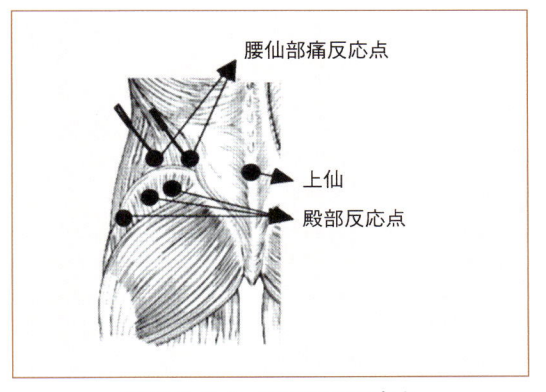

図Ⅱ B-7-4　腰殿部の反応点

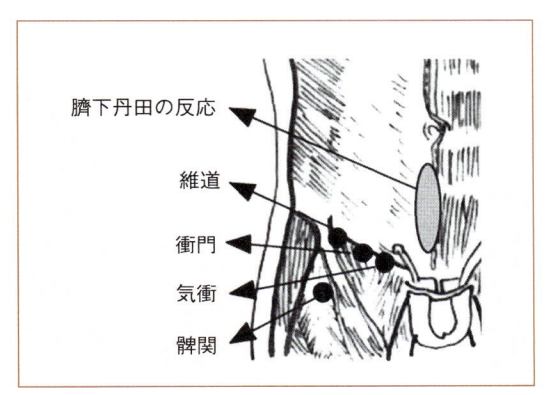

図Ⅱ B-7-5　臍下丹田と鼠径部の反応

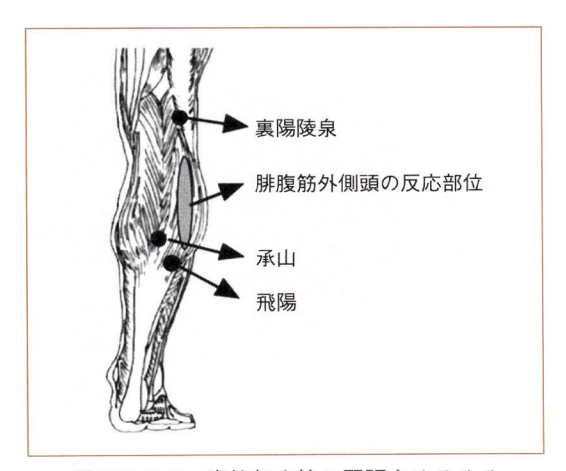

図Ⅱ B-7-6　脊柱起立筋の緊張をゆるめる

定されるため，腰椎に負担がかかって腰痛が起こる症例では，鼠径部や大腿前面上部に強い反応が現れることが多い（図Ⅱ B-7-5）．

　腰痛があると脊柱起立筋が全体的に緊張する．局所的に刺激する場合は，膀胱経の2行線から脊柱起立筋の緊張に向けて内下方に刺入するとよい．また，裏陽陵泉穴や承山穴，飛陽穴付近，腓腹筋外側頭の外縁に反応が出るので，その部位の刺激が脊柱起立筋の緊張をゆるめる効果がある（図Ⅱ B-7-6）．

　前屈運動で腰痛を訴える症例では，前屈時の腰椎と股関節の動きに注意する．

● 股関節の動きがわるい場合は，ハムストリング筋の緊張があり，前屈時に腰部に負担がかかって痛みが出るので，痛みの出る前屈姿勢を維持して，承扶穴，殷門穴，上委中穴（委中穴の上2寸）などに速刺速抜の瀉法鍼を施す．

● 腰部の動きがわるい場合は，腰部の緊張があるので，股関節の動きがわるい場合と同様な姿勢で腰部の圧痛点に速刺速抜の瀉法鍼を施す（図Ⅱ B-7-7）．

　陽陵泉穴は八会穴の筋会で，運動器系疾患には必須穴である．2〜3 cm直刺して第4趾に向かう響きを得ると効果的である．3.3 cm下の陵下点でも同様の効果が得られる．

　条山穴とは，条口穴から承山穴に向けて3〜6 cm刺入する透刺術をいい，はじめ胃経に響き，膀胱経に響きが出るように運鍼を行うと，腰部の筋緊張をゆるめて鎮痛効果がみられる．

　陽陵泉穴あるいは陵下点（陽陵泉穴の下3.3

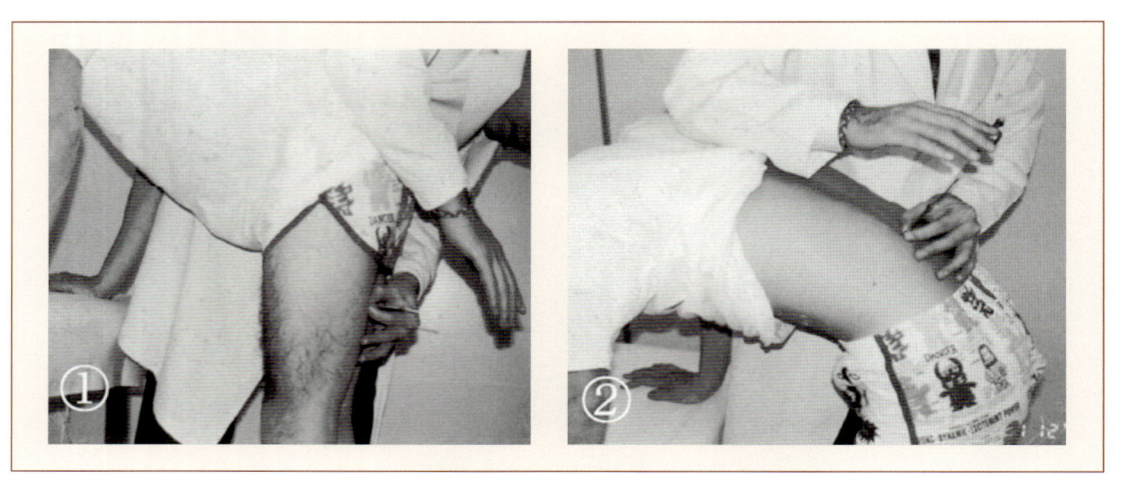

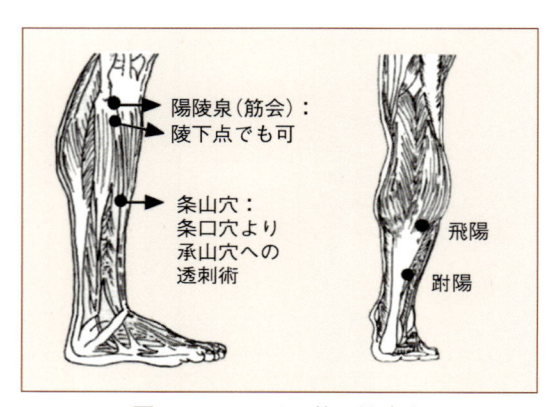

図II B-7-7　体位鍼

図II B-7-8　その他の治療点

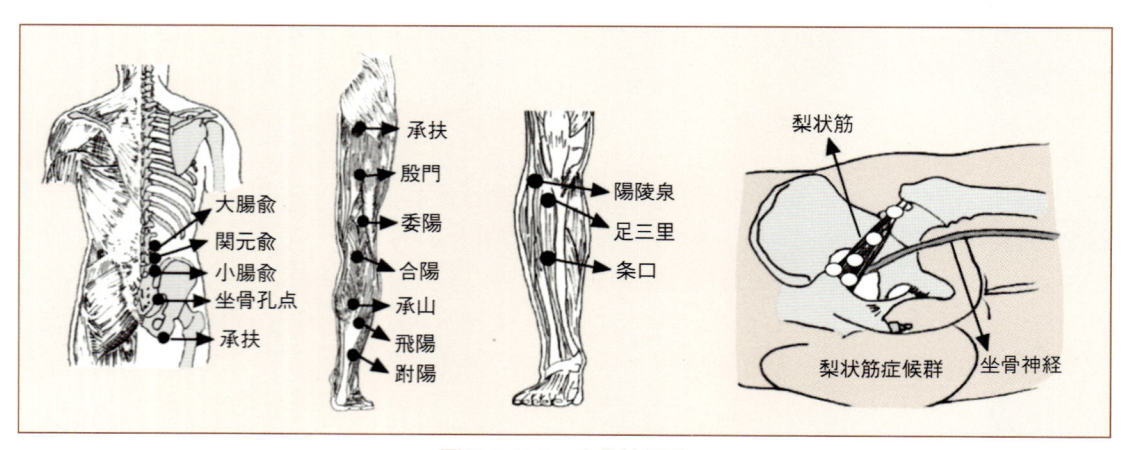

図II B-7-9　坐骨神経痛

cm）と条山穴を組み合わせて，低周波置鍼療法を行うとより効果的である．

　飛陽穴と跗陽穴は，急性腰痛症のときに反応が出やすい経穴で，やや上内方向に1.5〜2cm刺入し，膀胱経に鍼響を得ると効果的である（図II B-7-8）．

7. 腰痛

椎間板ヘルニアはL_4〜L_5間，L_5〜S_1間に発症することが多く，根性症状が強い坐骨神経痛や慢性化した症例で下腿の筋萎縮のみられるもの，また糖尿病性の坐骨神経痛は不適応症と考える．

仙骨神経叢（L_4〜S_3）の神経根刺激は必須である．殿部から大腿部，下肢部での坐骨神経の走行上で，患者が痛みを訴える領域での圧痛点から選穴する．

梨状筋の攣縮や肥厚により坐骨神経が圧迫されて，坐骨神経痛様の症状を示す疾患に梨状筋症候群がある．この場合は神経の走行上ではなく，梨状筋上での反応（圧痛や硬結）部位の刺激が重要である．反応をみるときは，側臥位で股関節屈曲，大腿内転位で梨状筋を伸展すると反応がとらえやすく，その姿勢での刺激が効果的である．

灸施術は，急性症で実施することは，ほとんどないと考える．いわゆる慢性腰痛症や内臓疾患由来の腰痛には，灸施術は有効的な治療方法であると考える．慢性腰痛症に対する方法として，五処の灸があり，毎日，米粒大の艾炷を5〜7壮施灸すると効果がある（図II B-7-10）．

内臓疾患由来の腰痛には，局所圧痛点に加えて，原疾患に対する配穴が必要である．

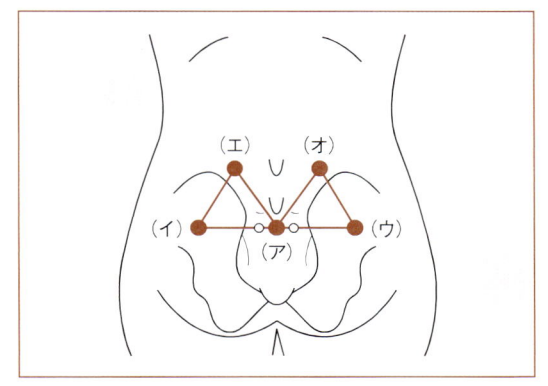

図II B-7-10 五処の灸

五処の灸の取穴法：大陵穴から中指先端（男左手，女右手）の長さを紙ひもで測り，その一端を尾骨先端に当て，正中線を上って尽きるところに1点(ア)をとり，ひもの中心を(ア)点に当て，左右のひもの尽きるところに(イ)と(ウ)の2点をとる．次に(ア)点と(イ)点にひも両端を当てて正三角形をつくり，その頂点に(エ)点と同様な方法で，(ア)点と(ウ)点にひもの両端を当てて正三角形をつくり，その頂点に(オ)点を取る．

8-1　下肢痛─股関節〜大腿

はじめに

股関節[1]は人体にとって最大荷重負荷関節であり、人が立って歩行するのに安定性と体重支持において重要な役割を果たしている。股関節の動きに関与する筋は殿部から大腿にあるため、動作と症状との関連性は重要である。また最近では、スポーツ傷害の一つとしてオーバーユースが原因となって股関節周囲や大腿に症状が出現することがある。

鍼灸治療は多くの症状に有効であるが、適応の鑑別をして施術を行うことが大切である。

臨床上の注意事項

股関節から大腿に発生する症状の多くは疼痛であるが、股関節部の症状に加え、腰痛や坐骨神経痛として出現することもある。股関節疾患は小児期から高齢者まで多種多様であり、変形性股関節症、股関節脱臼の既往、骨折などの外傷、ペルテス病、大腿骨頭すべり症など正確な診断を要するものがある。機能障害による日常生活動作の制限をきたすこともあるので注意が必要である。慢性化していることが多く、鍼灸治療によって疼痛が緩解した後も鍼灸治療を継続し、再発防止に努めることが大切である。

スポーツ傷害では受傷直後の処置としてRICE（安静、冷却、圧迫、挙上）処置を行い、急性期症状が消失した後に鍼灸治療を開始する。競技復帰後もオーバーユースにならないように指導する。

適応となる病態

(1) 変形性股関節症
(2) 恥骨結合炎
(3) 梨状筋症候群
(4) 坐骨神経痛
(5) 大腿前面の痛み
　① 大腿神経痛　② 閉鎖神経痛
　③ 外側大腿皮神経痛
(6) ハムストリングの肉離れ

治療方針

鍼灸治療については股関節から大腿周囲への局所治療を中心に紹介する。この部位では軸索反射によって筋内血流量が増加するので疼痛の緩解、消炎を目的に鍼灸治療を行う。鍼治療は置鍼術、単刺術および皮膚接触鍼を行う。灸治療は、特効穴や患部を流注する経絡上の経穴には米粒大の艾で、井穴には糸状大の艾による透熱灸をそれぞれ行う。円皮鍼は慢性的に経過している症状に対し、鍼灸治療の効果を持続させる目的で圧痛点に行う。

以下これらの治療法を紹介する。

具体的な治療法

(1) 変形性股関節症

変形性股関節症は股関節のこわばりや違和感、股関節痛、鼠径部から大腿前面にかけての痛みを訴える。日常生活動作の制限[2]（たとえば正坐、しゃがみ込み、足指の爪切りなど）や跛行などが出現する。

8-1．下肢痛―股関節〜大腿

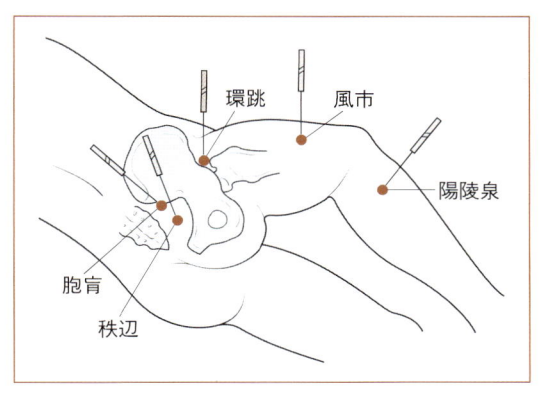

図Ⅱ B-8-1-1　変形性股関節症の治療点

　鍼灸治療は股関節周囲の筋に対して筋内血流量を増加させて，疼痛を緩和し，進行を遅らせ，さらに可動性の確保を目的に行う．側臥位で患側の股関節を屈曲させて治療する．環跳穴は60 mm・25号鍼を用いて直刺で約4 cm刺入する．風市穴，陽陵泉穴は40 mm・20号鍼を切皮程度の深さで刺入し，胞肓穴，秩辺穴は50 mm・20号鍼を直刺で2 cm刺入する．置鍼時間は5〜10分とする．さらに環跳穴に多壮灸をする．疼痛の再燃を防止するため股関節周囲の圧痛点に円皮鍼を留置する（図Ⅱ B-8-1-1）．

（2）恥骨結合炎

　恥骨結合炎は股関節の屈曲・内転時痛や外転および開排制限，下腹部痛，恥骨周辺の圧痛を生じる．慢性化を防ぐための鍼灸治療は効果が期待できる．

　鍼灸治療は腹直筋，股関節内転筋群への筋緊張緩和を目的として行う．仰臥位で患部の股関節を外転・外旋させ，膝の下に枕を置いて安定させる．天枢穴，横骨穴に40 mm・18号鍼を斜刺で約1 cm刺入する．衝門穴，陰廉穴は40 mm・18号鍼を直刺で2 cm刺入する．置鍼時間は5〜10分とする（図Ⅱ B-8-1-2）．灸治療は湧泉穴に半米粒大で，中封穴に糸状大で透熱灸をする．

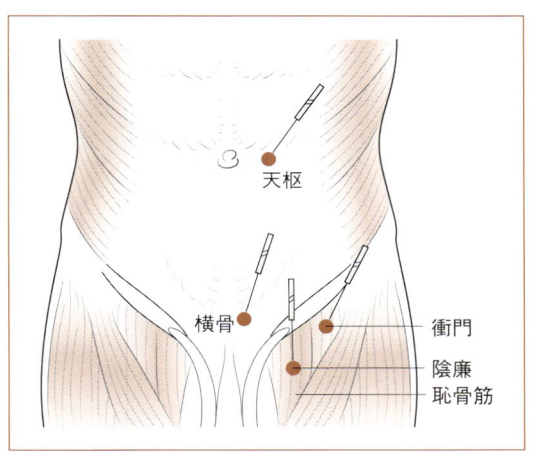

図Ⅱ B-8-1-2　恥骨結合炎の治療点

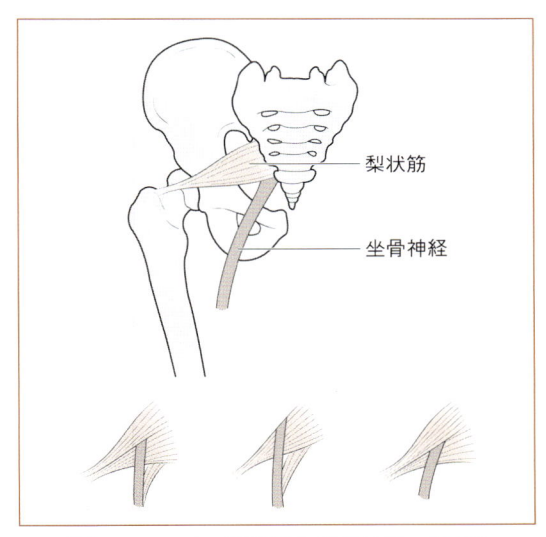

図Ⅱ B-8-1-3　梨状筋と坐骨神経の関係[3]
〔文献3）を改変〕

（3）梨状筋症候群

　梨状筋症候群は殿部から坐骨神経の経路に沿った疼痛が生じる．坐骨神経は一般的に梨状筋下孔を通って骨盤外に出る．しかし梨状筋と坐骨神経の位置関係[3]は，神経の一部が梨状筋の間を通過するもの，梨状筋が神経の間を通過するものなどがあるため，股関節の屈曲・伸展運動，内旋・外旋運動を繰り返すことで筋の柔軟性が失われると発症する（図Ⅱ B-8-1-3）．

　鍼灸治療は梨状筋の筋緊張を改善する目的で殿圧穴（●印）に90 mm・30号鍼で約6 cm刺

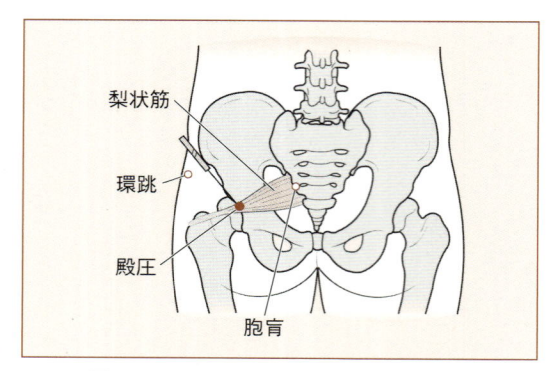

図Ⅱ B-8-1-4　梨状筋症候群の治療点

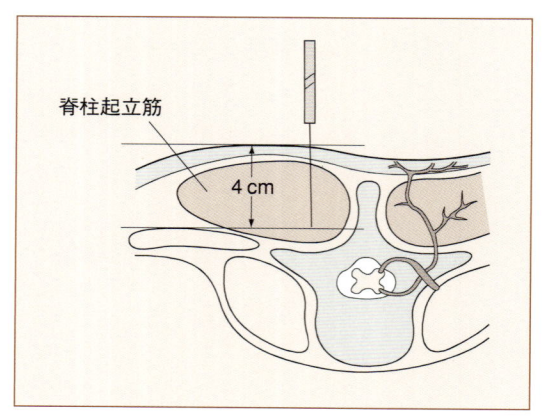

図Ⅱ B-8-1-5　腰部の刺入深度

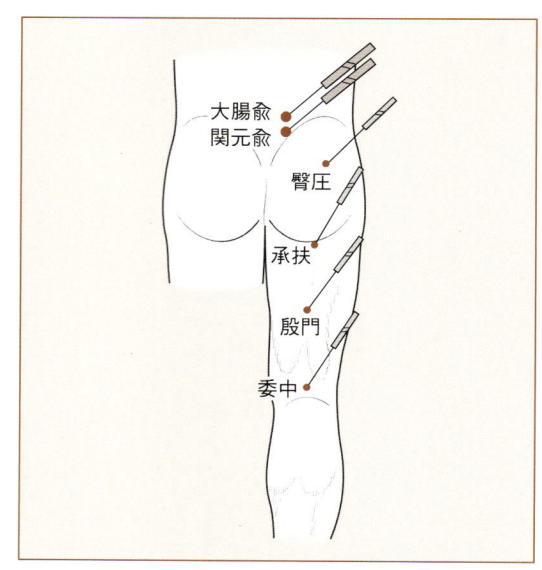

図Ⅱ B-8-1-6　坐骨神経痛の治療点

入する。単刺術を基本として「ひびき」を確認したらすぐに抜鍼する。灸治療は殿圧穴に米粒大で3壮の透熱灸を行う。疼痛を予防する目的で殿圧穴（●印），環跳穴，胞肓穴（○印）に円皮鍼を留置する（図Ⅱ B-8-1-4）。

(4) 坐骨神経痛

坐骨神経痛は坐骨神経の経路に沿って疼痛が発生する。疼痛の原因となるおもな整形外科的疾患は腰椎椎間板ヘルニア，変形性脊椎症による神経根症状が多い。

鍼灸治療は，坐骨神経痛の原因となる基礎疾患がある腰部への治療と，大腿後側に出現する症状に対する対症療法を行う。腰部への治療は大腸兪穴と関元兪穴（●印）に50mm・20号鍼を直刺で約2cm刺入する。置鍼時間は5～10分とする。治療を3回継続しても症状が改善しない場合には60mm・25号鍼を直刺で約4cm刺入する（図Ⅱ B-8-1-5）。殿圧穴，承扶穴，殷門穴，委中穴（●印）に50mm・20号鍼を直刺で刺入した後，2～3回旋撚して抜鍼する単刺術を行う（図Ⅱ B-8-1-6）。灸治療は太衝穴，至陰穴に糸状大で多壮灸を行う。圧痛点に円皮鍼を留置する。

(5) 大腿前面の痛み

大腿前面の痛みは上部腰椎椎間板ヘルニアが原因となることがある。

鍼灸治療[4]は共通穴として腎兪穴，気海兪穴（◎印）に50mm・20号鍼を直刺で約2cm刺入する。圧痛，硬結を認める志室穴（◎印）に40mm・20号鍼を直刺で約1cm刺入する（図Ⅱ B-8-1-7）。置鍼時間はともに5～10分とする。灸治療は腎兪穴，気海兪穴に知熱灸を各3壮行う。治療を3回継続しても症状が改善しない場合には60mm・25号鍼を直刺で約4cm刺入する（図Ⅱ B-8-1-5）。

① 大腿神経痛

大腿神経痛は大腿前面からやや内側に自発

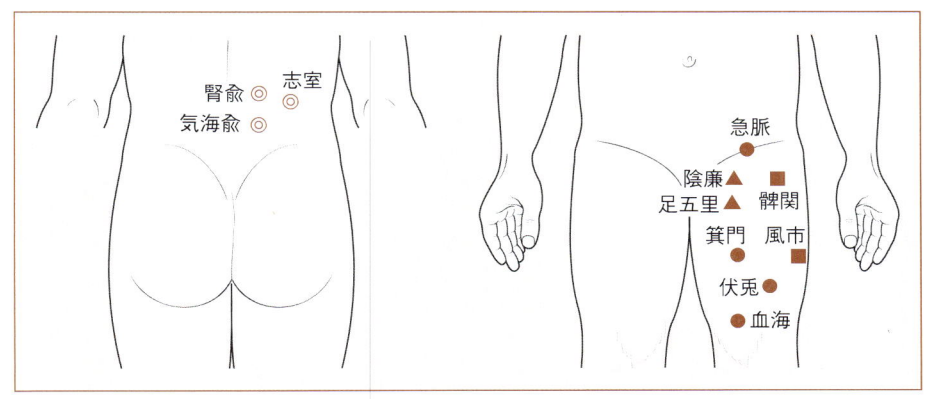

図ⅡB-8-1-7　大腿前面の痛みの治療点

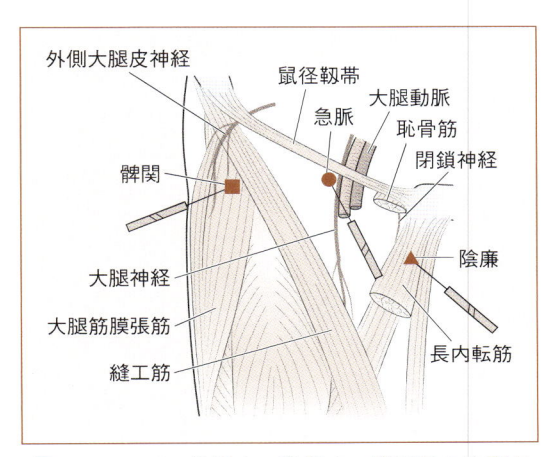

図ⅡB-8-1-8　急脈穴・陰廉穴・髀関穴の治療点
〔文献4）を改変〕

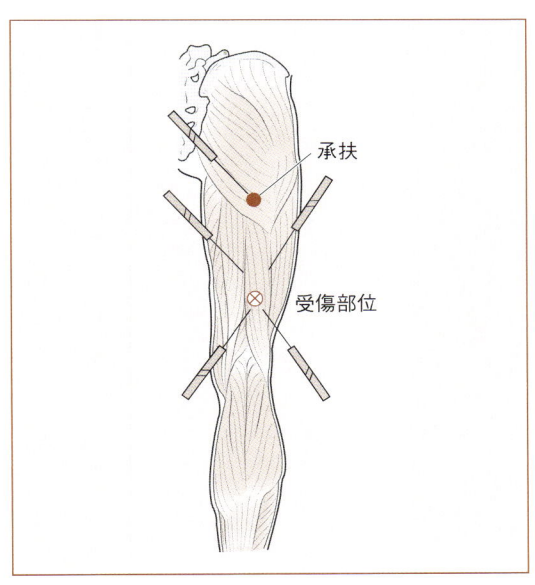

図ⅡB-8-1-9　大腿後側の肉離れの治療点
〔文献4）を改変〕

痛，圧痛を認める．局所治療は急脈穴，箕門穴，伏兎穴，血海穴（●印）に50 mm・20号鍼で約1.5 cm刺入して2〜3回旋撚する単刺術を行う．

② 閉鎖神経痛

閉鎖神経痛は大腿内側のうちとくに鼠径下部に疼痛を訴え，大腿内側上部に圧痛を認める．局所治療は陰廉穴，足五里穴（▲印）に50 mm・20号鍼で約1.5 cm刺入して2〜3回旋撚する単刺術を行う．

③ 外側大腿皮神経痛

外側大腿皮神経痛は大腿外側の自発痛と外側中央に圧痛がある．局所治療は髀関穴，風市穴（■印）に40 mm・20号鍼で約1.5 cm刺入して2〜3回旋撚する単刺術を行う（図ⅡB-8-1-7，8）．

(6) 大腿後側の肉離れ

肉離れ[5)]は受傷時の損傷音，動作時痛，圧痛，筋腹の陥凹などから判断する．痛みの程度は損傷の大きさをよく表しており，また回復の程度を判断する場合にも重要な所見となる．急性期の治療はRICE処置を行う．回復期の鍼灸治療は効果的である．関節の柔軟性を高め，筋力強化をはかり，再発を防止する．

鍼灸療法は大腿後側の筋緊張緩和と瘢痕形成を予防する目的で行う．受傷部周囲を囲むように40 mm・18号鍼で約1 cm刺入する．またハムストリングでは承扶穴に直刺で2 cm刺入して5～10分置鍼する（図II B-8-1-9）．抜鍼時に2～3回旋撚する．抜鍼後に受傷部の違和感を除くため皮膚接触鍼を行う．また受傷部に知熱灸2～3壮を行うとよい．

文献
1) 石井清一，平澤泰介監修：標準整形外科学．第8版，p. 504～509，医学書院，2002.
2) 祖父江牟婁人：股関節．メジカルビュー社，p. 24, 1994.
3) 川谷善行，松田芳郎，木原洋介，他：骨盤出口部における絞扼性坐骨神経障害（梨状筋症候群を含む）の診断と治療．関節外科，21(1)：p. 65～74, 2002.
4) 木下晴都：最新鍼灸治療学．下巻，p. 112, 1986.
5) 平沼憲治，内山英司：肉離れ（ハムストリング）．臨床スポーツ医学（臨時増刊号）：15：p. 164～165, 1998.

II. 鍼灸医学編 B. 各論

8-2 下肢痛—膝関節

はじめに

人類は2本の足で行動する進化した動物である。膝関節は2本足で立つ人の体を支え、歩く、走る、飛ぶなど移動するときの重要な働きを行っている。またとくに生活様式のなかでは正座やしゃがみ込みなどの動作を行うことで、膝関節にかかる負担は非常に大きなものがある。それゆえ膝関節部への障害が発症しやすく、多くの患者が膝痛を訴える。その多くは退行性変化を基盤とした変形性膝関節症と考えてよい。しかし、これ以外にもさまざまな原因で多くの膝痛を起こす疾患が存在する。変形性膝関節症の病態においても膝関節の炎症の有無、変形の有無やその程度、大腿四頭筋を中心とした膝関節周囲の軟部組織の萎縮の有無、患者の生活環境などさまざまな状況を判断し、鍼灸治療の方針を考えなければならない。またこれら以外にもスポーツ障害や日常生活でのオーバーユースによる膝関節痛も同様である。

臨床上の注意事項

膝関節痛の発症は 外傷性関節症、非外傷性関節症、感染性疾患、骨軟部腫瘍、変性疾患、スポーツ障害などさまざまな病態に分類ができる。鍼灸治療を行うにあたってもこれらのおおまかな疾患の病態を理解し、その治療の適応と禁忌について考えなければならない。とくに外傷性の膝関節痛は骨折や靱帯、半月板などの軟部組織が損傷している場合もある。また感染性疾患（骨髄炎、化膿性関節炎など）や骨軟部腫瘍（骨肉腫、Ewing肉腫など）などでは初期治療として鍼灸治療を行うよりも、まず整形外科的に処置を行うのが好ましい。しかし側副靱帯損傷などはその外傷の程度にもよるが、鍼灸治療で疼痛管理は十分行えると考えてよい。また変性疾患（変形性膝関節症など）やスポーツ障害（腸脛靱帯炎、鵞足炎、ジャンパー膝など）などでは初期治療から積極的な鍼灸治療を行ってもよい。

適応となる病態

(1) 変形性膝関節症
(2) 腸脛靱帯炎
(3) 鵞足炎
(4) 膝蓋腱炎（ジャンパー膝）
(5) 内側（外側）側副靱帯損傷

治療方針

膝関節の変性やその他の原因で発症する炎症や刺激は運動神経を興奮させ、膝関節周囲の筋肉や血管が緊張し、血液循環がわるくなり、膝関節の痛みとして現れる。このような状態においては、解剖学的な概念に基づく鍼治療や灸治療が非常に有用となる。とくに疼痛の軽減においては膝関節周囲の治療ポイントを対象に、40mm・16号鍼以下の細めの鍼で置鍼を行う。また膝関節の炎症を抑え、関節内の水腫抑制は鍼治療よりも灸治療のほうが効果的である。また膝関節の変形によるメカニカルな負担は、膝関節周囲の筋への異常なストレスによって痛みや違和感を伴う。このような痛みや筋の緊張に対しては、40mm・18号鍼でゆっくりとした雀啄

術を行うとよい．また疼痛が強い場合や筋の緊張が著明な場合は，低周波鍼通電療法を行う．鎮痛の持続を目的とした場合には円皮鍼を応用するとよい．これらの実際の方法を以下に紹介する．

具体的な治療法

(1) 変形性膝関節症

変形性膝関節症は，関節軟骨に負担が持続的にかかることにより，関節軟骨基質であるプリテオグリカンの変動や軟骨細胞の変化が生じ，周辺部にも影響を及ぼし，骨形状の変化や関節包の炎症をきたす．その病態の進行の程度や膝関節の状態はさまざまである．膝関節の関節内水腫や熱感などの炎症所見がなく，変形の所見も少ない状況では変形性膝関節症のなかでも初期および中期例として考えてよい．これらの場合は治療経過や予後もよいと考えてよい．実際の治療ポイントとしては消炎鎮痛を目的に，最も圧痛が確認できる内側関節裂隙部に40 mm・16号鍼で約5 mm刺入し，置鍼する（図Ⅱ B-8-2-1）．後に足三里穴，陰陵泉穴，陽陵泉穴，内膝眼穴，外膝眼穴などの膝関節周囲の筋の経穴を用いて40 mm・18号鍼でゆっくりとした雀啄術を行い，筋の緊張を除去した後，約10分の置鍼を行うとよい（図Ⅱ B-8-2-2）．

関節内水腫，熱感，滑膜肥厚などの炎症症状が存在する場合は，疼痛の程度も強く，患者の不安も強い．水腫や滑膜肥厚に対する治療ポイントとしては膝蓋骨の上方にある血海穴，梁丘穴に刺入し，あるいは膝関節後面の膝窩部に親指大の肥厚が確認できる場合は膝窩部の委中穴への治療が滑膜の炎症を抑え，水腫を抑制する．鍼は細めの40 mm，16号鍼を使用し，ゆっくりと強刺激にならないように約1 cm程度刺入し，10分間の置鍼を行う（図Ⅱ B-8-2-3）．また変形が強く内反変形（O脚）がみられる場合は，風市穴への40 mm・18号鍼で筋の緊張を除去

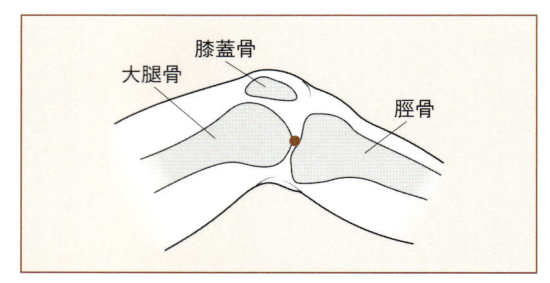

図Ⅱ B-8-2-1　内側関節裂隙部

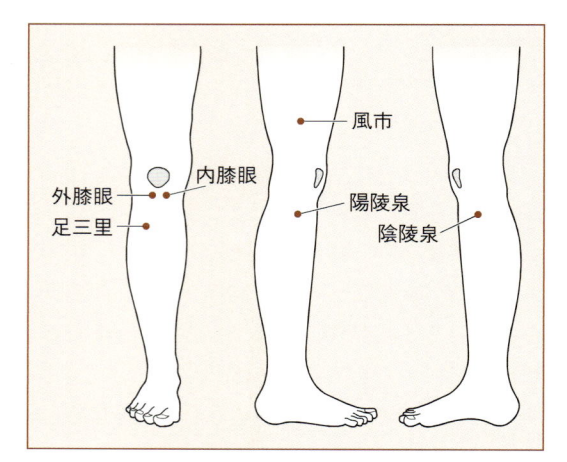

図Ⅱ B-8-2-2　膝関節周囲の治療点

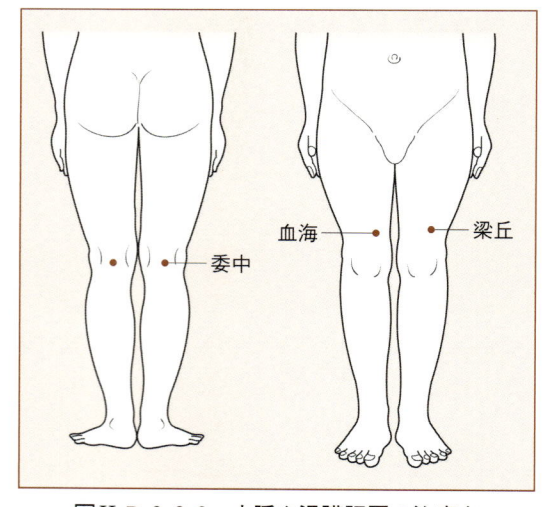

図Ⅱ B-8-2-3　水腫や滑膜肥厚の治療点

するために雀啄術を行う．

(2) 腸脛靱帯炎

腸脛靱帯は腸骨稜から張っている大腿筋膜張

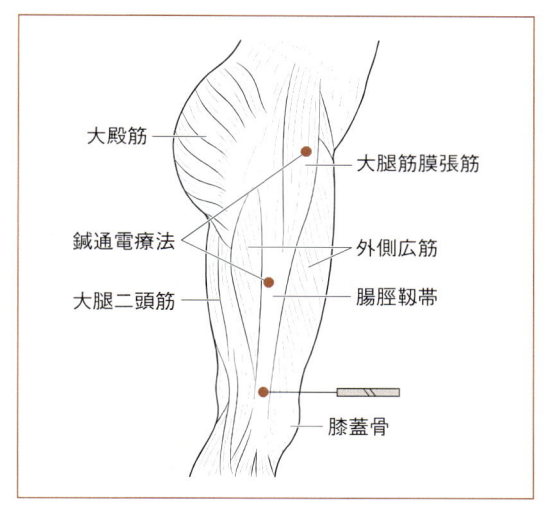

図II B-8-2-4　腸脛靱帯の治療点

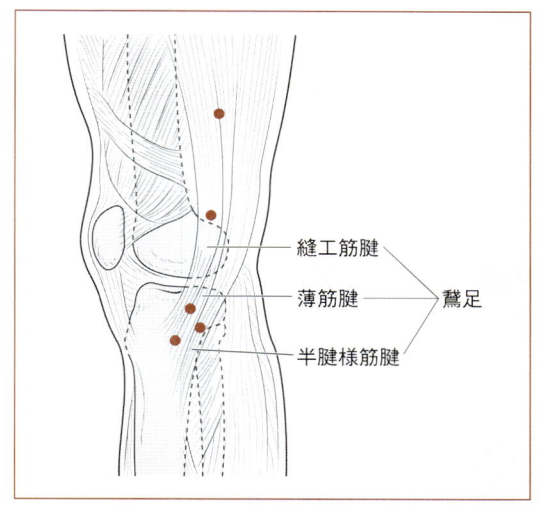

図II B-8-2-5　鵞足部の治療点

筋の線維束で脛骨の外上部に付着している．これらの軟部組織は，ランニングやジャンプを行うスポーツなどで膝関節の屈伸動作を繰り返し行うと，大腿骨外側顆と腸脛靱帯との間で摩擦刺激が起こり炎症性反応を示し，歩行時，運動時，安静時に膝関節外側の疼痛を伴う．

治療は，まず腸脛靱帯付着部（大腿骨外側部）の筋緊張部や圧痛部をよく確認する．とくに腸脛靱帯部の圧痛部は腸脛靱帯後縁や前縁に現れやすい．この部に40 mm・16号鍼以下の細めの鍼で置鍼を行う．刺入方法は腸脛靱帯の後面に向けて横刺を行う．次に大腿筋膜張筋や外側広筋の筋緊張部や腸脛靱帯の緊張部に40 mm・18号鍼を1～2 cm刺入し，3 Hzで10分間鍼通電療法を行うとよい（図II B-8-2-4）．通電時間はあまり長すぎると余計にだるい感覚が残存することがあるので注意が必要である．また腸脛靱帯炎では中殿筋部の緊張や圧痛反応を伴うこともある．この場合も同様に鍼通電療法を行うとよいが，刺入の深さは3～4 cm必要となる．また持続した効果を得るためには，腸脛靱帯中央筋腹，腸脛靱帯付着部の後縁や前縁に1.5 mmの円皮鍼の貼付を行うとよい．

(3) 鵞足炎

鵞足は半腱様筋，薄筋，縫工筋で構成されている．ランニングなど膝関節の屈伸動作を繰り返すことが原因で膝内側部痛とともに鵞足部の圧痛がみられる．また場合によっては腫脹を伴うこともある．鵞足炎と同時に半膜様筋付着部にも同様の症状がみられることがある．

治療にあたっては鵞足構成体や半膜様筋をよく触診し，とくに緊張の強い場所を，また圧痛の著明な場所を治療ポイントとして求めることがよい．鍼治療方法はこれらの反応部に40 mm・16号鍼以下の細めの鍼で約3か所，直刺で約10分間の置鍼を行う．次に鵞足部の該当筋である半腱様筋，薄筋，縫工筋と半膜様筋の筋腹に40 mm・16号鍼で数か所，約1～2 cmの深さで単刺した後，ゆっくりとした雀啄術を行い，筋の緊張を緩めるようにする（図II B-8-2-5）．このとき大腿内側部は鍼の刺入時の疼痛を感じやすい．この刺入時の疼痛は反射性に筋の緊張を起こしてしまうことがあるので，このことに注意を必要とする．また持続した効果を得るためには，鵞足部の最大圧痛部に1.5 mmの円皮鍼の貼付を行うとよい．

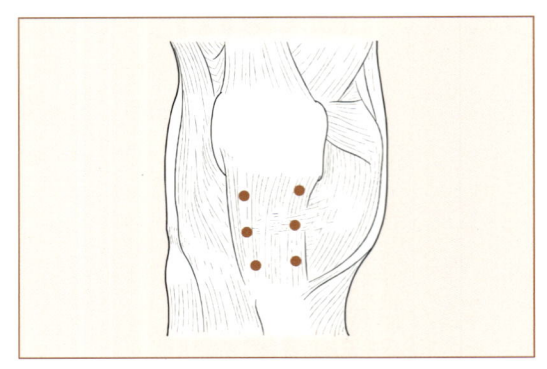

図Ⅱ B-8-2-6　膝蓋靱帯の治療点

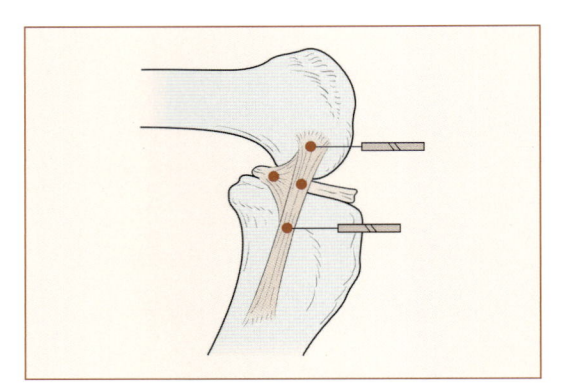

図Ⅱ B-8-2-8　内側側副靱帯の治療点

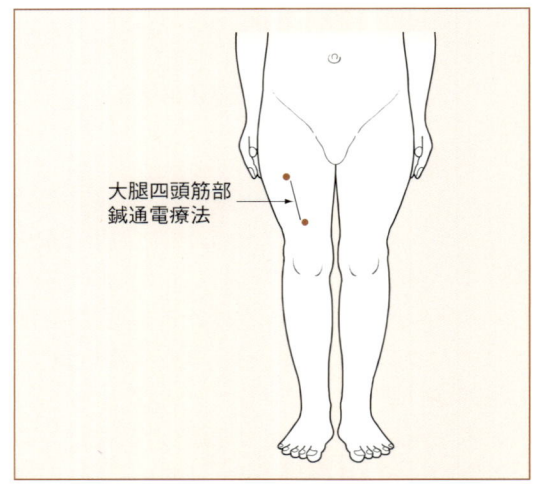

図Ⅱ B-8-2-7　大腿四頭筋の鍼通電療法

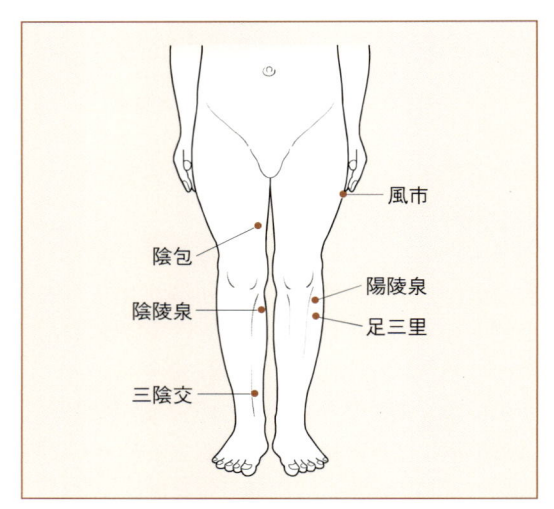

図Ⅱ B-8-2-9　局所以外の治療点

(4) 膝蓋腱炎（ジャンパー膝）

　膝蓋腱炎はジャンプやランニングを主体とするスポーツ選手によくみられる．ジャンプやランニングの着地における衝撃は，大腿四頭筋，大腿四頭筋腱，膝蓋骨，膝蓋腱，脛骨粗面へと至る一連の膝伸展機構によって吸収される．しかし過度の刺激や繰り返される刺激でこの膝伸展機構へ障害が伴い，膝関節に疼痛として現れる．

　鍼治療もこれらの膝伸展機構の解剖学的な理解のもと大腿四頭筋，大腿四頭筋腱，膝蓋腱，脛骨粗面などへの治療ポイントを選ぶようにする．まず鍼治療は30 mm・16号鍼で膝蓋腱部の周囲数か所に2〜3 mmの深さで軽く散鍼を行う（図Ⅱ B-8-2-6）．その後，膝蓋腱部の最大圧痛部に約10分，置鍼を行う．この最大圧痛部には索状に緊張が伴っている場合がある．治療としては30 mm・16号鍼以下の細い鍼を使って丁寧な刺入を行うようにする．次に大腿四頭筋の筋緊張部に40 mm・18号鍼を用いて約2 cm刺入し，3 Hzで10分，鍼通電療法を行うとよい（図Ⅱ B-8-2-7）．通電時間はあまり長すぎると余計にだるい感覚が残存することがあるので注意が必要である．

(5) 内側（外側）側副靱帯損傷

　スポーツによる事故や交通事故などが原因となり，とくに膝関節軽度屈曲位で回旋強制され

ることで側副靱帯損傷がよく発症する．外傷の程度によって部分断裂または完全断裂と症状も異なる．完全断裂の場合は専門医に受診をすすめる．鍼灸治療は関節の腫脹が軽度で膝関節の動揺性の増大もあまりなく，靱帯を伸ばすと疼痛が伴う場合に，とくに効果があると考えられる．

鍼治療を行うにあたっては鎮痛，消炎の目的で以下の治療を行う．治療肢位は膝関節軽度屈曲位で治療を行う．まず側副靱帯部の最大圧痛部をよく触診し，その部に 40 mm・16 号鍼以下の細めの鍼で直刺を行う．深さは 2～3 mm の切皮程度で約 10 分間の置鍼とする．また靱帯部の関節裂隙をはさみ込むようにして，上下のポイントを前方から後方に向かって横刺で約 10 分間置鍼を行うとよい（図ⅡB-8-2-8）．これらの局所以外に外側側副靱帯損傷であれば風市穴や足三里穴に 40 mm・18 号鍼を用いて約 2 cm 刺入し，雀啄する．また内側側副靱帯損傷であれば，陰陵泉穴，三陰交穴や陰包穴に同様の鍼治療を行うとよい（図ⅡB-8-2-9）．

文献
1) 西條一止．熊澤孝朗：鍼灸臨床の科学．p. 179～205，医歯薬出版，2000．
2) 越智秀樹．勝兄泰和：疾患別治療大百科シリーズ 2．膝関節痛．p. 12～20，医道の日本社，2000．

8-3　下肢痛—下腿〜足部

はじめに

　下腿・足関節・足部は，「立位や姿勢の維持」，「全身運動の支点」，「バランス調整」など，人体の支持，運動にとって重要な役割を担っており，痛みや症状が慢性化すると，バイオメカニクス的観点からも体全体に与える影響はきわめて大きい．疼痛の原因は，いわゆる運動器系疾患から内科系疾患に至るまでさまざまである．最近はスポーツ人口が増加し，オーバーユースや外傷が原因で，これらの領域に傷害を起こすケースが増加している．
　多くは鍼灸治療が有効であるが，臨床では鍼灸治療の適応・不適応の鑑別を行った後，施術することが大切となる．

臨床上の注意事項

　疼痛の原因が運動器系疾患で，外傷性や器質的な疾患が疑われる場合は正確に病態を把握した後，治療を行うことが基本である．骨折をはじめ，発育期の骨端症，疲労骨折，足の変形異常など，原因が骨にある場合はとくに鑑別を要する．なお，骨折，脱臼，靱帯の断裂，コンパートメント症候群，急性動脈閉塞症，化膿性関節炎，結核性関節炎，骨軟部腫瘍など，ただちに専門医を受診すべき病態も存在するので，注意が必要である．
　一方，痛みの原因が運動器系疾患のみではなく，痛風，糖尿病性末梢神経障害など内科系疾患や他の領域に起因する場合もあり，医師との連携が必要なケースもある．
　鍼治療で痛みが消失した後も，しばらく患部を安静にさせることが大切である．とくにスポーツ選手の場合，競技復帰の時期には十分に注意し，その後もオーバーユースで症状が再発しないよう，アスレティックリハビリテーション的立場から指導を行う．

適応となる病態

(1) 足関節捻挫
(2) シンスプリント
(3) 下腿・足の神経痛
(4) 腓腹筋部の肉離れ，アキレス腱炎

治療方針

　皮内鍼療法は鎮痛作用が強く，効果も持続するので，痛みのため歩行障害を伴っている場合にはまず試みるべき療法である．
　また鎮痛と同時に局所の炎症を抑える目的でリンパの還流を促すよう，患部を支配するリンパ節周辺に傍リンパ節鍼通電療法を行う．
　さらに病態の存在する部位を走行する経絡は気・血の運行が滞っており，各経絡上の要穴や反応点，特効穴に刺鍼や円皮鍼を行うことで，経絡の調整を行う．
　慢性化した局所の痛みは雀啄術や低周波鍼通電療法，知熱灸を行うと有効である．以下，これらの方法を紹介する．

具体的な治療法

(1) 足関節捻挫

　足関節の捻挫は内側への捻りによる内反捻挫

8-3．下肢痛―下腿～足部

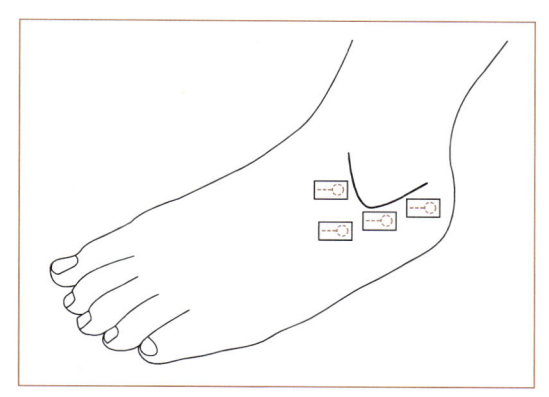

図Ⅱ B-8-3-1　圧痛点への皮内鍼

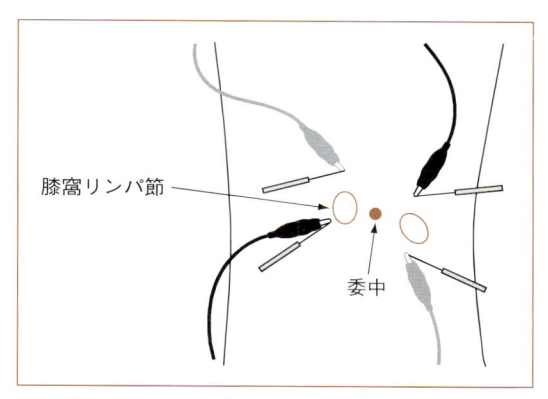

図Ⅱ B-8-3-2　傍膝窩リンパ節への鍼通電

が起こりやすく，歩行可能な状態から立位ができないものまで，損傷や痛みの程度はさまざまである．骨折や靱帯の断裂がないかぎり，皮内鍼療法でほとんど鎮静する．

　鍼治療は，鎮痛，消炎，経絡調整の目的で以下の治療を行う．まず，痛みを訴える部位に皮内鍼を2〜3 mm，最大圧痛点から始め何か所か刺入し，絆創膏で固定する（図Ⅱ B-8-3-1）．これにより痛みはかなり減少していくものである．さらに立位をとらせたり足関節を内がえし，外がえし，底屈，背屈させ，体重を負荷した状態で同様の治療を行う．次に実際に歩行や走行してもらい，痛みが残っている場合は同様の方法を行う．いかに正確に圧痛部位に皮内鍼を刺入するかが治療のポイントである．

　また炎症を抑える目的で，膝窩リンパ節をねらい，膝窩部の中央・委中穴周囲に，40 mm・22号鍼のステンレス鍼4本を約2 cmずつ刺入し，3 Hz，15分の低周波鍼通電療法を行う（図Ⅱ B-8-3-2）．さらに疼痛部を走行する経絡に対して，足関節を底屈して痛みがある場合は梁丘穴，地機穴に，背屈して痛みがある場合は金門穴，水泉穴に，内がえしで痛みがある場合は外丘穴に，外がえしで痛みがある場合は中都穴に円皮鍼を行う（図Ⅱ B-8-3-4）．

　慢性期であっても急性期と同様の治療を行う．なお，それでも痛みが残る場合は，痛みが発生している局部に雀啄術でひびき感を与え

る．さらに疼痛部位に鍼をひびき感があるまで刺入し，3 Hz，20分の低周波鍼通電療法を行う．圧痛点に対する知熱灸も有効である．

　外反捻挫の場合も同様の方法で治療を行う．

(2) シンスプリント

　シンスプリントは過労性の脛部痛で，障害部位に著明な圧痛が認められる．

　鍼治療は鎮痛，消炎，経絡調整の目的で以下の治療を行う．まず，最も強い圧痛点から皮内鍼を2〜3 mm何本か刺入し，絆創膏で固定する（図Ⅱ B-8-3-3）．次につま先立ちやつま先歩行をさせ，痛む部位に皮内鍼を同様に固定する．

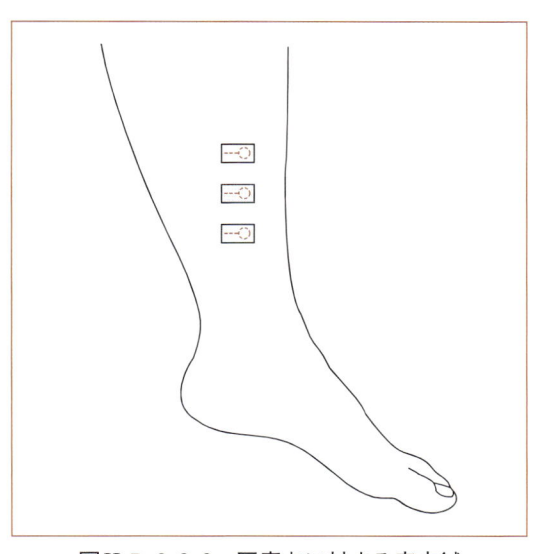

図Ⅱ B-8-3-3　圧痛点に対する皮内鍼

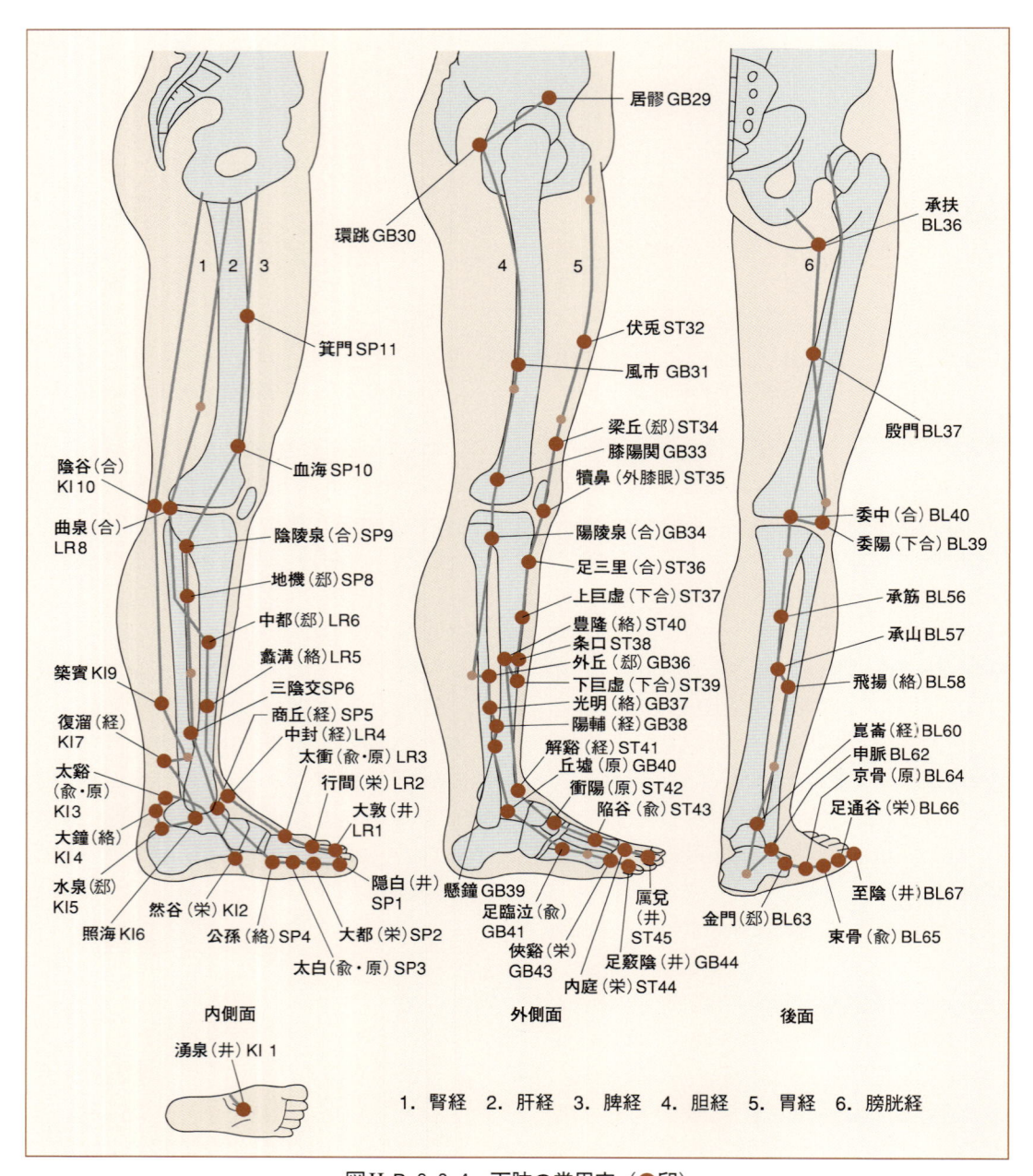

図II B-8-3-4　下肢の常用穴（●印）
日本経穴名の後ろの（　）内は要穴分類，記号はWHO標準略号（1989）を示す．
（尾﨑昭弘：図解鍼灸臨床手技マニュアル．p. 151，医歯薬出版，2003）

また，炎症を抑える目的で膝窩リンパ節をねらい，委中穴周囲に，40 mm・22号鍼のステンレス鍼4本を約2 cmずつ刺入し，3 Hz，15分の低周波鍼通電療法を行う（図II B-8-3-2）．次に経絡調整の目的で下腿を走行する経絡上（図II B-8-3-4）でそこを押すことで患部の痛みが軽減するポイントに円皮鍼を刺入する．初期治療が大切で，1週間に2〜3回の割合で治療を行い，ある程度疼痛が治まった後も，オーバーユースにならないよう指導し，1週間に1回の割

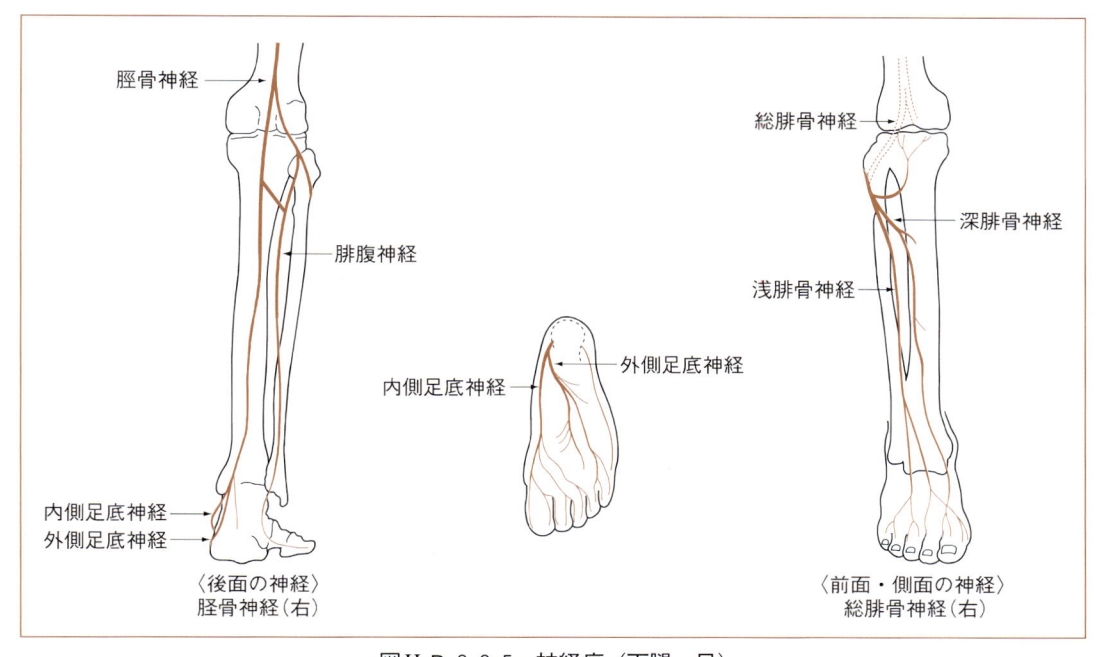

図Ⅱ B-8-3-5　神経痛（下腿～足）
（竹内孝仁，他編：体表解剖と代償運動．p. 72～73，医歯薬出版，2001）を改変

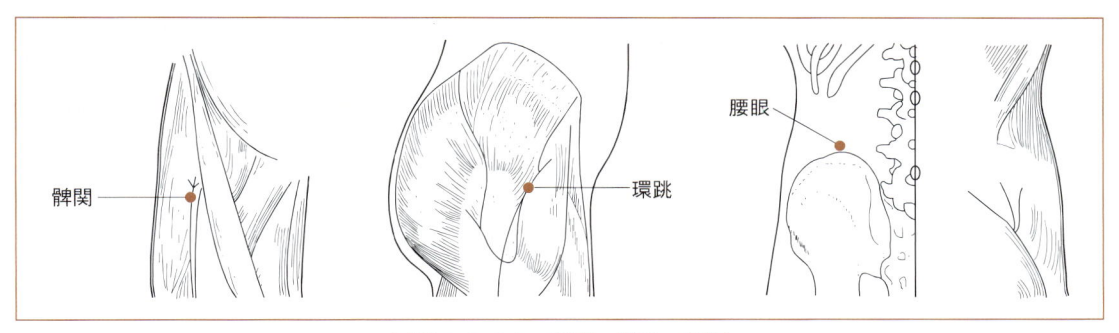

図Ⅱ B-8-3-6　髀関・環跳・腰眼

合で治療を継続して行う．

(3) 下腿・足の神経痛

神経の走行経路に起こる発作性の疼痛が神経痛で，下腿前面では深腓骨神経，側面では浅腓骨神経，後面では脛骨神経領域，また足に発生することがある（図Ⅱ B-8-3-5）．

鍼治療は鎮痛の目的で神経走行中の圧痛点に40 mm・22号鍼のステンレス鍼を約1 cm ずつ刺入し，3 Hz，20分の低周波鍼通電療法を行う．通電終了後は神経走行中で圧痛の強い部位に円皮鍼を刺入する．なお，坐骨神経は腰部，殿部，大腿を走行するので，その領域の治療もあわせて行う（鍼灸医学編各論　7.腰痛，8-1 下肢痛：股関節～大腿の項参照）．経絡の調整も大切で，とくに慢性の経過をたどる場合は，背部兪穴の硬結部に単刺を行い，背部から腰部にかけて筋の緊張を緩める．また，前面の痛みでは髀関穴に，側面の痛みでは環跳穴に，後面や足底の痛みでは腰眼穴に硬結が現れやすいので（図Ⅱ B-8-3-6），雀啄術で筋緊張を緩めると効果がある．圧痛点に対する知熱灸も有効である．

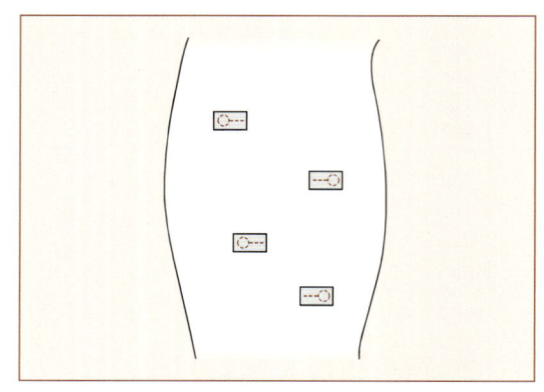

図Ⅱ B-8-3-7　腓腹筋部への皮内鍼

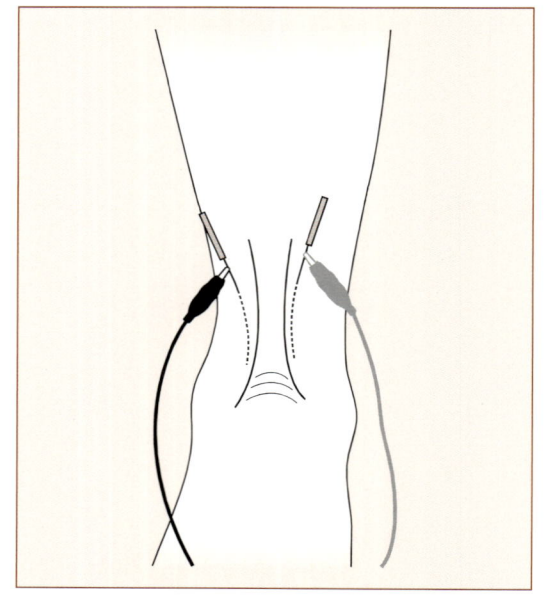

図Ⅱ B-8-3-8　アキレス腱への横刺鍼通電

(4) 腓腹筋部の肉離れ，アキレス腱炎
① 腓腹筋部の肉離れ

　肉離れは急激な運動など，ストレスにより筋の線維が損傷を受けた状態で，損傷の程度により痛み方もさまざまである．鍼治療は鎮痛，消炎，経絡調整の目的で，以下の治療を行う．治療法は立位がとれない場合は腹伏位で，痛む部位に皮内鍼を2～3 mm，最大圧痛点からはじめて何か所か刺入し，絆創膏で固定する（図Ⅱ B-8-3-7）．立位がとれる場合は，患者を立たせて皮内鍼を圧痛部位に刺入し固定する．治療により痛みが軽減してくる場合は，歩行や走行してもらい，あるいは立位でさらに体重を負荷した状態で同様の治療を行う．次に炎症を抑える目的で，膝窩部の中央・委中穴周囲に膝窩リンパ節をねらい，40 mm・22号鍼のステンレス鍼4本を約2 cmずつ刺入し，3 Hz，15分の低周波鍼通電療法を行う（図Ⅱ B-8-3-2）．また疼痛部を走行する経絡に対しては，足関節を底屈して痛みがある場合は梁丘穴，地機穴に，背屈して痛みがある場合は金門穴，水泉穴に，内がえしで痛みがある場合は外丘穴に，外がえしで痛みがある場合は中都穴に円皮鍼を刺入する（図Ⅱ B-8-3-4）．

② アキレス腱炎

　アキレス腱は人体中最大の腱であるが，いわゆる使いすぎからアキレス腱炎を起こす場合がある．鍼治療は鎮痛，消炎，経絡調整の目的で，以下の治療を行う．急性期は立位の状態でアキレス腱周囲の圧痛点に皮内鍼を刺入し，絆創膏で固定する．さらにつま先歩行や踵歩行をさせ，痛む部位に同様の治療を行う．

　消炎，経絡調整の目的で，腓腹筋部の肉離れと同様の治療を行う．

　慢性期の場合，アキレス腱に沿わせるように50 mm・22号鍼を横刺し，3 Hz，15分の低周波鍼通電療法を行う（図Ⅱ B-8-3-8）．圧痛点に対する知熱炎も有効である．

文献
1) 尾﨑昭弘：図解鍼灸臨床マニュアル．医歯薬出版，2003．
2) 竹内孝仁，他：体表解剖と代償運動．医歯薬出版，2001．
3) 全国養成施設協会編：漢方概論（経穴編）．医歯薬出版，1972．

II. 鍼灸医学編 B. 各論

9 術後疼痛

はじめに

　外科的手術に伴う急性期の術後疼痛管理は，現代医学では脊髄硬膜外腔内の鎮痛薬投与によってめざましい進歩をとげ，患者自身が鎮痛薬の投与量をコントロールする鎮痛法（patient controlled analgesia：PCA）も試みられている．一方，術後疼痛に対する鍼鎮痛法は，鎮痛薬のみで疼痛がコントロールできない場合や，鎮痛薬の至適投与量を超えた症例に対する補助的な手段として応用されている．その報告の多くは鍼通電鎮痛（electro acupuncture analgesia：EA）が施行されている．その他に経皮的神経電気刺激法（TENS）あるいはSSP療法が試みられ，術後疼痛の軽減と鎮痛薬の投与量を減少させている[1~3]．さらに，NIH（米国国立衛生研究所，1997）は鍼の効果を認める合意声明[4]で抜歯後疼痛に対する有効性を示し，WHOは鍼灸適応疾患リスト（1996）に術後疼痛をあげている．このように鍼治療が下行性疼痛抑制系や内因性鎮痛系を介して鎮痛薬の補助や投薬後も鎮痛効果が十分に発揮されない症例に対して，術後疼痛管理を補完する統合医療として実践されている．

臨床上の注意事項

　急性期（手術直後）の術後疼痛に鍼鎮痛を試みる際，手術直後は術創周囲がドレーンやガーゼなどに覆われ，直接切開創の周囲に刺鍼が行えない場合や，不潔な操作で創部の炎症や感染症を引き起こす可能性のある場合，末梢部の経穴（合谷など）鍼通電にて鍼麻酔効果（内因性鎮痛）を発現させる．

　また，術後1年以上が経過しても疼痛が遷延する術後瘢痕性疼痛を呈する症例も少なくない．この場合，瘢痕部のアロディニア（allodynia）*や痛覚過敏（hyperalgesia）を呈し，難治性の神経因性疼痛（neuropathic pain）となる．とくに肋骨切除による開胸手術で多くみられ，肌着などが触れるなどの触刺激によって痛みが増強するケースもある．さらに，手術による末梢神経の損傷が認められない場合でも反射性交感神経萎縮症（RSD）として同様の症状を訴える場合があるので注意が必要である．

　＊アロディニア（allodynia）：本来なら痛みとして感じない触刺激で痛みを誘発する状態を示し，カウザルギー（causalgia：主として外傷性の末梢神経損傷後に，自律神経症状を伴う灼熱性疼痛を呈する疾患），反射性交感神経萎縮症（RSD）でみられる．

適応となる病態

(1) 術後疼痛
(2) 術後瘢痕性疼痛
(3) 抜歯後疼痛

治療方針

(1) 術後疼痛

　手術直後に発生する術後疼痛に対する鍼鎮痛法（図II B-9-1）は，おもに合谷穴・足三里穴に対する鍼通電（鍼鎮痛）が試みられている．通電条件として周波数は3Hz程度の低頻度鍼通電によって下行性疼痛抑制系・内因性鎮痛系を

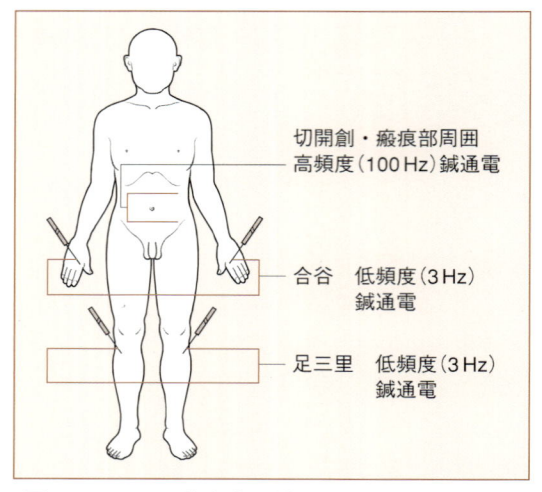

図Ⅱ B-9-1　術後疼痛に対する鍼通電・鍼鎮痛法

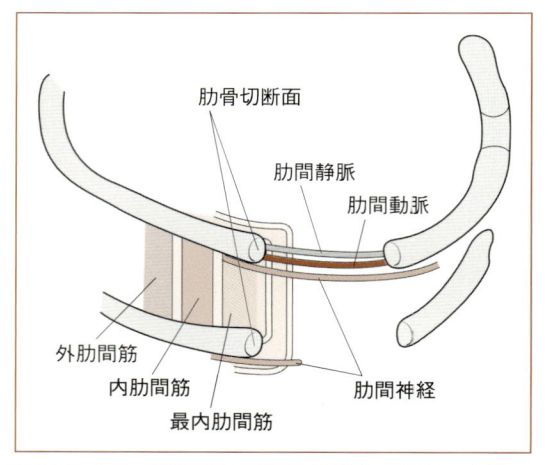

図Ⅱ B-9-2　開胸手術（肋骨切断後の神経，血管の走行）LiSA., 5 (10) 1998.術後の異常痛より引用

賦活させ，術後疼痛を緩解させ鎮痛薬の投与量を削減させている[2]．また，切開創周囲の疼痛に対する鍼通電は，ゲートコントロール理論を考慮し，高頻度（100 Hz）鍼通電によってAβ線維の興奮性を高めて痛みを伝えるC線維の伝導を脊髄で抑制させ，鎮痛効果を発現させる．しかし，持続硬膜外麻酔法が施行されているケースでは，腰脊髄神経支配領域がブロックされているため，腰下肢への鍼通電などは効果が期待できないので注意が必要である．

(2) 術後瘢痕性疼痛

肋骨を切断し，術野を確保する開胸手術（図Ⅱ B-9-2）では，肋間神経や血管を剝離して残す場合と肋骨切除に合わせて切除する場合がある．全切除した場合に術後疼痛や瘢痕性疼痛を生じやすく，瘢痕部に治療が可能な場合は瘢痕部を囲んで鍼通電療法やTENS（図Ⅱ B-9-3）を施行する．また，瘢痕部のアロディニアによって局所治療が困難な場合は瘢痕部への刺鍼を避け，末梢経穴（合谷穴など）の低頻度鍼通電法が望ましい．

(3) 抜歯後疼痛

抜歯後疼痛に対する鍼鎮痛においても，鍼通電療法あるいはTENSなど刺激鎮痛法が応用され，局所麻酔薬過敏患者に対して薬物を使用することなく，鍼麻酔による智歯抜歯術[5]やインプラント手術後の知覚麻痺の改善が報告されている[6]．これらの鍼鎮痛法は合谷穴の鍼通電が頻用されている．

このように術後疼痛に対しては，とくに末梢経穴（合谷穴）鍼通電による下行性疼痛抑制系・内因性鎮痛系を賦活した鍼鎮痛法として鎮痛薬効果を補完する統合医療が実践されている．

具体的な治療法

(1) 術後疼痛

手術直後は術創周囲に排液管（ドレーン）やガーゼ，包帯などが装着され，術後に直接切開創の周囲に刺鍼が行えない場合や，不潔な操作で創部の炎症や感染症を引き起こす可能性もある．この場合は，切開創周囲ではなく，末梢部の経穴（合谷穴・足三里穴）に直刺にて20 mm程度刺入し，低頻度（1～3 Hz）鍼通電（図Ⅱ B-9-1）を30分程度行い，鍼麻酔効果（内因性鎮痛）を発現させる．さらに，胃全摘術など腹部手術においては悸肋部の下端に術後約5日程度

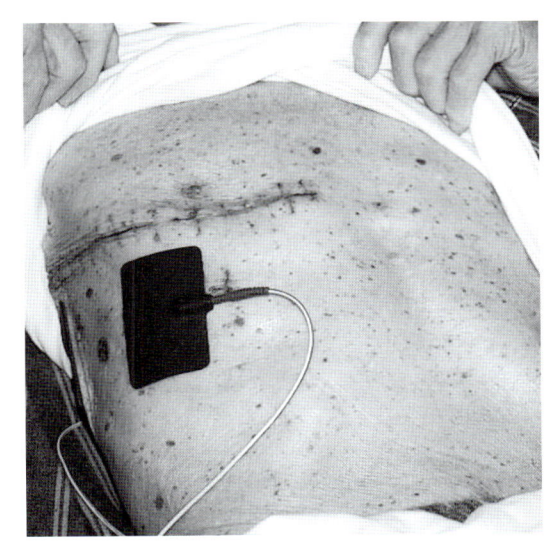

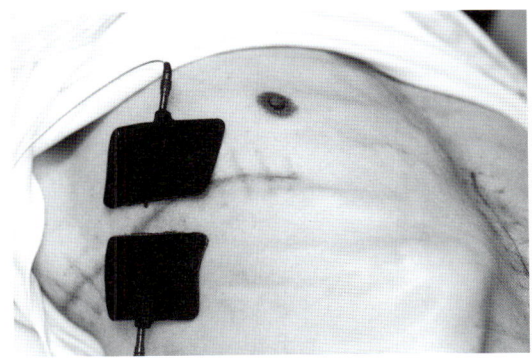

図II B-9-3　開胸手術後の創部痛に対するTENS療法

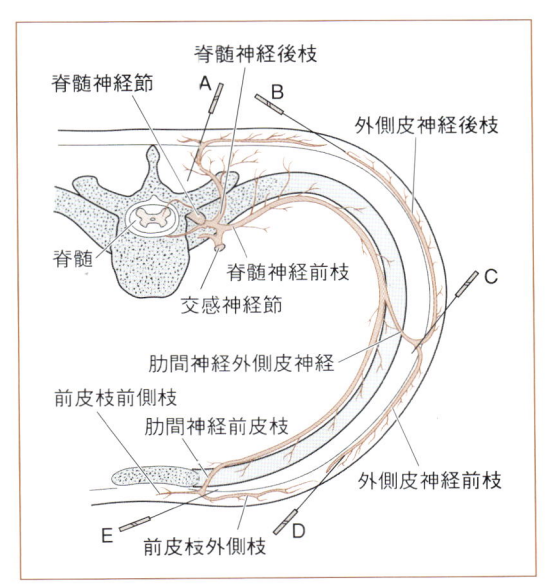

図II B-9-4　第3～第6肋間神経の走行と刺鍼・刺入方向
A 脊柱点：棘突起の外方約3 cmの部位（脊髄神経後枝）
B 背外点：横突起の外方約3 cmの部位（脊髄神経後枝・肋間神経外側皮神経後枝）
C 腋窩点：前腋窩線上の部位（肋間神経外側皮神経）
D 乳線点：乳頭線上の部位（肋間神経外側皮神経前枝・前皮枝外側枝）
E 胸骨点：胸骨外端部（肋間神経前皮板前側枝・外側枝）
刺入方向は脊柱点を除いて罹患枝に横刺を行う．

はリンパ節廓清などに伴う腹腔内の浸出液を排泄するため排液管が挿入され，その周囲にも疼痛を発生しやすい．この場合は，疼痛周囲に横刺にて20 mm程度刺入し，高頻度100 Hzの鍼通電を10分程度試みるが，清潔操作に十分な注意が必要である．

（2）術後瘢痕性疼痛

瘢痕性疼痛を呈するケースでは瘢痕部周囲に刺鍼を行うが，とくに発生頻度の高い開胸後の術後疼痛（術後瘢痕性疼痛）では，肋間神経の走行（図II B-9-4）を考慮した刺鍼（横刺）を行う．肋間神経の走行は胸部の脊髄神経から後枝と前枝に分かれ，後枝は内側枝と外側枝（脊柱点）として背筋群を支配し，背部の皮膚知覚は後枝の外側枝（背外点）が支配する．前枝は肋間神経として胸郭内側で肋間筋内方を走行し，肋間神経上群と下群に分かれる．肋間神経上群は胸郭の皮膚に知覚枝を出す外側皮神経（腋窩点）となり，前枝と後枝に分かれる．また，肋間神経下群の胸骨外端から前皮枝が出て，前側枝と外側枝に分かれる．このように肋間神経の走行を十分に考慮し，疼痛を発生している神経枝に対して横刺にて20 mm程度刺鍼し，疼痛レベルの変化を確認する．疼痛の軽減がみられない場合は鍼通電に移行し，周波数を低頻度から高頻度に段階的に切り替え，鍼通電を行う．しかし，急性期の術後疼痛や瘢痕部のアロディニアによって局所治療が困難な場合は瘢痕部への刺鍼を避け，末梢経穴（合谷穴など）の鍼通

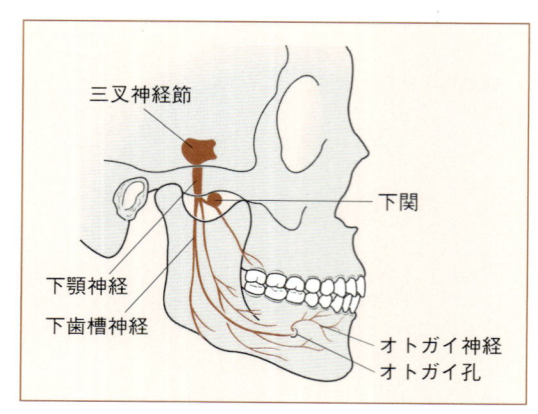

図II B-9-5　抜歯後疼痛に対する下関穴の刺鍼

電（鍼麻酔）法によって下行性疼痛抑制系・内因性鎮痛系を介した疼痛コントロールが望ましい．

また，瘢痕部の血行改善を目的とした温灸も効果的である．

(3) 抜歯後疼痛

下顎智歯抜歯術では抜歯後疼痛が発生する頻度が高く，手術侵襲が三叉神経支配（下顎神経・下歯槽神経）に興奮を引き起こし，さらに咬筋，外側翼突筋などの筋緊張が原因となり疼痛を呈する．この場合は下関穴（図II B-9-5）への刺鍼（直刺 20 mm 程度）が有効である．下関穴の部位は頬骨弓中央の下際陥凹部に位置し，その局所解剖として咬筋，外側翼突筋，下顎神経の走行が該当することから，局所の神経興奮抑制および筋血流の改善による筋緊張緩和が期待できる．また，下関穴の刺鍼に併用して末梢部の経穴（合谷穴など）鍼通電にて鍼麻酔効果（内因性鎮痛）を発現させる．

文献
1) Kho H.G. et al：Acupuncture and transcutaneous stimulation analgesia in comparison with moderate-dose fentanyl anesthesia in major surgery. *Anesthesia*, 46：129〜135, 1991.
2) 石丸圭荘, 他：腹部外科手術後疼痛に対する鍼鎮痛の効果　β-endorphin, ACTH 濃度を指標として．日本ペインクリニック学会誌, 6(1), 10〜16, 1999.
3) 呉　志宏, 他：腹部外科手術後の創部痛に対するSSP療法の効果．京都府立医科大学雑誌, 98(4)：437〜444, 1989.
4) NIH Panel issues consensus statement on acupuncture：NIH News Release, 1997.
5) 渡辺勝久, 他：局所麻酔薬過敏患者に対する鍼麻酔による智歯抜歯の一症例．全日本鍼灸学会誌, 43(4), 160〜164, 1993.
6) 石川宏一：インプラントおよび外科侵襲における鍼治療の利用について．インプラント誌, 1(1), 106〜117, 1988.

II. 鍼灸医学編　B. 各論

10　がんの痛み

はじめに

　がんの痛み（がん性疼痛）は，がんと診断されている人に起こる痛みの総称で，手術後の急性痛は含まれない．疼痛は，患者を非常に苦しめ，病気の進行とともにその頻度および程度は増加する．がん患者のQOL（quality of life）を高めるためには，疼痛を軽減させることが重要である．鍼灸治療もがん性疼痛を軽減させる有効な治療方法の1つであるが，西洋医学の薬物療法と併用して行うのが一般的であり，その適応範囲も異なる．薬物療法と鍼灸治療の特徴を生かせば，がん性疼痛に対する有効な疼痛管理が可能であると考える．

　がん性疼痛に対して鍼灸治療を行う場合，以下の内容を理解（把握）する必要がある（図ⅡB-10-1）．

● がん性疼痛の原因

　がん性疼痛の約70％は，腫瘍の拡大や骨転移，神経浸潤，血管の圧迫などによって起こる「がん自体に起因する痛み」である．それ以外には，術後の瘢痕，化学療法の副作用，放射線障害などの腫瘍根治療法と平行して起こる「がん治療に起因する痛み」，便秘，褥瘡などによって起こる「衰弱からくる痛み」，緊張型頭痛，筋・筋膜症候群，関節炎，帯状疱疹などによって起こる「がんと無関係な痛み」である．

● がん性疼痛は全人的な痛み（total pain）

　ターミナルステージにおける痛みは，前記した疼痛の原因，全身倦怠感，食欲不振，呼吸困難などの「身体的痛み（physical pain）」のみではなく，不安，いらだち，孤独感，うつ状態などの「精神的痛み（mental pain）」，仕事上の問題，家族の問題，経済的問題などの「社会的痛み（social pain）」，さらに人生の意味への問いかけなどの「霊的痛み（spiritual pain）」をあわせもつ全人的な痛みである．鍼灸師が対応できるのは，身体的な痛みが中心である．

● 西洋医学の疼痛管理や治療

　WHO（世界保健機関）が提唱しているがん性疼痛治療（薬物治療）指針では，がん性疼痛の程度によって鎮痛薬を非ステロイド性抗炎症薬（NSAIDs），NSAIDs＋弱オピオイド（リン酸コデインなど），NSAID＋強オピオイド（モルヒネ）へと段階的（WHO 3段階がん性疼痛治療ラダー）に使用し，モルヒネ投与による副作用を

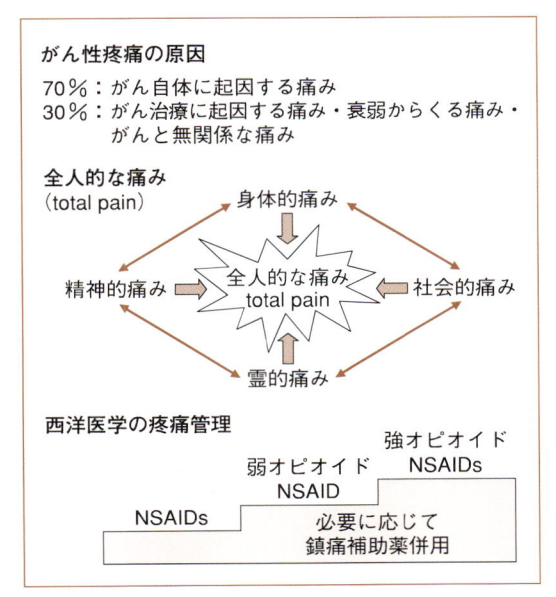

図ⅡB-10-1　がん性疼痛を扱う鍼灸師が知っておくこと

がん性疼痛の原因
70％：がん自体に起因する痛み
30％：がん治療に起因する痛み・衰弱からくる痛み・がんと無関係な痛み

全人的な痛み（total pain）
身体的痛み／精神的痛み／社会的痛み／霊的痛み → 全人的な痛み total pain

西洋医学の疼痛管理
NSAIDs → 弱オピオイド＋NSAID → 強オピオイド＋NSAIDs
必要に応じて鎮痛補助薬併用

最小限にとどめながら，鎮痛薬の定期投与を行い，血液中濃度を一定に保つことを提言している．さらに，鎮痛薬の副作用を避けるにはその原因薬を変更もしくは中止するのが一般的であるが，がん性疼痛に用いられる鎮痛薬の副作用については，この原則を破って鎮痛薬の投与を継続し，便秘には下剤，嘔気・嘔吐には制吐剤などを投与し，副作用を対症療法でコントロールすることが提唱されている．

疼痛に対して西洋医学的治療が「どの段階」で「どのような治療」として行われているかを理解することは鍼灸治療を行ううえで必要である．

がん性疼痛に対し鎮痛薬に鍼灸治療を併用することは，疼痛を軽減させ鎮痛薬の増加を少なくするのみでなく，心身の愁訴を軽減させることにより全人的な痛みを軽減させ，がん患者のQOLを高めることにつながる．

表II B-10-1　おもな身体症状・精神症状

全身倦怠感	97％	浮腫	58％
食欲不振	88％	口渇	56％
痛み	88％	悪心・嘔吐	50％
発熱	76％	口内炎	44％
便秘	64％	褥瘡	29％
咳嗽	62％	腹水	29％
呼吸困難	61％	吐血・下血	25％
不眠	58％	胸水	23％
いらだち	38％	幻覚・妄想	14％
不穏	26％	うつ状態	12％
不安	24％	怒り	12％
混乱	23％	恐れ	9％
さびしさ	20％	拒絶	3％
痴呆	17％	躁状態	2％
孤独感	14％	自殺念慮	2％
引きこもり	14％	退行	2％

（文献1より引用）

臨床上の注意事項

＜患者の状態を理解する＞

● **心身の状態**

がんの進行に伴い，がん患者の心身の愁訴は増大するとともに増悪する．それら心身の愁訴は，がん性疼痛を増悪させる原因の1つになる．ターミナルステージでの身体症状，精神症状を**表II B-10-1**に示すが，精神症状と身体症状は相関して互いに増悪させることが多く，がん性疼痛も同様である．がん性疼痛に対して鍼灸治療を行うときには，患者の心身の状態を把握しておく必要があり，とくに精神状態の把握は重要である．

がん患者が精神的危機に陥りやすい局面は，「診断を知らされる前」，「診断を知った直後」，「初期治療中」，「再発を知ったとき」，「積極的治療が困難になったとき」，「終末期」である．とくに診断を知った直後，再発を知ったとき，積極的治療が困難になったときは，精神症状を生じやすい．

● **チーム医療**

ほとんどのがん患者は，西洋医学的治療を受けているため，鍼灸治療はそれと併用して行うことになる．したがって，患者より西洋医学的な心身の状態（検査結果など）や治療経過を聞く，または担当医師や看護師と連携して患者の状態を把握する．

がん患者に対しては，患者の状態に応じ，医師，看護師以外にも理学療法士，薬剤師，ソーシャルワーカー，宗教家などが連携したチーム医療が必要になる．鍼灸師がチーム医療の一員になることで，モルヒネ，NSAIDs，鍼灸治療の特徴を活かした疼痛管理計画に基づいて治療を行うことも可能である．

● **精神的援助**

前記のようにがん患者の精神状態は，がん性疼痛の増減に大きく関係している．鍼灸治療は，面接から治療までを通して精神的援助を行うことが可能である．鍼灸治療時に行える精神的援助は，「患者の気持ちや感情に焦点をあてながら傾聴して共感する」ことである．傾聴とは，患者が自由に自分を表現できるように治療者が

言語的・非言語的メッセージを送りながらひたすらきくことである．共感とは，患者の立場に身をおき，患者が抱いている気持ちを素直に汲み取ることである．患者の言葉の背後にあるつらさ・苦しさ・悲しさなどの感情に気づき，適切な間をもって「つらいですね」，「苦しいですね」，「悲しいですね」というように感情を表す言葉に感情を込めていうことである．また，鍼灸治療は患者にふれながら診察や治療を行う．痛みのある部位をさわったときの患者の感覚（気持ちよさ，痛み，不快感など）に共感することは，患者に安心ややすらぎを与える．

その他には，「治療者は，座りながら落ち着いた雰囲気で目線の高さをあわせながら面接を行う」，「安易な励ましを避ける」，「説明を十分に行う」，「できるだけユーモアを取り入れる」などである．また，治療者が精神的，時間的に余裕をもつことも必要である．

＜鍼灸治療の刺激量＞

がん患者は全身状態が悪化しているため，鍼灸治療は一般患者と比較して少ない刺激量から始めるほうがよい．強い刺激はかえって症状を悪化させる．また，鍼灸治療の効果が少なく，効果の持続時間も一般患者に比べると短い．

＜不適応な症状＞

強度の腹水，進行の早いがんは適応外である．

適応となる病態

適応時期

鍼灸治療が適応となる時期は，ターミナルステージを余命6週間から数か月間を「前期」，数週間を「中期」，数日を「後期」に分類すると，ターミナルステージ中期より前の時期では，鍼灸治療の効果が期待できる．しかも，中期よりは前期，前期よりはそれ以前のほうが，その効果は認められる．

表II B-10-2　疼痛以外で鍼灸治療が適応となる愁訴

食欲不振	全身倦怠感
腹部膨満感	四肢の冷え
便秘・下痢	軽度の浮腫
悪心・嘔吐（化学療法含む）	肩こり
呼吸困難感	いらいら感
咳嗽	不安感
呼吸困難	不眠

また，先ほど紹介した「WHO 3段階がん性疼痛治療ラダー」のどの段階でも鍼灸治療は一定の効果が期待できる．

適応となる病態

● 疼　痛

がん患者の愁訴で鍼灸治療が最も効果を示すのが疼痛である．痛みの原因別では，「がんと無関係な痛み」，「衰弱からくる痛み」，「がん治療に起因する痛み」，「がん自体に起因する痛み」の順で効果が期待できる．また，痛みを増悪させる精神状態にも鍼灸治療の効果は期待できるが，精神的援助を行いながら治療を行うことが必要である．

● その他の愁訴

疼痛以外の愁訴を軽減させることは，がん患者の疼痛を軽減させるためにも重要である．鍼灸治療で効果が期待できる愁訴を表II B-10-2に示す．

治療方針

がん性疼痛に対する鍼灸治療の方法は，疼痛閾値を上昇させることを目的とした低周波鍼通電療法，痛みの部位（デルマトーム）を指標にした治療，全身状態の改善を目的とした東洋医学的治療（経絡治療を含む）の3つに分類される．

表II B-10-3　鍼麻酔の方法と鎮痛作用

経穴・刺激部位	通電条件	鎮痛領域	鎮痛作用
合谷	低頻度通電	全身性	内因性鎮痛系
末梢神経	高頻度通電	神経支配	脊髄調節系

具体的な治療法

(1) 低周波鍼通電療法（いわゆる鍼麻酔）

　低周波鍼通電療法（鍼麻酔）の作用機序は，表II B-10-3に示す2種の鎮痛作用が存在する．1つは末梢経穴に低頻度(1～3 Hz)鍼通電，あるいは手動による鍼刺激（雀啄）を与えると徐々に鎮痛効果が発現し，この鎮痛は鍼通電刺激終了後も持続し，オピオイド（モルヒネ）拮抗薬であるナロキソンによって拮抗されることから内因性モルヒネ様物質（morphine like factor：MLF）が介在する内因性鎮痛系である．

　一方，末梢神経の走行を直接的に高頻度(100 Hz)鍼通電を行うと脊髄調節系を介して神経支配領域に鎮痛効果が発現する．この鎮痛はナロキソンで拮抗されないため低頻度刺激の場合とは異なるゲート・コントロール（gate control）説による脊髄後角レベル（脊髄調節系）で鎮痛効果が発現すると考えられている．

　がん性疼痛に鍼麻酔を応用する場合は，がん性疼痛の領域が特定できない場合や広範囲に疼痛を訴える場合など表II B-10-1に示す内因性鎮痛系を考慮した末梢の経穴（合谷穴）に20 mm程度刺入し，低頻度(1～3 Hz)鍼通電を試みる．左右合谷穴の低頻度鍼通電によって脳脊髄および末梢エンドルフィン濃度が増加し，全身性に鎮痛効果が発現するが，合谷穴以外の経穴部であっても圧痛や得気を与えやすい末梢の経穴を選穴するとよい．

　一方，疼痛の領域が限局する場合や神経支配領域に一致する場合は，疼痛部位を支配する末梢神経に対して高頻度（100 Hz）鍼通電によって疼痛を脊髄分節性にコントロールすることも

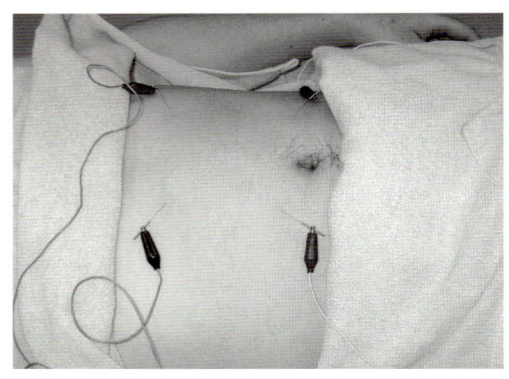

図II B-10-2　腹壁痛に対する高頻度（100 Hz）鍼通電

可能である．図II B-10-2は腹膜播種に伴う脊髄神経前枝に由来する腹壁痛に対する高頻度鍼通電である．刺鍼法は神経走行に沿って20 mm程度横刺を行い，通電時間は10分程度である．しかし，内因性鎮痛系の場合は15分以上が望ましく，鍼通電強度（通電量）は患者に不快感を与えないよう注意し，通電による筋収縮は認めなくてもよい．さらに，鍼通電に恐怖感を示す場合はTENSやSSP療法を同様に応用することが可能である．

(2) 痛みの部位（皮膚の神経分布：デルマトーム）を指標にした治療

　脊髄神経とその神経により支配される皮膚領域には規則的な対応があり，皮膚の脊髄神経支配領域は分節性に配列している．一般的にはこれをデルマトームとよんでいる．末梢神経が障害（おもに神経根）されると，このデルマトーム上に疼痛や感覚異常などの症状が出現し，その領域における圧痛や硬結などは治療部位となる．また，内臓の痛みや機能障害などは，原因となる内臓からの求心路（知覚神経）が，入力される脊髄分節のデルマトーム上に痛みや感覚異常，圧痛や硬結を出現させる（内臓体壁反射）．

　これらのデルマトーム上の圧痛や硬結などを指標に内臓痛の軽減や機能改善（体壁内臓反射），末梢神経の痛みを軽減させるのがデルマト

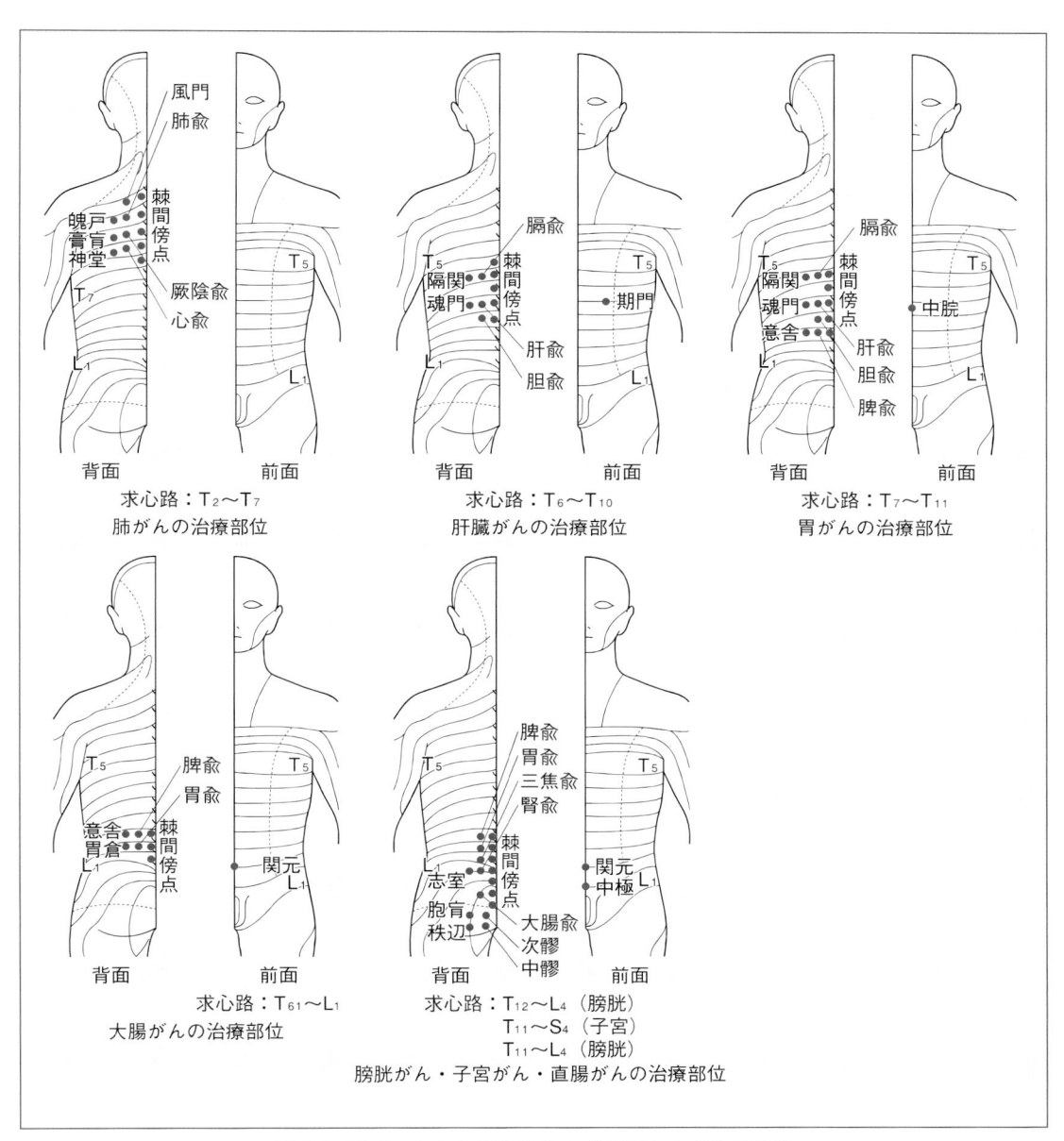

図II B-10-3　おもながんとその求心路および治療部位

ームを指標にした鍼灸治療である．

　がん性疼痛に対するデルマトームを指標にした鍼灸治療では，デルマトーム領域の反応点（圧痛，硬結など）を治療部位とするが，目的とするデルマトーム上の棘間傍点（棘突起間外方5分）および背部兪穴をおもに治療する．治療は，鍼治療であれば切皮から1cm程度の置鍼，灸治療であれば糸状灸または温灸（温筒灸，隔物灸など）から開始する．その刺激量で効果がなく，患者の全身状態が良好であれば，刺激量（刺鍼の深さ，治療部位，壮数など）を増加し，最終的には高頻度鍼通電を行う．図II B-10-3におもながんとその求心路および治療部位を示す．

① 肺がん

　肺がん患者では，疼痛および呼吸苦がおもな

治療の対象となる．肺の求心路はT_2〜T_7である．治療部位は，それら棘間傍点，風門穴，肺兪穴，厥陰兪穴，心兪穴，魄戸穴，膏肓穴，神堂穴を使用する．補助穴として太淵穴，孔最穴，中府穴を使用する．呼吸苦が強い場合は，座位で治療を行う．

② 肝臓がん

肝臓がん患者では，疼痛および全身倦怠感がおもな治療の対象となる．肝臓の求心路はT_6〜T_{10}である．治療部位は，それら棘間傍点，膈兪穴，肝兪穴，胆兪穴，膈関穴，魂門穴，期門穴を使用する．軽度の浮腫がある場合は，豊隆穴，水道穴を使用する．

③ 胃がん

胃がん患者では，疼痛の軽減および消化器症状がおもな治療対象となる．胃の求心路はT_7〜T_{11}である．治療部位は，それら棘間傍点，膈兪穴，肝兪穴，胆兪穴，脾兪穴，膈関穴，魂門穴，意舎穴，中脘穴を使用する．補助穴として胃兪穴，足三里穴，三陰交穴を使用する．

④ 大腸がん

大腸がん患者では，疼痛の軽減および消化器症状がおもな治療対象となる．大腸の求心路はT_{11}〜L_1である．治療部位は，それら棘間傍点，脾兪穴，胃兪穴，意舎穴，胃倉穴，関元穴を使用する．補助穴として天枢，腎兪穴，大腸兪穴，足三里穴，三陰交穴を使用する．

⑤ 膀胱がん・子宮がん・直腸がん

これらのがん患者では，疼痛の軽減がおもな治療対象となる．それらの求心路は膀胱（T_{12}〜L_4），子宮（T_{11}〜S_4），直腸（T_{11}〜L_4）である．治療部位は，それら棘間傍点，脾兪穴，胃兪穴，三焦兪穴，腎兪穴，大腸兪穴，膀胱兪穴，中髎穴，下髎穴，志室穴，胞肓穴，秩辺穴，関元穴，中極穴を使用する．補助穴として三陰交穴を使用する．

⑥ 脊椎のがん

がんが脊椎転移した患者では，疼痛の軽減が目的となる．転移した脊椎レベルのデルマトームに疼痛が出現する．治療部位は，転移した脊椎レベルの棘間傍点，背部兪穴を使用する．骨転移がある部位では，骨折が起こりやすいので注意する．

(3) 全身状態の改善を目的とした東洋医学的治療（経絡治療を含む）

全身の愁訴を改善することを目的とした東洋医学的治療も有効である．東洋医学的にみたがん患者の全身状態は，「虚」が進んだ状態であり，「気」「血」「陽」「陰」のすべてが虚した状態である．鍼灸治療は，疼痛部位など気血の巡りがわるい部位には，軽度の瀉法を一部行うが，補法中心である．デルマトームを指標にした治療と同様に，鍼治療であれば切皮から1cm程度の置鍼，灸治療であれば糸状灸または温灸（温筒灸，隔物灸など）から開始する．

文献
1) 柏木哲夫，藤腹明子：ターミナルケア．系統看護学講座，医学書院，1998.
2) 石丸圭荘，田口辰樹：術後疼痛・癌性疼痛に対する鍼鎮痛．季刊東洋医学，11(1)：39, 6〜10, 2005.

II. 鍼灸医学編 B. 各論

11 心因性疼痛

はじめに

「こころと体」の関係については，中国古代の哲学観に基づいて議論がなされてきた．そのなかでも精神的な要素が深くかかわる心因性疼痛について述べる．

心因性による疼痛は，一般的に神経学上の問題がなく，心因的な因子で増強する痛みである．疼痛は各種の状況に応じて発作的に発生し，疼痛の持続期間も異なった環境のもとでそれぞれ数分間から数時間の間で，その日の心理状態で変化がみられる．また，疼痛部位も解剖学上の神経分布とは一致しない場合が多く，その症状はきわめて変則的である．

心因性疼痛を引き起こす原因として2つの要因が考えられる．1つめは社会的な心理的なストレスによって生じる痛み．2つめは心理的ストレスを受け止める患者自身のものの考え方，生き方，性格が器質的な痛みに影響している場合である（図II B-11-1）．

鍼灸治療では，心因性のものに由来している場合には，内科所見を参考にした治療を行う．必要に応じて精神科での受診も必要とされることがある．

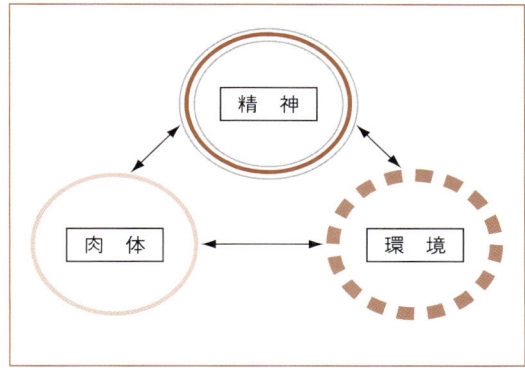

図II B-11-1 東洋医学よりみた肉体と精神の関係[3]
（内外合一説）

臨床上の注意事項

(ⅰ) 疼痛の原因が外傷性や内臓の病変，神経学上の異常として明確に出現している場合には，専門領域に依頼して受診してもらう．

(ⅱ) 転移が多く，救急車を頻繁に利用している場合には疑う．

(ⅲ) 受診時には表情や衣服の着脱，歩行などを観察する．

(ⅳ) 問診時には自覚症状だけではなく，家族構成，生活環境，職業などを詳しく調べて心理的なストレスになっている事項を推定する[1]．

しかし，最も注意すべきことは患者の訴える痛みのペースに巻き込まれず，冷静に対応し，執拗性，大げさな振る舞い，饒舌の状態をみる．心理的な治療で疼痛が緩解すれば本症と考える．

このような患者は，鍼灸治療の際に刺鍼による内出血や，お灸による化膿が訴訟問題となることも考慮して対応し，患者との信頼関係を築く必要がある．

適応となる病態（病因・発病の機序）

● 経絡の閉塞による疼痛

中国医学では古代より「こころと体」との関係について，個別に存在しているものではなく，1つのものとして重要視されてきた．とくに心と痛みとの関係について，古代中国では筋肉や

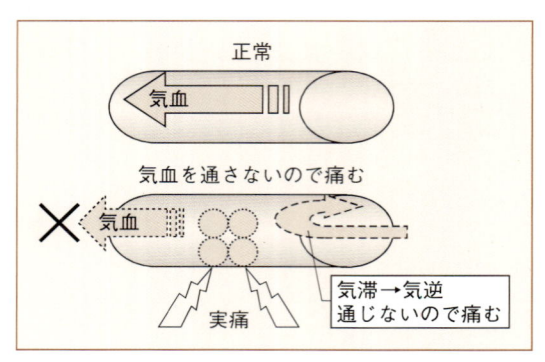

図Ⅱ B-11-2　不通則痛

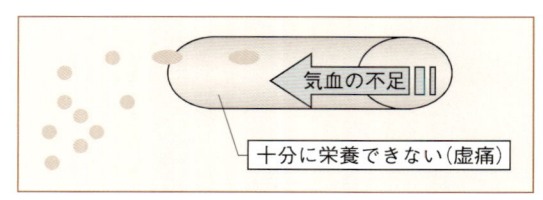

図Ⅱ B-11-3　不栄則痛

① 脹痛……気滞	⑥ 灼痛……熱証
② 刺痛……血瘀	⑦ 冷痛……寒証
③ 重痛……湿証	⑧ 酸痛……虚証，湿証
④ 絞痛……血瘀，寒証	⑨ 攣痛……肝うつ証
⑤ 隠痛……虚証	⑩ 空痛……気血の不足

図Ⅱ B-11-4　痛みの性質と種類[3]

骨組織また内臓諸器官の活動を円滑に行うための「経絡」が存在した．しかし，全身を巡る「経絡」の流れに「気」の閉塞を生じたことで，局部所見のみならず全身所見として現れることがある（図Ⅱ B-11-2）．これらの経絡流注の循環を塞ぎ，障害を与える要因として心理的な素因が強く影響している．

● 「通ずればすなわち痛まず．痛むはすなわち通ぜず．」（『類経』疾病類）

もう1つのケースは閉塞を受けた経絡が五臓六腑や諸器官を養うことができなくなり，痛みを発生させる虚痛タイプの疼痛である（図Ⅱ B-11-3）．

● 経絡流注上に出現する疼痛

このように経絡中の気血の流れが閉塞を受けて発生する病証に是動病証と所生病証がある．是動病証はおもに気血の流れが障害を受け，運動器系疾患を中心として発生し，ROM（関節可動域）障害などで日常生活にまで影響を引き起こし，さまざまな運動や動作に支障を与える．一方，所生病証は臓病ともいわれ，内科的な所見として現れる．

五臓六腑（蔵府）は栄養物質である気血を生み出すだけではなく，経絡中の気血の流れを促進させ，内臓諸器官および全身を巡っている筋肉や皮膚，骨や大脳に至るまで栄養する[4]．

しかし，これら経絡や臓腑の働きを鈍らせて経絡中の気血の進行を阻み，痛みを発生させる因子の1つとして心因性疼痛があげられる．

● 「心寂し（静か）なれば痛み微（かすか）し，心躁（落ち着きがない）なれば痛みは甚だしい．」（『重広補注黄帝内経素問』）

● 心因性疼痛の初期は気滞が原因する

とくに気滞（気の停滞），気鬱，気閉などは原因不明による異なった疼痛を生じさせる（図Ⅱ B-11-4）．

そのなかでも気滞が原因で起こる痛みに脹痛がある．脹痛は腫れたような痛みがあり，慢性化すると刺痛（針で突かれるような痛み）へと発展する．

気滞を生じる原因のもう1つには臓腑機能の働きの低下がある．そのいくつかのタイプをあげる．

① 激しい怒りで肝の疏泄機能を低下させて気の流れを阻む肝鬱気滞．

② 肝鬱気滞が脾に影響を与えて消化器系にまで影響を与える腹痛や脇痛．

③ 日常，イライラ感が長期化して肝鬱気滞により生じる頭痛，乳房痛．

これらはすべて日常生活上における怒り，悲しみ，驚き，恐れ，不安などの心理的な要素が疼痛を引き起こす．

図Ⅱ B-11-5　気滞による疼痛の発生機序[4]

- 「正邪が相搏てば則ち痛む．」（『医律一筏』）
- 「正邪が争わずは痛まず．」（『温病条弁』）

● **精神的素因による疼痛**

東洋医学では精神的な素因と関係する臓腑，すなわち肝や脾，心の働きを無視することはできない．鍼灸医学における肝の働きに疏泄作用と蔵血作用がある．疏泄作用は気血を末梢まで流す働きで，のびのびと気血が巡るようにする．「疏」は流れる，「泄」は排泄する，という意味で全身の気血が肝の働きにより促進されている．さらに脾の運化作用が相乗することにより気血の循環が加速されて新陳代謝を促進させる．したがって肝と脾の活動低下は気血を停滞させ，全身の経絡循行を鈍らせて，痛みをつくり出す（図Ⅱ B-11-5）．また，肝と脾の働きが減退することで心（神志）を養えなくなり，心因性の疼痛を増長させる．

肝鬱気滞の所見が認められれば，慢性化することにより，肝火上炎や肝陽上亢などの頭部における著しい所見が認められ，頭痛，歯痛，顔面痛，イライラ，不眠などの症状も併発することにも注目したい．また，不眠やイライラなどの情緒に障害を生じると，頭痛などを慢性化させる誘発因子にもなる恐れがあり，神志を主っている心の働きにも障害を与えて神志を養えなくなる．したがって単にストレスだけの問題ではなく，前に述べたが患者自身の性格なども大きく関係してくるので，心身両面よりのアプローチが重要である（図Ⅱ B-11-6）．

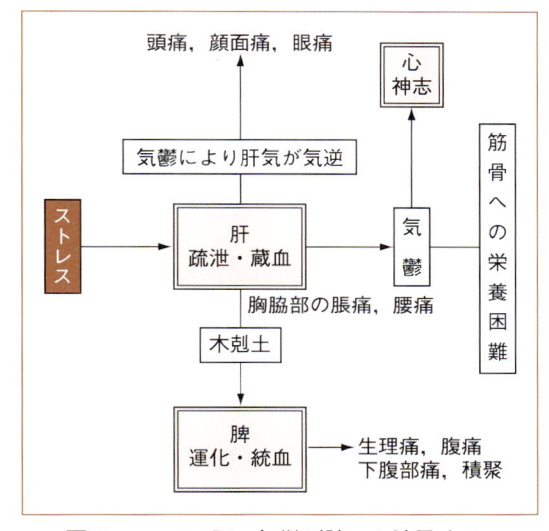

図Ⅱ B-11-6　肝の気鬱が脾へと波及する[4]

治療方針

痛みのあるところに対しては標治を行い，心理的なものには本治を行う．その基本となるのは肝気の鬱滞を取り除き，肝の疏泄を潤滑に巡らせて気血の流れを促す．また，精神的な不安を取り除く必要もあり，患者の訴える内容についてはできるかぎり耳を傾けることが重要である．

● **東洋医学的な治療原則**
① 心神を安定させること．
② 気鬱を解いて気の流れを促すこと．
③ 血瘀を除いて経絡を通じさせること．
- 「血気が有余の時，肝気が実すればよく怒

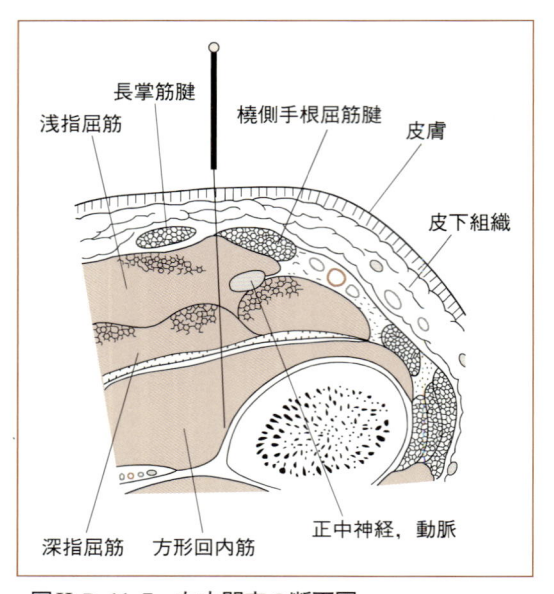

図Ⅱ B-11-7　左内関穴の断面図
（厳振国，主編：全身経穴応用解剖図譜．上海中医薬大学出版社，1997）

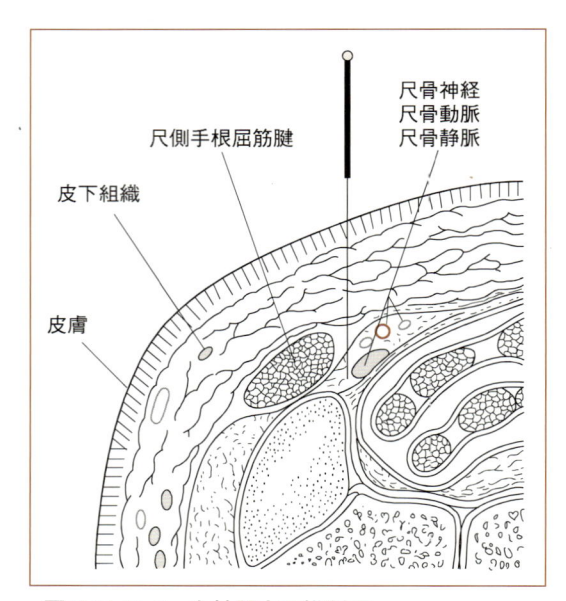

図Ⅱ B-11-8　右神門穴の横断面
（厳振国，主編：全身経穴応用解剖図譜．上海中医薬大学出版社，1997）

り，血気が不足して肝気が虚すればよく恐れる．神が有余の時，心気が実すればよく笑い（喜），神気が不足して，心気が虚すればよく悲しむ．」
（『霊枢・本神編』）

● 処方穴（一例）

① 肝鬱気滞に対しては内関穴（図Ⅱ B-11-7）と神門穴（図Ⅱ B-11-8）．

② 心神を安定させるには神門穴と三陰交穴，百会穴（灸）．

③ 肝気の上逆を降ろすには太衝穴（図Ⅱ B-11-9）．

④ 肝鬱より生じた肝火上炎を鎮めるには行間穴．

⑤ 瘀血には血海穴と膈兪穴があり，血海穴は血が戻ってくる海で，瘀血を祛らして，新しい血を生じる効果がある．血海穴に膈兪穴を配穴すると肝気の疏泄により気滞血瘀が改善され，胸脇部の疼痛や心痛を治療する．

⑥ 脾の補気に足三里穴，中脘穴（灸）．

⑦ 腎に対しては関元穴，気海穴（図Ⅱ B-11-10），太谿穴（灸）．

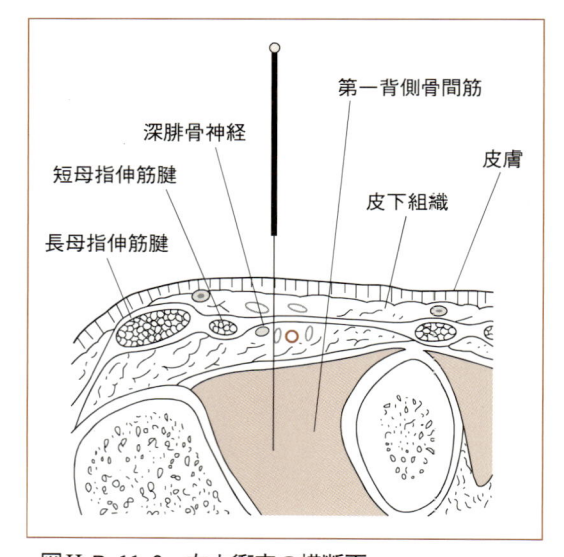

図Ⅱ B-11-9　右太衝穴の横断面
（厳振国，主編：全身経穴応用解剖図譜．上海中医薬大学出版社，1997）

⑧ それぞれの五臓の兪穴を用いる．

具体的な治療法

頭痛と脇痛について，鍼灸処方の一例と配穴

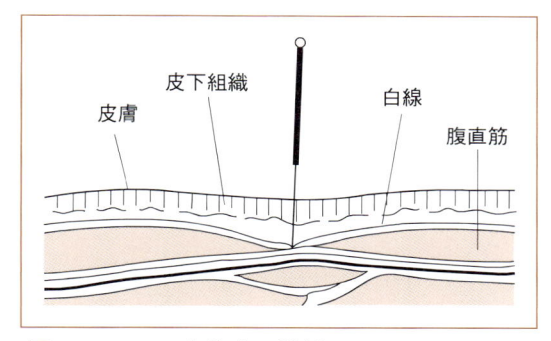

図Ⅱ B-11-10　気海穴の横断面
深刺に注意
(厳振国，主編：全身経穴応用解剖図譜．上海中医薬大学出版社，1997)

の意義について述べる．

(1) 頭痛（肝陽上亢タイプ）

頭痛は激しい情緒の変動により出現する代表的な疼痛性疾患である．実証では肝火上炎タイプ，虚実挟雑証では肝陽上亢タイプ，虚証では腎虚（髄海空虚）により発生する．処方として足の厥陰肝経の原穴である太衝穴は肝気の流れを整え，上肢への気逆を降ろすことができる．太衝穴は古来より頭痛，生理痛，脇痛（現代の肋間神経痛），腹痛，眼痛，下肢の関節における酸痛や激怒に対して有効であるとされている．

また，合谷穴の反応をよく確認する．合谷穴は経絡中の気血の流れを促し，経絡の閉塞を解くことに用いられるが，経絡の流れが滞ると，合谷穴に反応が現れる．合谷穴は頭痛，目が赤く腫れて痛い，歯痛，咽喉腫痛，腹痛，生理痛，心痛，肩や肘の痛み，各種の病証に有効とされている[4]．

(2) 脇痛（肝気鬱滞タイプ）

気分の抑鬱，激怒により肝が傷れると，肝気は鬱して，疏泄を失い，気機が阻滞し，脇絡脈が閉塞を受けて脇痛を発生させる．また，肝鬱の長期化による化火によって絡脈が灼傷を受け，血行障害により脇痛を生じる．治療ポイントとして，緊張感をやわらげ，楽観的な精神状態を心がけ，激怒による気鬱の発生を防止することも忘れてはなるまい．

処方として足の厥陰肝経の榮穴である行間穴は，肝が条達を失って肝気鬱滞を生じて発生した気血の阻滞による脇痛，下腹部痛に対して，肝気を流して気を整え，絡脈を和ませて痛みを鎮める働きがある．

肝は筋を主り，膝は筋の府であり，肝経は足指より上行して膝関節内側部を循行する．もし，湿熱に侵されると経脈流注を下注して膝の腫れ，膝の痛み，脚気が生じる．行間穴には肝経の湿熱を除く働きがある[4]．

※刺入深度（経穴名）

神　門：直刺0.5〜1.0 cm，局部あるいは小指にひびきが放散する．

内　関：直刺1.0〜1.5 cm，局部，中指の先端に向かってひびく．

三陰交：直刺1.0〜2.0 cm，局部より足指に触電感がある．

足三里：直刺1.5〜3.0 cm，局部のひびき．

中　脘：直刺1.0〜2.0 cm，鍼のひびきが手のひらぐらいの大きさで広がる．

合　谷：直刺1.0〜1.5 cm，局部，指の先端に向かってひびきがある．

血　海：直刺1.0〜2.0 cm，ひびきが膝部に放散，局部の腫れぼったい感覚．

膈　兪：直刺1.5〜2.0 cm，局部のひびき，ときには胸郭に沿ってひびきがある．

太　衝：直刺1.0〜1.5 cm，その鍼のひびきは足の厥陰肝経に沿って上行し，陰部を巡って下腹部に至る．

行　間：直刺0.5〜1.0 cm，ひびきが上行して陰器を順行して下腹部に至る．

太　谿：直刺0.5〜1.0 cm，足底にひびきがある．

百　会：横刺か斜刺1.0〜1.5 cm，鼻尖に向けて横刺するとひびきが鼻部と顔面部に現れ，脊柱に向けて横刺するとひびきは督脈に沿って

走行する．

気　海：直刺1.5〜2.0 cm，婦人の月経期の深刺には注意する．

関　元：斜刺1.5〜4.0 cm，下腹部の治療の際には鍼尖を下に向け，任脈に沿って下腹部を巡り，恥骨や陰茎にひびく．妊婦には禁鍼．

中医学で鍼によるひびきのことを「得気（痠，脹，鈍，麻，痛）」という．「得気」という現象は，心神と密接な関係があるとされている．「神気が動ずれば」すなわち「気がめぐり」，「神気動じやすければ」すなわち「気がめぐりやすくなる．」と語られている．患者の体質が異なれば，個体差がある患者自身の心神活動に影響する．また，異なった心神の活動が「得気」にも反映することよりも，『黄帝内経』では刺鍼時における患者の精神状態を重視している．患者によっては「得気」による不快感が現れることもしばしばあるので，術者は置鍼時間や刺鍼深度などを考慮して，その日の患者の体調を把握して施術する．

※古典にみる痛みの処方穴

上述の経穴と関係する処方穴を古典文献より記載する（一例）[5]．

『鍼灸資生経』驚悸（驚きによる動悸，痛み）……神門，蠡溝，巨闕

『鍼灸甲乙経』足下の熱痛，長時間座ることができない，湿痺で歩けない，すぐに目が覚める……三陰交

『鍼灸大成』腹中寒痛（お腹が冷たくて痛い）……三陰交，列欠，天枢，関元，中脘

『玉龍歌』寒湿脚気（寒湿性の脚気による痛み）……足三里，三陰交

『備急千金要方』腰痛（振り返ることができない腰痛）……足三里，陰市，陽輔，蠡溝

『雑病穴法歌』頭痛（風邪），歯痛……合谷，三間

『鍼灸大成』咽喉部の腫痛……合谷，少商

『鍼灸大成』心痛（錐で刺されるような）があり，手足と関節は青い……太谿

『神応経』身痛……太谿

『玉龍歌』足が腫れて歩行することが困難……太谿，崑崙，申脈

『鍼灸甲乙経』頭頂痛，頭重……百会

『鍼灸甲乙経』腰痛……行間，京門

『鍼灸経論』脇痛……気海，関元，期門，足竅陰

※精神をリラックスさせる棒灸法

心因性疾患に対して欠くことができないのが百会穴と神庭穴への棒灸である．百会穴は「三陽五会」の経穴といわれ，全身の陽が集まるところとされている．また，神庭穴の"神"は「脳の元神」を指し，"庭"は宮廷を現している．すなわち神庭穴は元神の住居を意味し，養神，安神，調神を行うことにより，精神の安定をはかることを目的とした経穴である．

文献
1) 鈴木仁一：プライマリ・ケア医のための心身医学．新興医学出版社，1981．
2) 厳　振国：全身経穴応用解剖図譜．上海中医薬大学出版社，1997．
3) 王　財源：わかりやすい臨床中医診断学．医歯薬出版，2003．
4) 王　財源：わかりやすい臨床中医臓腑学．第2版，医歯薬出版，2003．
5) 王　云凱，主編：百穴精解．天津科学技術出版社，2000．

● II. 鍼灸医学編　B. 各論

12　婦人科領域の痛み

はじめに

　婦人科において疼痛を発症する疾患は，多岐にわたる．身近なものとして月経痛があり，重篤なものには子宮癌による疼痛がある．ここでは鍼灸治療の視点から，最も身近な疼痛として月経痛を取り上げ，紹介する．

月経痛（月経困難症）とは

　月経痛（algomenorrhea）とは，月経期間中に月経に随伴して起こる下腹痛，腰痛をいう．一般的には月経困難症と同義として用いられていることが多いことから，ここでは月経困難症について概説する．

　月経困難症とは，月経直前ないし月経時に下腹痛や腰痛といった疼痛を主症状とし，種々の症状（腹部膨満，悪心・嘔吐，頭痛，下痢，脱力感，食欲不振，イライラなど）を随伴する病的状態をいう．気にならない軽度のものは含まれず，日常生活が損なわれるか，あるいは何らかの医療介助を必要とする強い症状をきたした場合をいい，月経終了とともにこれらの症状はすみやかに消失するものをいう．また，生涯を通じて数回程度のものは含まない[1]．

月経痛の程度と頻度

　大規模なアンケート調査（対象10,000人で4,230人から回収）[2]によれば，月経痛の程度と鎮痛薬の使用（4,181人）については，月経痛がまったくない者は21.4％，月経痛はあるが日常生活に支障がない者は45.9％，鎮痛薬の服用で日常生活が普通に送れる者は26.8％，鎮痛薬服用にもかかわらず日常生活に支障をきたす者は4.1％，月経時に寝込んでしまう者は1.9％であり，32.8％の者が医療的処置を必要としていた．しかしながら，医療機関に受診した者は12.2％にすぎなかった．このように多くの女性は月経痛で苦しんでいるにもかかわらず，適切な処置をとっていない状況にある．

月経困難症の分類

　月経困難症には，機能性月経困難症（functional dysmenorrhea）と器質性月経困難症（organic dysmenorrhea）とがある．したがって，月経困難症の診察にあたっては機能性月経困難症と器質性月経困難症との鑑別が必要である．

● 機能性月経困難症と器質性月経困難症

　機能性月経困難症は原発性月経困難症（primary dysmenorrhea）ともいい，骨盤内に器質的な原因がなくて月経困難症をきたすものである．一方，器質性月経困難症は続発性月経困難症（secondary dysmenorrhea）ともいい，骨盤内に器質的な原因（たとえば子宮内膜症，子宮腺筋症，子宮筋腫，子宮頸管狭窄，骨盤内癒着，子宮奇形など）があり，これにより月経困難症をきたすものである．

● 医療機関での診断結果

　大規模アンケート調査[2]によると医療機関を受診した509名の診断結果（重複回答）は，機能性月経困難症が47.0％，子宮内膜症が26.7％，子宮腺筋症が3.5％，子宮筋腫が17.3％，卵巣嚢腫が11.2％，その他が5.9％であった．

表II B-12-1 機能性月経困難症と器質性月経困難症の鑑別の要点[3]

	機能性月経困難症	器質性月経困難症
原因	PGsの過剰産生，子宮筋の過緊張など	子宮内膜症，子宮腺筋症，子宮筋腫など
発症時期	初潮後3年以内	初潮後5年以上経過
痛みの発生時期	月経の直前・開始後	月経前2～4日目
痛みの持続	短い（数時間～2日以内）	長い（1～5日）
痛みの性質	周期性（痙攣様，陣痛様）月経1日目に最強となる	持続性～周期性
痛みの期間	月経時のみ	月経時以外でも痛む 性交痛，排便痛伴う
加齢による変化	増悪はみられず，むしろ減弱ないし消失する	変化なし．増悪する例も少なくない
妊娠・分娩後の変化	減弱～消失	変化なし～減弱

臨床上の注意事項

上述したように機能性月経困難症と器質性月経困難症の出現頻度は，おおむね半々といったところであった．したがって，鍼灸臨床において適切に対応するためには，両者の鑑別は非常に重要である．いわば月経痛の診療における最も重要な臨床上の注意事項である．以下に鍼灸臨床の観点から推定鑑別をすすめるための診察の要点を述べる．

まず，初潮の開始時期，月経の期間，月経血量，月経周期などの月経歴，なかでも重要なことは初潮から月経痛が発症するまでの期間，痛みの性質・程度・部位・時期（月経周期のいつ頃に発症するか）について聴取し，推定鑑別を行う（表II B-12-1）[3]．

機能性月経困難症の場合は，一般に若年（好発年齢はおおむね15～22歳）から起こり，月経直前または月経第1日目に現れる．機能性月経困難症は排卵性周期に伴って起こることが多いため，初潮後しばらく（3年以内）して排卵性周期が確立すると月経痛の頻度が増加する．多くの場合，結婚や妊娠・出産により軽快ないし全快する．また，増悪はみられず，年齢とともに消失することが多い．

一方，器質性の場合は初潮後5年以上経過して発症するものが多い．20代後半から30代にかけては子宮内膜症が，30代後半以降に初発するものは子宮腺筋症，子宮筋腫などが多い．すなわち，数年間ないし10数年間，疼痛のなかった婦人が月経痛を発症した場合は，器質性月経困難症によるものが多い．また，下腹痛や腰痛に帯下あるいは不正性器出血を伴う場合は，器質性月経困難症を疑う．

適応となる病態

鍼灸臨床の適応となる病態は，主として機能性月経困難症である．以下に本症の病態について紹介する．

(1) 機能性月経困難症の病態生理

本症の原因には，さまざまな原因説（心因説，内分泌説，子宮筋過強収縮説，頸管因子説，神経説，子宮後頸後屈説，子宮発育不全説など）があるが，そのなかでも注目されている説がプロスタグランジン説である[3,4,5]．

プロスタグランジン説とは，子宮筋は分泌期から月経期にかけて子宮内膜で産生されたプロスタグランジン（PGs）によって過剰に収縮して子宮内圧が亢進し，そのために子宮筋が虚血性変化を起こすことにより疼痛を引き起こすとする説である．

PGsの産生は，黄体期後半に血中プロゲステロン濃度が低下すると，子宮内膜に蛋白融解酵素の誘導が起こり，細胞膜からリン脂質が放出

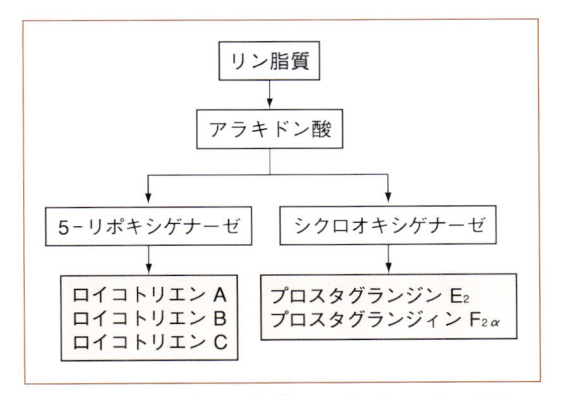

図II B-12-1 プロスタグランジンとロイコトリエンの生成

アラキドン酸からシクロオキシゲナーゼによってプロスタグランジンが，リポキシゲナーゼによってロイコトリエンが生成され，それぞれ子宮筋に作用して筋を収縮させる．

され，アラキドン酸の産生とシクロオキシゲナーゼ(cyclooxygenase)経路の活性化が促され，その結果として分泌期の子宮内膜より PGs の生成が高まる(図II B-12-1)．その濃度は増殖期の3倍に増加し，月経時にはそれ以上に上昇するといわれている．また，月経時にみられる悪心・嘔吐，頭痛などの随伴症状も PGs とその代謝産物が体循環に流入したためと考えられている．

機能性月経困難症の女性では，無症状の女性に比べて，分泌期から月経期にかけ PGs の産生が多く，子宮内組織中および月経血中の$PGF_{2\alpha}$や PGE_2 の濃度が高いと報告されている．PGE_2 は非妊娠子宮の収縮を抑制することから，PGsのなかでも $PGF_{2\alpha}$ が月経困難症の原因物質と考えられている．

さらにアラキドン酸からロイコトリエンが産生されるリポキシゲナーゼ(lipooxygenase)経路も月経困難症と関係があることが報告されている．ロイコトリエンは子宮内膜に存在し，子宮収縮や血管収縮を引き起こすといわれている．また，バゾプレシンの関与も指摘されている．バゾプレシンは月経開始時に強い子宮収縮作用を有し，月経困難症の患者では無症状の女性に比べて血中濃度が4倍高いことからも，関与の可能性が指摘されている．

(2) 適応となる病態

基本的には子宮内膜症，子宮腺筋症，子宮筋腫，子宮頸管狭窄，骨盤内癒着，子宮奇形などの器質的な病変を伴わない機能性月経困難症が鍼灸治療の対象となる．実地臨床では，表II B-12-1を参考として診察を進め，両者を推定鑑別する．器質性月経困難症が疑われる場合，あるいは月経痛に帯下，不正性器出血などを伴う場合は専門医の受診をすすめる．また，機能性月経困難症であっても長期間にわたり治療せず放置しておくと，月経血の逆流によるチョコレート嚢胞や子宮内膜症を続発させる可能性があるともいわれていることから，婦人科受診を長年していない場合にも専門医の受診をすすめる．なお，器質性月経困難症であっても，月経痛の疼痛緩和や体調を調えるために鍼灸治療を行うことは可能である．この場合，専門医との連携をはかりながら進めることが大切である．

治療方針

(1) 現代医学的な治療方針

月経困難症による月経痛は，基本的には $PGF_{2\alpha}$ などによる過剰な子宮収縮とそれに起因する子宮循環障害との悪循環によると考えられている．子宮などの女性生殖器や骨盤からの痛みを伝える神経線維は，皮膚の痛覚神経線維と同様に $A\delta$ 線維と C 線維である．子宮体，卵管内側部，子宮頸および腟上部からの痛覚神経線維は交感神経と走行をともにして第11，第12胸髄および第1腰髄後根を通って脊髄に入るとされている(図II B-12-2)．子宮を出たものは，下下腹神経叢，下腹神経，上下腹神経叢，腰部および下胸部交感神経幹を通る[6]．また，第1，第2腰神経の後枝を出る神経は上殿皮神経となって，腰部に分布する．上殿皮神経の分布領域

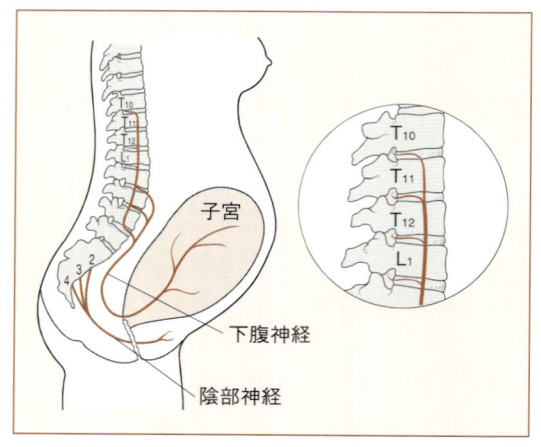

図Ⅱ B-12-2　子宮の痛みを伝える末梢神経
（Bonica, 1984）

Bonicaが，子宮頸部，子宮体および付属器からの痛覚神経線維は，すべて交感神経と走行して第11，第12胸髄および第1腰髄後根を通って脊髄に入ることを明らかにした．図は文献6より引用

である腰部に内臓疾患の関連痛としての腰痛が生じるが，最も多いのが婦人科疾患で，なかでも月経困難症が最も多い．子宮後屈症，子宮脱，卵管炎，子宮頸部がんなども腰痛の原因になる[6]．

神経支配をふまえて鎮痛効果を得るには，ゲートコントロール説の観点からのアプローチが考えられる．すなわち第11，第12胸髄および第1，第2腰髄のデルマトームの反応点を治療点とする．

(2) 東洋医学的な治療方針

東洋医学では月経困難症の月経痛を「痛経」あるいは「経行腹痛」，「経行腰痛」といい，月経に伴う小腹部や腰部の疼痛のことを指す．

痛経の根本的な原因は，気血の運行が円滑に行われないことによる．すなわち経血（月経血のことで"血"から変化したもの）が阻滞することなく，円滑に導かれれば痛経を発生することはない．すなわち痛経は，さまざまな原因で経血が阻滞することによって発症するととらえている．

代表的な痛経の証として，①寒湿による痛経，

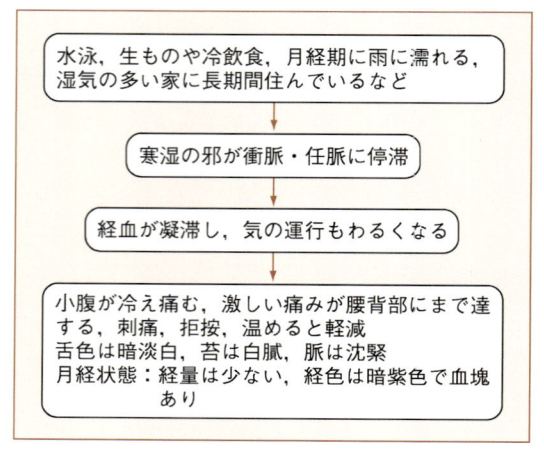

図Ⅱ B-12-3　寒湿による痛経
寒湿が下焦を傷害し，胞宮（子宮）に侵入すると経血が寒湿により凝滞し，運行がわるくなって発症する．

②肝鬱による経痛，③肝腎虚損による痛経があげられる[7]．これらの病証に対する治療の基本は，気血の運行を円滑にして阻滞した経血を改善することにある．以下に各病証の特徴をあげる．

① 寒湿による痛経

月経期に雨に濡れたり，水泳したり，生ものや冷たい飲食物を摂取したり，あるいは湿気の多い家に長期間住んでいたりすると，寒湿が下焦を傷害する．そして胞宮（子宮）に侵入すると経血が寒湿により凝滞し，運行がわるくなって発症する（図Ⅱ B-12-3）．

小腹の冷痛，拒按，腰背部の激痛，温めることによる痛みの軽減，経量少，経色は暗紫色，血塊が混在，舌苔は薄白，脈は沈緊を呈する．

② 肝鬱による経痛

情緒の変動により肝気が鬱結し，気滞が生じて血が停滞し，胞宮を阻滞することによって発症する（図Ⅱ B-12-4）．

小腹の脹痛（痛みにより脹りが強い），拒按，月経周期が不安定，経量は少，血塊が混在，胸脇部や乳房の脹痛，舌質暗または瘀斑，舌苔は薄白，脈は弦を呈する．

③ 肝腎虚損による痛経

先天的に虚弱で肝腎が虚衰している，あるい

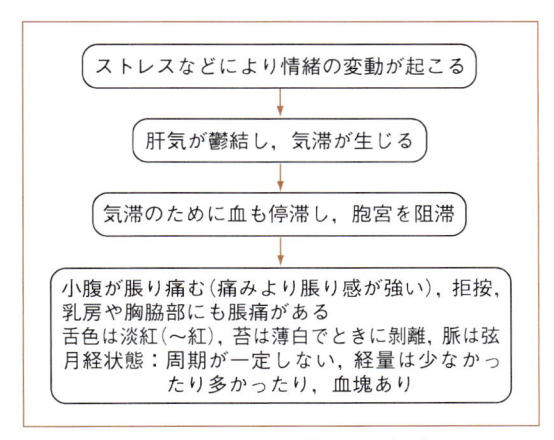

図II B-12-4　肝鬱による経痛

情緒の変動により肝気が鬱結し，気滞が生じて血が停滞し，胞宮を阻滞することによって発症する．

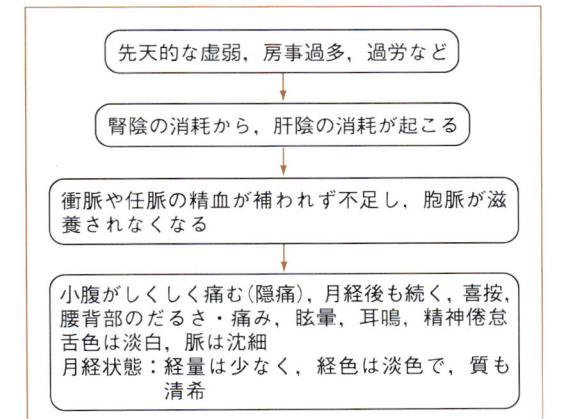

図II B-12-5　肝腎虚損による痛経

肝腎虚損になると衝脈・任脈の精血が不足するために胞脈の滋養がわるくなり発症する．

は房事過多によって肝腎虚損になると衝脈や任脈の精血が不足するために胞脈の滋養がわるくなり発症する（図II B-12-5）．

小腹の隠痛，喜按，経色は淡色，経質は清希，腰背部のだるさ・痛み，頭暈，耳鳴，顔面蒼白，精神倦怠，舌質は淡白，脈は沈細を呈する．

具体的な治療法

(1) ゲートコントロール説による鍼灸治療

鍼灸治療では，第11，第12胸髄および第1，

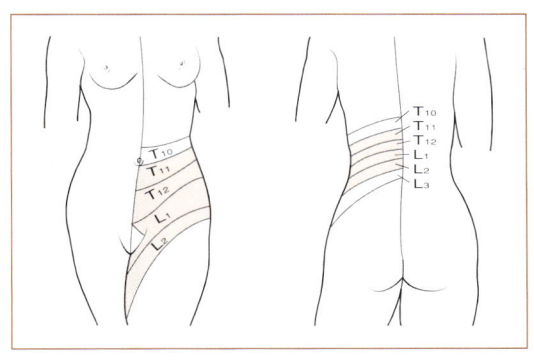

図II B-12-6　第11，第12胸髄および第1，第2腰髄のデルマトーム

第2腰髄のデルマトームの反応帯あるいは反応点を治療部位とする．治療点を選ぶ場合は腰背部においては脾兪穴から腎兪穴を治療点とし，腹部においては帰来穴，関元穴などを治療点とする（図II B-12-6）．

鍼治療は，治療点に対して得気を得た後に15分間程度置鍼する．その際，遠赤外線などの温熱療法と併用し，腰背部を照射するとよい．鍼通電刺激あるいはTENS（経皮的電気神経刺激法）では50～100 Hzの高頻度刺激とし，心地よい強度で通電を行う．TENSではIan Milsomら[8]が12例の月経困難症を対象に刺激条件70～100 Hz，40～50 mAで下腹部と腰部（デルマトームではT_{11}～T_{12}，L_1の領域）を経皮的に通電したところ，痛みの軽減は有意に減少したが，子宮収縮に対しては抑制効果を認めなかったと報告した．

(2) 弁証に基づいた鍼灸治療

① 肝鬱による痛経

鍼灸治療は，治則を疏肝理気・活血化瘀とし，気滞を解消し，気血の流れを円滑にすることを目的に治療を行う．

処方例として，気の滞りを除くために合谷穴，百会穴（瀉法），肝気の滞りを解消するために太衝穴（瀉法），血の流れをよくするために三陰交穴，血海穴，膈兪穴（瀉法），経気の滞りをよくするために帰来穴，次髎穴（補法）などを用い

② 寒湿による痛経

鍼灸治療は，治則を温経散寒・理気行血とし，衝脈，任脈の働きを調え，温通をはかる．

処方例として，陽気を補い，任脈を調えるために中極穴，関元穴（補法，灸），下焦を温め，寒を散ずるために命門穴，腎兪穴（補法，灸），湿の停滞を除くために水道穴（補法），血の流れをよくするために三陰交穴，血海穴，膈兪穴（瀉法），経気の滞りをよくするために帰来穴，次髎穴（補法，灸）などを用いる．

③ 肝腎虚損による痛経

鍼灸治療は，治則を補益肝腎・理気止痛とし，肝腎を補い，衝脈，任脈の働きを調える．

処方例は陽気を補い，任脈を調えるために関元穴（補法，灸），腎陰を補うために照海穴，腎兪穴（補法），肝陰を補うために肝兪穴（補法），血の流れをよくするために三陰交穴，血海穴，膈兪穴（瀉法），経気の滞りをよくするために帰来穴，次髎穴（補法），脾胃を調え，気血の産生と取り込みを促すために足三里穴（補法などを用いる．

(3) 皮内鍼による予防的治療

月経困難症の発症を予防するために，三陰交穴への皮内鍼療法を試みる．遠藤ら[9,10]は3周目まで経過が追えた20例の月経困難症を対象に三陰交穴の皮内鍼による月経困難症の予防効果（治療前の痛みを100％とし，やや有効は75〜51％，有効は50〜26％，著効は25〜0％，不変は100〜76％）を検討したところ，3周目では，不変・悪化3名，やや有効6名，有効9名，著効2名となり，三陰交穴皮内鍼は効果があったと報告している．

参考文献

1) 高山雅臣編：エッセンシャル産科学・婦人科学．p. 151, 医歯薬出版, 1996.
2) 平成12年度厚生科学研究報告書．リプロダクテブヘルスから見た子宮内膜症等の予防，診断，治療に関する研究（主任研究者　武谷雄二）
3) 佐藤和雄：月経困難症．産婦人科MOOK 40, 坂元正一, 滝一郎編集主幹, 金原出版, p. 199〜209, 1988.
4) 原田　省：月経痛．産科と婦人科, 70(11)：1502〜1505, 2003.
5) 上妻志郎：月経困難症（生理痛）．痛み—基礎・診断・治療, 花岡一雄編, 朝倉書店, p. 188〜190, 2003.
6) 横田敏勝：臨床医のための痛みのメカニズム．p. 123〜128, 南江堂, 1990.
7) 兵頭明監訳：針灸学，臨床篇．天津中医学院, 学校法人後藤学園編, p. 333〜337, 東洋学術出版, 1994.
8) Ian Milsom et al：A comparative study of the effect of high-intensity transcutaneous nerve stimulation and oral naproxen on intrauterine pressure and menstrual pain in patients with primary dysmenorrhea. *Am J Obster Gynecol*；123〜129, 1999.
9) 遠藤美咲, 他：月経困難症の体表所見及び月経困難症に対する三陰交皮内鍼の予防効果①．医道の日本社, 520：6〜13, 1987.
10) 遠藤美咲, 他：月経困難症の体表所見及び月経困難症に対する三陰交皮内鍼の予防効果②．医道の日本社, 521：96〜100, 1988.

II. 鍼灸医学編 B. 各論

13　泌尿・生殖器系の痛み

はじめに

　鍼灸臨床において疼痛の管理は大変重要である．痛みの改善を目的とした疾病には運動器系の疼痛だけでなく，一部には内臓由来の疼痛にも鍼灸治療が有効である．ここでは泌尿・生殖器系領域における疼痛疾患を，痛みの発現する部位別等に述べるとともに，鍼灸治療に有効と考えられる疾患について，臨床上の注意点，禁忌および具体的治療方法について記述する．

腎部痛

　腎部痛は，腎疾患および尿管の疾患によって引き起こされるが，尿管結石によるものが最も多い．尿管結石症では結石が尿管を閉塞し，腎盂内圧が上昇して腎被膜が伸展されることによって腎部の疼痛（多くは疝痛発作）として発現する．疝痛発作は側腹部から背部にかけて突然発現する激痛で，疼痛発作に伴い，冷汗，悪心，嘔吐，顔面蒼白および頻脈をきたす．また，疝痛発作の原因には尿管の平滑筋の痙攣が関与する，とされていることも付記する．

膀胱部痛

　膀胱部痛は，排尿には直接関係ない膀胱部の自発痛をさす．原因には尿閉，膀胱結石，膀胱異物，膀胱結核，間質性膀胱炎などがある．

排尿時痛

　排尿時痛は，排尿に伴って膀胱，尿道に生じる疼痛であり，下部尿路の炎症性疾患にみられる症状である．排尿痛が排尿のどの時期に発現するかで障害部位の推定ができる．

　初期排尿時痛は，排尿の初期に疼痛を訴えるもので，急性尿道炎，尿道狭窄，尿道結石などを示唆する．終末時排尿時痛とは，排尿の終わりに疼痛を訴えるもので，後部尿道，膀胱の疾患（女性では急性膀胱炎）が示唆される．排尿後痛は，排尿終了後に疼痛を訴えるもので膀胱結核，膀胱周囲炎などでみられる．
　全排尿時痛は，すべての排尿期間を通じて疼痛があるもので，膀胱，尿道，膀胱周囲の病変で生じる．

陰嚢部痛

　陰嚢部に疼痛を訴える疾患は，睾丸（精巣），副睾丸（精巣上体）の炎症性疾患，精索捻転，外傷などがある．疼痛は鼠径部から下腹部に放散痛がみられることが多い．

会陰部痛

　会陰部痛は，前立腺疾患（おもに前立腺炎），精嚢疾患，後部尿道炎などでみられる．痛みの種類は鈍痛・不快感が多い．

射精痛

　射精痛は，射精時に尿道深部から会陰部にかけて疼痛を訴える．疼痛の程度はさまざまである．多くは急性前立腺炎，急性精嚢炎が原因となる．

泌尿・生殖器系領域の腫瘍に起因する疼痛（がん性疼痛）

　以上のように，泌尿・生殖器系領域においても多くの疼痛疾患が存在するが，本稿では臨床上多くみられる「尿路結石」，「間質性膀胱炎」

および「前立腺炎」の疼痛に対する鍼灸治療の方法および評価について論述する．なお，泌尿・生殖器系の腫瘍および転移によるがん性疼痛に対する鍼灸治療は他の項に譲る．

臨床上の注意事項

(1) 尿路結石

尿路結石による疼痛は，水腎症（尿管もしくは膀胱に通過障害があり，腎臓に尿が貯留して腎盂内圧が上昇し，腎被膜が伸展されることによって疼痛として発現する）もしくは尿管の平滑筋の痙攣による発作性の痛みが関与するとされている．これらは疝痛発作に伴い，冷汗，悪心，嘔吐，顔面蒼白および頻脈を合併することが多い[1]．

肋骨脊柱角（costovertebral angle：CVA）部の叩打によって同部位（腰椎と第12肋骨を三角形の二辺として得られる三角部）に痛みが誘発される場合は，水腎症の存在を強く示唆することから，この状態が改善しないときには泌尿器科へ受診させる必要がある．

尿路結石の大きさが自然排石可能な大きさ（長径10 mm×短径6 mm）であれば医師と相談のうえ，鍼灸治療を継続するが，自然排石を上回る大きさの結石は泌尿器科へ受診させる必要がある．

(2) 間質性膀胱炎

間質性膀胱炎の典型的な症状は，膀胱充満時の下腹痛や骨盤痛，頻尿，1回排尿量の減少を特徴とする．中年女性に多くみられる．病因は感染，肥満細胞の増多，免疫疾患などと諸説があるが，明確にされていない[2]．

急性膀胱炎〔三大症状：尿混濁（血尿もしくは膿尿）・排尿痛・頻尿〕との鑑別が必要である．

膀胱腫瘍，結核性膀胱炎との鑑別が必要である．肉眼的血尿があれば泌尿器科へ受診させる必要がある．

表Ⅱ B-13-1　前立腺炎の分類

前立腺炎の分類
カテゴリーⅠ（急性細菌性前立腺炎）
カテゴリーⅡ（慢性細菌性前立腺炎）
カテゴリーⅢ（慢性前立腺炎/慢性骨盤痛症候群）
カテゴリーⅢA（炎症性慢性骨盤痛症候群）
カテゴリーⅢB（非炎症性慢性骨盤痛症候群 prostatodynia 含む）
カテゴリーⅣ（炎症性無症候性前立腺炎）

（National Institute of Health：NIH, 1999）

1回排尿量を計測し，極端な膀胱容量の低下（50～100 ml）がみられる場合は，萎縮膀胱が示唆される．長期間の萎縮膀胱は膀胱尿管逆流を惹起させやすいことから，腎盂腎炎（発熱）の有無を確認すること．腎盂腎炎（発熱）が疑われる場合は泌尿器科への紹介が必要である．

(3) 前立腺炎

前立腺炎による疼痛の原因は現時点でも不明なことが多い．一般的な症状は下腹部の不快感，排尿時痛・不快感，射精時痛および不快感・痛みと他の愁訴を伴うことが多い．また，長期間症状が持続するケースが多く，難治例も少なくない[3]．不適応は，カテゴリーⅠ・Ⅱの急性・慢性細菌性前立腺炎である．急性・慢性細菌性前立腺炎の症状は，下腹部痛，会陰部痛，頻尿，排尿時痛に加え，悪寒戦慄，発熱を伴う症状があれば，泌尿器科へ紹介が必要である．また，抑うつ状態が顕著な場合は，神経内科の専門医と連携し，治療を継続する必要がある（表Ⅱ B-13-1）．

適応となる病態

(1) 尿路結石

尿路結石による疼痛に対して鍼灸治療は適応である[4]．結石により尿管の平滑筋の痙攣が生じ，水腎症から疝痛を引き起こす場合は，鍼治療が有効なことが多い．この場合，鍼灸治療で

水腎症を消失させることは困難である．しかし，尿管の平滑筋の痙攣によって尿の通過障害が生じ，水腎症になった場合は，鍼灸刺激が尿管の平滑筋の痙攣を緩和させることによって尿の通過障害が改善することで水腎が改善し，疝痛の緩和をもたらす可能性がある[5]．

(2) 間質性膀胱炎

間質性膀胱炎の症状である膀胱充満時の下腹痛や骨盤痛は鍼灸治療によって改善する可能性がある．しかし，膀胱充満時の下腹痛や骨盤痛に対して鍼灸治療が鎮痛効果をもつという意味ではない．たとえば，膀胱充満時の下腹痛が膀胱の蓄尿量 150 ml で発現する場合に，鍼灸治療によって膀胱容量の増大をきたし，膀胱容量 250 ml を確保できた場合に，100 ml の膀胱容量の増加分において膀胱充満時の下腹痛や骨盤痛の発現が遅延する．このことが鍼灸治療による間質性膀胱炎に対する疼痛の改善が期待できるという考え方である．

泌尿器科医による治療方法の 1 つである「飲水させ排尿を我慢させる」治療の目的が膀胱容量の減少を予防する方法である．間質性膀胱炎の鍼灸治療を継続することによって疼痛発現頻度が低下し，かつ膀胱容量の減少を予防することができれば，患者の QOL（生活の質）の改善に有効であると考える．

(3) 前立腺炎

前立腺炎に対する鍼灸治療の適応は，カテゴリーIII（慢性前立腺炎/慢性骨盤痛症候群）である（**表II B-13-1**）．慢性前立腺炎，慢性骨盤痛症候群（骨盤内静脈うっ滞症候群：intrapelvic venous congestion syndrome：IVCS 含む）の症状である下腹部の不快感，排尿時痛・不快感，射精時痛および不快感・痛みに対して鍼灸治療が有効である[6~8]．

治療方針

尿路結石・間質性膀胱炎・前立腺炎に対する治療方針は，主として現代医学の知識基盤（臓器と神経など）をもとに治療を構築した．また，使用経穴の選択においては経穴のもつ主治，意義および要穴を考慮した．

具体的な治療法

(1) 尿路結石による痛みに対する鍼灸治療

使用する経穴は，患側の志室穴・腎兪穴・三陰交穴．治療は志室穴・腎兪穴で数回行い，評価する．効果がなければ三陰交穴を用いる．一度に志室穴・腎兪穴・三陰交穴の使用は刺激量が多いので，臨床的配慮が必要である．

志室穴の取穴法は，第 2〜第 3 腰椎棘突起の間の外方 3 寸にとる（便法：左右の第 12 肋骨先端を結ぶ線上で腰方形筋の外縁にとる）．志室穴への鍼の刺入角度は体幹中央へ向け，40 mm 刺入する．志室穴に得気を感じる程度の刺激を得て置鍼を 10〜20 分行う．使用鍼は 50 mm・24 号鍼もしくは 60 mm・30 号鍼とする（**図II B-13-1**）．腎兪穴の取穴法は，第 2〜第 3 腰椎棘突起の間の外方 1 寸 5 分にとる．腎兪穴への鍼の刺入角度は直刺で，30 mm 刺入する．腎兪穴に得気を感じる程度の刺激を得て，置鍼を 10〜20 分行う．使用鍼は 50 mm・24 号鍼もしくは 60 mm・30 号鍼とする．三陰交穴の取穴法は，内果の上 3 寸で，脛骨の骨際に取穴する．鍼の刺入角度はやや上方に向け，20〜30 mm 刺入する．得気感覚は，「重だるい感覚」が得られる．刺激は手で 180°以内で回旋する旋撚術を 10〜20 分程度行う．使用鍼は 50 mm・24 号鍼もしくは 60 mm・30 号鍼とする（**図II B-13-2**）．

志室穴の鍼刺入方向で注意することは，深部に腎臓下部があり，鍼を垂直方向へ刺入すると腎臓の一部に鍼が刺入される確立が高い（とくに右側）ので十分注意する必要がある（図II B-

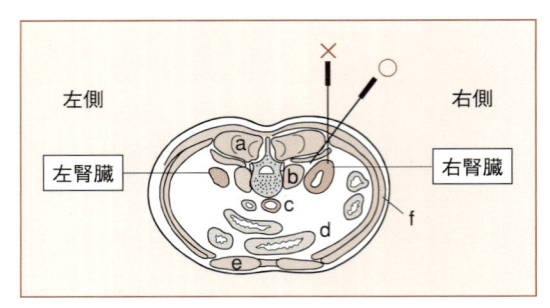

図II B-13-1　志室穴の鍼刺入方向
a：脊柱起立筋（胸最長筋・腰腸肋筋）
b：大腰筋
c：腹大動脈
d：腸
e：腹直筋
f：腹斜筋

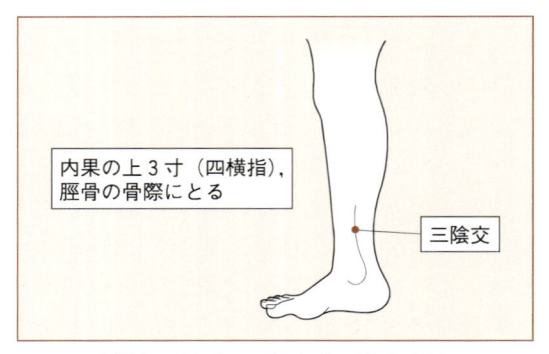

図II B-13-2　三陰交穴の取穴方法
内果の上3寸（四横指），脛骨の骨際にとる

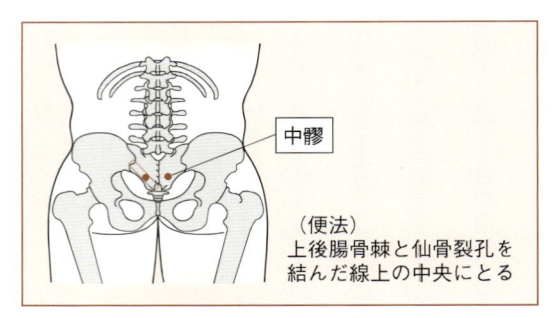

図II B-13-3　中髎穴の取穴方法
（便法）上後腸骨棘と仙骨裂孔を結んだ線上の中央にとる

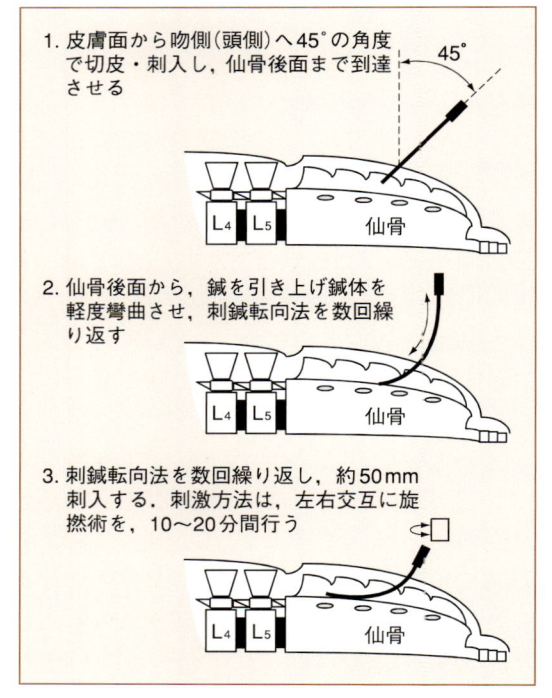

1. 皮膚面から吻側（頭側）へ45°の角度で切皮・刺入し，仙骨後面まで到達させる
2. 仙骨後面から，鍼を引き上げ鍼体を軽度彎曲させ，刺鍼転向法を数回繰り返す
3. 刺鍼転向法を数回繰り返し，約50 mm刺入する．刺激方法は，左右交互に旋撚術を，10〜20分間行う

図II B-13-4　中髎穴の刺鍼方法
(北小路博司：泌尿・生殖器系障害に対する鍼灸治療．鍼灸臨床の科学，西條一止・熊澤孝朗，監修，p. 322, 2000を改変)

13-1).

(2) 間質性膀胱炎による痛みに対する鍼灸治療

使用する経穴は，中髎穴，三陰交穴，中極穴とする．治療は中髎穴単独で5〜6回行い，評価する．効果がなければ三陰交穴もしくは中極穴を選択して用いる．一度に中髎穴，三陰交穴，中極穴の使用は刺激量が多いので臨床的配慮が必要である．

中髎穴の取穴法は，第3後仙骨孔部に取穴する．便法としては上後腸骨棘と仙骨裂孔を結び，その線上の中央にとる（図II B-13-3）．鍼の刺入角度は，吻側（頭側）に向け45°斜刺にて約40 mm刺入し，鍼が仙骨の後面の骨に沿うようにする．中髎穴の得気は，「深部で重い感覚」が得られる．刺激は手で180°以内で回旋する旋撚術を10〜20分程度行う．使用鍼は60 mm・30号鍼とする（図II B-13-4）．

三陰交穴の取穴法，治療条件は前項と同じ．

中極穴の取穴法は，臍と恥骨結合の上際の間を5寸と定め，臍から5分の4下方の点（正中線上）に取穴する．鍼の刺入角度は下方に45°斜刺で，約30〜40 mm刺入する．得気感覚は，「下腹部に響き」が得られる．刺激は手で180°以内で回旋する旋撚術を10〜20分程度行う．使用鍼

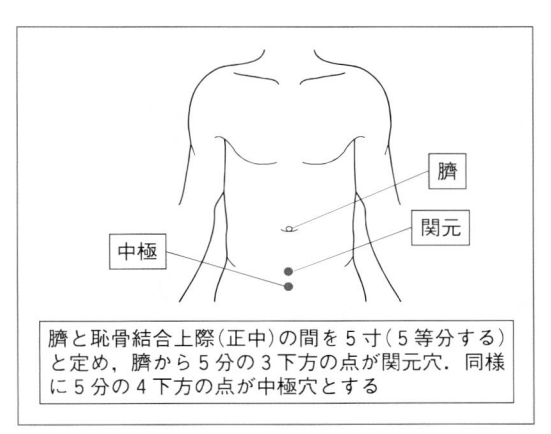

図II B-13-5　関元穴と中極穴の取穴方法

臍と恥骨結合上際（正中）の間を5寸（5等分する）と定め、臍から5分の3下方の点が関元穴．同様に5分の4下方の点が中極穴とする

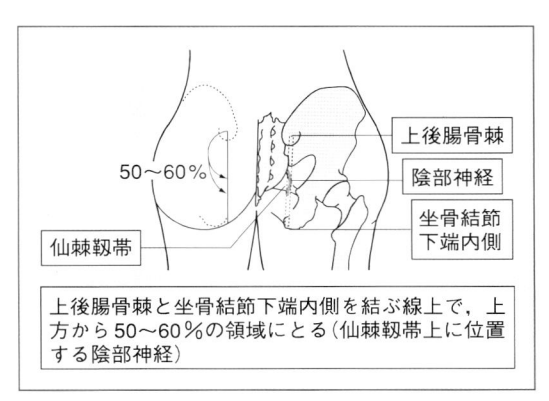

図II B-13-6　陰部神経刺鍼点の取穴方法

上後腸骨棘と坐骨結節下端内側を結ぶ線上で、上方から50～60％の領域にとる（仙棘靱帯上に位置する陰部神経）

は60 mm・30号鍼とする（図II B-13-5）．

中極穴の鍼刺入では、恥骨結合と膀胱の間に鍼が進入する．恥骨結合の腹側には静脈叢があることから、粗暴な鍼の手技をしてはならない．

(3) 慢性骨盤痛症候群による痛みに対する鍼灸治療

使用する経穴は、中髎穴、陰部神経刺鍼点、関元穴とする．治療は中髎穴単独で5～6回行い、評価する．陰部への不快感に効果がなければ、陰部神経刺鍼点もしくは関元穴を選択して用いる．一度に中髎穴、陰部神経刺鍼点、関元穴の使用は刺激量が多いので臨床的配慮が必要である．

中髎穴の治療条件は前項と同じである．

陰部神経刺鍼点の取穴法は、「上後腸骨棘の中央と坐骨結節下端内側を結ぶ線上で、上後腸骨棘中央から坐骨結節下端内側に向かい50～60％の領域とする」（図II B-13-6）．この領域に90 mm、30号鍼を直刺にて刺入し、仙結節靱帯を貫いたところで陰部神経支配領域（肛門部・会陰部・陰茎部のいずれか）に得気があれば、鍼を止める．陰部神経刺鍼点の取穴法に従って鍼を刺入した際、陰部神経支配領域に得気がなく、下腿後面に響きがある場合は後大腿皮神経への鍼刺激によるものである（後大腿皮神経は陰部神経の外方に位置する）．その際には、鍼を皮下まで引き上げて少し正中方向に向けて再度刺入する．刺激方法としては、手で180°以内で回旋する旋撚術を10～20分間行う場合と、低周波鍼通電療法を選択する場合とがある．低周波鍼通電療法を選択する場合の基準となる条件は、周波数3 Hz、刺激時間20分とし、刺激の強度（出力）は、陰部神経支配領域（肛門・会陰部・陰茎のいずれかに）に響きを患者自身が認識できる程度とする．陰部神経刺鍼点に使用する鍼は90 mm・30号鍼とする．

関元穴の取穴法は、臍と恥骨結合の上際の間を5寸と定め、臍から5分の3下方の点（正中線上）に取穴する．鍼の刺入角度は下方に45°斜刺で、約30～40 mm刺入する．得気感覚は、「下腹部に響き」が得られる．刺激は手で180°以内で回旋する旋撚術を10～20分程度行う．使用鍼は60 mm・30号鍼とする（図II B-13-5）．

関元穴の鍼刺入では、恥骨結合と膀胱の間に鍼が進入する可能性がある．恥骨結合の腹側には静脈叢があることから、粗暴な鍼の手技はしてはならない．

文献
1) 戎野庄一, 大川順正：尿路結石症．3. 診断と治療．ベッドサイド泌尿器科学　診断・治療編．改訂第3版, 吉田　修編, p. 253～258, 南江堂, 2000.
2) 上田朋宏：第3章 病態．間質性膀胱炎－疫学から治療まで－．日本間質性膀胱炎研究会編, p. 22～41, 医学図書出版, 2002.
3) Nickel, J.C., Nyberg, L.M., Hennenfent, M.：

for The International Prostatitis Collaborative Network: Research guidelines for chronic prostatitis: consensus report from the first national institutes of health international prostatitis collaborative network. *Urology*, 54:229〜233, 1999.
4) Lee, Y.H., Huang, W.C., Chen, M.T., et al. : Acupuncture in the treatment of renal colic. *J. Urol.*, 147, 16〜18, 1992.
5) 手塚清恵:鍼刺激が尿噴流に及ぼす影響の検討. *J. Med. Ultrasonics*, 30:J 207〜J 214, 2003.
6) Chen, R., Nickel, J.C. : Acupuncture ameliorates symptoms in men with chronic prostatitis/chronic pelvic pain syndrome. *Urology*, 61:1156〜1159, 2003.
7) Honjo, H., Kamoi, K., Naya, Y., Ukimura, O., et al. : Effects of acupuncture for chronic pelvic pain syndrome with intrapelvic venous congestion: preliminary results. *International Journal of Urology*, 11:607〜612, 2004.
8) 杉本佳史, 本城久司, 北小路博司, 谷口博志, 他:会陰部不快感に対する陰部神経刺鍼点への鍼通電療法の試み. 全日本鍼灸学会雑誌. 54:440, 2004.

● II. 鍼灸医学編　B. 各論

14　スポーツ領域の痛み

はじめに

　身体の動きは手指の微細な動きからスポーツ活動まで多関節・多軸の動きの連鎖で成り立っている．経絡に沿った運動連鎖という考え方を採用し，各経絡を伸展させる動きの負荷から得られる所見（経絡テスト[1,2]）を総合すると，関節や筋肉の相互関連とその異常を容易に，即座に，正確に判断することが可能となる．経絡テストは，スポーツ領域における①外傷に対する手術の後療法，②障害に対する西洋医学的治療との併用，③コンディショニングに応用でき，すぐれた鍼の効果を実現できる．

臨床上の注意事項

　スポーツ外傷は外科的治療が優先され，術後の後療法として鍼灸治療の適応がある．
　スポーツ障害では，西洋医学的治療に有用な手段があれば，それに基づいた原因を取り除く治療を優先する．鍼灸治療は痛みをとることで，休養すべき状態下でも運動負荷を強いる形となり，障害のさらなる悪化を誘発する可能性がある．痛みは警告ととるべきで，診断がなされない状態でいたずらに鍼灸治療で痛みを軽減することに努力を傾けることは慎むべきである．むしろ，障害に至る前の段階で，疲労などをすみやかに除くなどのコンディショニングの一手法としての応用に主眼をおくべきである．

適　応

(1) 外傷に対する手術の後療法
　外傷に対する術後の後療法としてのリハビリテーションの1つの手段として有用である．

(2) 障害に対する西洋医学的治療との併用
　障害に対して西洋医学的診断や手段を用いずに鍼灸治療単独で対処することは望ましくない．なぜなら，鍼灸による鎮痛がいたずらに障害を進行させる可能性があるので，鍼灸単独で治療するにはそれぞれの障害の病態に対する十分な知識と治療経験を必要とする．

(3) コンディショニング
　繰り返すスポーツ動作で生じる疲労のすみやかな回復や競技力向上に有用である．

治療方針

　鍼治療を行うにあたっては，まず経絡テストの動きを負荷して異常経絡を判断し，その経絡の経穴のなかで有効なものを選択していく作業となる．

(1) 経絡テストの理論的背景
　人の動きを支えているのは筋肉・腱・靱帯・骨で形成される関節である．近代医学においては主として個々の関節についての詳細な情報をもとにした動きの分析を行ってきた．しかし，206の骨と約600もの筋肉で構成される骨格は多数の関節の存在下に，筋肉や腱，靱帯による張力を圧縮力に耐える骨が受け止め，全体とし

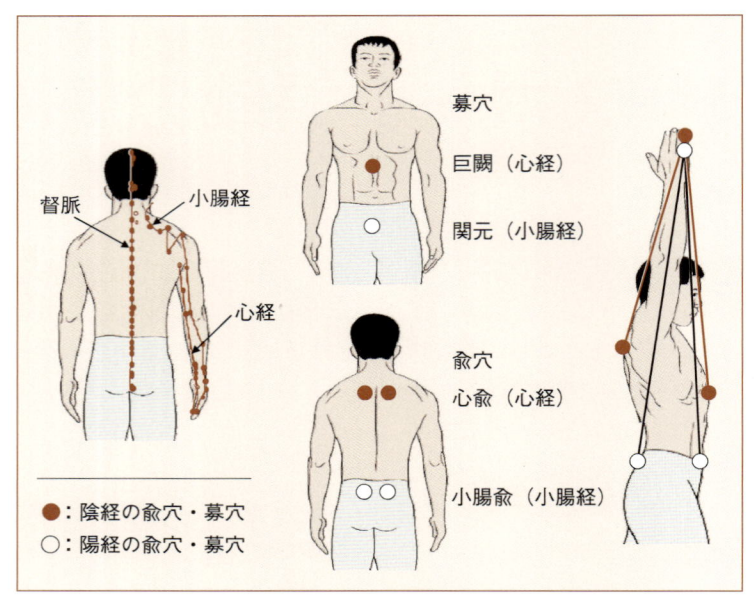

図Ⅱ B-14-1　心経・小腸経・督脈の負荷と兪穴・募穴

て人の調和を保っている[3]．その結果，1つの関節の動きは全身の動きと連動し，同時にほかの関節の影響を受けている．

たとえば，橋本[4]が指摘したように，仰向けに寝て，足の母趾で壁を突き破ろうとすると，足首→膝→腰→脊柱→肩→肘→手首→頸と力が入り，最後には顔面の筋肉まで緊張してくる．このように人の動きは多関節にわたる運動連鎖で成り立っており，個々の関節を主たる対象とした動きの分析にとどまってしまうと，関節相互の動きの関連についての情報を得ることができない．

スポーツ領域に鍼治療を応用するときには，この運動連鎖を分析し，その異常の把握と修復の必要が生じる．しかしながら，現代医学にはまだその手段として用いる簡便な方法は存在しない．

一方，東洋医学の概念である経絡は，このような多関節の動きの相互関連を分析できる方法論を提供する．なぜなら，経絡は主として身体を縦に長軸に走るルートであるので，人の動きをこの縦のルートの動きとしてとらえなおすことができるからである．

人体には，つま先から頭に至るまでの縦系列に分布する経絡があると考えられている．身体の前面に4本，後面に4本，側面に4本分布し，それぞれの面には中心軸としての経絡があり，身体の動きの異常を総合的に観察できる仕組みがある．その仕組みの一端を図Ⅱ B-14-1に例示する．

四肢に分布する経絡と体幹中心軸に分布する経絡とを，動きを分析する際の一単位とみなすことができる．後面上肢の小腸経・心経および後面の中心軸である督脈にはそれぞれ所属する経穴があるが，身体の動きに伴って，これらの心経・小腸経・督脈などの経絡が伸びるときには，それぞれの経絡上のツボも伸ばされる．また，体幹にはそれぞれの経絡を代表する募穴や兪穴が存在し，それぞれの経絡伸展のときに支点あるいは対応点としての役割を担っている．その結果，経絡を構成する四肢の経穴と体幹中心軸の経絡の経穴やそれぞれの経絡を代表する役割をもつ兪穴・募穴は身体の動きの連鎖に密接にかかわると想定される[1,2]．

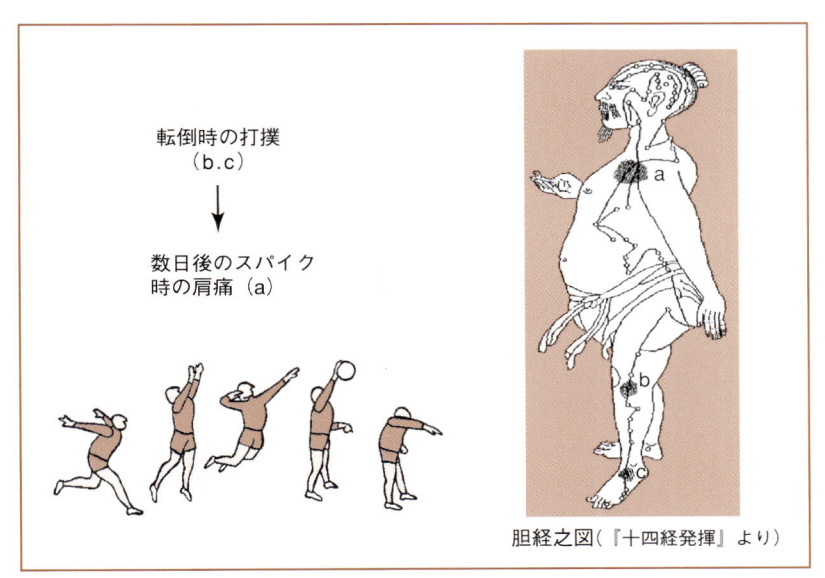

図ⅡB-14-2　身体の動きで誘発される痛みの解釈に経絡を応用

　経穴の部位にはひずみが生じやすく，ひずみが生じると経穴で構成される経絡というラインの伸びが妨げられると考えれば，動きの連鎖と経絡・経穴の関連がみえてくる．このことを説明できる例を図ⅡB-14-2に示す．

　肩には異常が発見されなかったバレーボール選手がスパイク時の強い肩痛(a)を訴えた例である．数日前のブロック時の転倒により，膝(b)や足首の外側(c)にささいな打撲を受けたという病歴を有していた．打撲部分は「胆経」の経穴である丘墟穴および陽陵泉穴領域に相当し，本人はこの部位の異常を自覚していなかったが著明な圧痛があった．肩痛部位への鍼刺激は無効であったにもかかわらず，丘墟穴(c)および陽陵泉穴(b)への鍼刺激で肩痛は即座に消失した．

　この例では，下腿の打撲をきっかけとしてスパイク動作時に身体の長軸にわたるルート（胆経）に沿った伸展制限がもたらされたため肩痛が誘発されたと考えると，痛みの発現機序を理解することができる．このように経絡に沿った動きの連鎖という現象を観察すると，多関節の動きの調和の乱れには経穴部位のひずみが影響を及ぼしていると推測される．

　経穴刺激がそのひずみを解消し，その結果，経絡に沿った身体の伸びがよくなると考えると，スポーツ領域における鍼治療の効果と機序を理解しやすくなるとともに，この考え方に基づいて治療を組み立てることが可能となる．

(2) 経絡テストにおける動きの負荷

　このテストは個々の経絡に対して，伸展負荷動作を行い，動きが誘発する体性反応を評価して修復すべき経絡を判断する方法である．前面，後面，側面の経絡とそれぞれを伸展する動作を図ⅡB-14-3〜5に示す．図ⅡB-14-6に経絡テストの個々の動きとその手順を示す．数字は負荷テストを行う順序を示しており，矢印は負荷動作が連続してなされていることを表している．下肢の負荷では16および17は連続してできるが，その後，体位変換をして仰臥位になり，18〜22までの負荷を連続して行えば，テストに要する時間が短縮される．それぞれの負荷に対する反応を確認しながら行っても，すべての負荷テストは10分くらいで完了する．通常，立位でテストを行うが，4〜15および27〜30の動作

228 II．鍼灸医学編＜B．各論＞

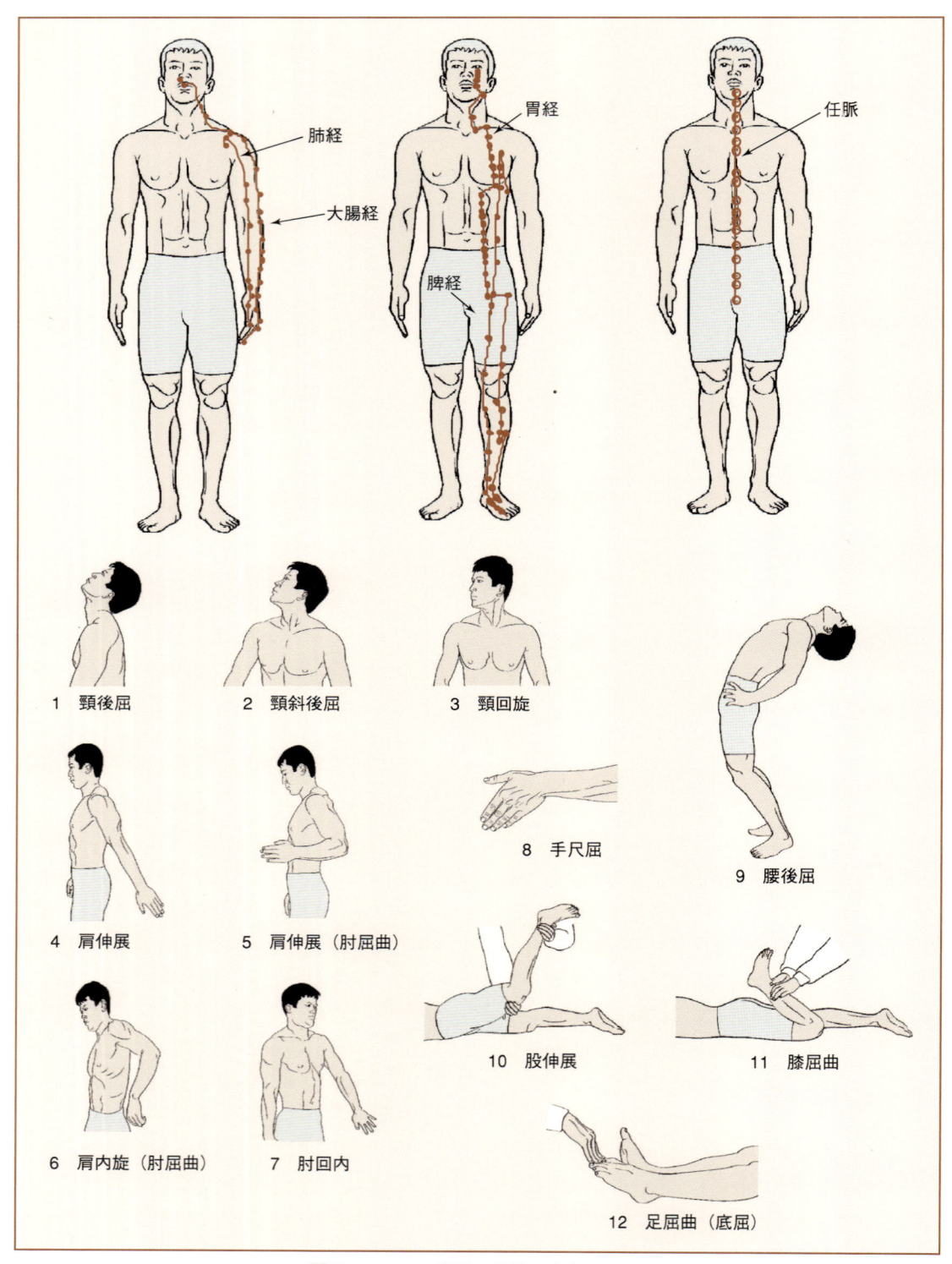

図ⅡB-14-3　前面の経絡の走行と動き

1〜8：肺経・大腸経が伸展される動作．9〜12：脾経・胃経が伸展される動作．任脈は肺経・大腸経および脾経・胃経を伸展する動作すべてとかかわる

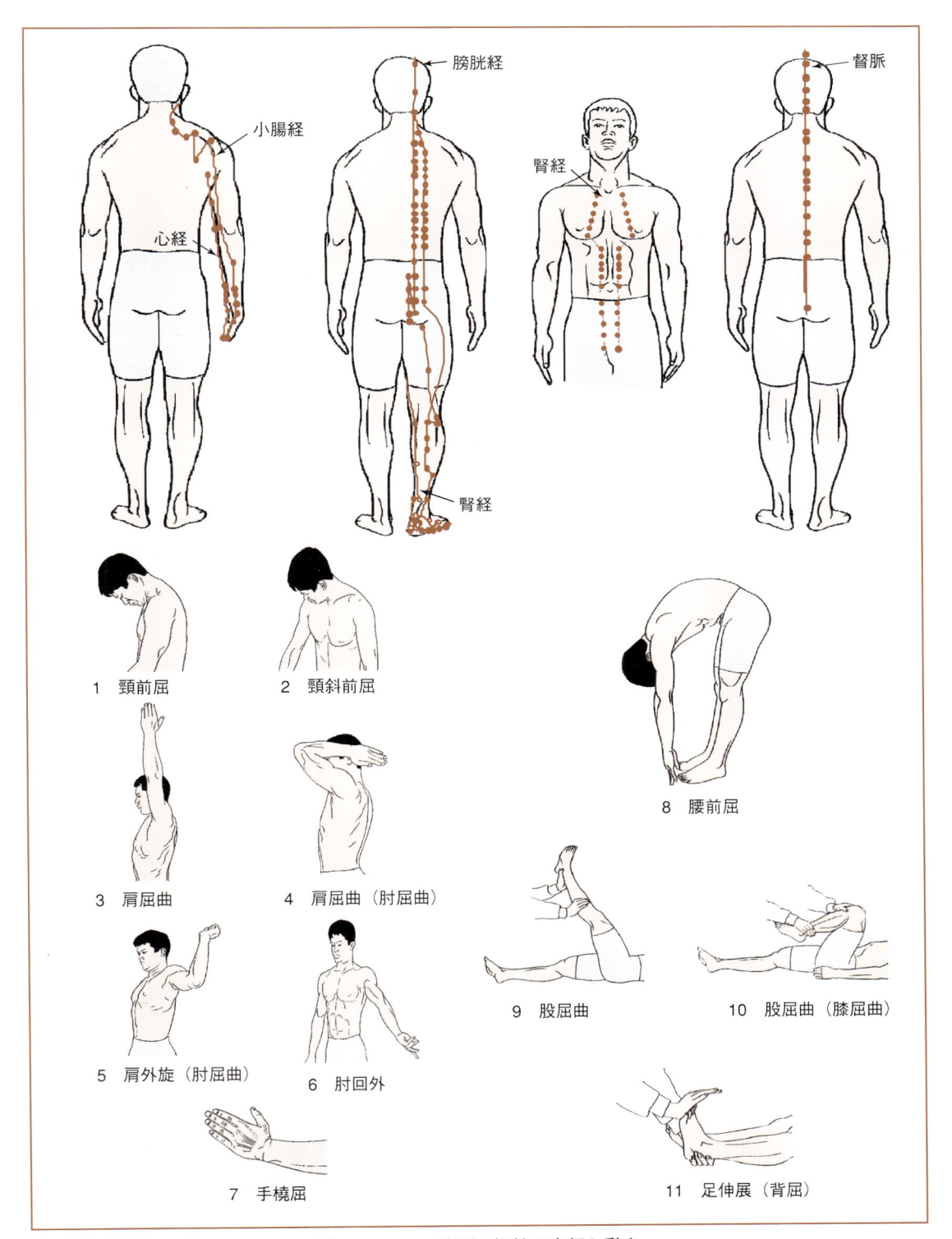

図ⅡB-14-4 後面の経絡の走行と動き

1〜7：心経・小腸経が伸展される動作．8〜11：腎経・膀胱経が伸展される動作．督脈は心経・小腸経および腎経・膀胱経を伸展する動作すべてとかかわる

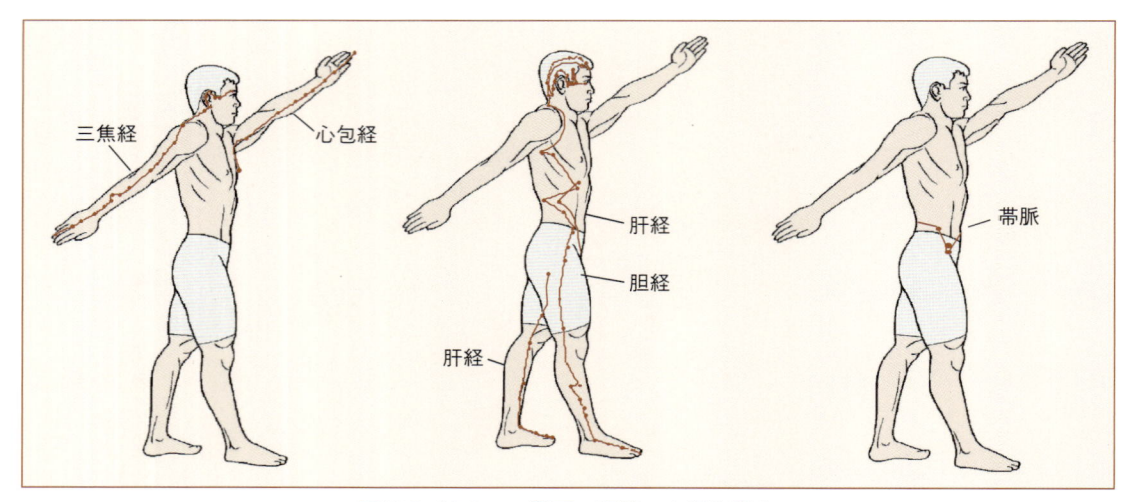

図II B-14-5-a　側面の経絡の走行と動き

は座位で行ってもよい．1, 4, 5, 12 は肺経・大腸経に対する負荷，16, 17, 23, 27 は同じ前面の経絡である脾経・胃経に対する負荷を示している．2, 6, 7, 13 は心経・小腸経に対する負荷であり，18, 19, 24, 28 は腎経・膀胱経に対する負荷を示している．3, 8, 9, 10, 11, 14, 15 は心包経・三焦経に対する負荷であり，20, 21, 22, 25, 26, 29, 30 は肝経・胆経への負荷を示している．ここでは，右側の負荷のみを示している．

(3) 異常所見

経絡テストの個々の伸展負荷動作で誘発される症状があれば，その経絡に異常があると判断する．異常所見は運動器疾患ばかりでなく，内臓疾患などでも同様な所見が見出される．誘発される症状はさまざまであるが，通常，痛み・つっぱり・だるさ・違和感などである．ふるえやめまいなど誘発する場合や左右の可動域の差や負荷に対する抵抗の左右差などが観察される場合もある．両側の負荷動作を記載した所見用紙（図II B-14-7）に，異常の認められた動きを記入する．前面・後面・側面の上半身・下半身，体幹の負荷テストを枠で囲んでいるので，負荷に対する反応をチェックすれば，どの面のどの経絡に異常があるかを判断できる．

(4) 有効な経穴を探す方法[1]

まず，経絡テストで痛みなどの異常反応を誘発する動きを見出す．次に，その動きと関連する経絡のどの経穴を選択すべきかを判断する．図II B-14-8 に示す動きは肺経・大腸経に伸展負荷を加えるが，これで痛みが誘発されたときに，肺経ないし大腸経の経穴のいずれかを押さえて同じ動作を負荷する．有効な経穴の場合，痛みが消失するか顕著に軽減する．たとえば，この図に示したのは，曲池穴を押さえながら痛みを誘発する同じ動きを負荷して，痛みが改善するかどうか確認する．痛みが改善すれば有効な経穴であると判断できる．この方法を用いると選択した経穴の効果を確認できる．

(5) 経絡テスト7原則[1]

経絡テストによる治療を成功に導くには次の7原則が基本となる．

① すべての動き――まずチェック

鍼治療前に体の前面，後面および側面に分布する経絡にかかわる動きをすべてチェックする．

② 制限の強い経絡――まず治療

動きの制限が体のどの経絡に強いか判定し，動きの制限の最も強い経絡から治療する．

14. スポーツ領域の痛み　231

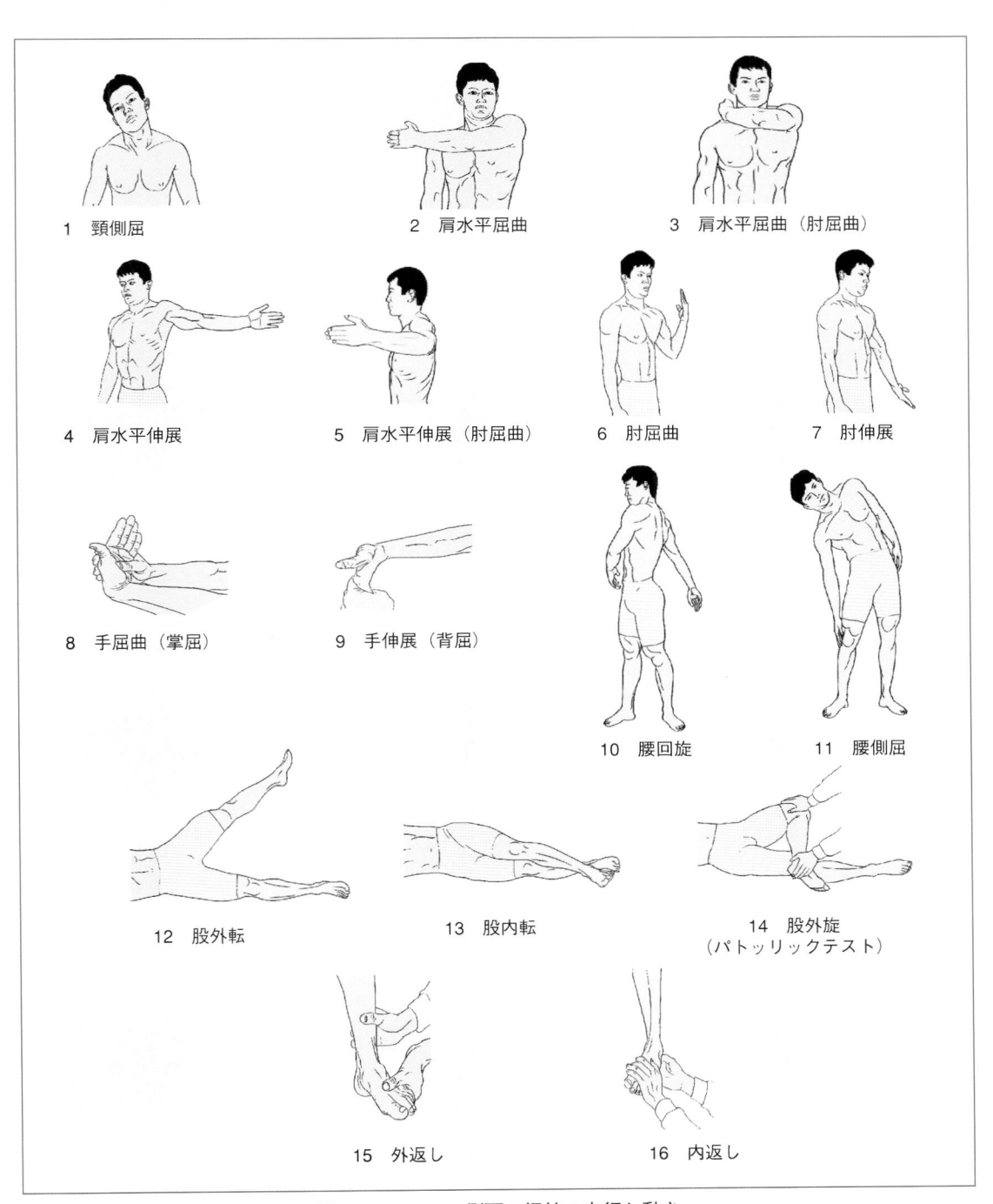

1　頸側屈
2　肩水平屈曲
3　肩水平屈曲（肘屈曲）
4　肩水平伸展
5　肩水平伸展（肘屈曲）
6　肘屈曲
7　肘伸展
8　手屈曲（掌屈）
9　手伸展（背屈）
10　腰回旋
11　腰側屈
12　股外転
13　股内転
14　股外旋（パトリックテスト）
15　外返し
16　内返し

図II B-14-5-b　側面の経絡の走行と動き

1〜9：心包経・三焦経が伸展される動作．10〜16：肝経・胆経が伸展される動作，帯脈は心包経・三焦経および肝経・胆経を伸展する動作すべてとかかわる

232　II．鍼灸医学編＜B．各論＞

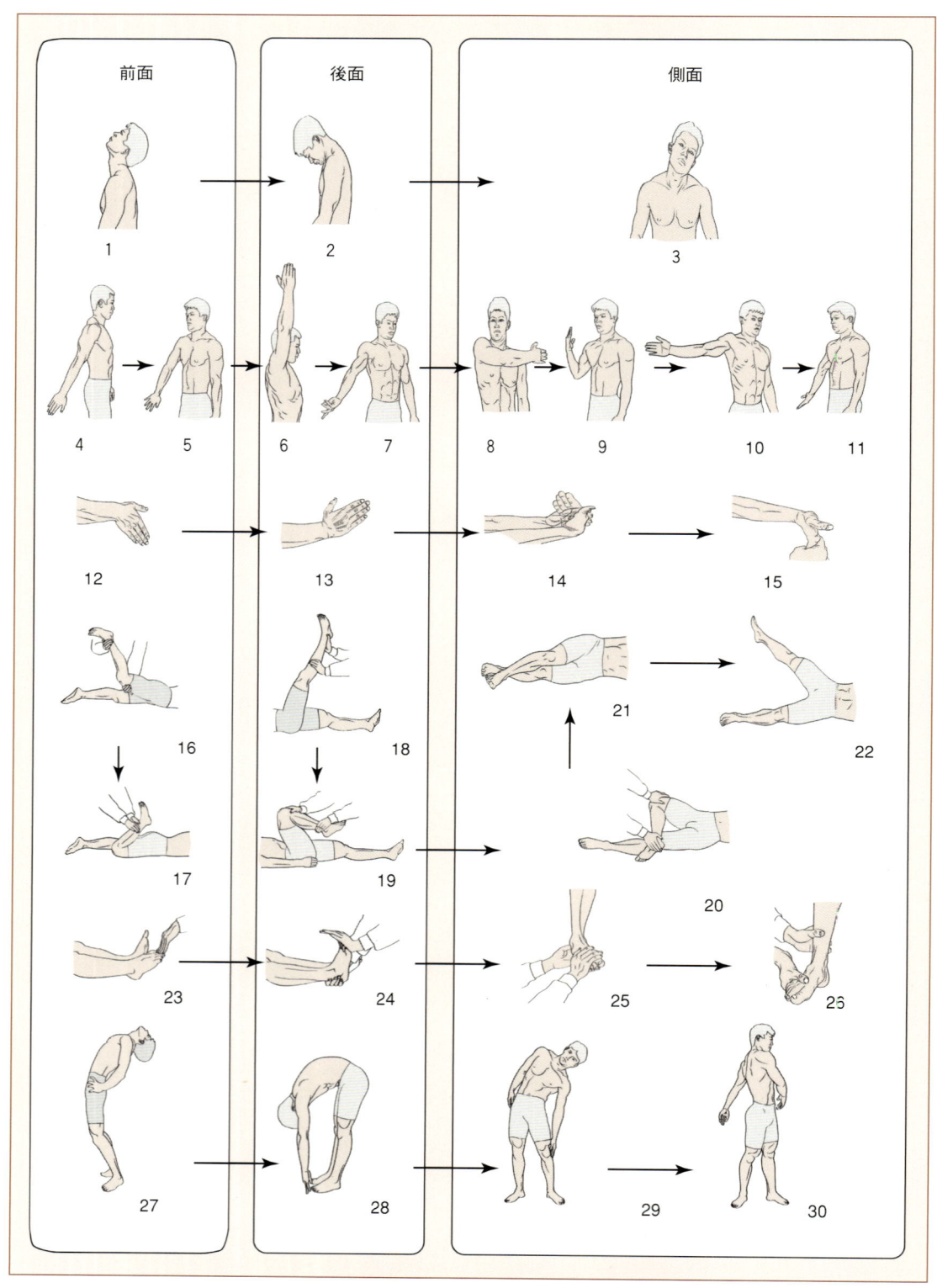

図II B-14-6　経絡テスト施行手順

14. スポーツ領域の痛み　233

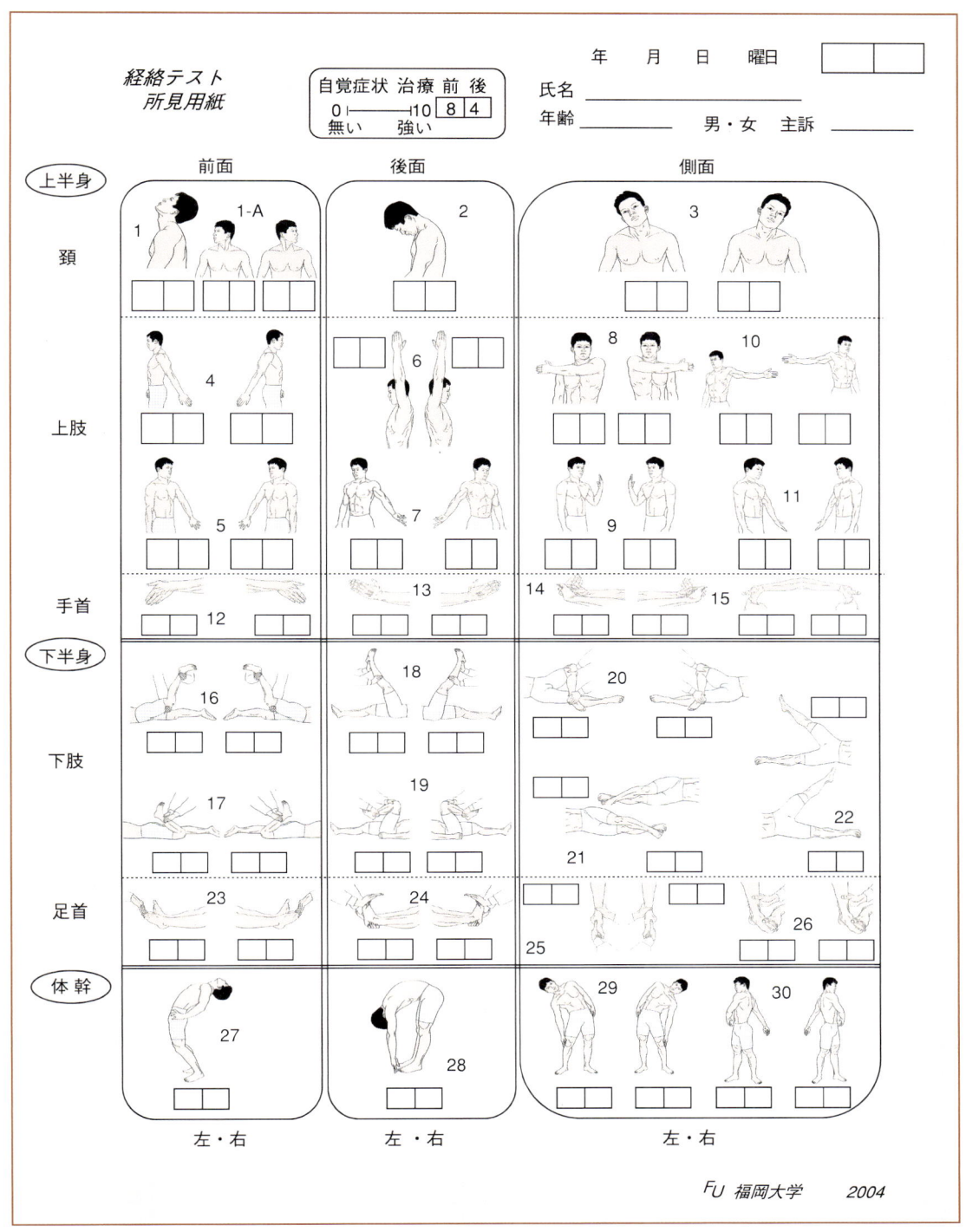

図Ⅱ B-14-7　経絡テスト所見用紙

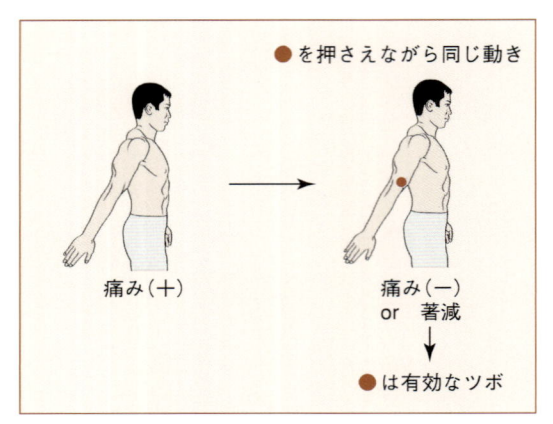

図II B-14-8　有効な経穴をみつける方法

③　上下肢に及ぶ異常があるならば——下肢から治療の原則守る

上下肢の経絡に異常があるときは，下肢の経絡から治療を始める．

④　中心軸への刺激——忘れるべからず

中心軸に相当する経絡（督脈，任脈，帯脈）や兪穴・募穴への刺激も必要に応じて行う．

⑤　経穴選択——叩打痛や圧痛で，動きの負荷で効果を確認

効果のある経穴選択には，経絡上の叩打痛や圧痛，皮膚の擦過痛が有用な情報となる．選んだ経穴を押さえながら制限のあった動きを負荷すると鍼治療を行うべき経穴かどうか知ることができる．制限の改善が著しい場合には効果的な経穴である．

⑥　最後に選ぶ——局所の刺激

上記の原則を行ったが，効果が十分でないときには，最後の手段として症状発現部位への刺激を選択する．

⑦　効果がなければ——即精査

効果が得られないときは重大な原因のあることが多いので，すぐに医師にコンサルトする．

具体的な治療法

(1) とっておきの24穴[2,5]

とっておきの24穴は前面の経絡の8穴，後面の経絡の8穴，側面の経絡の8穴からなる．経絡ごとに述べると，前面の肺経・大腸経に属する経穴4穴，脾経・胃経に属する経穴4穴，後面の心経・小腸経に属する経穴4穴，腎経・膀胱経に属する経穴4穴，側面の心包経・三焦経に属する4穴，肝経・胆経に属する4穴である．図II B-14-9・11, 13にそれぞれの経穴名と位置を示す．図II B-14-9には前面の動きとその動きに異常が見出されたとき，まず使ってみる8つのツボを示した．前面上肢4穴と前面下肢4穴からなる．前面上肢の動きの異常がある場合には，4穴のなかから，動きの異常に最も効果のあるツボを選ぶ．「治療方針（4）有効な経穴を探す方法」を順次4回行って，4つのツボのなかから症状を最も改善する経穴を探る．前面下肢も同様な手順で適切な経穴を見つける．これらの経穴は五行における「母」あるいは「子」に影響を及ぼす特徴を有している．

図II B-14-11には後面の動きとその動きに異常が見出されたとき，まず「使ってみるツボ」8つを示す．後面上肢の経穴4穴と後面下肢の経穴4穴を示す．たとえば，後面上肢の動きに異常がある場合には，図II B-14-9のときと同様に4穴のなかから，動きの異常に最も効果のあるツボを選ぶ．後面下肢の場合も同様にする．図II B-14-13には側面の動きとその動きに異常が見出されたとき，まず「使ってみるツボ」8つを示した．側面上肢の経穴4穴と側面下肢の経穴4穴を示した．側面上肢の動きの異常がある場合には，前面・後面の動きの異常のときと同様に4穴のなかから，動きの異常に最も効果のあるツボを選ぶ．側面下肢も同様にする．

このように痛みなどを誘発する動きを判断したうえで，同じ動きで痛みなどを誘発しなくなるあるいは顕著に軽減する経穴を探すことが無駄のない効率的な治療となる．

(2) その他の経穴

とっておきの24穴のなかから，有効なものを

14. スポーツ領域の痛み　235

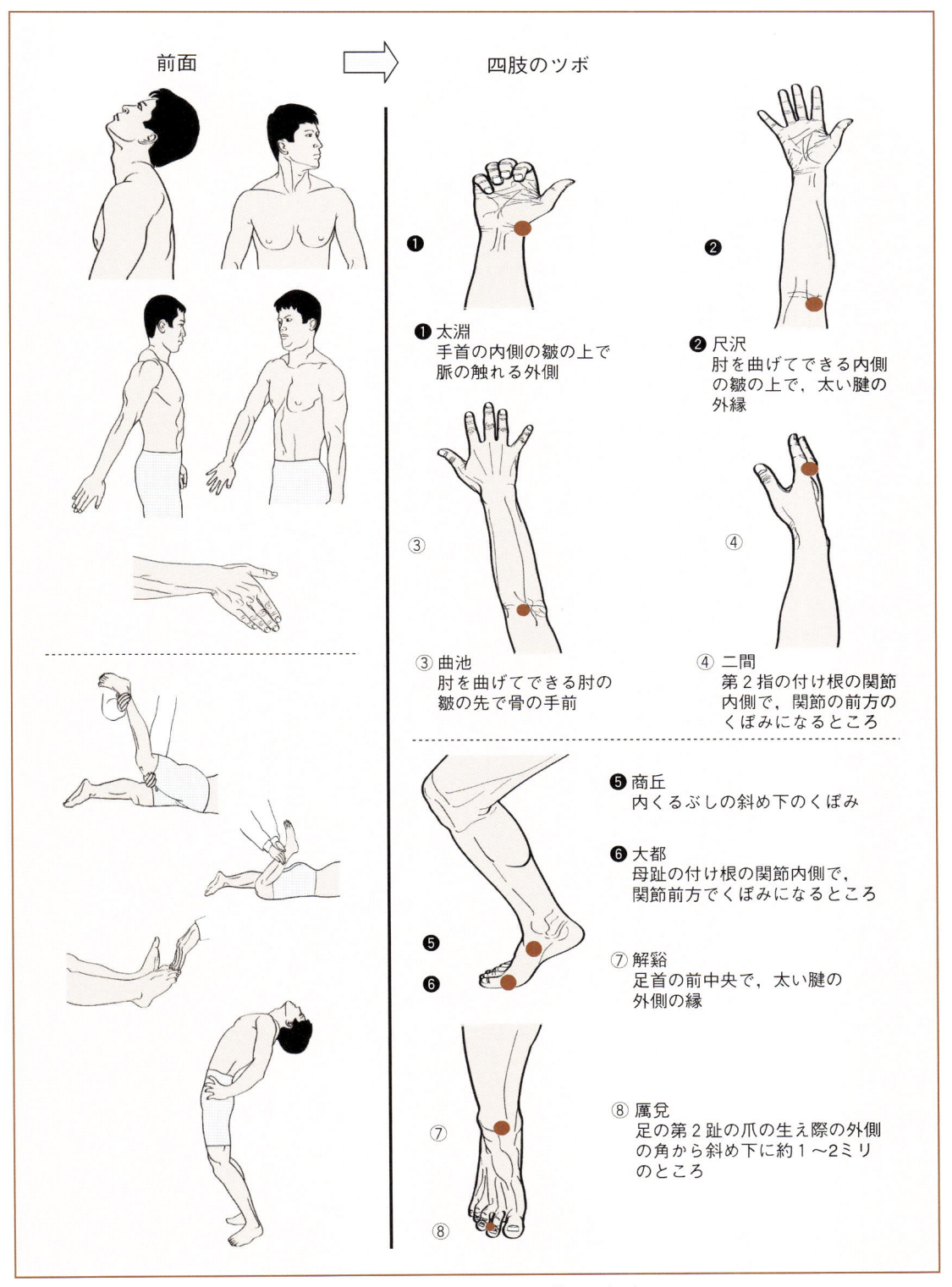

前面　⇒　四肢のツボ

❶ 太淵
手首の内側の皺の上で
脈の触れる外側

❷ 尺沢
肘を曲げてできる内側
の皺の上で，太い腱の
外縁

③ 曲池
肘を曲げてできる肘の
皺の先で骨の手前

④ 二間
第2指の付け根の関節
内側で，関節の前方の
くぼみになるところ

❺ 商丘
内くるぶしの斜め下のくぼみ

❻ 大都
母趾の付け根の関節内側で，
関節前方でくぼみになるところ

⑦ 解谿
足首の前中央で，太い腱の
外側の縁

⑧ 厲兌
足の第2趾の爪の生え際の外側
の角から斜め下に約1〜2ミリ
のところ

図Ⅱ B-14-9　とっておきの前面の経穴

体幹のツボ（前面）

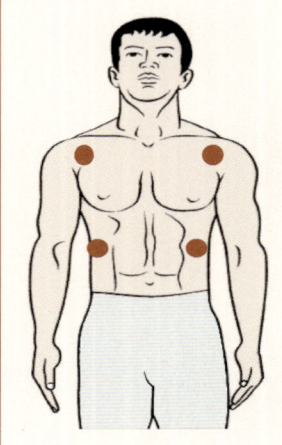

中府
鎖骨外端の下，鎖骨下窩の最もくぼんだ部位の指1本分下
（❶ 太淵 あるいは ❷ 尺沢）

章門
側腹部の第11肋骨端
（❺ 商丘 あるいは ❻ 大都）

兪穴・募穴

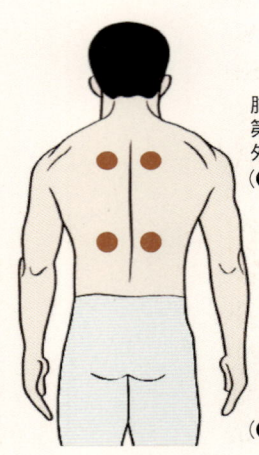

肺兪
第3胸椎棘突起下の外方約2横指
（❶ 太淵 あるいは ❷ 尺沢）

脾兪
第11・第12胸椎棘突起間から約2横指外方
（❺ 商丘 あるいは ❻ 大都）

四肢のツボ ❶ 太淵 あるいは ❷ 尺沢が有効なとき中府・肺兪
❺ 商丘 あるいは ❻ 大都が有効なとき章門・脾兪
③ 曲池 あるいは ④ 二間が有効なとき天枢・大腸兪
⑦ 解谿 あるいは ⑧ 厲兌が有効なとき・中脘・胃兪

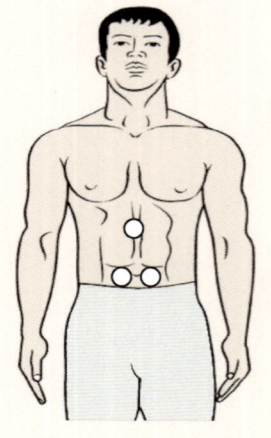

中脘
前正中線上で，臍の上に約5横指
（⑦ 解谿 あるいは ⑧ 厲兌）

天枢
臍の外方，約3横指
（③ 曲池 あるいは ④ 二間）

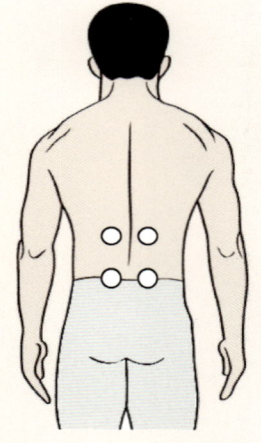

胃兪
第12・第1腰椎棘突起間から約2横指外方
（⑦ 解谿 あるいは ⑧ 厲兌）

大腸兪
第4・第5腰椎棘突起間の外側約2横指
（③ 曲池 あるいは ④ 二間）

図Ⅱ B-14-10　前面の経絡を代表する体幹の経穴

14. スポーツ領域の痛み　237

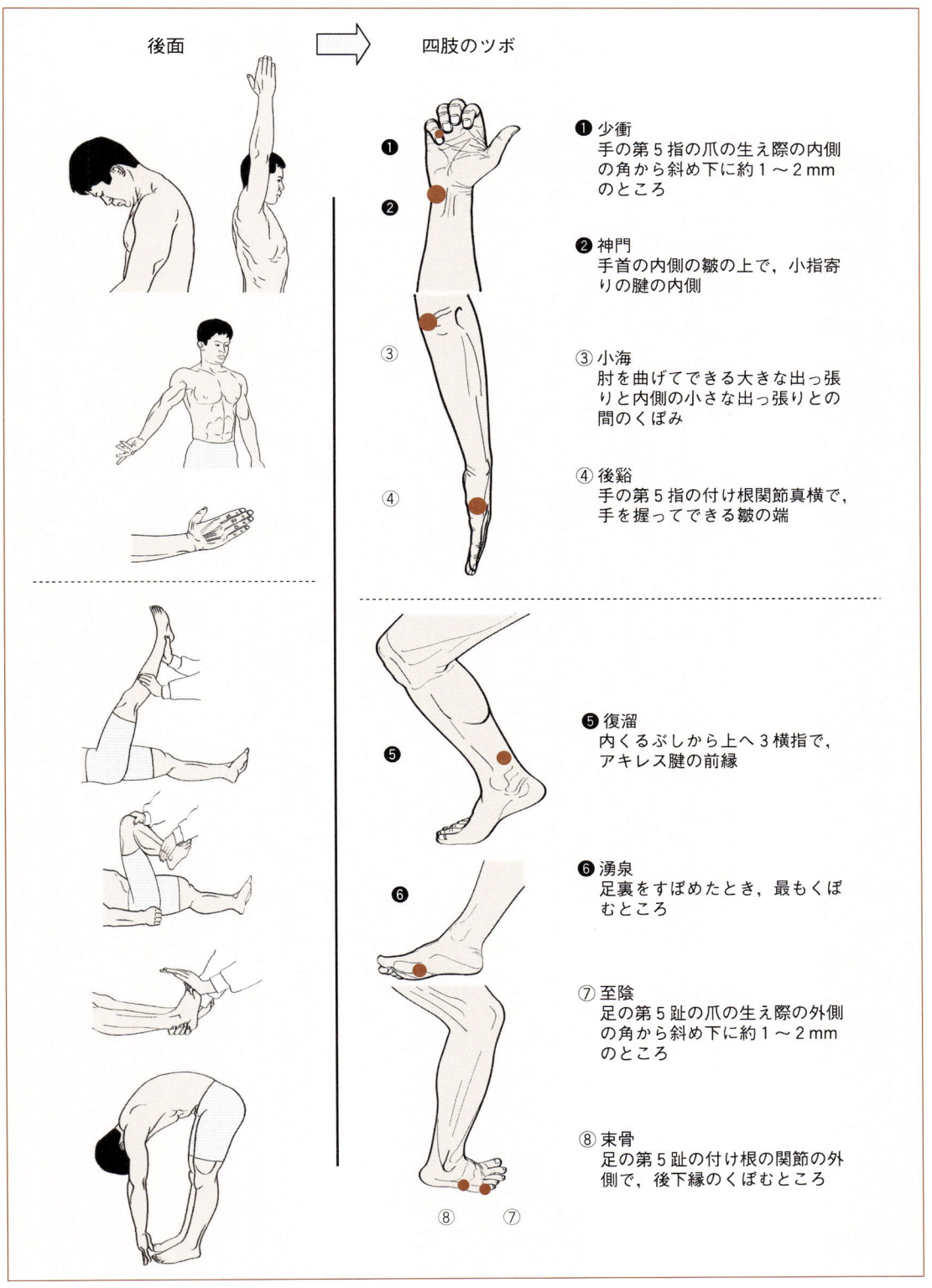

後面 → **四肢のツボ**

❶ 少衝
手の第5指の爪の生え際の内側の角から斜め下に約1〜2mmのところ

❷ 神門
手首の内側の皺の上で，小指寄りの腱の内側

③ 小海
肘を曲げてできる大きな出っ張りと内側の小さな出っ張りとの間のくぼみ

④ 後谿
手の第5指の付け根関節真横で，手を握ってできる皺の端

❺ 復溜
内くるぶしから上へ3横指で，アキレス腱の前縁

❻ 湧泉
足裏をすぼめたとき，最もくぼむところ

⑦ 至陰
足の第5趾の爪の生え際の外側の角から斜め下に約1〜2mmのところ

⑧ 束骨
足の第5趾の付け根の関節の外側で，後下縁のくぼむところ

図II B-14-11　とっておきの後面の経穴

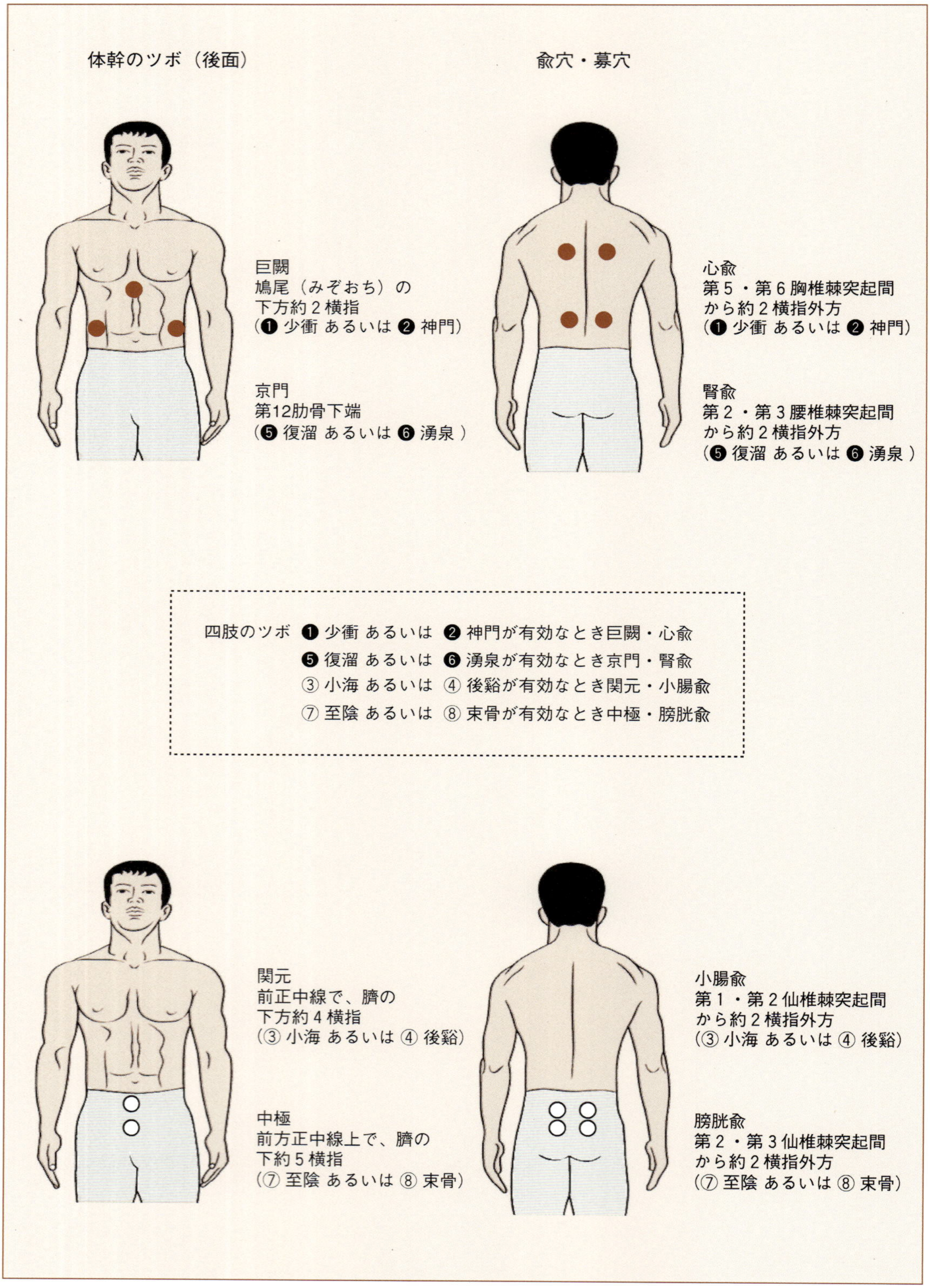

238 II．鍼灸医学編＜B．各論＞

体幹のツボ（後面）

巨闕
鳩尾（みぞおち）の
下方約2横指
（❶ 少衝 あるいは ❷ 神門）

京門
第12肋骨下端
（❺ 復溜 あるいは ❻ 湧泉）

兪穴・募穴

心兪
第5・第6胸椎棘突起間
から約2横指外方
（❶ 少衝 あるいは ❷ 神門）

腎兪
第2・第3腰椎棘突起間
から約2横指外方
（❺ 復溜 あるいは ❻ 湧泉）

四肢のツボ ❶ 少衝 あるいは ❷ 神門が有効なとき巨闕・心兪
❺ 復溜 あるいは ❻ 湧泉が有効なとき京門・腎兪
③ 小海 あるいは ④ 後谿が有効なとき関元・小腸兪
⑦ 至陰 あるいは ⑧ 束骨が有効なとき中極・膀胱兪

関元
前正中線で、臍の
下方約4横指
（③ 小海 あるいは ④ 後谿）

中極
前方正中線上で、臍の
下約5横指
（⑦ 至陰 あるいは ⑧ 束骨）

小腸兪
第1・第2仙椎棘突起間
から約2横指外方
（③ 小海 あるいは ④ 後谿）

膀胱兪
第2・第3仙椎棘突起間
から約2横指外方
（⑦ 至陰 あるいは ⑧ 束骨）

図Ⅱ B-14-12　後面の経絡を代表する体幹の経穴

14. スポーツ領域の痛み　239

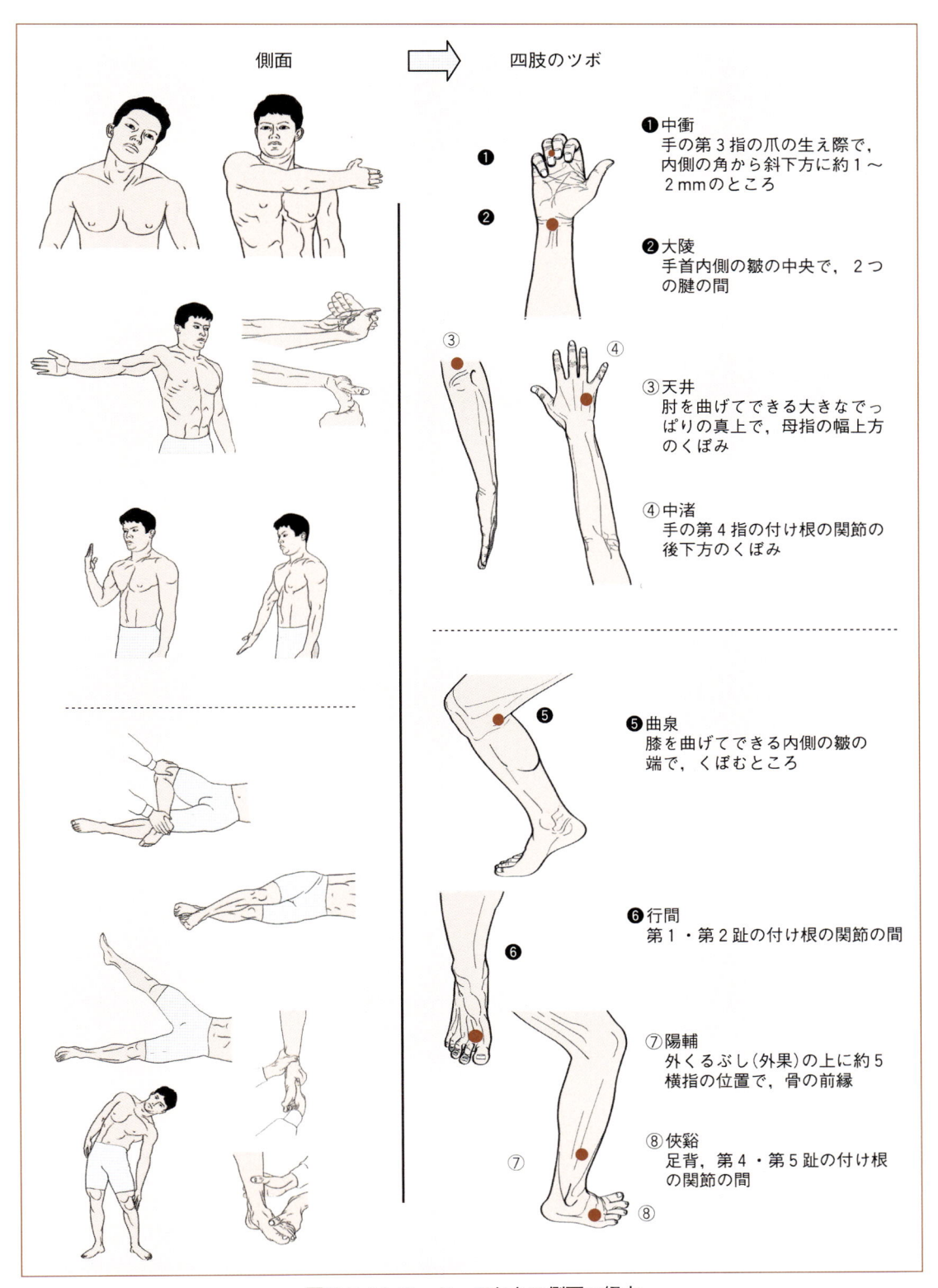

側面　→　四肢のツボ

❶ 中衝
手の第3指の爪の生え際で，内側の角から斜下方に約1～2mmのところ

❷ 大陵
手首内側の皺の中央で，2つの腱の間

③ 天井
肘を曲げてできる大きなでっぱりの真上で，母指の幅上方のくぼみ

④ 中渚
手の第4指の付け根の関節の後下方のくぼみ

❺ 曲泉
膝を曲げてできる内側の皺の端で，くぼむところ

❻ 行間
第1・第2趾の付け根の関節の間

⑦ 陽輔
外くるぶし（外果）の上に約5横指の位置で，骨の前縁

⑧ 侠谿
足背，第4・第5趾の付け根の関節の間

図II B-14-13　とっておきの側面の経穴

240　II．鍼灸医学編＜B．各論＞

体幹のツボ（側面）

膻中
胸骨正中で，第4肋間
（❶ 中衝 あるいは ❷ 大陵）

期門
乳頭の直下で，第6肋間にある
（❺ 曲泉 あるいは ❻ 行間）

兪穴・募穴

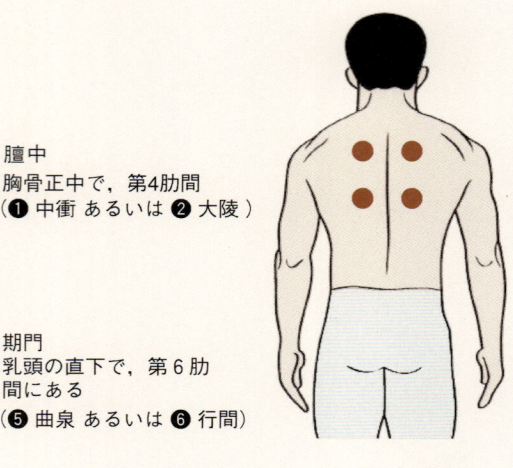

厥陰兪
第4・第5胸椎棘突起間から約2横指外方
（❶ 中衝 あるいは ❷ 大陵）

肝兪
第9・第10胸椎棘突起間から約2横指外方
（❺ 曲泉 あるいは ❻ 行間）

四肢のツボ　❶ 中衝 あるいは ❷ 大陵が有効なとき膻中・厥陰兪
　　　　　　❺ 曲泉 あるいは ❻ 行間が有効なとき期門・肝兪
　　　　　　③ 天井 あるいは ④ 中渚が有効なとき石門・三焦兪
　　　　　　⑦ 陽輔 あるいは ⑧ 侠谿が有効なとき日月・胆兪

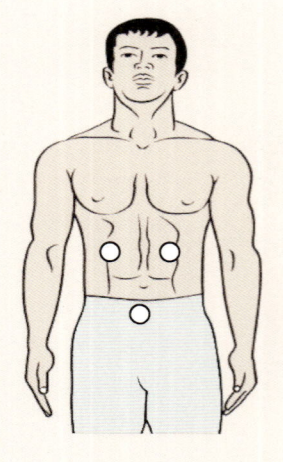

日月
期門より肋骨1本分下
（⑦ 陽輔 あるいは ⑧ 侠谿）

石門
前正中線で，臍の下方約3横指
（③ 天井 あるいは ④ 中渚）

胆兪
第10・第11胸椎棘突起間から約2横指外方
（⑦ 陽輔 あるいは ⑧ 侠谿）

三焦兪
第1・第2腰椎棘突起間から約2横指外方
（③ 天井 あるいは ④ 中渚）

図II B-14-14　側面の経絡を代表する体幹の経穴

表ⅡB-14-1　経絡テストで頻用する77の経穴

前面	後面	側面	中心軸
肺経 LU（3）	心経 HT（3）	心包経 PC（5）	兪穴 Shu points（12）
太淵 LU 9 尺沢 LU 5 中府 LU 1	神門 HT 7 少海 HT 3 極泉 HT 1	大陵 PC 7 内関 PC 6 曲沢 PC 3 天泉 PC 2 天池 PC 1	肺兪 BL 13 厥陰兪 BL 14 心兪 BL 15 膈兪 BL 17 肝兪 BL 18 胆兪 BL 19 脾兪 BL 20 胃兪 BL 21 腎兪 BL 23 大腸兪 BL 25 小腸兪 BL 27 膀胱兪 BL 28
大腸経 LI（5）	小腸経 SI（5）	三焦経 TE（5）	
合谷 LI 4 陽谿 LI 5 曲池 LI 11 肩髃 LI 15 扶突 LI 18	腕骨 SI 4 陽谷 SI 5 小海 SI 8 肩貞 SI 9 天宗 SI 11	陽池 TE 4 外関 TE 5 天井 TE 10 肩髎 TE 14 翳風 TE 17	
胃経 ST（7）	膀胱経 BL（7）	胆経 GB（6）	督脈 GV（3）
解谿 ST 41 豊隆 ST 40 足三里 ST 36 伏兎 ST 32 髀関 ST 31 天枢 ST 25 缺盆 ST 12	申脈 BL 62 崑崙 BL 60 承山 BL 57 委中 BL 40 承扶 BL 36 次髎 BL 32 風門 BL 12	丘墟 GB 40 懸鐘 GB 39 陽陵泉 GB 34 風市 GB 31 環跳 GB 30 京門 GB 25	大椎 GV 14 命門 GV 4 腰陽関 GV 3
			任脈 CV（3）
			天突 CV 22 膻中 CV 17 関元 CV 4
脾経 SP（5）	腎経 KI（3）	肝経 LR（4）	帯脈（1）
商丘 SP 5 三陰交 SP 6 陰陵泉 SP 9 大横 SP 15 周栄 SP 20	太谿 KI 3 照海 KI 6 陰谷 KI 10	中封 LR 4 曲泉 LR 8 陰包 LR 9 章門 LR 13	帯脈 GB 26

探せないときには，治療者のこれまでの経験に照らして経穴を選択するか，経絡テストで頻用する77穴[1]（表ⅡB-14-1），あるいは経絡を代表する経穴（自穴，英語では meridian own）[4]を使ってみる．この場合も，「治療方針（4）有効な経穴を探す方法，(5)経絡テスト7原則 ⑤経穴選択」を参照する．

(3) 体幹にあって経絡を代表する経穴 ——兪穴・募穴

図ⅡB-14-10に前面の経絡を代表する体幹の兪穴・募穴とその位置を示した．兪穴・募穴はとっておきの穴と組み合わせて用いる．たとえば，図ⅡB-14-8の頸部の左回旋で痛みが誘発されるときに，4つの経穴の効果を検討する．この痛みを軽減するのに太淵穴が最も有効であったときには，図ⅡB-14-9に示している中府穴・肺兪穴を併用すると太淵穴で得られた効果を増強できる．中府穴・肺兪穴のいずれかが有効な場合と両者とも効果がある場合があるので，そのつど判断すればよい．また，身体を後屈する動作，つまり前面の経絡を伸展する動作

で腰痛が誘発された場合に，4つの経穴のうち解谿穴が最も効果があることが確認されるとすると，この場合，胃経の募穴・兪穴である中脘穴・胃兪穴を併用する．

図Ⅱ B-14-12に後面の経絡を代表する兪穴・募穴とその位置を示す．図Ⅱ B-14-9で説明した手順で，とっておきの経穴のなかから最も効果のある経穴を選んで，その経穴が所属する経絡の兪穴・募穴と併用する．

図Ⅱ B-14-14には側面の経絡を代表する兪穴・募穴とその位置を示す．

図Ⅱ B-14-10で説明した手順と同じように，とっておきの経穴のなかで最も効果のある経穴を選んで，それとここに示した兪穴・募穴を併用する．

参考文献
1) 向野義人，他：経絡テスト．医歯薬出版，1999．
2) 向野義人：経絡テストによる診断と鍼治療．医歯薬出版，2002．
3) Donald E. Ingber：The Architecture of Life. Scientific American, 278(1), 48～57, 1998.
4) 橋本敬三：万病を治せる妙療法―操体法．農山漁村文化協会，1978．
5) 向野義人編著：スポーツ鍼灸ハンドブック．文光堂，2003．

索 引

欧文

ABC syndrome　82
allodynia　197
Bi-Digital O-Ring Test　140
Bragard 徴候　59, 61
Brudzinski 徴候　17
CAM　98
chronic pain　76
CRPS-II　83
CRPS type II　83
CT 検査法　61
Diagnostic and Statistical Manual of Mental Disorders, 4th edition, text and revision　77
DSM-IV-TR　77
femoral nerve stretching test　59, 61
FNST　59, 61
GOTNS　19
great occipital nerve trigeminal nerve syndrome　19
ICHD-II　16, 126
Kernig 徴候　17
MCT　130
MRI 検査法　61
Munchausen 症候群　80
NCT　130
neuropathic pain　82
PET　69
$PGF_2\alpha$　215
PGs　214
phantom limb　84
phantom limb pain　84
PHN : post herpetic neuralgia　87
PSC　104
RICE　92, 182, 185
RSD/CRPS　83
SLR test　59, 61
SSP 電極　140
SSP 療法　136, 137, 139
straight leg raising test　59, 61
telescoping　85
TENS　169, 217
The International Classification of Headache Disorders 2nd edition　16
TMD　134
TMJ　134
T 字形毛茸　114
T 字毛　114

VAMFIT　127, 130, 131
VAS　1
VCT　132
WHO 3 段階がん性疼痛治療ラダー　201
WHO がん疼痛治療指針　70

ア

アイスクリーム頭痛　22
アキレス腱炎　192, 196
アキレス腱周囲滑液包炎　57
アスレティックリハビリテーション　192
アラキドン酸　215
アロディニア　82, 86, 197
阿是穴　138
悪性疾患　61
悪性腫瘍　165
足関節の痛み　66
足関節痛　59, 65
足関節捻挫　192
圧痛　59, 170
圧痛点　138
圧迫骨折　64
圧迫試験　130
圧迫法　112
安静時痛　58

イ

イレウス（腸閉塞）　50
インスリン神経炎　89
いわゆる肩こり　55
いわゆる腰痛症　176
胃がん　206
胃炎　171, 172, 174
胃潰瘍　171, 172, 173, 174
胃・十二指腸潰瘍　50
異常所見　230
萎縮性の痛み　61
違和感　230
痛み　230
痛みの悪循環　10
痛みの意義　1
痛みの客観的評価　1
痛みの部位（デルマトーム）を指標にした治療　203
痛みの部位（皮膚の神経分布：デルマトーム）を指標にした治療　204
痛みの分類　6
一次性頭痛　16, 126
陰部神経刺鍼点　223

陰陽論　93

ウ

うつ病　79
齲歯　134, 136
動きの負荷　227
動きの連鎖　227
運化作用　209
運動器疾患　230
運動障害　159
運動鍼　157
運動痛　161
運動・理学療法　67
運動連鎖　225, 226

エ

円皮鍼　184
衛生的手洗い　121
円皮鍼　107, 165, 182, 183, 184, 192
炎症性疾患　66

オ

オーバーユース　158, 182, 192
オオヨモギ　114
オキシコドン　73
オトガイ神経ブロック　139
オピオイドローテーション　73
オペラグラス変形　91
オペラント条件付け　12
瘀血　210
黄色靱帯骨化症　58
横刺　103
屋漏術　106
温灸　115
温筒灸　118
温和灸　118

カ

カウザルギー　83
カウンセリング　12
カルバマゼピン　31
ガンマナイフ治療　31
がんと無関係な痛み　201, 203
がんの痛み　68
がんの痛みの評価　69
がん患者の QOL　201
がん患者の心身の愁訴　202
がん患者の精神的危機　202
がん自体に起因する痛み　201, 203

がん性疼痛　201
がん治療に起因する痛み　201, 203
下顎関節痛　134
下顎歯　140
下顎神経ブロック　139
下行性疼痛抑制系　197
下肢痛　182
化膿性関節炎　192
化膿性脊椎炎　58
加齢・変形性疾患　64
過敏性腸症候群　50, 171, 175
顆部圧痛部位　158, 159
牙関緊急　134
鷲足　189
鷲足炎　189
回帰感染　86
回旋灸　118
回旋術　106
外筋周膜　165
外傷　225
外傷性頸部症候群　38
外側型　92
外側上顆部　156
外側大腿皮神経痛　185
外側側副靱帯損傷　190
外肋間筋　168
艾巻灸　115, 117
艾条灸　115, 117, 118
隔物灸　97, 115, 117
顎関節症　30, 134, 136
肩こり　165
肩関節周囲炎　55
滑膜肥厚　188
肝鬱気滞　208
肝鬱による経痛　216
肝鬱による痛経　217
肝火上炎　209
肝虚証　127, 130
肝腎虚損　217
肝腎虚損による痛経　216, 218
肝臓がん　206
肝陽上亢　209
寒湿による痛経　216, 218
間歇術　106
間質性膀胱炎　220
間接灸　115
感染の防止　121
感染性疾患による疼痛　91
感染性胃腸炎　49
管鍼法　102
関節リウマチ　57, 90, 156, 164
関節滑液包炎　58
関節内水腫　188
関節内遊離体　159
関連痛　4, 46, 156, 162, 165, 171
環軸椎亜脱臼　38
眼窩下神経ブロック　139

顔面の痛覚線維　26
顔面神経麻痺　134, 135
顔面痛　26, 134
顔面部疾患　135

キ

ぎっくり腰　58, 59, 176
気　93
気街　128
気胸　124, 138, 165
気滞血瘀　210
奇経八脈　95
奇恒の腑　94
器械灸　117
器質性月経困難症　213
機能性胃腸症　171, 173
機能性月経困難症　213
機能性頭痛　126
偽痛風と痛風　57
九鍼　100
求心路遮断性疼痛　85
灸の種類　115
灸痕の化膿　125
灸頭キャップ受皿　119
灸頭鍼　119
急性胃粘膜病変　48
急性炎症反応　105
急性腎盂腎炎　51
急性心筋梗塞　41
急性膵炎　50
急性帯状疱疹痛　86
急性大動脈解離　41
急性胆嚢炎　171
急性虫垂炎　49, 171
急性疼痛性頸部拘縮　38
急性動脈閉塞症　192
急性腹症　47
急性副鼻腔炎　30
急性腰痛　57
急性腰痛症　64, 176, 180
虚偽性障害　79
虚血性心疾患　167
虚血性腸炎　50
虚実挟雑証　211
虚痛　96, 129
共感　203
夾脊穴　159, 160
狭心症　167
胸郭出口症候群　38
胸椎圧迫骨折　44
胸部痛　165
胸壁痛　40
強直性脊椎炎　58
強直性脊椎症　58
競技力向上　225
局所治療　156

棘下筋　153
切艾　115
金鍼　101
筋・筋膜性腰痛　176, 178
筋・筋膜由来の痛み　63
筋緊張　165
筋肉圧迫試験　130
筋疲労・筋拘縮　58
筋膜　165
筋膜症　58
禁鍼穴　158
緊張型頭痛　15, 16, 17, 19
緊張型頭痛の発症　15
緊張性頭痛　126, 129, 130, 131, 132, 133
銀鍼　101

ク

くも膜下出血　20, 126
空気清浄機　121
空調　121
群発頭痛　16, 20, 126

ケ

ゲートコントロール説　4, 216, 217
ゲートコントロール理論　198
下痢　171, 175
外科療法　13
経行腹痛　216
経行腰痛　216
経皮的神経電気刺激　171
経皮的神経電気刺激装置　169
経皮的電気神経刺激法　217
経脈　95
経絡　93
経絡テスト　225, 227, 230
経絡テストで頻用する77穴　241
経絡テストの理論的背景　225
経絡テスト7原則　230
経絡テスト施行手順　232
経絡テスト所見用紙　233
経絡系統　127
経絡敏感人　104
痙攣　134
傾聴　202
頸髄症　37
頸性頭痛　21
頸椎夾脊穴　158, 159
頸椎後縦靱帯骨化症　37
頸椎症　37
頸椎症性神経根症　37
頸椎椎間関節症　38
頸椎椎間板ヘルニア　37
頸動脈洞刺　160
頸入穴　127, 128, 131, 132

索引　245

頸板状筋部　166
血　93
血管圧迫試験　130,132,133
血管性　65
血管性障害　66
血管性頭痛　132
結核性関節炎　192
結節間溝部　156,157
月経困難症　58,213
月経痛　213,215
肩甲挙筋　166
肩痛　227
肩峰下インピジメント症候群　55
腱鞘炎　162
腱板断裂　55
幻肢　84
幻肢痛　84,96
原発性月経困難症　213
原発性閉塞隅角緑内障急発作　30

コ

コンディショニング　225
コンパートメント症候群　58,192
子　234
巨刺法　96
股関節　182
股関節痛　59,65
股関節の痛み　66
五行　234
五行説　93
五処の灸　181
五臓　94
叩打痛　59,69
光線灸　117,120
後縦靭帯骨化症　58
後面の経穴　237
後面の経絡　238
後面の経絡の走行と動き　229
紅潮　105
香水頭痛　22
高尿酸血症　90
高反応レベルレーザー治療　111
高頻度（100 Hz）鍼通電　198
高頻度鍼通電　204,205
硬結　149,150,151,152,153,170
絞扼性神経障害　58
項部硬直　17,126
毫鍼　100
毫鍼の区分　100
毫鍼の刺鍼の仕方　102
毫鍼の鍼術（刺法）　104
毫鍼の長さと太さ　101
国際頭痛学会分類　126
国際頭痛学会分類第2版　126
骨シンチグラフィー　69
骨関節症　159

骨棘　159
骨腫瘍　58
骨転移　165
骨軟部腫瘍　192
骨折　192
混合性疼痛　68

サ

3種反応　105
3段階除痛ラダー　70
坐骨神経　183,184
坐骨神経痛　64,181,182,184
座位困難　59
先取り鎮痛　4
索状硬結　151
擦式手指消毒　123
雑音　139
三角筋　151
三叉神経血管説　126
三叉神経痛　29,136
三才　128,129
三陽五会　212

シ

シュモール結節　58
シンスプリント　192,193
ジャクソンテスト　143
ジャンパー膝　190
子宮がん　206
子宮外妊娠　52
子宮筋腫　213
子宮腺筋症　213
子宮内膜症　58,59,213
四肢の経穴　226
四診　96
自然気胸　43
刺激量　162
刺鍼による事故の防止　124
姿勢性腰痛　176
指圧　135,137
歯科医師　136
歯科診査　136
歯痛　134,136,137,140
耳痛　30
自穴　241
自発痛　161
自律神経症状　136
持続くも膜下ブロック　74
塩灸　117
軸索反射　105,182
膝蓋腱炎　190
失神（脳貧血）　124
疾病利得　78
実痛　96,129
下合穴　127,128,132

社会的痛み（social pain）　201
斜角筋　152
斜刺　103,157,158
瀉法　129
尺側変位　91
灼熱痛　137
雀啄灸　118
雀啄術　105
尺骨神経痛　163
手根管症候群　56,164
手指消毒　121
手術時手洗い　121
腫瘍　66
重要臓器の傷害の防止　124
渋鍼（抜鍼困難）　125
術後性上顎嚢胞　30
術後疼痛　197
術後瘢痕性疼痛　197
循経感伝現象　104
所生病証　208
小円筋　153
小後頭神経痛　130
小腸経　226
生姜灸　117
消化性潰瘍　171
症候性頭痛　126
焦灼灸　115,116
照射方法　111
障害　225
上顎歯　140
上顎神経ブロック　139
上肢痛　161
上腕骨外上顆炎　56
上腕骨外（側）上顆炎　56
上腕骨外側上顆炎　158
上腕骨内側上顆炎　158
上腕二頭筋長頭腱　156
上腕二頭筋長頭腱炎　55,156
条達　211
情動反応　11
心因性　61
心因性頭痛　21
心因性疼痛　6,207
心気症　77,78
心筋梗塞　167
心経　226
心身症　58
心理テスト　80
心理療法　11
伸脚挙上テスト　59,61
伸展負荷　227
身体化障害　77,78
身体醜形障害　77
身体的痛み（physical pain）　201
侵害受容器　3
侵害受容性疼痛　6,68
津液　93

神経ブロック　67, 74, 136
神経ブロック点　130
神経ブロック療法　9, 134
神経圧迫試験　130
神経因性疼痛　6, 82
神経・血管減圧術　136
神経根障害　59
神経障害性疼痛　68
振せん術　107
鍼管　100, 102
鍼脚　100
鍼灸治療　134
鍼尖　100
鍼体　100
鍼体径　101
鍼体長　101
鍼柄　100
靱帯の断裂　192
腎虚証　127, 130
腎尿路結石　51

ス

スーパーライザー　120
ステロイドホルモン　165
ステンレス鍼　101
ストレッチテスト　157
スパーリングテスト　144
スポーツ外傷　91
スポーツ障害　91
スポーツ傷害　182
スポーツ領域　225
スリオロシ形　100
スワンネック変形　91
素問　93
水痘・帯状ヘルペスウイルス　86
衰弱からくる痛み　201, 203
睡眠障害　58
膵炎　59
髄海空虚　211
髄膜炎　21
髄膜刺激症候　17
施灸時の熱傷　125
施術部位の消毒　123

セ

是動病証　208
正中神経痛　163
星状神経節近傍点　138
星状神経節ブロック　24
清潔な院内環境　121
清拭　121
清掃　121
精気の虚　127
精神的痛み（mental pain）　201
精神的援助　202

精神療法　67
脊髄稽留症候群　58
脊髄腫瘍　58
脊柱管狭窄症　57, 58, 66
脊柱傍点　159
脊椎カリエス　58
脊椎すべり症　58
脊椎のがん　206
脊椎圧迫骨折　66
脊椎分離症　58
脊椎分離・すべり症　66
責任TP　149, 150, 151
切鍼　170
石灰沈着性関節周囲炎　58
石灰沈着性腱板炎　55
折鍼　124
接触法　112
舌咽神経痛　29
舌痛症　31
仙腸関節痛　64
仙腸関節由来の痛み　63
疝痛　46
洗浄消毒　122
穿皮（切皮）　102
旋撚術　106
腺毛　114
全人的疼痛　69
全人的な痛み　201
前兆　18
前面の経穴　235
前面の経絡　236
前面の経絡の走行と動き　228
前立腺炎　220
前腕　161

ソ

疏泄作用　209
蔵府　208
臓腑　93
足根管症候群　57, 58
側頭動脈炎　17, 21
側面の経穴　239
側面の経絡　240
側面の経絡の走行と動き　230, 231
側彎症　58
続発性月経困難症　213
続発性三叉神経痛　29, 135

タ

ターミナルステージ　201, 203
だるさ　230
多関節の動き　227
打管鍼法　177
打膿灸　115, 116
打撲　141

体幹の経穴　236, 238, 240
体幹中心軸　226
体性自律神経反射　169
体性痛　46, 171
体性反応　227
体壁内臓反射　204
帯状疱疹　165, 168
帯状疱疹および帯状疱疹後神経痛　30
帯状疱疹後三叉神経痛　134, 136
帯状疱疹後神経痛　58, 87, 88
大胸筋　153
大後頭神経―三叉神経症候群　19
大後頭神経痛　130
大・小後頭神経ブロック　24
大腿神経伸長テスト　59, 61
大腿神経痛　184
大腿前面の痛み　184
大腸がん　206
大動脈解離　58
大動脈瘤　58
代替医療　98
台座灸　119
脱臼　141, 192
卵形　100
単回使用毫鍼　100, 102
単刺術　104
単純性イレウス　171
胆石症　49
胆嚢炎　58, 59
断端神経腫　85
弾発指　162

チ

チーム医療　202
チネルサイン　159
ちりげの穴　138
治則　96
治法　96
治療後（治療誘発性）神経障害　89
知覚障害　159
知熱灸　118, 184
恥骨結合炎　183
置鍼　104, 136
中医学　212
中華料理店症候群　19
中国医学　207
中国鍼　101
肘部管症候群　156, 159
腸脛靱帯　188
腸脛靱帯炎　188
直刺　102, 158
直接灸　115
直線偏光近赤外線治療器　120
直腸がん　206
散艾　115

鎮痛効果　140
鎮痛補助薬　8, 74

ツ

つっぱり　230
椎間関節症　58
椎間関節性腰痛　176, 178
椎間関節痛　64
椎間関節由来の痛み　62
椎間板ヘルニア　57, 58, 63, 65, 181
椎間板性腰痛　58, 176
痛覚閾値　139, 140
痛覚過敏　169
痛経　216
痛風　90, 192
強い刺激　160

テ

テニス肘　92, 156, 158
テニス肘テスト　158
ディスポーザブル鍼→単回使用毫鍼　100
ディスポ鍼→単回使用毫鍼　100, 102
デルマトーム　171, 172, 204
手　161
手洗い　121
手洗い消毒　122
低周波置鍼療法　108, 136, 140, 177
低周波通電　160
低周波鍼通電法　108, 166
低周波鍼通電療法　203, 204
低出力レーザー　136
低出力レーザー照射　138
低髄液圧症候群　21
低反応レベルレーザー治療　111
低頻度鍼通電　197
低頻度（1〜3 Hz）鍼通電　198
低頻度鍼通電　204
天・地・人　128, 129
転移性脊椎腫瘍　58
転換性障害　77, 78
電気灸　117
電気刺激療法　10
電気鍼　108
電気的低周波パルス鍼刺激療法　108
電子温灸器　119

ト

トータルペイン　69
トリガーポイント　147
トリガーポイント注射　24
トリプタン製剤　25

とっておきの24穴　234
東洋医学的概念　136
疼痛行動　11
疼痛性障害　77
透熱灸　97, 115, 117
橈骨神経痛　163
糖尿病　58
糖尿病性壊疽　89
糖尿病性坐骨神経痛　181
糖尿病性神経障害　88
糖尿病性末梢神経障害　88, 192
頭板状筋部　166
頭部神経痛　22
洞刺　160
特発性三叉神経痛　135
特発性食道破裂　42
特発性（真性）三叉神経痛　134
特発性大腿骨頭壊死　57, 58
得気　96, 103, 212
督脈　226
特効鎮痛薬　8

ナ

内因性オピオイド　172
内因性モルヒネ様鎮痛物質　5
内因性モルヒネ様物質　204
内因性鎮痛系　197
内外合一説　207
内臓の痛み　3
内臓疾患　230
内臓体壁反射　204
内臓痛　46, 171
内側型　92
内側関節裂隙部　188
内側側副靱帯損傷　190
内肋間筋　168
軟骨軟化症　58
難経　95

ニ

ニューロパシックペイン　82
二次性頭痛　16, 126
二面性　1
肉腫　58
肉離れ　92, 185
日常的手洗い　121
尿路結石　58, 59, 220
大蒜灸　117
認知覚　149, 150, 151, 153

ネ

寝違い　146
熱感　188
捻挫　91, 141

ノ

ノゲ形　100
脳の元神　212
脳腫瘍　21, 126
脳神経外科　136
脳膜炎　126

ハ

ハムストリング　92, 186
バイオフィードバック法　80
バゾプレシン　215
バックハンド　158
バックハンドエルボー　92
バレーボール　227
跛行　182
歯車　18
背部痛　165
肺がん　205
肺虚証　127, 130
肺塞栓症　43
薄筋　189
八綱　96
抜歯　140
抜歯後疼痛　134, 140, 197
母　234
鍼のクリーンテクニック　123
鍼のひびき　103
鍼，器具の滅菌　123
鍼通電　108
鍼通電の一般的注意　110
鍼通電の機器　110
鍼通電の禁忌　110
鍼通電の仕方　109
鍼通電の時間　110
鍼通電の周波数　109
鍼通電の強さ　109
鍼通電機器の点検・修理　111
鍼通電療法　158
鍼電極パルス療法　108
鍼麻酔　135, 140, 204
鍼麻酔方式　170
鍼-鍼電極　109
鍼-不関電極　109
反射性交感神経性ジストロフィー　83
半月損傷　57
半腱様筋　189
半膜様筋　189

ヒ

ヒステリー　58
ひびき感　170
100％酸素投与　25

皮内鍼　107, 162, 165, 193, 218
皮膚の3重反応　105
皮膚分節　2
非オピオイド鎮痛薬　71
非ステロイド性抗炎症薬　7
非接触法　112
非定型顔面痛　31, 134, 136
疲労性の痛み　61
脾虚証　127, 130
腓腹筋部の肉離れ　192, 196
低く，柔らかい　23
膝関節の痛み　66
膝関節痛　59, 65, 187
膝伸展機構　190
膝痛　187
肘関節内　156
標治　96
標治法　131

フ

フェンタニル　72
フェンタニルパッチ　72
フォアーハンド　158
フォアハンドエルボー　92
フレアー　105
不安神経症　58
不思議の国のアリス　18
不正咬合　136, 139
プロスタグランジン説　214
副腎皮質ステロイド　25
腹腔神経叢ブロック　74
二日酔　22
物質使用障害　79
分離・すべり症　57, 64

ヘ

ヘルペス後神経痛　169
ペインクリニック　136
ペースメーカー装着者　167
閉鎖神経痛　185
閉塞性血管血栓炎（Buerger病）　56
閉塞性動脈硬化症　57, 58
片頭痛　15, 16, 17, 18, 126, 132, 133
変形性股関節症　57, 182
変形性膝関節症　57
変形性脊椎症　58, 66
変形性膝関節症　188
変形性肘関節症　156
変形性腰椎症　176
変性すべり症　57
変動経絡検索法　127
弁証　96
便秘　171, 175

ホ

ボタン穴変形　91
ボツリヌス（A型）毒素　24
歩行のパターン　59
歩行障害　58
補完・代替医療　98
補・瀉　96
補法　129
募穴　241
放散痛　46, 65
放射線治療　74
胞宮　216
縫工筋　189
棒艾灸　115, 117
棒灸　115, 117
膀胱がん　206
膀胱・直腸障害　58
膨疹　105
発赤　105
本治　96
本治法　128, 130, 131, 132

マ

マクロショック　167
麻痺　134
麻薬拮抗型鎮痛薬　7
麻薬性鎮痛薬　7
松葉形　100
末梢性坐骨神経痛　176
慢性硬膜下血腫　126
慢性骨盤痛症候群　223
慢性頭痛　16
慢性疼痛　76
慢性腰痛　57, 176
慢性腰痛症　176, 181

ム

むち打ち症　148
無痕灸　115, 117
無瘢痕灸　115

モ

モルヒネ製剤　72
毫鍼の材質　101
艾（もぐさ）の製法と品質
艾（もぐさ）の原料　114

ヤ

夜間睡眠障害　66
夜間痛　69
夜間疼痛　58

ホ

野球肘　92, 156
薬物灸　115, 117
薬物乱用頭痛　15, 21
薬物乱用・薬物依存　79
薬物療法　7
柳葉形　100

ユ

兪穴　241
兪穴・募穴　226
有害事象の発生防止　125
有効な経穴を探す方法　230, 234
有痕灸　115
有痛性断端神経腫　85
有瘢痕灸　115

ヨ

ヨモギ　114
腰椎圧迫骨折　58, 61
腰椎椎間板ヘルニア　176, 178
腰椎-股関節症候群　58
腰椎-膝関節症候群　58
腰痛　182
腰痛症　58
弱い刺激　160

ラ

絡脈　95
乱鍼術　107
卵巣腫瘍茎捻転　52

リ

リウマチ　58
リハビリテーション　225
リンパ節　192
梨状筋　183
梨状筋下孔　183
梨状筋症候群　58, 180, 181, 183
罹患筋　149, 150, 151
立位困難　59

レ

レイノー症候群　57, 58, 65
レーザー鍼　111
レーザー鍼の一般的注意　113
レーザー鍼の機器　112
レーザー鍼の禁忌　113
レーザー鍼の作用　113
レーザー鍼の照射時間　112
レーザー鍼の照射部位　111
霊枢　93
霊的痛み（spiritual pain）　201

裂離骨折　158

ロ

ロイコトリエン　215
労作狭心症　43

六腑　94
肋間神経　167
肋間神経痛　43, 165
肋骨骨折　43
論治　96

ワ

鷲手　159
腕神経叢引き抜き損傷　85

痛みのマネジメント―西洋医学と鍼灸医学からのアプローチ―
ISBN978-4-263-24201-8

2005年 6 月10日　第 1 版第 1 刷発行
2008年 4 月10日　第 1 版第 2 刷発行

編集　加　納　龍　彦
　　　田　山　文　隆

発行者　大　畑　秀　穂

発行所　医歯薬出版株式会社
〒113-8612　東京都文京区本駒込 1 - 7 -10
TEL. (03)5395―7641(編集)・7616(販売)
FAX. (03)5395―7624(編集)・8563(販売)
http://www.ishiyaku.co.jp/
郵便振替番号 00190-5-13816

乱丁，落丁の際はお取り替えいたします．　　　印刷・あづま堂／製本・皆川製本
Ⓒ Ishiyaku Publishers, Inc., 2005. Printed in Japan ［検印廃止］

本書の複製権・翻訳権・上映権・譲渡権・貸与権・公衆送信権（送信可能化権を含む）は，医歯薬出版㈱が保有します．
JCLS ＜日本著作出版権管理システム委託出版物＞
本書の無断複写は，著作権法上での例外を除き禁じられています．複写される場合は，そのつど事前に日本著作出版権管理システム（FAX.03-3815-8199）の許諾を得てください．